Familiarizando-se com a isquemia e o infarto

Isquemia NÃO é infarto!

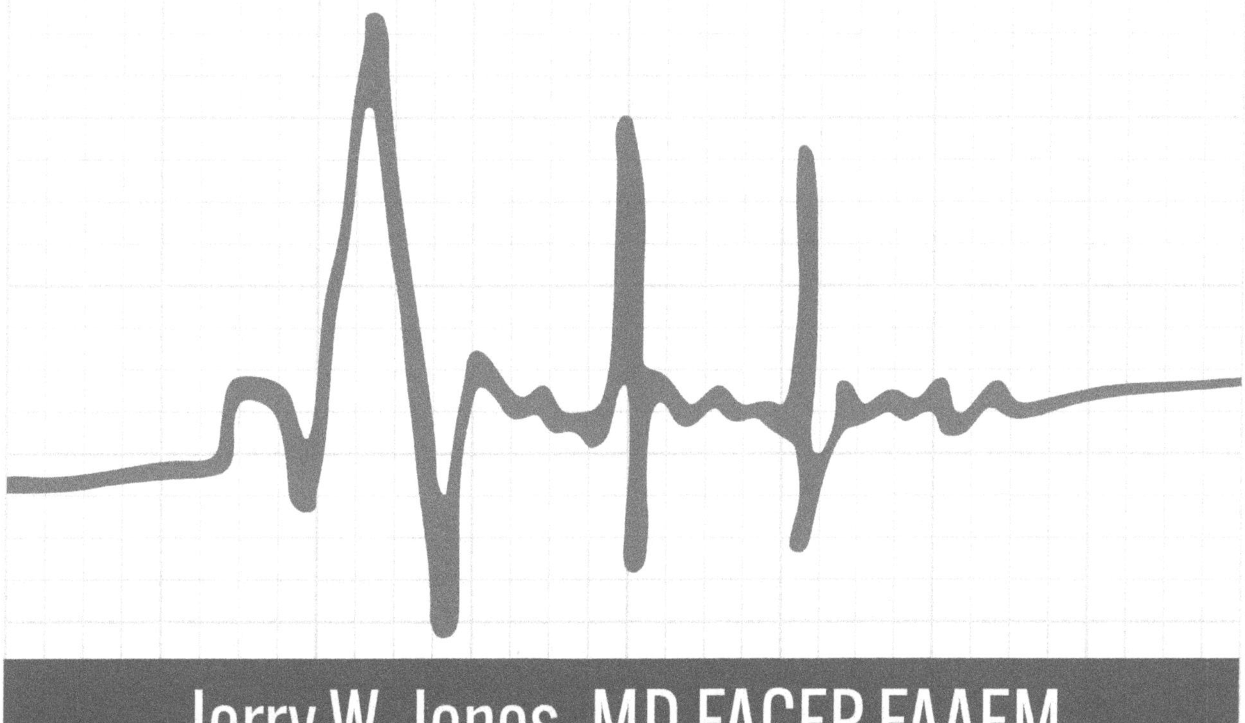

Jerry W. Jones, MD FACEP FAAEM

Capa criada por Daniel O.

ISBN: 979-8-9942317-3-9

Impresso nos Estados Unidos da América

Sumário

Introdução

Eu escrevi este livro para VOCÊ!

São 3h20 da manhã e você está quase cochilando na sua mesa quando ouve uma comoção na área de reanimação e um técnico de ECG de repente coloca um ECG com uma aparência muito ruim bem na sua frente. No topo, a máquina tem escrito "Ritmo sinusal normal. ECG normal." Por algum motivo, você simplesmente não acredita!

Eu escrevi este livro para VOCÊ!

Você está transportando um homem de 71 anos para o pronto-socorro. Ele ainda está reclamando de dor no peito, apesar do spray de nitroglicerina. Você olha para o ECG. Há muitos desvios do segmento ST por toda parte. A máquina escreveu "Isquemia subendocárdica inferior". Por algum motivo, você simplesmente não acredita!

Eu escrevi este livro para VOCÊ!

A cardiologista enviou você à frente para o pronto-socorro para ver o paciente com dor no peito sobre o qual ela foi chamada. Ele está pálido, muito vasoconstrito e ainda gemendo de dor. Você olha para o ECG dele. V1 parece normal, mas há alguma depressão do segmento ST em V2 e um pouco em V3. Talvez alguma depressão do segmento ST em aVL – mas sem elevações do segmento ST em nenhum lugar. Seu ECG diz "Isquemia subendocárdica anterior". Por algum motivo, você simplesmente não acha!

Agora é hora de aprender exatamente por que você questionou essas interpretações – e você definitivamente deveria ter questionado!

Escrevi este livro não como uma referência acadêmica, mas como um manual do usuário. Imagine que estou aí com você, lembrando-o de fazer isso, avisando-o para não fazer aquilo, explicando por que isso ou aquilo está acontecendo. Se você entender o raciocínio por trás de um conceito, não precisará memorizá-lo. Quando foi a última vez que você se esqueceu de que o fogo pode queimá-lo?

Apresentarei a você o novo paradigma do Infarto Agudo do Miocárdio por Oclusão (IAMO). Você sabia que seguir o protocolo atual de STEMI leva ao diagnóstico incorreto de 25 a 30% de todas as oclusões coronárias completas?

Leia os cinco primeiros capítulos antes de começar a pular partes. Eles são essenciais.

Aprenda a Grade de Referência Hexaxial (HRG). Isso é fundamental! Acredite em mim quando digo que, se você não a aprender, pode desistir da leitura. É essencial. Não consigo olhar para um ECG sem visualizá-lo mentalmente. Você nunca entenderá os conceitos importantíssimos de reciprocidade ou cancelamento de forças sem um conhecimento sólido desse diagrama. Ele está até impresso no verso de todos os meus cartões de visita!

Estude os capítulos sobre a anatomia das artérias coronárias. Esse conhecimento será usado frequentemente para decidir, por exemplo, como uma oclusão pode levar a infartos basolaterais e inferolaterais sem envolver a parede inferior. Ou, como uma oclusão da artéria descendente anterior esquerda (DAE) pode causar elevação do segmento ST nas derivações V3R e V4R?

Prepare-se para começar a melhorar significativamente suas habilidades de interpretação de ECG.

Bem... o que você está esperando? Comece já!

Jerry W. Jones, MD FACEP FAAEM
Houston, Texas
2026

Agradecimentos

Gostaria de expressar meus sinceros agradecimentos a dois grandes educadores na interpretação de ECG:

Stephen W. Smith, MD

e

Dawn Altman, RN, EMT-P.

Eles gentilmente me permitiram usar ECGs de suas coleções neste livro. Sou muito grato a ambos.

E há mais uma pessoa sem a qual eu não teria conseguido escrever este livro.

Você sabe quem é.

1

Coisas que você PRECISA saber antes de começarmos...

Qualquer profissional que atenda pacientes que necessitem de um eletrocardiograma (ECG) como parte da avaliação clínica deve possuir mais do que apenas conhecimentos e habilidades básicos. Os livros da série "Familiarizando-se com..." têm como objetivo justamente aprofundar seus conhecimentos. Compreender e diagnosticar isquemia e infarto envolve muito mais do que simplesmente memorizar quais derivações apresentam elevação do segmento ST durante um episódio isquêmico. (Alerta de spoiler! Isso nem sempre funciona!) Não vou pedir que você memorize padrões ou listas. Vou ensinar a base de tudo o que você vê em um ECG de 12 derivações. Se você entende algo, não precisa memorizar! Quando foi a última vez que você esqueceu que o fogo queima?

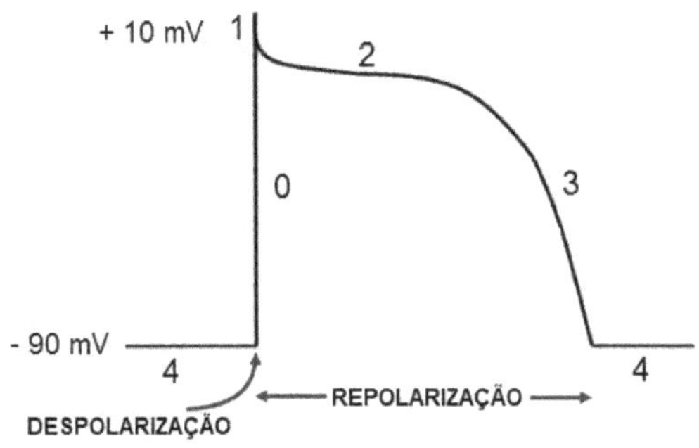

Figura 1-1

Ainda não vamos começar a analisar eletrocardiogramas com elevações do segmento ST. Há coisas que você precisa saber antes disso! Existem conceitos que você precisa aprender e ferramentas que precisa dominar para diagnosticar isquemia, lesão e infarto com competência. Vamos começar!

O Potencial de Ação Durante a Isquemia

Um potencial de ação é um ECG de uma única célula. Ele usa a mesma grade – voltagem em mV no eixo vertical (Y) e tempo em ms no eixo horizontal (X), assim como um traçado de ECG regular. Existem três tipos de potenciais de ação: miócito de trabalho, nodal e fibra de Purkinje. Analisaremos os miócitos de trabalho (Figura 1-1).

Existem cinco fases no potencial de ação:

A Fase 0 representa a despolarização. A maioria das ilustrações a mostra como uma linha reta vertical, mas ela não pode ser perfeitamente vertical; isso implicaria que ocorreu em 0 ms. Esta única linha vertical inclui as ondas q, R, S e R'. Isso mesmo... apenas uma linha para todas essas deflexões!

A Fase 1 representa a primeira parte do segmento ST e o início da repolarização – ou o que geralmente é chamado de "ponto J". A repolarização começa rapidamente durante esta fase, mas desacelera rapidamente em circunstâncias normais.

A Fase 2 se estabiliza ligeiramente e é frequentemente chamada de "platô" e, ocasionalmente, quando a queda durante a Fase 1 é incluída, como "a cúpula". É representada no ECG pelo segmento ST. Aqui está o que é significativo sobre o platô: em circunstâncias normais, é quando ambos os ventrículos estão completamente despolarizados. Neste ponto, a voltagem oscila mais ou menos em torno de 0 mV. Lembre-se: o potencial de ação mede o potencial transmembrana a cada momento. Como ambos os ventrículos estão completamente despolarizados, não há troca iônica líquida. E deixe-me repetir: isso só acontece em circunstâncias normais!

A Fase 3 representa a porção mais rápida da repolarização, à medida que o potencial de ação retorna ao potencial de membrana em repouso (PMR) em -90 mV. A Fase 3 é representada no ECG pela onda T. Sim... essa única linha descendente representa toda a onda T! A perda dos íons Ca++ que entram pelos canais de cálcio do tipo L precipita o início da onda T. O aumento da saída de potássio acelera a fase 3 devido aos canais de potássio de retificação tardia (IK), sobre os quais você aprenderá mais adiante neste capítulo. Os canais de potássio de retificação tardia conduzem K+ para fora rapidamente no início; em seguida, a condução diminui significativamente à medida que o potencial de membrana se aproxima de -90 mV (o potencial de repouso da membrana). (I = corrente)

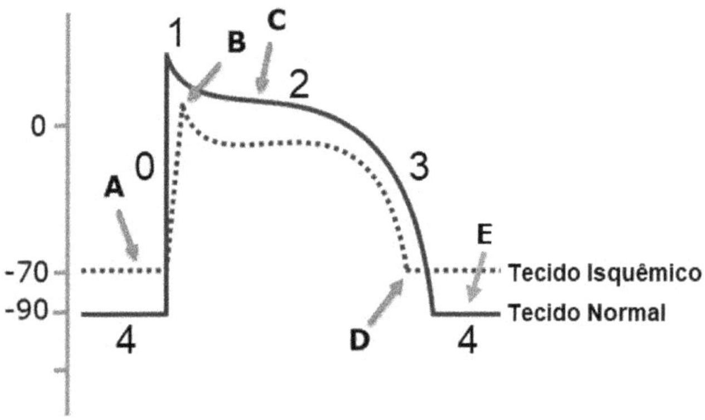

Figura 1-2

A Fase 4 representa a diástole, o segmento T-Q, do final da onda T até o início do intervalo QRS. Ignoraremos a onda P e o intervalo PR, pois são fenômenos atriais. Assim como na Fase 2, ocorre um evento muito significativo aqui: em circunstâncias normais, é quando ambos os ventrículos estão completamente repolarizados. Neste ponto, a voltagem oscila em torno de -90 mV. Embora ambos os ventrículos estejam completamente repolarizados, as trocas iônicas continuam a ocorrer, mas sem troca iônica líquida. E repito: isso ocorre apenas em circunstâncias normais!

Lembre-se de que este potencial de ação (Figura 1-1) é para um miócito cardíaco normal em condições normais. Agora, vejamos como é o potencial de ação de um miócito cardíaco isquêmico:

PÉROLA | Uma maneira fácil de lembrar de tudo isso é que, se um potencial de ação isquêmico for sobreposto a um potencial de ação normal, o potencial de ação isquêmico estará completamente contido dentro do potencial de ação normal. Ele não consegue repolarizar tanto quanto uma célula normal (A e E), não consegue despolarizar tanto quanto uma célula normal (B e C) e não dura tanto quanto uma célula normal (D). E o fato de a inclinação da Fase 0 ser menor significa que ele não consegue conduzir tão rapidamente quanto uma célula normal. Observe a Figura 1-2 novamente. Note que o potencial de ação isquêmico não consegue atingir os mesmos valores mínimos, máximos ou a mesma duração que o potencial de ação normal, e sua Fase 0 está inclinada para a direita.

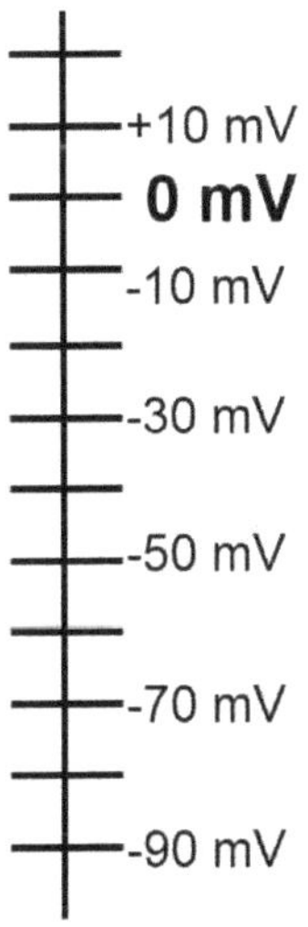

Figura 1-3

Observando a Figura 1-2, você pode facilmente perceber, pela separação entre as linhas contínuas (normais) e pontilhadas (isquêmicas), que a carga nas células (ou tecido) normais é diferente da carga nas células (ou tecido) isquêmicas. Quando o tecido isquêmico e o tecido normal estão em contato direto, a diferença de carga causará o desenvolvimento de uma corrente. Essa corrente é diferente das correntes criadas pela despolarização e repolarização. Chamamos essa corrente (quando há isquemia envolvida) de corrente de lesão ou corrente de injúria.

Antes de prosseguirmos, quero discutir a escala de voltagem, que precisa ser esclarecida tanto para iniciantes quanto para intérpretes avançados de ECG. Observe a escala aqui à esquerda (Figura 1-3):

Quando dizemos que o potencial de membrana em repouso DIMINUIU, queremos dizer que sua voltagem subiu na escala e se tornou menos negativa. Esse conceito é contraintuitivo para muitas pessoas: se algo diminui, deve descer; se algo aumenta, deve subir. Infelizmente, você não pode pensar em potenciais de membrana em repouso dessa maneira.

PÉROLA | Ao pensar em mudanças no potencial de membrana em repouso (PMR), considere se a mudança é um movimento para mais perto de "0" (zero) ou para mais longe de zero. Não faz diferença se o PMR é positivo ou negativo: se estiver se movendo EM DIREÇÃO a zero, está diminuindo; se estiver se movendo PARA LONGE de zero, está aumentando. Não é a voltagem transmembrana específica que nos interessa – é a diferença entre a voltagem transmembrana e "0" (zero).

PÉROLA | Quando um potencial de membrana em repouso sobe ou desce na escala – mas permanece na faixa negativa – descrevemos a mudança de voltagem como "menos negativa" ou "mais negativa". Quando a voltagem muda, mas permanece na faixa positiva, dizemos que se tornou "menos positiva" ou "mais positiva". Não usamos o termo "mais positivo" para descrever uma mudança de voltagem, por exemplo, de -70 mV para -50 mV: dizemos que se tornou menos negativa, e não mais positiva.

Portanto, para valores abaixo de zero, o PMR DIMINUI à medida que os valores sobem na escala, e o PMR AUMENTA à medida que os valores descem na escala; Um potencial de membrana reduzido significa que o potencial de repouso da membrana (PRM) é MENOS NEGATIVO e mais próximo de zero, e um potencial de repouso da membrana aumentado significa que o PRM é MAIS NEGATIVO e mais distante de zero. Não importa de que lado do zero você esteja; se os valores estiverem se aproximando de zero, trata-se de despolarização. Se os valores estiverem se afastando de zero, trata-se de repolarização. Leva um tempo para se acostumar a pensar no PRM dessa maneira, pois é muito contraintuitivo.

Agora, devemos deixar brevemente a discussão sobre potenciais de ação normais e isquêmicos para introduzir outro aspecto da isquemia — um que você talvez não tenha previsto: hipercalemia!

Hipercalemia Localizada e Alterações Isquêmicas no ECG

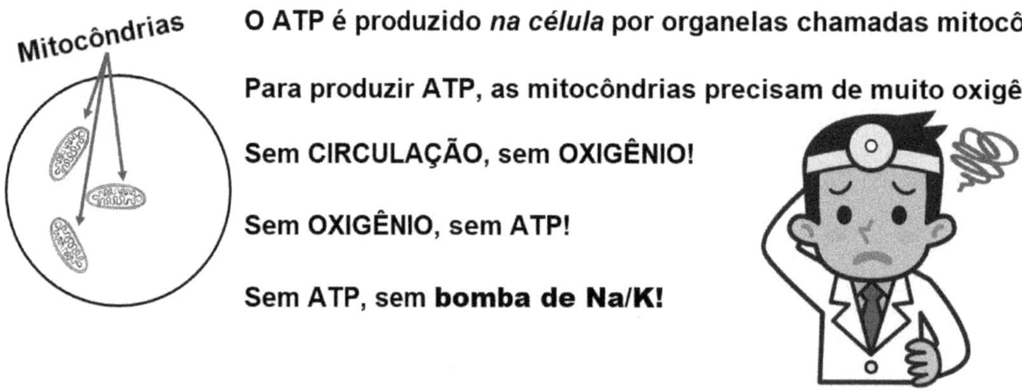

Figura 1-4

A isquemia localizada sempre danifica algumas células. A hipercalemia localizada durante a isquemia deve-se menos a causas anatômicas (lise das membranas celulares) do que a razões eletrofisiológicas (interrupção dos mecanismos de transferência iônica). A perda de circulação em uma área do miocárdio resulta em hipóxia celular. As mitocôndrias dos miócitos são a fonte de energia da célula, utilizando O2 para produzir ATP (adenosina trifosfatase), que é o combustível do miócito. A hipóxia leva à diminuição dos níveis de ATP nas células afetadas.

Existem sistemas de transporte iônico na membrana celular que dependem do ATP para obter energia, e a bomba de Na^+/K^+ é um deles. Mas o que é a bomba de Na^+/K^+?

Lembre-se da Fase 0 do potencial de ação. Um grande número de íons Na^+ entra na célula através dos canais de Na^+, quase instantaneamente (1-2 ms). O que acontece com esses canais de Na^+ depois que o Na+ entra na célula? Elas se fecham... quase instantaneamente, aprisionando o Na^+ dentro da célula. O Na^+ não consegue retornar ao espaço extracelular através desses mesmos canais de Na^+. E o que mais aconteceu imediatamente após a Fase 0? O K^+ começou a sair das células em grandes quantidades para reduzir a carga positiva interna da célula e retornar a célula a um potencial de membrana de repouso de -90 mV (ou seja, repolarização). Ao final da repolarização (o fim da Fase 1), o Na+ estava em repouso.

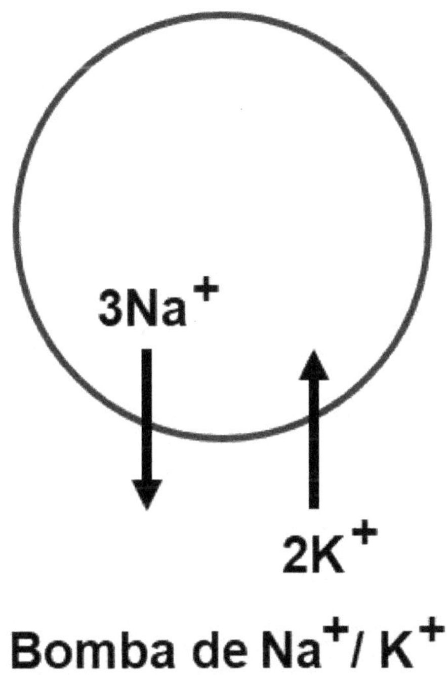

Figura 1-5

A bomba de Na^+/K^+ troca três (3) íons Na+ intracelulares por dois (2) íons K^+ extracelulares.

PÉROLA | Quando o Na^+ está envolvido em qualquer troca com outro íon (tipicamente K^+ ou Ca^{++}), ele sempre se troca na proporção de 3 Na^+ para duas cargas positivas; em outras palavras, 3 Na^+ para 2 K^+ ou 3 Na^+ para 1 Ca^{++}.

A bomba de Na^+/K^+ está ativa durante todas as fases do potencial de ação, mas seu maior impacto ocorre durante a Fase 4. Observe que há mais íons Na^+ saindo da célula do que íons K^+ entrando. Quando há uma troca de íons e o fluxo em uma direção é maior do que na outra, desenvolve-se uma corrente. Chamamos essa troca iônica de eletrogênica, o que significa "criadora de corrente". Em que direção essa corrente está viajando? Ela viaja na direção em que os íons Na+ estão viajando; portanto, é uma corrente repolarizante durante as Fases 3 e 4. Ela auxilia os canais de K^+ a reduzir o potencial de membrana de volta para -90 mV.

Mantendo o equilíbrio de K^+ com canais retificadores

Se a bomba de Na^+/K^+ cria uma corrente para fora, por que o potencial de membrana em repouso (PMR) não continua a se tornar cada vez mais negativo durante a diástole e, consequentemente, impede completamente a despolarização? Em outras palavras, por que não continua além de 100 mV, além de 120 mV, ou se torna ainda mais negativo?

A razão pela qual isso não acontece é por causa de um canal de K^+ designado IK_1. (O último caractere é o número "um" e não uma letra minúscula "L".) O IK_1 é um tipo especial de canal de K^+ chamado canal retificador (na verdade, este canal em particular é chamado de canal retificador de entrada). Somente os canais de K^+ são retificadores. Um canal retificador pode ajustar seu fluxo – rápido ou lento, para dentro ou para fora – dependendo da voltagem do potencial de membrana em um determinado ponto. Os canais de K^+ que promovem a repolarização após a despolarização são principalmente retificadores – especificamente, retificadores tardios e designados IK (com apenas um "K").

Pense em um canal retificador como o botão de um rádio antigo para sintonizar o canal que você deseja ouvir. Vamos supor que você queira sintonizar o canal 1014, mas o seletor esteja atualmente no canal 52. Você começa a girar o seletor rapidamente no início, mas à medida que se aproxima do canal 1014, começa a diminuir a velocidade. Quanto mais perto você chega do canal 1014, mais devagar gira o seletor. Isso é análogo aos canais de potássio retificadores tardios (IK) durante as Fases 2 e 3, à medida que se aproximam do potencial de membrana em repouso de -90 mV. Eles conduzem em apenas uma direção, mas à medida que se aproximam do seu potencial transmembrana alvo, a corrente de K+ para fora diminui. OK... Mas digamos que você acidentalmente passe do canal 1014 para o canal 1026. Então você começa a girar o seletor de volta na outra direção, mas novamente, você passa um pouco do ponto, chegando ao canal 1003. Em seguida, você gira para frente novamente até o canal 1016, depois volta para o canal 1012 e, finalmente, para o canal 1014. Isso é análogo à ação do canal de potássio retificador interno (IK_1) ajustando o potencial de membrana em repouso para cima ou para baixo durante a Fase 4 para mantê-lo em -90 mV, permitindo a condução de K^+ para dentro e para fora, conforme outros fatores influenciam o potencial de membrana em repouso a ficar acima ou abaixo de -90 mV.

Imediatamente após a despolarização, quando o interior da célula está muito positivo, ocorre uma rápida saída de íons K^+. No entanto, à medida que o potencial de membrana se torna mais negativo e se aproxima de -90 mV, a saída de íons K^+ diminui drasticamente. Essa é uma das funções de um canal retificador, como o IK. Os íons K^+ continuam a se mover em apenas uma direção, mas à medida que o potencial de membrana se torna cada vez mais negativo, o fluxo para fora diminui correspondentemente.

O IK_1 também é conhecido como canal retificador de entrada (novamente, observe o número "1" após o K, que o distingue do IK, o canal retificador tardio). Ele é principalmente ativo durante a diástole e sua função é manter o potencial de membrana em repouso o mais próximo possível de -90 mV. Se a célula começar a despolarizar ligeiramente (ou seja, tornar-se menos negativa), ele aumentará o fluxo de íons K^+ para fora através de seus canais o suficiente para trazer o potencial de membrana em repouso de volta para -90 mV. Por outro lado, se o potencial de membrana em repouso se tornar muito negativo, ele reduzirá qualquer fluxo de íons K^+ para fora. Ele pode até mesmo se inverter e permitir o fluxo de íons K^+ para dentro através de seus canais para despolarizar a célula o suficiente para retornar o potencial de membrana em repouso para -90 mV. Portanto, o IK_1 pode permitir a saída ou a entrada de K^+. Os miócitos em funcionamento possuem abundantes canais IK_1, mas as células marcapasso têm poucos ou nenhum. Você entende por quê?

A bomba de Na+/K+ e a hipercalemia localizada

A bomba de Na+/K+ (Na+/K+ ATPase) é o principal mecanismo para restabelecer as concentrações iônicas intracelulares e extracelulares fisiológicas. Se isso não acontecer, o coração começará a funcionar de forma ineficaz e, eventualmente, deixará de funcionar completamente!

Mas o que isso tem a ver com a isquemia?

A perda dessa bomba impede que o K^+ seja bombeado de volta para dentro da célula durante a diástole, de modo que a concentração de K^+ se acumula fora da célula isquêmica, enquanto a concentração intracelular de K^+ diminui. Há agora uma menor diferença entre as concentrações de K^+ dentro e fora da célula, o que causa uma redução no potencial de membrana em repouso (PMR). A perda da bomba de Na^+/K^+ inicia uma lenta despolarização da célula. No entanto, outro problema durante a isquemia também aumenta o K^+ extracelular – o canal K_{ATP}. O canal K_{ATP} é um canal de K^+ de saída ativado quando há um déficit significativo de ATP. Sabemos que já existe um acúmulo de K^+ no fluido extracelular que circunda a área de isquemia. Esse canal K_{ATP} fará com que ainda mais K^+ saia da célula, apesar da hipercalemia localizada.

PÉROLA | O termo correto para potencial de membrana em repouso é diferença de potencial de membrana em repouso. A palavra "potencial" implica uma diferença de carga entre dois pontos, enquanto a palavra "diferença" é mais precisa. Infelizmente, a palavra "diferença" geralmente é omitida. No caso do potencial de membrana em repouso, é a diferença de carga entre o interior e o exterior do miócito durante a Fase 4 – diástole. Mas, independentemente de o potencial de membrana em repouso estar se tornando mais ou menos negativo, zero continua sendo zero! Quando o potencial de membrana em repouso se aproxima de zero (0) mV – de qualquer lado, positivo ou negativo – o potencial de membrana em repouso diminui e ocorre a despolarização.

O dano causado pela isquemia e a hipercalemia resultante são localizados – não se refletem no organismo como um todo, mas apenas na área do miocárdio afetada pela isquemia.

O Efeito do K^+ Extracelular na Despolarização

O acúmulo de K^+ no espaço intersticial extracelular causa um aumento local na concentração extracelular de K^+, resultando em menor diferença entre as concentrações intracelular e extracelular de K^+. Uma redução na diferença de potencial de membrana em repouso é o mesmo que despolarização (a diferença de carga elétrica entre o interior e o exterior da célula é menor), portanto, a isquemia miocárdica localizada resulta em hipercalemia localizada e despolarização parcial localizada. Assim, o potencial de membrana em repouso do miocárdio isquêmico é menos negativo do que o potencial de membrana em repouso do miocárdio normal. Embora o fluido extracelular ao redor da área isquêmica seja hipercalêmico, o corpo inteiro não está! O nível sérico de K^+ provavelmente estará normal. (Figura 1-2, seta "A")

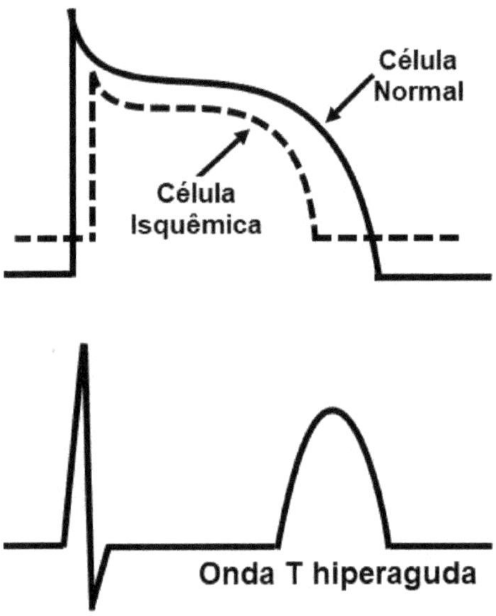

Figura 1-6

PÉROLA | O termo potencial de membrana em repouso refere-se ao potencial de membrana apenas durante a Fase 4 – diástole. Caso contrário, é chamado de potencial de membrana ou potencial transmembrana durante as outras fases.

Durante a isquemia, a duração do potencial de ação é encurtada (mas apenas na área isquêmica), e a inclinação da Fase 3 aumenta (torna-se mais íngreme) (Figura 1-6). À medida que o potencial de ação isquêmico se torna cada vez mais curto, a duração entre o final da Fase 3 isquêmica e o final da Fase 3 normal aumenta, levando a uma base da onda T alargada.

Esse fenômeno sugere alguma coisa? E as ondas T hiperagudas? Você vê alguma conexão entre as ondas T hipercalêmicas e as ondas T hiperagudas? Há uma razão para elas parecerem semelhantes!

Então, por que as ondas T hipercalêmicas são tipicamente mais estreitas durante a hipercalemia generalizada do que as ondas T hiperagudas isquêmicas? Na hipercalemia, todo o corpo está hipercalêmico. Todos os cardiomiócitos estão hipercalêmicos. Não há interfaces de células "normais versus anormais". Suponha que você compare os potenciais de ação de duas células em diferentes áreas do coração. Nesse caso, ambas sofrerão a mesma quantidade de hipercalemia e encurtamento do potencial de ação. As inclinações semelhantes da Fase 3 das duas células resultarão em ondas T estreitas e altas (inicialmente, antes da interrupção da condução). Apenas as células isquêmicas são localmente hipercalêmicas durante a isquemia, enquanto as células não isquêmicas são normais. Portanto, comparamos duas populações de células – isquêmicas (com hipercalemia local) e normais.

O aumento do K^+ extracelular promove a saída de ainda mais K^+ da célula. (Você provavelmente também não esperava isso!) O aumento da saída de K^+ encurta significativamente a Fase 2 e resulta em uma separação mais precoce do potencial de ação isquêmico do potencial de ação normal. No caso de isquemia localizada, apenas o potencial de ação isquêmico encurta. Assim, a separação do platô da Fase 2 e o início da Fase 3 começam a partir de uma voltagem mais alta, resultando em uma onda T mais alta. Como não há encurtamento do potencial de ação normal, há uma maior separação entre as descidas da Fase 3 dos dois potenciais de ação. Lembre-se: essa maior distância entre os dois potenciais de ação na linha de base no final da Fase 3 é medida em milissegundos. Portanto, a onda T hiperaguda isquêmica será mais alta (frequentemente) e mais larga (sempre).

A despolarização parcial causada pela isquemia não é rápida o suficiente para desencadear uma onda de despolarização propriamente dita (ou seja, um potencial de ação). No entanto, ela faz com que muitos canais de Na^+ se abram brevemente e depois se fechem. Assim, quando a onda de despolarização (potencial de ação) finalmente chega, encontra menos canais de Na^+ disponíveis para se abrirem. Consequentemente, o potencial de ação é tanto retardado (diminuição da inclinação da Fase 0) quanto tem menor amplitude (a Fase 0 não sobe tanto e tem menor inclinação; Figura 1-2, Seta "B"). Eventualmente, tantos canais de Na^+ se abriram e fecharam que não há canais de Na+ suficientes disponíveis para sustentar um potencial de ação, e a condução falha.

"Mas espere!", você diz. "Os canais de Na^+ ficarão disponíveis novamente a cada repolarização! Por que o potencial de ação não pode continuar se propagando por todo o sistema de His-Purkinje (SHP)?" Volte à Figura 1-2 e observe-a novamente, com muita atenção desta vez. Concentre-se especialmente na Fase 4. Aí está a resposta! Se as células isquêmicas pudessem se repolarizar completamente para -90 mV, então "Sim!", a propagação do potencial de ação continuaria normalmente. No entanto, as células isquêmicas não conseguem se repolarizar para -90 mV! E, à medida que o potencial de membrana em repouso se torna cada vez menos negativo (aproximando-se cada vez mais de 0 mV), há cada vez menos canais de Na+ disponíveis para serem ativados – mas apenas na área isquêmica.

Como a amplitude da Fase 0 é reduzida nas células afetadas pela isquemia, a Fase 2 deve, portanto, ocorrer em uma voltagem mais baixa. A voltagem máxima da Fase 2 no miocárdio isquêmico é significativamente menor do que a da Fase 2 no tecido normal. Observe que a Fase 2 do potencial de ação normal é POSITIVA (acima de "0") durante a maior parte da sístole (Figura 1-2, Seta "C").

Há duas coisas que você deve lembrar...

1. O tecido isquêmico não consegue despolarizar tão bem quanto o miocárdio normal, deixando o miocárdio isquêmico menos positivo do que o tecido normal durante as Fases 0 a 3. Observe o potencial de ação representado pela linha pontilhada na Figura

1-2.

2. O tecido isquêmico não consegue repolarizar tão bem quanto o tecido normal, portanto, o miocárdio isquêmico sempre será menos negativo do que o miocárdio normal durante a Fase 4. Novamente, consulte a Figura 1-2.

Considerações sobre a Despolarização e Repolarização do Ventrículo

A despolarização do ventrículo começa no subendocárdio do septo interventricular esquerdo. É lá que o impulso espontâneo do nó sinusal entra em contato pela primeira vez com o miocárdio ventricular funcional. À medida que o impulso se espalha pelo ventrículo esquerdo, a propagação do impulso sinusal ocorre no subendocárdio, pois é lá que se localizam todas as fibras de Purkinje de condução rápida. As fibras de Purkinje estão localizadas apenas em cerca de um terço interno da parede ventricular – elas NÃO se estendem até a superfície epicárdica. A desaceleração da condução após a transição do sistema de Purkinje para a condução célula a célula causa o atraso na despolarização do (sub)epicárdio.

Uma vez que a despolarização atinge o epicárdio, toda a parede ventricular é despolarizada. Não há corrente líquida porque não há diferença de potencial entre as células. Esse estado faz com que o potencial de ação se estabilize ou se torne isoelétrico. Esta é a Fase 2 – o platô. Existem duas fases sem corrente líquida porque não há diferença de potencial entre as células: Fase 2, quando todas as células estão despolarizadas, e Fase 4, quando todas as células estão repolarizadas.

Então, o que causa o início da repolarização nos ventrículos? Sem entrar em detalhes técnicos, há um desequilíbrio na distribuição de certos tipos de canais de K^+ entre o subendocárdio e o subepicárdio, o que resulta no início mais precoce da saída de K^+ das células no (sub)epicárdio.

> **PÉROLA** | Quando qualquer íon positivo (Na^+, K^+, Ca^{++}) entra em uma célula, ele cria uma corrente despolarizante. Quando qualquer íon positivo sai de uma célula, ele cria uma corrente repolarizante. A entrada de Na^+ durante a Fase 1 do potencial de ação é uma corrente despolarizante. A saída de K^+ da célula durante as Fases 1, 2 e 3 representa uma corrente repolarizante. As cargas positivas que entram movem o potencial de membrana em repouso para mais perto de 0 mV, tornando a célula menos polarizada, ou despolarizada. As cargas positivas que saem fazem com que a célula se torne mais negativamente carregada, aumentando assim a polarização, ou, mais simplesmente, a repolarização.

Devido a essa diferença na distribuição das correntes de K^+, o subepicárdio começa a repolarizar espontaneamente antes do subendocárdio. Enquanto a despolarização tem um início mais rápido porque se desenvolve em fibras de Purkinje de condução rápida, a repolarização se propaga mais lentamente porque os dois primeiros terços do seu percurso ocorrem em células não-Purkinje e, portanto, por condução célula a célula. Quando atinge a camada de Purkinje, algumas das fibras de Purkinje ainda podem estar em período refratário, de modo que a condução célula a célula pode continuar ainda mais. Compare a largura (duração) de um complexo QRS (despolarização) com a duração do ponto J até o final da onda T (repolarização). Essa é a diferença entre a velocidade da despolarização e a velocidade da repolarização.

PÉROLA | "Condução rápida" e "condução lenta" devem ser colocadas em perspectiva. É TUDO condução muito rápida!

DICA | Não confunda frequência cardíaca com velocidade de condução. Medimos a frequência cardíaca por 1) o número de complexos QRS por minuto ou 2) o intervalo entre os complexos QRS (o intervalo R-R ou, mais especificamente, a duração do ciclo R-R). Medimos a velocidade de condução no ECG pela largura (duração) do intervalo QRS. A duração do QRS inclui não apenas a condução através das fibras rápidas de His-Purkinje, mas também a condução célula a célula. As fibras de Purkinje estão presentes apenas no terço interno da parede ventricular.

Introdução à Grade de Referência Hexaxial (GRH)

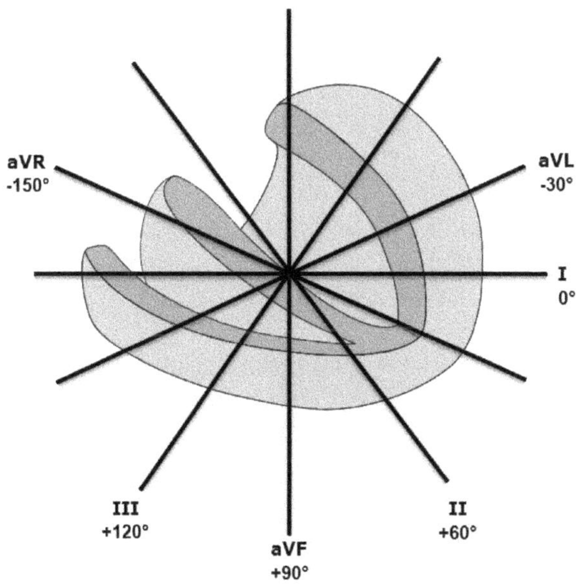

Figura 1-7 | Grade de Referência Hexaxial (GRH)

A Grade de Referência Hexaxial (GRH) resulta do deslocamento de todas as linhas e lados do Triângulo Equilátero de Einthoven para o ponto central. Ela é extremamente importante, portanto, você precisa aprendê-la! Eu não disse para memorizá-la, porque você acabaria esquecendo. Quero que você a conheça tão bem que nunca mais a esqueça – por mais que tente! Não me lembro da última vez que analisei um ECG sem visualizar a GRH em algum momento – e isso é a pura verdade! Ela é especialmente útil ao lidar com isquemia e infarto, pois auxilia na compreensão das alterações recíprocas e do cancelamento de forças – dois conceitos muito avançados em eletrocardiografia que você aprenderá.

Primeiramente, a GRH consiste em todas as derivações do plano frontal (e apenas as do plano frontal) dispostas em um ponto central. Podemos usá-la para interpretar as despolarizações ventriculares e atriais. Se estivermos determinando o eixo de uma despolarização atrial (onda P), desenharíamos o vetor atrial começando no ponto onde todos os eixos se cruzam. Assumimos que a interseção representa o local do nó sinoatrial. Se quisermos determinar o eixo de uma despolarização ventricular (intervalo QRS), assumimos que a interseção de todos os eixos das derivações está localizada no lado esquerdo do septo interventricular, no ponto de primeira ativação nos ventrículos.

PÉROLA | Você deve ter notado que, às vezes, me refiro ao complexo QRS como intervalo QRS. Intervalo QRS é o termo correto e oficial, mas não há problema em dizer complexo QRS, pois todos entendem o que você quer dizer. Eu uso os termos indistintamente.

Neste diagrama (Figura 1-7), você pode ver a localização de cada derivação medida em graus. O polo positivo de cada derivação é designado pela localização do nome da derivação. A derivação II está localizada em +60°. A GRH pode ser dividida em metades superior e inferior ou metades direita e esquerda. Vamos discutir a divisão em metades superior e inferior e os problemas que isso causou.

A derivação I está localizada a 0° e é perfeitamente horizontal. Ela divide a grade de referência hexaxial (GRH) em metades superior e inferior. OK... até agora, tudo fácil. Mas, inicialmente, a GRH era vista como uma escala de 360°. Rápido! Onde está localizado 175°? E 224°? Não é fácil de imaginar, não é? Era necessário um método mais fácil e rápido para determinar a localização de um vetor na GRH, então decidiu-se que a GRH deveria ser dividida em duas metades separadas pelo eixo horizontal da derivação I. Cada metade compartilharia os 0° e 180° da derivação I. Assim, as pessoas só precisavam pensar em termos de um total de 180° em vez de 360°. OK, você consegue indicar rapidamente onde está localizado 30°? "Claro! Ah... espere um minuto! Qual 30° você quer dizer? Existem dois!" Simplificar a GRH para 180° criou outro problema: eixos duplicados. Como podemos distinguir entre os eixos duplicados? A maneira mais óbvia seria adicionar alguma designação aos graus acima do eixo da derivação I e outro tipo aos graus abaixo dele.

Decidiu-se colocar um sinal de MAIS (+) na frente de todos os graus localizados abaixo do eixo da derivação I e um sinal de MENOS (-) na frente de todos os graus acima do eixo da derivação I.

Foi aí que o problema piorou muito!

Agora, todos tentam pensar em -30° como um valor negativo e +30° como um valor positivo. Os sinais de mais (+) e menos (-) não têm nada a ver com negatividade ou positividade! São simplesmente designações de posição. Os sinais de mais e menos não têm significado aritmético, geométrico ou algébrico. O polo POSITIVO para a derivação aVL está em -30°, e o polo POSITIVO para a derivação aVR está em -150°. O polo NEGATIVO para a derivação aVR está em +30°, e o polo NEGATIVO para a derivação aVL está em +120°. Você terá que parar de pensar nos sinais "+" e "–" como positivo e negativo. (Eu sei, "velhos hábitos são difíceis de mudar!")

DICA | O restante deste livro depende do seu conhecimento da grade de referência hexaxial (GRH). Aprenda agora – ou estará perdido para sempre!

Meu site tem dois artigos detalhados sobre a grade de referência hexaxial. Acesse https://medicusofhouston.com. Passe o mouse sobre a aba "Página inicial" para ver "Dr. Jones's ECG Blog". Os artigos estão lá.

Aqui estão alguns fatos sobre o diagrama de Einthoven que facilitarão seu uso:

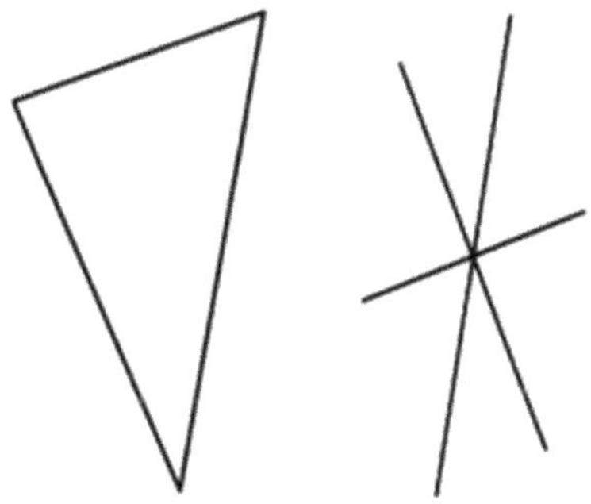

Figura 1-8

1. Os polos positivos se aproximam bastante de suas posições relativas no corpo.
2. As pessoas geralmente tentam visualizar os polos positivos dos Derivações aVR e aVL como estando localizados muito acima, quando cada um está apenas 30° acima da horizontal (Derivação I).
3. Todas as posições no diagrama de Einthoven representam o polo positivo ou negativo de uma das seis derivações dos membros (plano frontal).
4. Todos os eixos das derivações estão a 30° de distância um do outro. Isso não é por acaso – Einthoven planejou dessa forma. Ele sabia que as derivações não formavam um triângulo equilátero, mas também sabia que seria muito difícil para os profissionais lidarem com o triângulo "real". O triângulo "real" é chamado de Triângulo de Burger. Aqui está ele na Figura 1-8, com sua grade triaxial associada (Figura 1-8):

Os Planos do Corpo

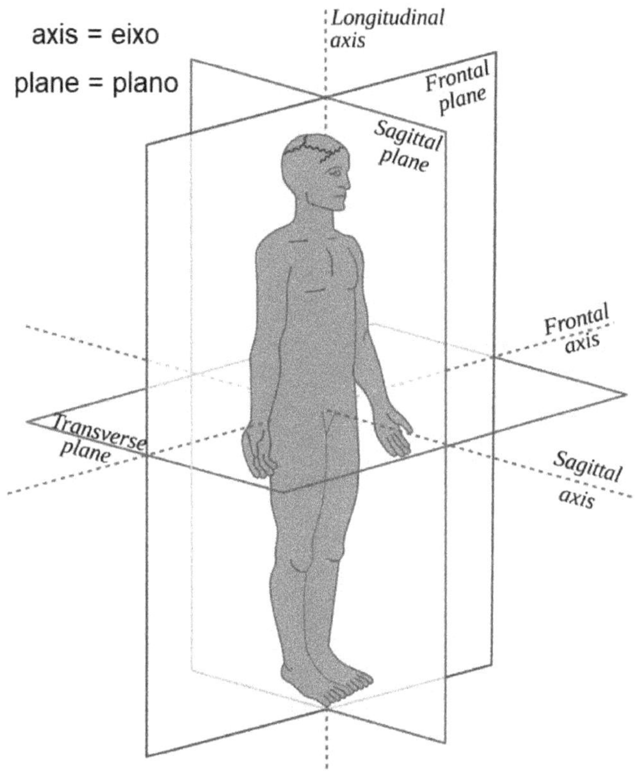

Figura 1-9

Como você precisa estar familiarizado com os três planos diferentes do corpo para entender corretamente as alterações recíprocas e o cancelamento de forças, vamos revisar brevemente o que são e suas implicações.

Como estamos estudando eletrocardiografia, precisamos considerar apenas dois dos três planos: o plano frontal e o plano horizontal (transversal).

Primeiro, todas as derivações dos membros (I, II, III, aVR, aVL e aVF) estão no plano frontal. Todas as derivações precordiais (V6R a V9) estão no plano horizontal. Agora, observe o diagrama atentamente e você verá que os planos frontal e horizontal (transversal) são perpendiculares!

PÉROLA | Derivações perpendiculares são essencialmente invisíveis umas às outras; o mesmo conceito se aplica aos planos eletrocardiográficos! Nenhuma das derivações do plano frontal sabe o que está acontecendo no precórdio, e vice-versa.

Digamos que haja elevação do segmento ST nas derivações V1-V4 e depressão do segmento ST nas derivações II, III e aVF. A depressão do segmento ST nas derivações inferiores é recíproca à elevação do segmento ST nas derivações anteriores? Como as derivações inferiores saberiam que há elevação do segmento ST nas derivações anteriores se elas estão em planos perpendiculares? Isso mesmo... elas NÃO saberiam! Portanto, quando há elevação do segmento ST nas derivações precordiais e depressão do segmento ST nas derivações inferiores, elas não estão diretamente relacionadas (embora estejam indiretamente ligadas pela mesma área de isquemia miocárdica). Então, o que está causando a depressão do segmento ST nas derivações inferiores? Teria que haver elevação do segmento ST em uma ou mais das outras derivações do plano frontal, como as derivações I e aVL. As derivações manifestam reciprocidade apenas com outras derivações no mesmo plano.

OK, e se houver depressão do segmento ST nas derivações inferiores, mas nenhuma elevação do segmento ST nas outras derivações do plano frontal? Então, você repete o ECG em 15 a

20 minutos e a cada 15-20 minutos por pelo menos três ou quatro vezes depois disso. Você aprenderá mais sobre isso mais tarde, quando eu apresentar a Regra de Jones.

PÉROLA | Embora não seja típico que a alteração recíproca à isquemia transmural aguda se manifeste antes da elevação do segmento ST (a alteração indicativa), posso garantir que você verá isso acontecer ocasionalmente! Lembre-se disso.

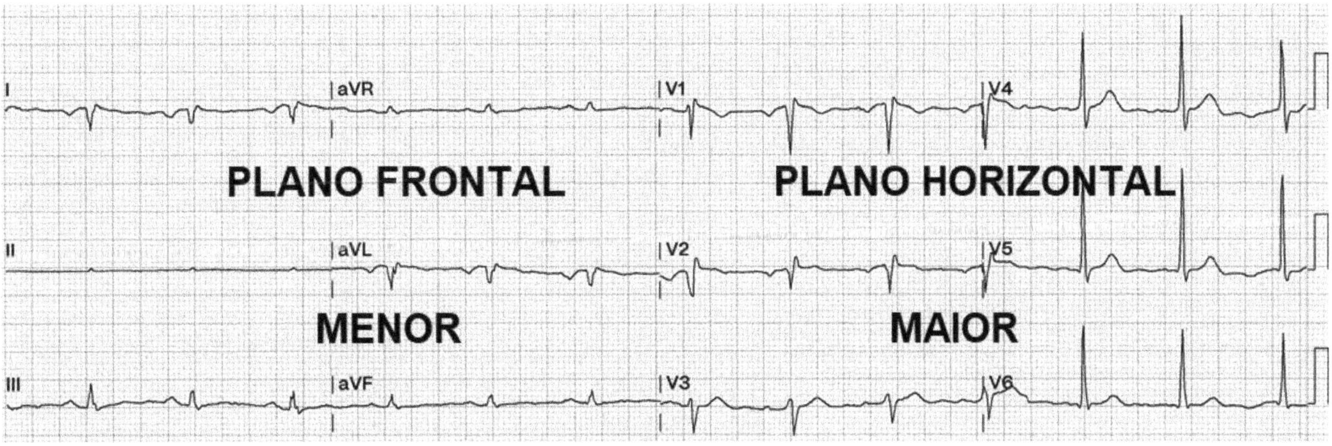

Figura 1-10

DICA | Um fenômeno muito interessante ocorre quando o eixo QRS médio (ÂQRS) no plano frontal se alinha mais com o plano horizontal. Embora calculemos o ÂQRS no plano frontal e a rotação (um conceito semelhante ao ÂQRS) no plano horizontal, o eixo QRS existe em três dimensões – não apenas em duas! Quando o ÂQRS se torna mais horizontal, os complexos QRS no plano frontal ficam menores, enquanto os complexos QRS no plano horizontal ficam comparativamente maiores.

PÉROLA | Embora o eletrocardiógrafo registre dois planos, cada derivação possui duas perpendiculares – a derivação em seu próprio plano que é perpendicular a ela (derivações I e aVF, por exemplo) e a derivação no outro plano (derivações I e V2, por exemplo). Mesmo que o ECG visualize o coração em apenas duas dimensões, ele é uma estrutura tridimensional, e devemos nos lembrar disso às vezes. As derivações I, aVF e V2 são todas perpendiculares entre si – qualquer combinação de duas das três derivações será perpendicular. As três derivações compreendem o plano frontal (derivações I, aVF), o plano transversal (derivações I, V2) e o plano sagital (derivações aVF, V2). Usando as derivações I, aVF e V2, você pode determinar o eixo QRS médio tridimensional. Experimente!

Complexos QRS Confusos

Você pensaria que nada poderia ser mais fácil do que olhar para um complexo QRS típico e reconhecer uma onda Q, uma onda R e uma onda S. Mas quem disse "A vida é fácil" nunca estudou eletrocardiografia! Vamos analisar alguns problemas na determinação exata do que está presente em um complexo QRS.

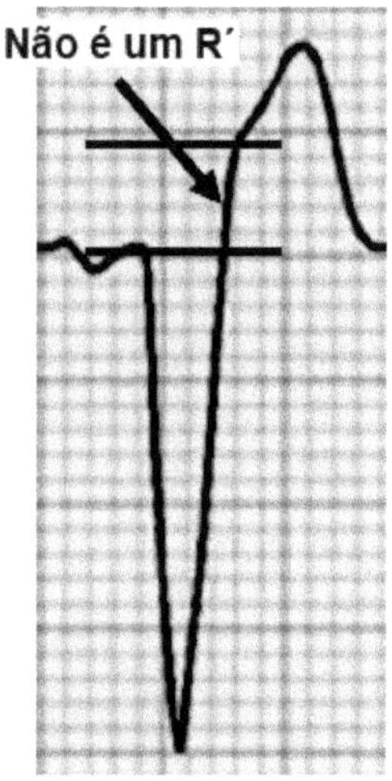

Figura 1-11

Eu extraí este complexo QRS (Figura 1-11) da derivação V1 de um ECG com bloqueio completo do ramo esquerdo (BCRE). É uma onda QS e, então... o quê? A seção entre as duas linhas horizontais é uma onda R? Ela está localizada na área positiva acima da linha de base. Será que é mesmo uma deflexão?

PÉROLA | Lembre-se de que todas as deflexões são vetores e que um vetor deve ter direção e magnitude. A direção é representada por sua posição acima ou abaixo da linha de base. Chamamos isso de "direção" porque sua posição em relação à linha de base indica a direção em que o impulso está viajando em relação ao eletrodo de registro (em direção a ele ou se afastando dele). A magnitude é representada pela área que a deflexão delimita, usando a linha de base como seu "terceiro" lado.

E aqui está a resposta: se todas as deflexões são vetores, elas devem delimitar uma área no traçado do ECG. A linha em questão faz isso? NÃO! Ela não delimita uma área; portanto, não é uma deflexão. O que vemos aqui é uma onda QS e um segmento ST elevado. O ponto J indica o final do intervalo QRS ou o início do segmento ST? Eu associo o ponto J ao final do intervalo QRS. O termo segmento "ST" implica o segmento que vai do final da onda S (ou após o intervalo QRS) até o início da onda T (e nunca é vertical!).

Mas que linha se estende do ponto J na linha de base até a linha horizontal superior? É a linha que a caneta da máquina de ECG traça enquanto se move do ponto J até o início do segmento ST – neste caso, o início da onda T. Como a caneta não pode se levantar do papel, ela deixará uma marca. Essa marca não é uma onda R, R' ou mesmo uma deflexão. Ela não tem magnitude.

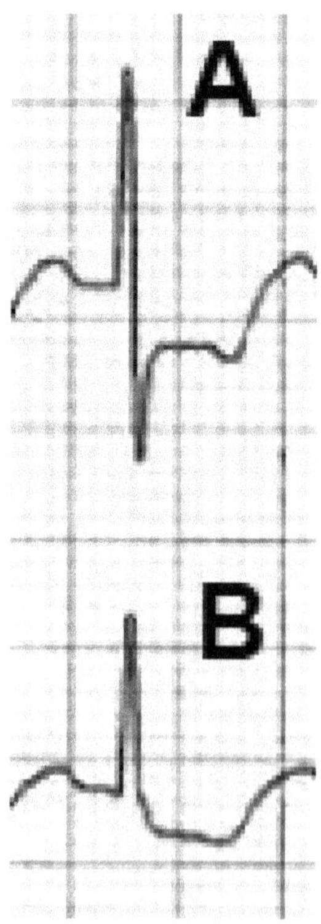

Figura 1-12

Na Figura 1-12 A, o complexo QRS apresenta uma onda R, uma onda S e um segmento ST deprimido. Como a onda S inicia seu retorno à linha de base (embora seja interrompida), podemos considerar que existem dois lados na deflexão, que, combinados com a linha de base, delimitariam uma área (embora um dos lados precise ser estendido até a linha de base).

Na Figura 1-12 B, não há retorno à linha de base. A linha que conecta o ponto J ao início do segmento ST deprimido é apenas a linha deixada pela caneta do eletrocardiógrafo enquanto se movia do ponto J até o início do segmento ST, que está abaixo da linha de base. Essa é uma onda R monofásica com depressão do segmento ST.

PÉROLA | Algumas deflexões – positivas ou negativas – podem ser abruptamente e prematuramente truncadas por um desvio do segmento ST (como a onda R na Figura 1-13 e a onda S na Figura 1-12A). Desde que a deflexão tenha dois lados, o terceiro lado pode ser extrapolado continuando o segundo ramo da deflexão até o ponto em que intercepta a linha de base.

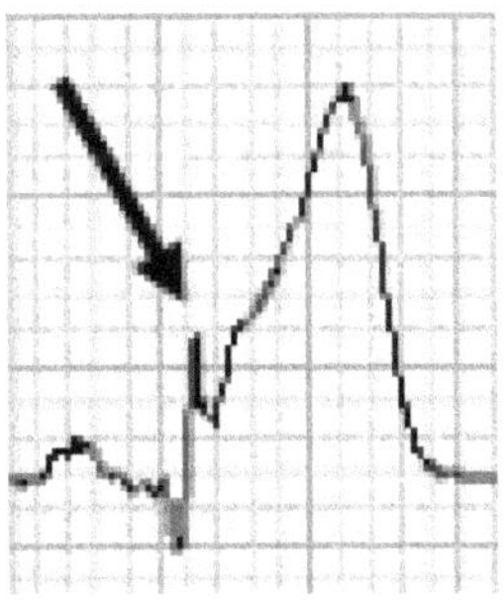

Figura 1-13

A Figura 1-13 demonstra isquemia transmural aguda ("infarto agudo do miocárdio"). Trata-se de um complexo qR com elevação acentuada do segmento ST? Como você pode ver, a seta aponta para o que ainda precisa ser observado: uma onda R abruptamente interrompida pela elevação do segmento ST. A deflexão apresenta tanto uma inclinação ascendente quanto descendente, portanto, é de fato um complexo qR.

Aqui está um complexo QRS para VOCÊ decifrar (Figura 1-14). É um complexo QS com elevação do segmento ST e uma marca de caneta de ECG conectando o QS ao segmento ST, ou é um complexo QR com elevação do segmento ST?

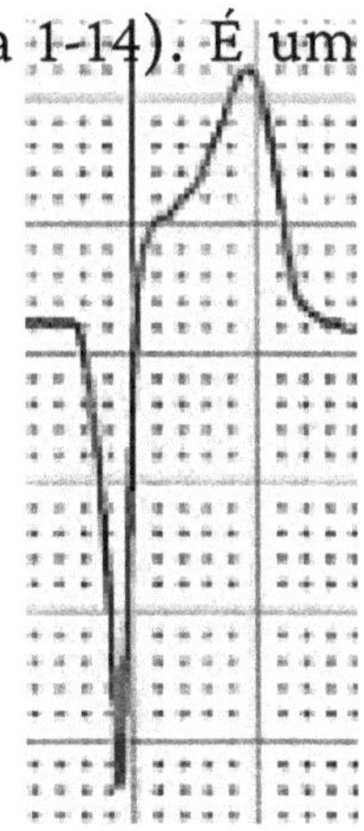

Figura 1-14

O Conceito de Pré-condicionamento Isquêmico

Muitas pessoas parecem estar bem, sem sintomas de doença cardíaca isquêmica, quando sofrem uma oclusão coronariana súbita devido à ruptura de uma placa e subsequente trombose, um evento devastador e completamente inesperado!

Outras pessoas começam a apresentar episódios leves de dor no peito durante o esforço, que aumentam gradualmente em frequência, duração e intensidade ao longo de dias ou semanas. Então, DE REPENTE: uma oclusão! Mas essas pessoas geralmente se recuperam muito melhor do que o paciente desprevenido com a oclusão súbita e inesperada. Isso ocorre porque, durante os episódios paroxísticos repetidos de angina pectoris, elas estavam desenvolvendo pré-condicionamento isquêmico.

O pré-condicionamento isquêmico é um conceito reconhecido, mas sua causa ainda é desconhecida. Não se trata do recrutamento de circulação colateral – outra fonte de proteção para o coração. Mas ele existe. Talvez, quando descobrirmos exatamente o que resulta no pré-condicionamento isquêmico, possamos desenvolver tratamentos profiláticos para aqueles que sabemos estar predispostos a oclusões coronarianas agudas. As teorias atuais incluem:

1. Ativação dos receptores de adenosina A1, levando à produção de uma proteína protetora – até o momento – não identificada.

2. Aumento da atividade do canal IKATP, ativado durante a isquemia, levando a um potencial de ação mais curto com uma redução do influxo de Ca^{++}. Isso causa uma perda da função contrátil, que tem um efeito de economia de energia.

3. Redução da glicólise, levando à redução da acidose intracelular.

Para que o coração se beneficie do pré-condicionamento isquêmico, a reperfusão deve ser realizada em tempo hábil. Se a angina persistir por muito tempo, o miocárdio perderá o benefício dessa proteção.

Vamos usar o que você aprendeu até agora!

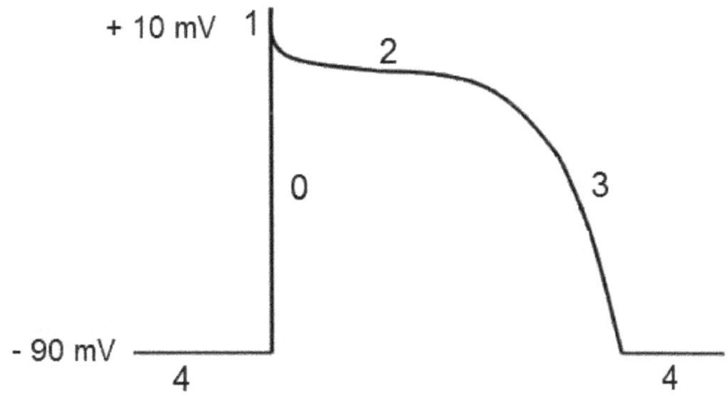

Figura 1-15

1. Qual fase é equivalente ao segmento ST no ECG? 0 1 2 3 4
2. Qual fase é equivalente à onda T? 0 1 2 3 4
3. Qual fase é equivalente ao complexo QRS? 0 1 2 3 4
4. Aqui está a grade de referência hexaxial. É muito importante que você a aprenda muito bem. Identifique o polo positivo de cada uma das seis derivações dos membros (plano frontal) escrevendo o nome da derivação – I, II, III, aVR, aVL ou aVF – em seu respectivo lugar.

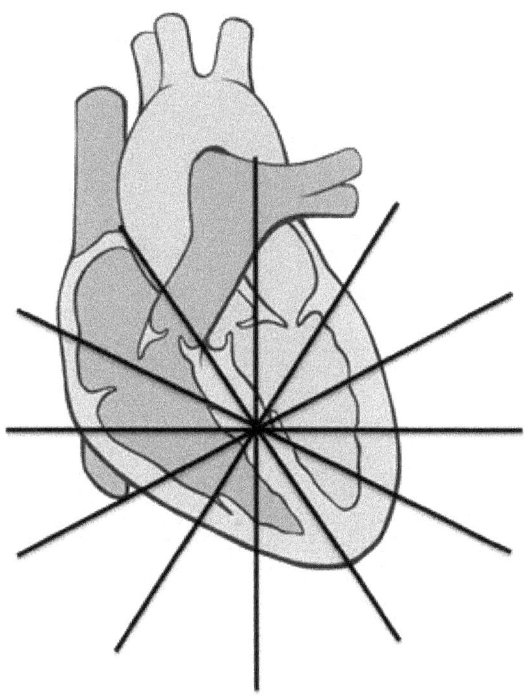

Figura 1-16

Respostas

1. A fase 2 é equivalente ao segmento ST.

2. A fase 3 é equivalente à onda T.

3. A fase 0 é equivalente ao complexo QRS.

4. Os polos positivos no HRG são rotulados da seguinte forma:

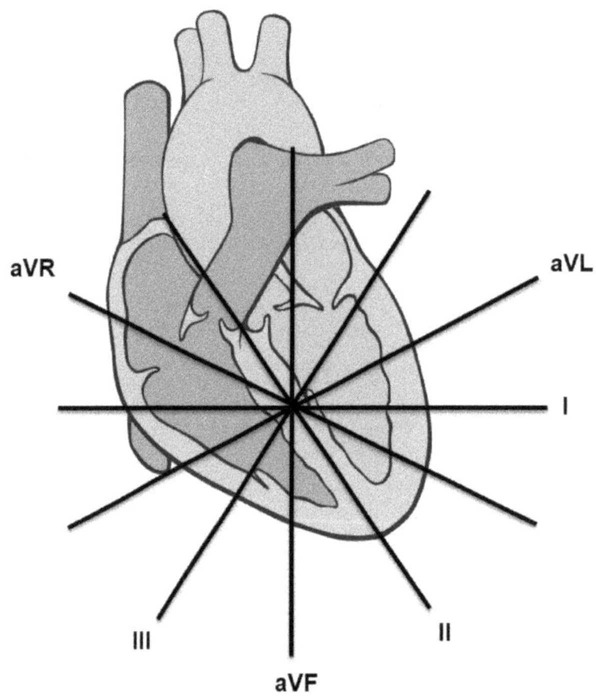

Figura 1-17

Leitura recomendada

Flagg, TP, Nichols, CG. "Cardiac KATP": A Family of Ion Channels. Circ Arrhythm Electrophysiol. 2011;4:796-798.

Grant, AO. Cardiac Action Potentials. Circ Arrhythmia Electrophysiol. 2009;2:185-194.

Kléber, AG. ST-segment elevation in the electrocardiogram: a sign of myocardial ischemia. Cardiovascular Research 45 (2000) 111–118.

Shaw, RM, Rudy, Y. Electrophysiologic effects of acute myocardial ischemia: a theoretical study of altered cell excitability and action potential duration. Cardiovascular Research 35 (1997) 256-272.

Shih, H-T. Anatomy of the Action Potential in the Heart. Texas Heart Institute Journal. 1994;21:1.

2

Isquemia e o segmento ST

Chegamos muito perto de definir a isquemia clínica no Capítulo 1, mas não completamente. Então, o que é isquemia e como ela se apresenta em um eletrocardiograma de 12 derivações?

Vamos começar com uma breve revisão. A isquemia começa com a diminuição da circulação sanguínea em uma área do tecido — neste caso, o miocárdio. Ela pode ocorrer em qualquer câmara do coração, incluindo os átrios. Embora a isquemia atrial ocorra, é muito menos comum do que a isquemia ventricular. As paredes dos átrios são muito mais finas e operam sob uma pressão muito menor.

Embora ambos os ventrículos possam apresentar isquemia, ela é muito mais comum no ventrículo esquerdo. O ventrículo direito tem paredes mais finas, opera sob uma pressão muito menor e pode extrair oxigênio diretamente do sangue em sua câmara (mesmo sendo sangue venoso).

Diminuição do suprimento sanguíneo e isquemia

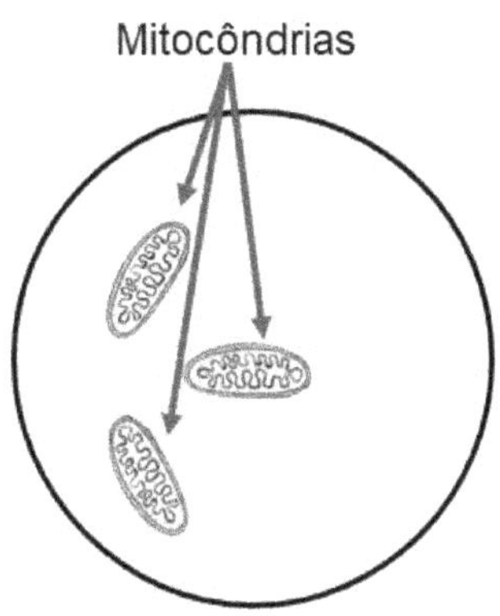

Figura 2-1

Então, o que acontece quando há uma diminuição do suprimento sanguíneo para uma área do miocárdio? O principal nutriente que o sangue fornece ao coração é o oxigênio (O_2). Enquanto o cérebro e os tecidos neurais precisam de glicose (bem como O_2), o coração precisa de oxigênio (bem... é claro que também precisa de um pouco de glicose).

Dentro de cada miócito existem organelas chamadas *mitocôndrias* (Figura 2-1).

As mitocôndrias são a fonte de energia da célula. Sua função é utilizar o O_2 e criar um combustível chamado adenosina trifosfato, ou ATP. O ATP é o que energiza a célula e permite que as coisas aconteçam. Mas – novamente – as mitocôndrias precisam de O_2 para criar o ATP necessário.

Portanto, o coração precisa de sangue – para fornecer O_2 às mitocôndrias nas células – para que as mitocôndrias possam produzir ATP. OK... o que o ATP faz?

O ATP é o combustível que energiza a célula. Quase todos os processos que requerem energia utilizam ATP. Existem duas maneiras pelas quais uma diminuição no ATP afetará a célula – e *ambas resultam em um acúmulo local de K^+ no fluido extracelular*:

1. Uma de suas funções na célula é energizar a bomba de Na^+/K^+. Como você se lembra, a bomba de Na^+/K^+ retorna o K^+ para o interior da célula após a Fase 0 do potencial de ação e move o Na^+ para fora da célula e de volta para o fluido extracelular. Mas se houver falta de ATP, isso não pode acontecer de forma eficiente. A cada batimento cardíaco, mais K^+ extracelular se acumula em torno dos miócitos isquêmicos, e mais Na^+ entra na célula.

2. Paradoxalmente, um canal de K^+ específico – o canal IK_{ATP} – é *ativado quando uma quantidade insuficiente de ATP* está disponível para a célula. Essa falta de ATP *promove a saída de mais K^+ da célula*, aumentando ainda mais a concentração extracelular de K^+ e a hipercalemia *localizada*. Lembre-se: esta não é uma hipercalemia generalizada – é apenas em torno da área isquêmica do coração. Para o resto da história, revise o Capítulo 1.

Aqui está um breve resumo do que você precisa saber:

1. A redução da circulação resulta em uma quantidade reduzida de O_2 disponível para as células.

2. Com quantidades reduzidas de O_2, as mitocôndrias não conseguem produzir quantidades adequadas de ATP.

3. Sem quantidades adequadas de ATP, a bomba de Na^+/K^+ não consegue trocar $2K^+$ por $3Na^+$; Consequentemente, a concentração de K^+ aumenta fora da célula. Nota: trata-se de uma hipercalemia *localizada* que ocorre apenas em torno das células isquêmicas ou da região do miocárdio.

4. A diminuição dos níveis de ATP também estimula a abertura dos canais IK_{ATP}, promovendo a saída de ainda mais K^+, aumentando ainda mais a concentração local de K^+ extracelular. É verdade que isso parece muito contra-intuitivo, mas de fato acontece.

5. Agora, há menos diferença entre a concentração de $[K^+]$ dentro da célula isquêmica e a concentração de $[K^+]$ fora da célula isquêmica. Portanto, o potencial de membrana em repouso (PMR) torna-se menos negativo. Menor diferença entre as concentrações intra e extracelulares de $[K^+]$ significa menor polarização das duas cargas elétricas. Isso resulta em uma despolarização das células isquêmicas.

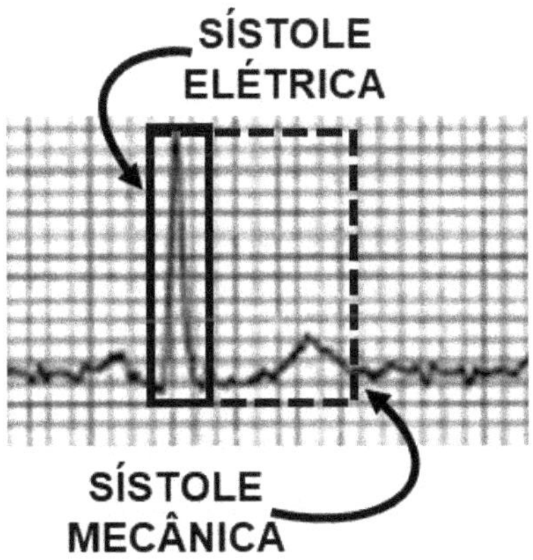

Figura 2-2

Neste ponto, você precisa entender a diferença entre sístole ELÉTRICA e sístole MECÂNICA. A Fase 0 do potencial de ação, que dura apenas 1-2 ms, constitui a sístole ELÉTRICA. Como órgão, o coração não consegue realizar nenhuma ação física em apenas 1-2 ms. A sístole MECÂNICA consiste na porção do potencial de ação durante a qual ocorre a contração miocárdica. Ela dura durante as Fases 1 e 2 e (provavelmente) parte da Fase 3. É mais prático visualizar isso em um ECG (Figura 2-2). Você pode ver na ilustração até onde se estende a sístole mecânica. Pense no que está acontecendo durante a sístole mecânica: os ventrículos estão se contraindo com grande força. Agora, visualize uma taquicardia sinusal leve com um leve bloqueio AV de primeiro grau. À medida que a onda P se aproxima do final da onda T, a sístole mecânica atrial está se sobrepondo à sístole mecânica ventricular. O que vai acontecer agora?

A Diferença Entre uma Corrente de Lesão e um Potencial de Ação

Antes de discutir a corrente de lesão (CL), quero que você tenha certeza de que entende a diferença entre um potencial de ação (PA) e uma corrente de lesão. Já li muitos artigos e livros didáticos escritos por autores que não entendiam a diferença. Primeiro, gostaria de dissipar alguns equívocos e apresentar alguns fatos necessários.

Corrente de Lesão: Fatos vs. Equívocos

1. As correntes de lesão NÃO fazem parte do potencial de ação (PA). Elas são fenômenos elétricos completamente separados e sua ocorrência se limita a apenas duas fases do PA: Fase 2 e Fase 4. (Você sabe por quê? Continue lendo!)

2. O potencial de ação (PA) é uma corrente conduzida dentro do miócito, viajando de miócito para miócito através das junções comunicantes e alterando a carga interna. É claro que também há uma alteração simultânea na carga externa da célula, mas é a alteração na carga interna que define o potencial de ação. (As junções comunicantes são conexões entre células adjacentes que permitem que os íons viajem de célula para célula sem entrar no espaço extracelular.)

3. Enquanto o início e a condução do PA resultam de processos bioelétricos e não dependem da carga extracelular, uma corrente de lesão depende totalmente da carga extracelular.

4. As disparidades na presença e concentração de canais iônicos específicos na membrana celular (o sarcolema) e em certas organelas do miócito são responsáveis por

iniciar e sustentar o potencial de ação. Um "efeito colateral" disso é a mudança na carga extracelular quando uma célula repolarizada se despolariza e vice-versa.

5. Uma corrente de lesão se desenvolve passivamente à medida que o movimento de íons ocorre no ambiente extracelular (superfície dos miócitos) devido à diferença na carga externa entre duas populações adjacentes de células (normais e anormalmente despolarizadas). O movimento ativo de íons através de canais iônicos específicos não inicia nem sustenta uma corrente de lesão.

6. As correntes de lesão ocorrem apenas durante as Fases 2 e 4, pois são os únicos momentos durante o potencial de ação em que TODOS os miócitos DEVERIAM ter a mesma carga – todos despolarizados (Fase 2) ou todos repolarizados (Fase 4). Uma corrente de lesão se desenvolve quando, em circunstâncias anormais, uma população de células (isquêmicas) difere das células "normais". Durante as outras fases, o potencial transmembrana muda constantemente, portanto, não há oportunidade viável para o desenvolvimento de uma corrente de lesão.

7. Um potencial de ação não começa nem continua devido a uma diferença entre as cargas extracelulares. A diferença nas cargas intracelulares e extracelulares existe por causa do potencial de ação! Por outro lado, uma corrente de lesão existe por causa de uma diferença nas cargas externas! A falha em compreender esse fato levou à disseminação de muita desinformação online.

Corrente de Lesão

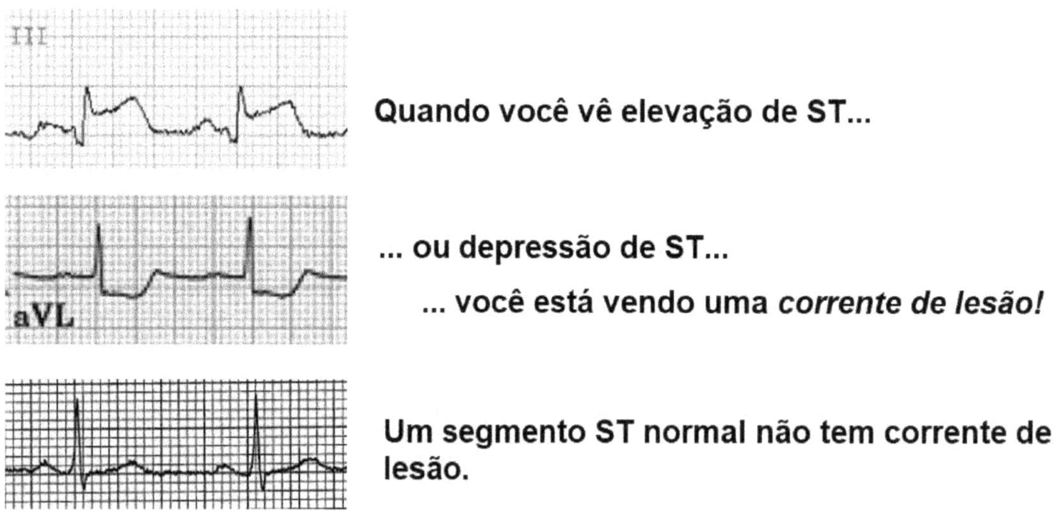

Figura 2-3

A corrente que se desenvolve entre o tecido normal e o tecido isquêmico durante a Fase 2 (sístole) é chamada de corrente de lesão. Ocasionalmente, você pode ouvir o termo "corrente de injúria" – é a mesma coisa! Essa corrente não está envolvida na propagação do potencial de ação – é uma corrente separada!

Elevação e Depressão do Segmento ST

Antes de começarmos, discutirei brevemente as teorias das correntes de lesão sistólica e diastólica.

Teoria da Corrente de Lesão Sistólica – A elevação do segmento ST durante a isquemia resulta diretamente da corrente de lesão presente durante a Fase 2.

Teoria da Corrente de Lesão Diastólica – A elevação do segmento ST é uma ilusão causada pela depressão T-P devido à corrente de lesão durante a Fase 4. O aparelho de ECG, que usa acoplamento CA, retorna automaticamente a depressão T-P ao nível da linha de base original, o que faz com que o segmento ST seja deslocado para cima proporcionalmente.

Para ser claro, quando Samson e Scher realizaram seus experimentos em 1960, examinando atentamente essas duas teorias usando um dispositivo de registro de acoplamento direto, eles observaram a ocorrência de AMBOS os deslocamentos. Eles também demonstraram que a elevação real do segmento ST ocorreu durante a Fase 2 e às vezes era independente da corrente de lesão que ocorria durante a Fase 4.

Ambas as "teorias" foram validadas, mas Samson e Scher consideraram que a Corrente de Lesão Sistólica é o mecanismo mais frequente. Outros experimentos bem executados sugeriram que a Corrente de Lesão Diastólica é mais prevalente. ***Isso não importa!*** Como não podemos ver a depressão T-Q em um traçado de ECG padrão, ainda devemos abordar a interpretação da elevação ou depressão do segmento ST usando o que podemos ver – a *Corrente de Lesão Sistólica*. Portanto, para o restante deste livro, assumirei uma *Corrente de Lesão Sistólica* – assumiremos que a elevação ou depressão do segmento ST reflete diretamente a isquemia transmural aguda. Acredite em mim... não há problema em fazer isso!

Durante a Fase 2 (o segmento ST), as células normais podem despolarizar mais completamente do que as células isquêmicas; assim, surge uma corrente de lesão que flui do tecido normal para o tecido isquêmico *durante a sístole*.

> **PÉROLA** | Você não consegue ver a isquemia em um *único* potencial de ação (PA). Na melhor das hipóteses, seria muito difícil. Quando discutimos a isquemia usando potenciais de ação, estamos sempre comparando um potencial de ação *normal* com um potencial de ação *isquêmico*, ou um potencial de ação mais isquêmico com um potencial de ação *menos isquêmico* – portanto, devemos usar DOIS potenciais de ação sobrepostos – e *não apenas um!*

Como a Fase 2 é representada no traçado do ECG como o segmento ST, *o fato de o segmento ST estar elevado ou deprimido depende da localização e da espessura (ou profundidade) da área isquêmica e da localização do eletrodo que visualiza essa área específica.*

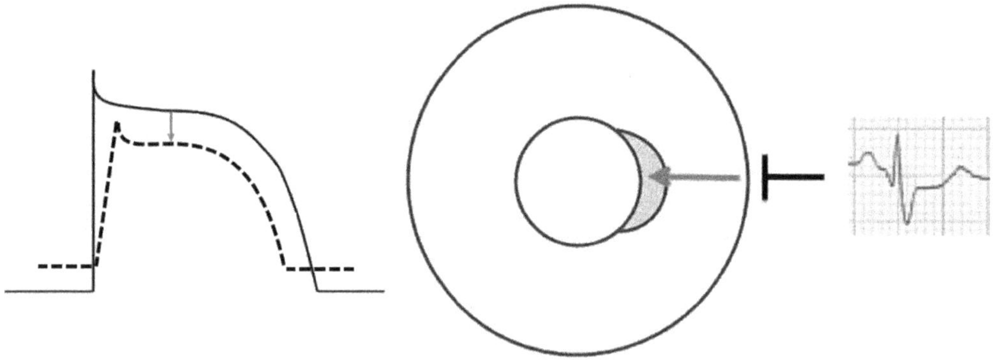

Figura 2-4

Consideremos a Figura 2-4: há uma área de isquemia subendocárdica (área cinza). O que o eletrodo de registro positivo sobre essa área detectará? Lembre-se: *durante a SÍSTOLE (Fase 2, o segmento ST), o miocárdio normal está mais despolarizado do que o miocárdio isquêmico* (Figura 1-2), *e a corrente fluirá do tecido mais despolarizado para o tecido menos despolarizado.*

Portanto, a corrente de lesão sistólica viajará *do tecido normal para o tecido isquêmico.* Em nosso exemplo (Figura 2-4), o tecido isquêmico é o subendocárdio e o tecido normal é o subepicárdio (ou seja, o restante da parede ventricular). Consequentemente, o eletrodo de registro positivo sobre a área detectará uma corrente de lesão durante a Fase 2 (o segmento ST) *viajando para longe da superfície corporal (do epicárdio para o endocárdio)* e registrará um infradesnivelamento do segmento ST.

> **PÉROLA** | O eletrodo de *superfície* para registro do ECG só consegue detectar isquemia subendocárdica quando há miocárdio normal *posicionado entre ele e a área isquêmica.* Por outro lado, um eletrodo intracavitário detectará elevação do segmento ST devido à isquemia subendocárdica somente quando houver miocárdio normal posicionado atrás da área isquêmica. Por quê? Porque é necessário que haja tecido normal e isquêmico adjacentes para que se desenvolva uma corrente de lesão.

Mas o que acontece quando a isquemia é *transmural* (toda a espessura da parede ventricular)? Geralmente, a base subendocárdica da isquemia transmural será mais extensa do que a área de isquemia epicárdica. Durante a *sístole,* o vetor resultante médio da isquemia *transmural* será direcionado *para fora,* e o(s) eletrodo(s) de registro sobrejacente(s) registrarão elevação do segmento ST (Figura 2-5A). Por outro lado, observe o que um eletrodo de registro no lado oposto do coração detectaria (Figura 2-5B) – a cauda *negativa* do *mesmo vetor,* resultando no registro de um infradesnivelamento do segmento ST. Esta é *a alteração recíproca!* As alterações recíprocas são achados significativos que validam a elevação do segmento ST na isquemia transmural aguda – *especialmente quando essa elevação do segmento ST é muito sutil.*

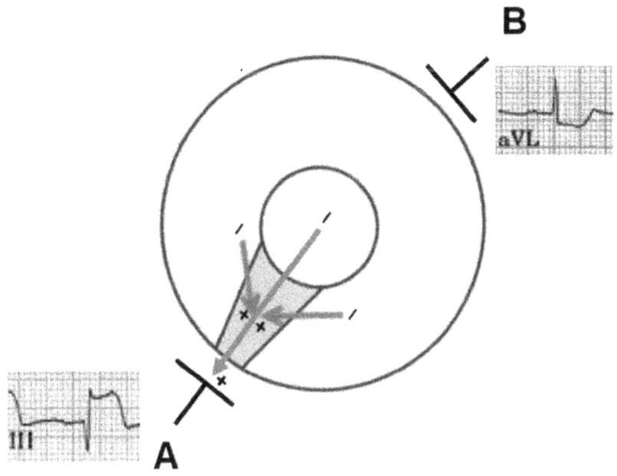

Figura 2-5

PÉROLA | Observe que o eletrodo que registra a elevação do segmento ST está sobre o miocárdio isquêmico, enquanto o eletrodo que registra o infradesnivelamento do segmento ST, característico da alteração recíproca, está sobre o miocárdio normal. Uma derivação não pode apresentar uma alteração recíproca a menos que seu eletrodo esteja registrando o miocárdio normal. Às vezes, a elevação do segmento ST em uma isquemia transmural aguda é leve ou até mesmo sutil, enquanto a alteração recíproca é muito mais evidente. Não se concentre no desvio do segmento ST incorreto. O problema é a elevação do segmento ST! A derivação que apresenta a elevação do segmento ST está mostrando o miocárdio isquêmico. A derivação com o infradesnivelamento recíproco do segmento ST está mostrando o miocárdio normal.

PÉROLA | A velocidade de condução é representada no potencial de ação pela inclinação da Fase 0 e no traçado do ECG pela duração (largura) do intervalo QRS. A frequência cardíaca tem pouca ou nenhuma relação com a velocidade de condução. A frequência cardíaca é uma questão relacionada ao marca-passo (nó sinusal) – e não aos feixes de Purkinje ou aos miócitos contráteis.

À direita, encontra-se um diagrama de uma secção transversal da parede do ventrículo esquerdo (Figura 2-6). Na parte externa, está o eletrodo de registro da derivação V6. A área branca da secção transversal representa o miocárdio normal, e a área listrada representa o subendocárdio isquêmico. Lembre-se de que estamos principalmente interessados no que acontece durante a sístole mecânica (o platô ou Fase 2).

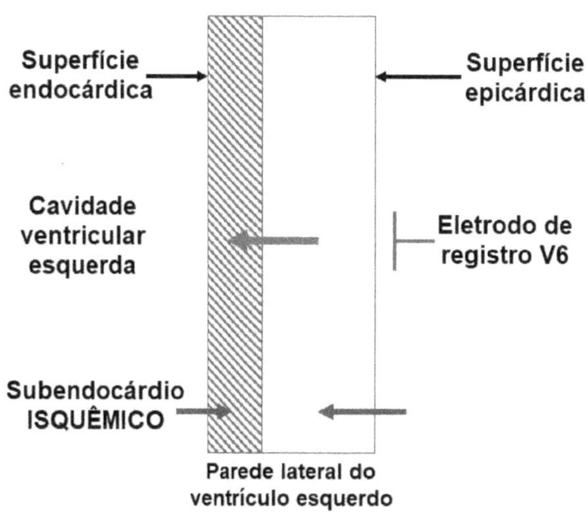

Figura 2-6

Lembrete | Referimo-nos a esta área do potencial de ação como "sístole" porque existe uma diferença entre a sístole elétrica e a sístole mecânica. A sístole elétrica ocorre durante a Fase 0 e dura apenas 1-2 ms. O coração não consegue se contrair tão rapidamente, portanto, a sístole mecânica – a contração real do coração – ocorre durante as Fases 2 e 3, o segmento ST e a onda T.

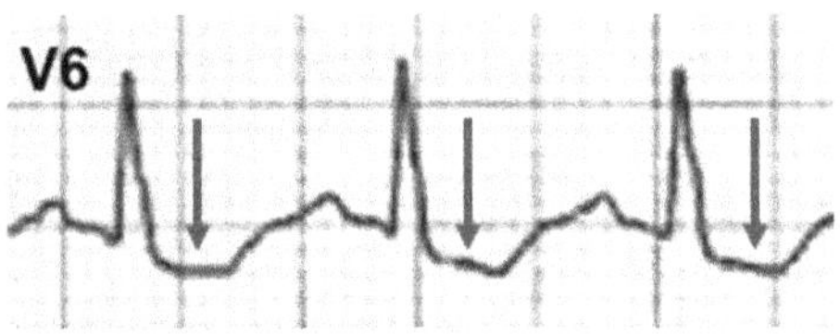

Figura 2-7

Durante a sístole mecânica (a porção do segmento ST), a corrente de lesão viajará do miocárdio *normal* (mais despolarizado) para o miocárdio *isquêmico* (menos despolarizado). O que um eletrodo de superfície de registro sobre o miocárdio normal registrará? Ele registrará uma corrente *se afastando dele* e, durante a Fase 2, registrará um infradesnivelamento do segmento ST (Figura 2-7). Isso ocorre porque ele registrará a cauda carregada negativamente da corrente de lesão.

PÉROLA | Lembre-se de que *a corrente de lesão é completamente separada do potencial de ação.* A corrente de lesão só se manifesta durante as Fases 2 e 4. Há pouca ou nenhuma corrente interferente durante esse período, pois a célula está completamente despolarizada ou completamente repolarizada. Durante as Fases 0 e 3, há uma considerável troca iônica com um potencial transmembrana em rápida mudança, portanto, não há corrente de lesão.

Ao falar de correntes sistólicas de lesão, lembre-se de que *o vetor de lesão sempre tem uma cabeça positiva e uma cauda negativa*, independentemente da direção em que esteja viajando (que é sempre *do tecido mais despolarizado para o menos despolarizado*). Portanto, se a corrente estiver *se afastando de um eletrodo de registro*, esse eletrodo registrará *um infradesnivelamento* do segmento ST, uma inscrição negativa, porque o eletrodo vê apenas a cauda negativa do vetor da corrente de lesão. Se estiver viajando *em direção a um eletrodo de registro*, esse eletrodo registrará *um supradesnivelamento* do segmento ST, uma inscrição positiva, porque vê a cabeça positiva do vetor da corrente de lesão.

PÉROLA | Você está começando a entender algo aqui? Seja a isquemia manifestada por supradesnivelamento ou infradesnivelamento do segmento ST, ainda é *o mesmo fenômeno bioelétrico*. A única diferença está na perspectiva (o ponto de vista) do eletrodo de registro! Ele vê a corrente de lesão se afastando dele (infradesnivelamento do segmento ST) ou vê a corrente de lesão se aproximando dele (supradesnivelamento do segmento ST)? Nenhum tipo de isquemia produz *apenas supradesnivelamento do segmento ST*, nem existe isquemia que produza *apenas infradesnivelamento do segmento ST*. Depende da perspectiva do eletrodo de registro.

Vamos analisar outro exemplo que nos ajudará a entender como a elevação ou o infradesnivelamento do segmento ST podem ser registrados na mesma área isquêmica e por que a aparência do ECG de 12 derivações depende da perspectiva do eletrodo de registro (Figura 2-8)...

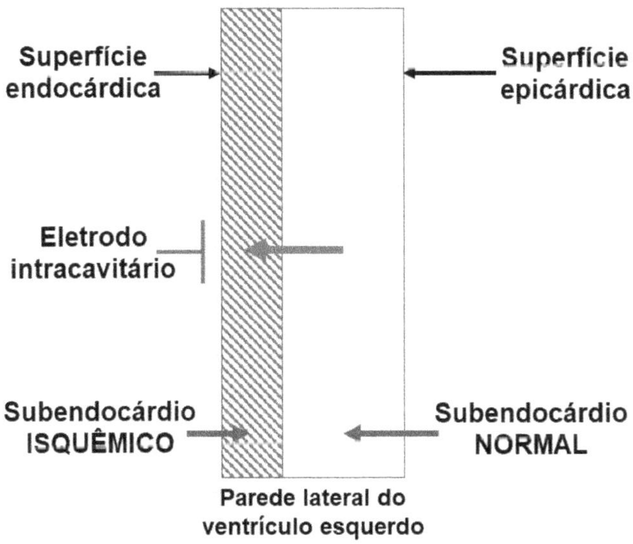

Figura 2-8

Aqui, na Figura 2-8, temos a mesma situação da Figura 2-6. Há miocárdio normal sobrejacente à isquemia subendocárdica. No entanto, movemos o eletrodo de registro da posição V6 na parede torácica para uma derivação intracavitária – uma derivação dentro do ventrículo esquerdo. O que o eletrodo de registro vê agora? Ele vê uma corrente de lesão se deslocando em sua direção. O que essa derivação registrará no ECG de 12 derivações? Ela registrará elevação do segmento ST (Figura 2-9)!

"Mas, Dr. Jones", você diz, "eu não posso inserir um cateter no ventrículo esquerdo toda vez que quiser registrar um ECG em um paciente! Como isso vai me ajudar?"

Você não precisa inserir um eletrodo intracavitário porque você já tem um... pelo menos, um eletrodo intracavitário virtual!

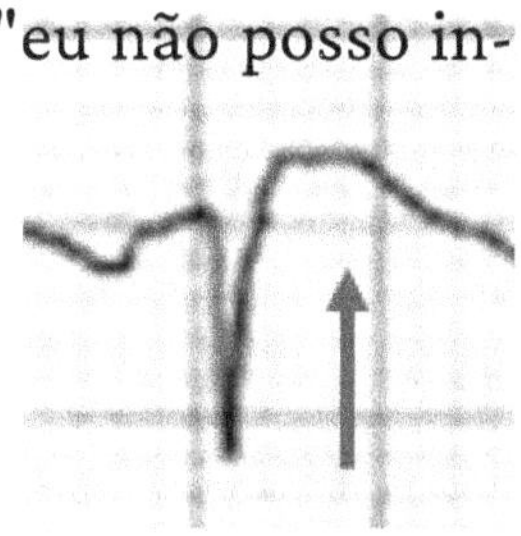

Figura 2-9

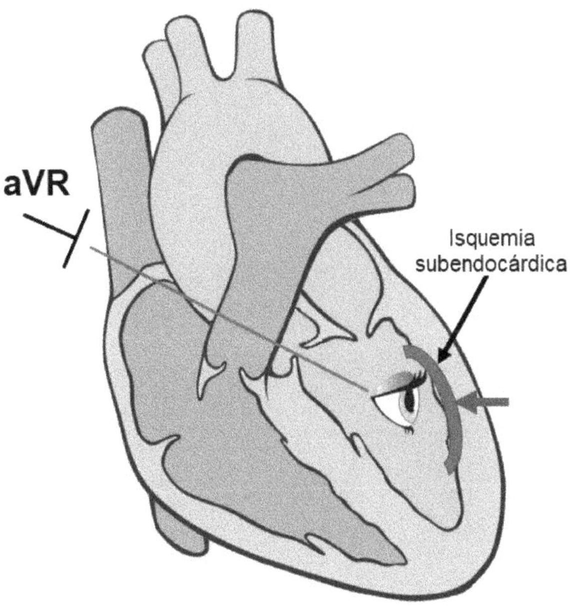

Figura 2-10

Na Figura 2-10, a derivação aVR atua como um eletrodo intracavitário "virtual" devido à sua posição no corpo, permitindo que registre como se estivesse dentro do ventrículo esquerdo (o "olho" da derivação aVR). Novamente, este diagrama demonstra isquemia subendocárdica da parede do ventrículo esquerdo. A seta indica a direção da corrente de lesão, viajando do miocárdio normal para o miocárdio isquêmico. A derivação aVR capta essa corrente à medida que ela se move em sua direção e, consequentemente, registra elevação do segmento ST (Figura 2-9). Sim, aquele trecho com a elevação do segmento ST (Figura 2-9) é da derivação aVR. Você agora entende por que – enquanto as derivações V4-V6 registram o infradesnivelamento do segmento ST da isquemia subendocárdica – a derivação aVR registra elevação do segmento

ST? Mais uma vez, isquemia é isquemia! Não há diferença na isquemia! A única diferença está na perspectiva do eletrodo de registro.

PÉROLA | O eletrodo da derivação aVR (ombro ou braço direito) é o eletrodo mais à direita de todas as doze derivações. Nenhum eletrodo – nem mesmo o eletrodo da derivação V6R – está mais à direita do que o eletrodo da derivação aVR. Da mesma forma, o eletrodo das derivações I e aVL (ombro ou braço esquerdo) é o eletrodo mais à esquerda de todas as doze derivações – ainda mais à esquerda do que o eletrodo da derivação V6.

IMPORTANTE | É somente durante a Fase 2 – o segmento ST – que uma corrente de lesão viaja do tecido NORMAL mais despolarizado para o tecido ISQUÊMICO menos despolarizado.

Vimos os efeitos da isquemia subendocárdica no ECG; agora vamos ver como a isquemia epicárdica aguda se apresenta...

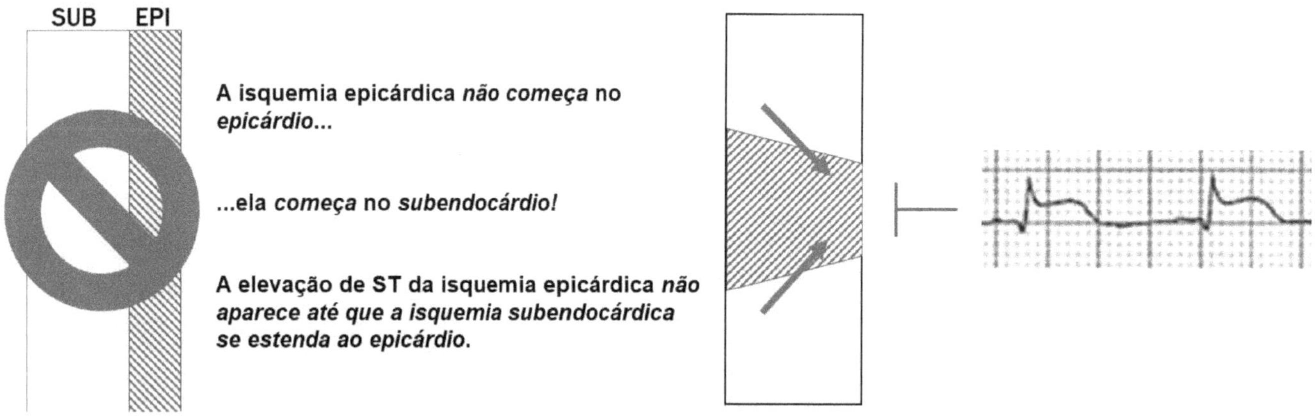

Figura 2-11

O mais importante a lembrar aqui é que *a isquemia transmural sempre começa no subendocárdio* – ela *NÃO* começa no epicárdio. Não existe isquemia subepicárdica sem isquemia subendocárdica.

Como você pode ver no diagrama acima (Figura 2-11), geralmente há uma base subendocárdica mais ampla (difusa e não localizada) que se estreita à medida que se aproxima da superfície epicárdica (mais localizada). Enquanto houver miocárdio normal entre a isquemia subendocárdica e a superfície epicárdica, a corrente de lesão se propagará para dentro, produzindo depressão do segmento ST no eletrodo de superfície correspondente.

Assim que a isquemia atinge o epicárdio, a corrente de lesão média se propagará para fora, e o ECG manifestará elevação do segmento ST sobre a área isquêmica. Você também deve observar que, à medida que a isquemia se aproxima e finalmente atinge a superfície epicárdica, ela se torna muito localizada. A isquemia subendocárdica não é localizada; a isquemia transmural é localizada.

Sistema de Classificação de Isquemia de Sclarovsky-Birnbaum

De acordo com essa escala, existem três graus de isquemia, que têm implicações prognósticas e diagnósticas.

Grau 1

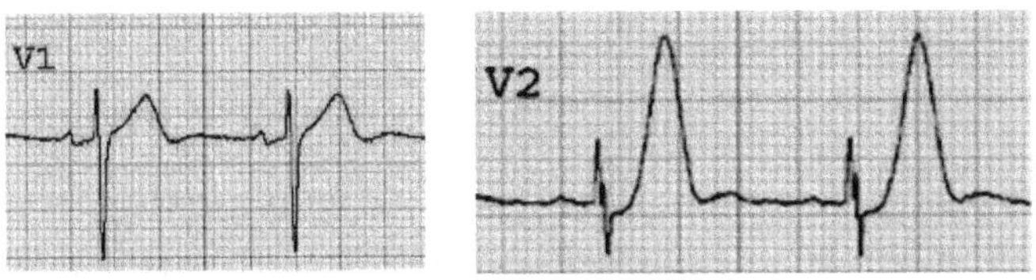

Figura 2-12

A isquemia de grau 1 (Figura 2-12) corresponde à presença de ondas T hiperagudas. Lembre-se de que as ondas T hiperagudas são subendocárdicas e não indicam isquemia transmural. No entanto, elas sugerem uma isquemia subendocárdica que está prestes a se tornar transmural!

A isquemia de grau 1 pode sofrer reperfusão espontânea sem progredir para o grau 2. O paciente pode apresentar alguma dor no peito, que se resolve, e as ondas T hiperagudas retornam ao tamanho e morfologia normais. Isso ocorre quando há circulação colateral suficiente e/ou pré-condicionamento isquêmico presente, o que auxilia na resolução do episódio isquêmico. Na Figura 2-12, ambas as derivações manifestam ondas T hiperagudas. As ondas T hiperagudas são sempre largas e simétricas. Elas são frequentemente – mas NÃO SEMPRE – altas!

Grau 2

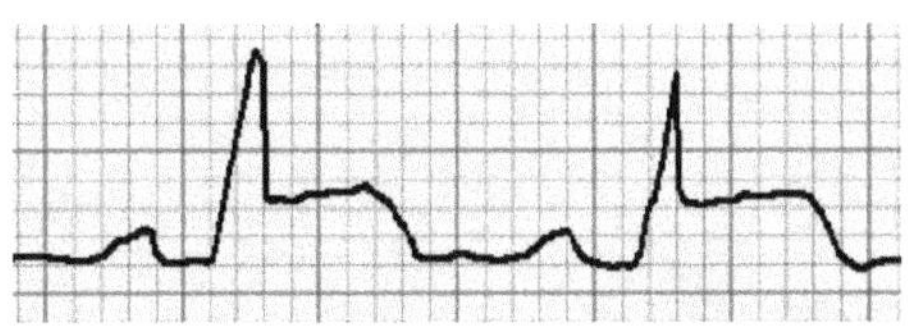
Figura 2-13

A isquemia de grau 2 (Figura 2-13) ocorre quando há uma elevação do segmento ST inferior a 50% da altura da onda R. Essas alterações também podem se resolver espontaneamente (síndrome de Wellens). Nesse caso, o miocárdio provavelmente está protegido por uma excelente circulação colateral e talvez por pré-condicionamento isquêmico até que ocorra a reperfusão espontânea. A isquemia de grau 2 já passou pela isquemia de grau 1. A resolução da isquemia de grau 2 provavelmente não ocorre com a mesma frequência que a resolução da isquemia de grau 1.

Grau 3

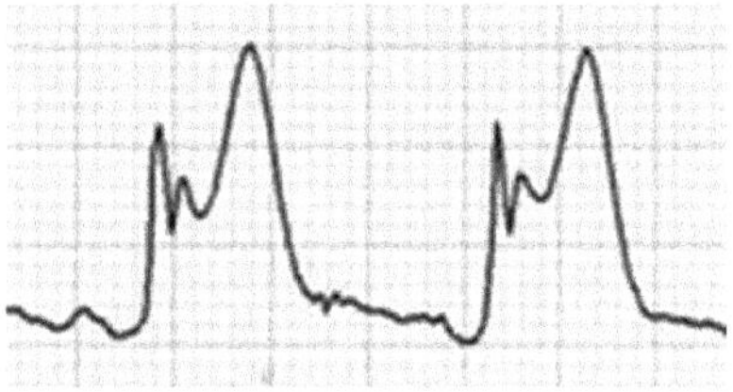
Figura 2-14

A isquemia de grau 3 (Figura 2-14) manifesta-se como "distorção terminal do complexo QRS". Geralmente não pensamos na isquemia afetando o intervalo QRS, mas ela certamente pode afetá-lo! A isquemia de grau 3 implica falta de circulação colateral suficiente ou pré-condicionamento isquêmico, ou seja, *ausência de proteção intrínseca contra a isquemia aguda.* Existem duas manifestações principais da distorção terminal do QRS:

Procure por elevação do segmento ST ≥ 50% da altura da onda R (Figura 2-14).

Em derivações que tipicamente apresentam uma onda S terminal (principalmente as derivações precordiais direitas), procure por uma diminuição ou desaparecimento da onda S (Figura 2-15). A derivação V3 geralmente é um bom local para observar. A Figura 2-15 mostra a perda da onda S (Grau 3)! Seu foco deve estar sempre no grau mais elevado de isquemia presente. A Figura 2-16 demonstra uma derivação V3 normal; observe o tamanho da onda S, que geralmente (mas nem sempre) está presente. Embora a onda T na Figura 2-16 seja simétrica, ela não é larga nem alta. A simetria da onda T – sem alterações no segmento ST – pode sugerir isquemia, mas sem outras alterações no ECG ou histórico clínico relevante, é um "sinal inespecífico" (sinal inespecífico – um achado que sugere um diagnóstico, mas é muito inespecífico para ser definitivo).

Enquanto a isquemia de graus 1 e 2 era protegida ou auxiliada pela circulação colateral e/ou pré-condicionamento isquêmico, a isquemia de grau 3 tem apenas uma chance de ser revertida: VOCÊ! A isquemia de grau 3 pressagia um prognóstico grave com aumento da morbidade e mortalidade.

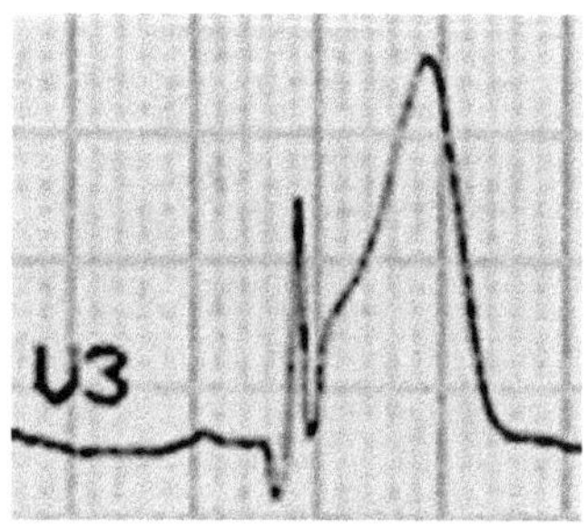

Figura 2-15

Definindo a localização da isquemia subendocárdica

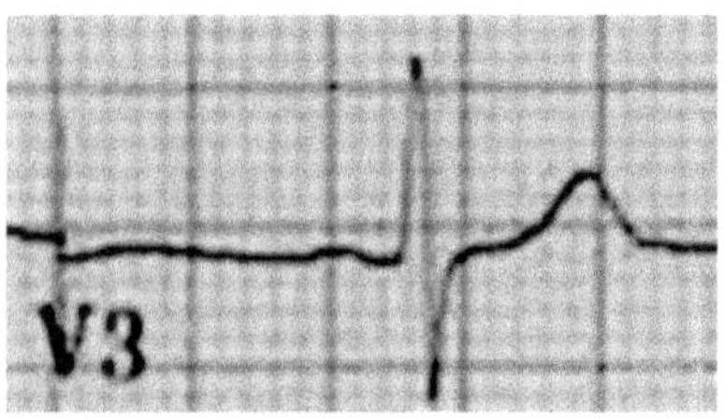

Figura 2-16

A elevação do segmento ST isquêmica é relativamente eficaz na localização da isquemia *transmural* aguda. Até mesmo o infradesnivelamento do segmento ST das alterações recíprocas à isquemia transmural aguda é bom para localizar a isquemia. Então... e quanto ao infradesnivelamento do ST na isquemia *subendocárdica* – aguda ou crônica? Nesse caso, o infradesnivelamento do ST indica a localização da isquemia subendocárdica?

A resposta é um retumbante "NÃO!". Mas por quê?

Há mais de quarenta anos, sabe-se, sem sombra de dúvida, que o infradesnivelamento do ST na isquemia subendocárdica não consegue localizar a área isquêmica em um ECG de 12 derivações. No entanto, autores, comentaristas em blogs e aparelhos de ECG ainda se referem à isquemia subendocárdica anterosseptal, anterolateral, inferior ou inferolateral. Deve ser evidente que, se a isquemia subendocárdica não pode ser localizada, não existe isquemia subendocárdica anterosseptal, anterolateral, inferior ou inferolateral. Existe apenas *isquemia subendocárdica*. Deixe-me explicar por quê...

Pesquisas demonstraram que os vetores (correntes) da isquemia subendocárdica se desenvolvem na periferia da área isquêmica.

> **PÉROLA |** Por que na periferia da área isquêmica? Porque é lá que se localiza a interface normal/isquêmica que produz a corrente de lesão.

Então, vamos analisar uma parte da parede do ventrículo esquerdo que contém alguma isquemia subendocárdica...

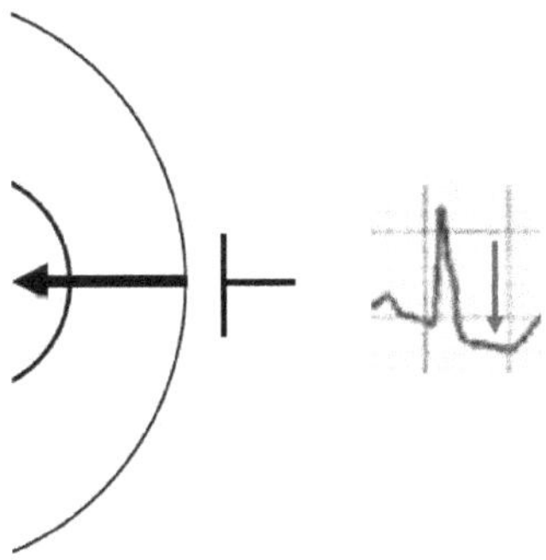

Figura 2-17

Na Figura 2-17, temos um vetor de corrente de lesão (seta) apontando para uma área de isquemia subendocárdica. Sabemos que o vetor, que produz um segmento ST deprimido, como mostrado no trecho do ECG, está localizado na periferia, ou seja, na borda, de uma área de isquemia subendocárdica. Em outras palavras, o vetor marca o limite da área isquêmica. Mas de que lado desse vetor a área isquêmica está localizada?

Você não sabe, não é?

Está aqui na área sombreada da Figura 2-18?

Você não sabe, não é?

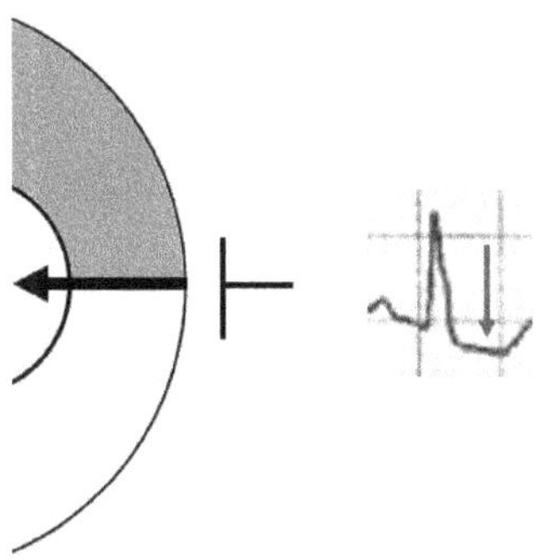

Figura 2-18

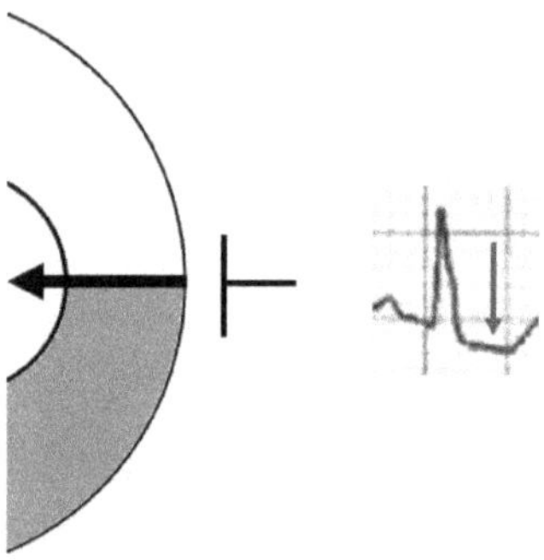
Figura 2-19

Ou será que está na área sombreada da Figura 2-19?

Você não sabe, não é?

OK... para fins didáticos, digamos que o vetor (seta) na Figura 2-19 representa a borda superior da isquemia subendocárdica. Você consegue me dizer até onde se estende a área isquêmica?

Você ainda não sabe, não é?

Agora, deixe-me apresentar uma situação hipotética: há um ECG de 12 derivações com depressão do segmento ST devido a isquemia subendocárdica verdadeira – não uma alteração recíproca – nas derivações II, III e aVF. Isso significa que as derivações inferiores detectam o vetor isquêmico na periferia ou na borda da isquemia subendocárdica. Agora, diga-me onde essa isquemia subendocárdica está localizada. Você acha que há isquemia definitiva da parede inferior? Você sabe quão claramente a borda é demarcada? Dica: Nunca será uma linha reta como nessas ilustrações! A borda da área isquêmica pode ser a divisão entre a área inferior e uma área mais lateral. Portanto, mesmo com a depressão do segmento ST da isquemia subendocárdica se manifestando nas derivações inferiores – ou na maioria das derivações inferiores – você ainda não pode ter certeza se há uma quantidade significativa de isquemia presente inferiormente. Se houver, então quanta? Lembre-se de que uma derivação pode registrar um vetor apontando para ou para longe de seu eletrodo dentro de uma faixa de 180°. Você não tem ideia de onde exatamente essa isquemia subendocárdica está localizada!

É por isso que a depressão do segmento ST da isquemia subendocárdica não é confiável para indicar sua localização. Portanto, evite usar termos localizadores como inferior, anterior, anterosseptal, etc., que não têm significado quando se referem à isquemia subendocárdica. Basta dizer "isquemia subendocárdica!"

Regra de Jones

A Regra de Jones é uma regra que desenvolvi anos atrás para me manter – e agora VOCÊ! – longe de problemas. Embora a informação esteja se espalhando gradualmente, muitas pessoas que leem ECGs ainda presumem que qualquer depressão do segmento ST representa "isquemia subendocárdica". Isso muitas vezes não é o caso! Portanto, a Regra de Jones:

> **Regra de Jones |** Qualquer depressão do segmento ST no ECG de um paciente com dor torácica compatível com uma síndrome coronariana aguda deve ser considerada uma alteração recíproca a uma isquemia transmural aguda até que se prove o contrário.

Regra de Jones: Corolário Um | Depressão do segmento ST na alteração recíproca pode se desenvolver ANTES do aparecimento da elevação primária (indicativa) do segmento ST.

Regra de Jones: Corolário Dois | Mesmo quando TANTO a elevação do segmento ST da isquemia transmural QUANTO a depressão do segmento ST da alteração recíproca estão presentes no mesmo ECG, a alteração recíproca pode parecer muito mais óbvia ou impressionante. Não se esqueça: uma alteração recíproca ocorre em miocárdio NORMAL, NÃO ISQUÊMICO. É a elevação do segmento ST – mesmo que pareça relativamente pequena – que representa o principal problema!

Sinal de Jones

A elevação do segmento ST ocorre após um segmento ST normal ter evoluído de uma concavidade ligeiramente ascendente que se inclina gradual e imperceptivelmente em direção à onda T para uma elevação evidente do segmento ST, característica de isquemia transmural aguda, geralmente com convexidade superior. O sinal de Jones representa esse segmento ST progressivamente isquêmico à medida que ele transita para a elevação do segmento ST. Em algum momento, o segmento ST formará *uma linha quase perfeitamente reta do ponto J ao pico da onda T*. Este é um sinal frequentemente negligenciado ou não reconhecido pelo que representa em um paciente com dor torácica aguda. Ele tem sido mencionado na literatura eletrocardiográfica desde pelo menos meados do século XX, mas ninguém jamais o reivindicou. Eu me referi a ele com tanta frequência em uma das minhas Masterclasses que os participantes começaram a chamá-lo de sinal de Jones, e é assim que continuo a me referir a ele. A Figura 2-20 ilustra alguns exemplos do sinal de Jones:

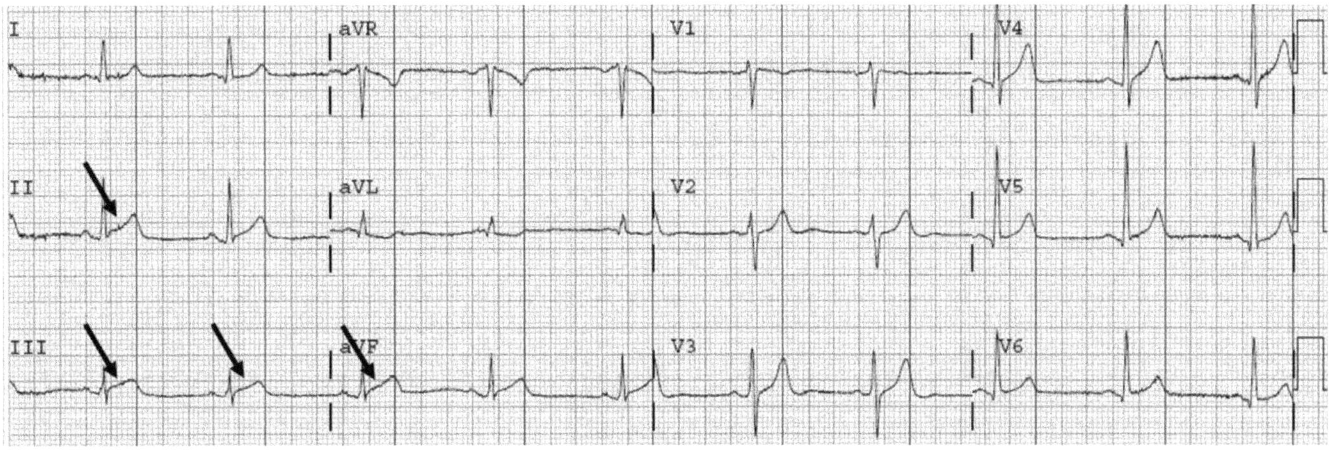

Figura 2-20

O sinal de Jones está presente no ECG (Figura 2-20) nas derivações II, III e aVF – mas especialmente nas derivações III e aVF. Não tenho conhecimento de nenhum estudo que tenha relatado esse achado. Não o pesquisei a fundo, apenas o encontrei mencionado na literatura ocasionalmente – sem nome e sem documentação. Quero que entendam que o sinal de Jones – até onde eu sei – é aplicável apenas durante a dor torácica aguda. Seu significado no ECG de um paciente sem sintomas cardíacos é desconhecido para mim.

Não o considero um "equivalente de STEMI", mas se você estiver atendendo um paciente com dor torácica e observar esse sinal – e ainda não tiver chegado a um diagnóstico – você deve repetir o ECG de 12 derivações a cada 15 a 20 minutos.

Vamos usar o que você aprendeu até agora!

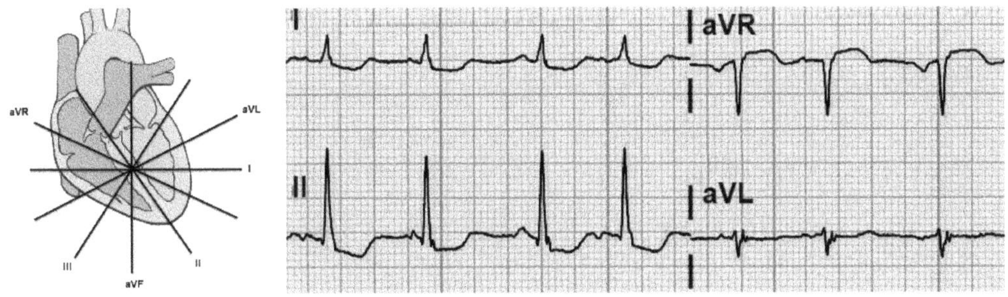

Figura 2-21

1. Observe as derivações I, II e aVR na Figura 2-21. Usando a grade de referência hexaxial, em que direção a corrente de lesão está se deslocando em relação ao polo positivo da derivação I?
   Em que direção a corrente de lesão está se deslocando na derivação II?
   Em que direção a corrente de lesão está se deslocando na derivação aVR?
   Por que há elevação do segmento ST na derivação aVR?

2. Considerando apenas essas três derivações (I, II e aVR na Figura 2-21), por que você suspeitaria fortemente que está observando isquemia subendocárdica verdadeira e não alterações recíprocas?

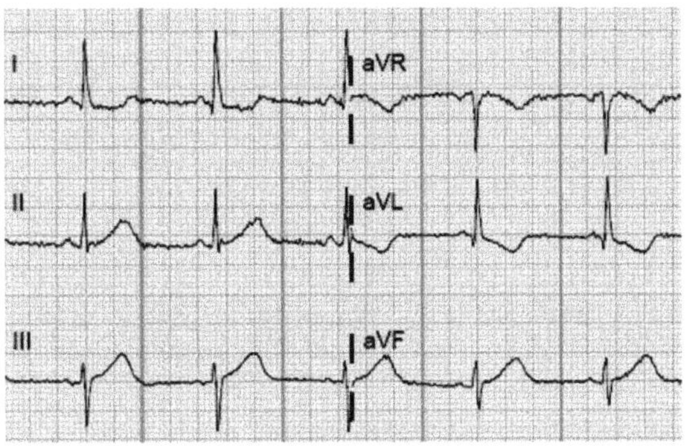

Figura 2-22

1. As ondas T nas derivações II, III e aVF (Figura 2-22) não são altas. Elas ainda se qualificam como ondas T hiperagudas? Se sim, por quê? Se não, por quê?

2. Por que há depressão do segmento ST nas derivações I e aVL? É isquemia subendocárdica? Se sim, por quê? Se não, por quê?

3. Se você respondeu "alteração recíproca" na pergunta nº 2, onde está a elevação do

segmento ST que causa essa reciprocidade nessas derivações?

Respostas às perguntas

Figura 2-21

1. Derivação I: Da esquerda para a direita (A derivação I está visualizando a cauda negativa do vetor.)
   Derivação II: Para cima e para a direita (A derivação II está visualizando a cauda negativa do vetor.)
   Derivação aVR: Para cima e para a direita (A derivação aVR está visualizando a cabeça positiva do vetor.)

2. As alterações recíprocas sempre ocorrem em um padrão vascular. Existem apenas dois padrões vasculares no plano frontal: basolateral (derivações I e aVL) e inferior (derivações II, III e aVF). Não existe um padrão vascular que inclua as derivações I e II; portanto, provavelmente estamos vendo um exemplo de isquemia subendocárdica – e não uma alteração recíproca (na verdade, eu extraí este trecho de um ECG que manifesta isquemia subendocárdica circunferencial).

PÉROLA | Embora existam apenas dois padrões vasculares no plano frontal, a reciprocidade pode ocorrer entre quaisquer duas derivações no mesmo plano, desde que seus polos positivos estejam separados por pelo menos 90°.

Figura 2-22

1. Elas se qualificam como ondas T hiperagudas porque têm bases muito largas, são simétricas e ocorrem em uma distribuição vascular (circulação da parede inferior, derivações II, III e aVF).

2. As derivações I e aVL apresentam alterações recíprocas em resposta à isquemia transmural em desenvolvimento (mas ainda não presente) nas derivações inferiores. As derivações basolaterais (derivações I e aVL) e as derivações inferiores (derivações II, III e aVF) têm uma relação recíproca: a elevação do segmento ST em um conjunto de

derivações evocará a alteração recíproca de depressão do segmento ST no outro.

3. Há uma elevação muito sutil do segmento ST na derivação III, que qualquer defensor do paradigma OMI apontaria rapidamente. No entanto, lembre-se de que o primeiro corolário da Regra de Jones é que "a alteração recíproca de uma isquemia aguda pode aparecer antes da elevação do segmento ST". Por exemplo, se um paciente apresentar dor torácica clássica e o ECG inicial mostrar apenas depressão do segmento ST nas derivações II, III e aVF, você deve repetir o ECG a cada 15 a 20 minutos, observando o desenvolvimento de elevação do segmento ST nas derivações I e aVL (e especialmente na derivação aVL).

Por outro lado, não tenho conhecimento de nenhuma situação em que a elevação do segmento ST apareça antes da depressão do segmento ST da alteração recíproca.

Leitura recomendada

Bayés de Luna, A. et al. Negative T Wave in Ischemic Heart Disease: A Consensus Article. Ann Noninvasive Electrocardiol 2014;19(5):426–441.

Daviglus ML, et al. Association of Nonspecific Minor ST-T Abnormalities With Cardiovascular Mortality. JAMA 1999; 281: 530-536.

Di Diego JM, Antzelevitch A. Acute myocardial ischemia: Cellular mechanisms underlying ST segment elevation. Journal of Electrocardiology 47 (2014) 486 – 490.

Erling BF, Perron AD, Brady WJ. Disagreement in the interpretation of electrocardiographic ST segment elevation: a source of error for emergency physicians? Am J Emerg Med 2004;22:65-70.

Habash F, Albashaireh A, Madmani, ME, Paydak, H. ST Segment Elevation and Depressions In Supraventricular Tachycardia without Coronary Artery Disease. Case Reports in Cardiology. Volume 2018.

Levine, HD. Subendocardial infarction in retrospect: pathologic, cardiographic, and ancillary features. Circulation 72, No. 4, 790-800, 1985.

Li D, Li CY, Yong AC, Kilpatrick D. Source of Electrocardiographic ST Changes in Subendocardial Ischemia. Circ Res. 1998;82;957-970.

Samson WE, Scher AM. Mechanism of S-T segment alteration during acute myocardial injury. Circ Res. 1960 Jul;8:780-7. doi: 10.1161/01.res.8.4.780. PMID: 14441272.

Shelke B A, Kawade R, Sriram C. Pseudonormalization of T Waves after Coronary Angioplasty: A Medical Emergency. Ann Clin Case Rep. 2021;6:1912.

Simon A, et al. Pseudonormalisation of the T wave: old wine? Netherlands Heart Journal, Volume 15, Number 7/8, August 2007.

Zahran ME. The Pattern of Reciprocal Electrocardiography Changes in ST-Segment Elevation Myocardial Infarction Patients Presenting with Single-Vessel Disease versus Multi-Vessel Disease. International Journal of the Cardiovascular Academy. Volume 5, Issue 3, July-September 2019.

3

Isquemia e a onda T

A Base das Ondas T Normais

Você verá muitos desenhos de potenciais de ação. Lembre-se de que um desenho de um potencial de ação tem fins ilustrativos e explicativos. Não usamos desenhos de potenciais de ação para tentar interpretar um achado em um ECG da mesma forma que usamos diagramas de escada para decifrar uma disritmia complexa.

Como todas as alterações que resultam em ondas T hiperagudas, ondas T de reperfusão e pseudonormalização das ondas T são causadas por isquemia, vamos revisar um potencial de ação fixo para o miocárdio normal e ver como o potencial de ação isquêmico causa essas alterações. Estamos discutindo apenas as alterações da onda T aqui – não a elevação ou depressão do segmento ST. Aqui estão dois potenciais de ação normais, não isquêmicos, das regiões subendocárdica e subepicárdica (Figura 3-1).

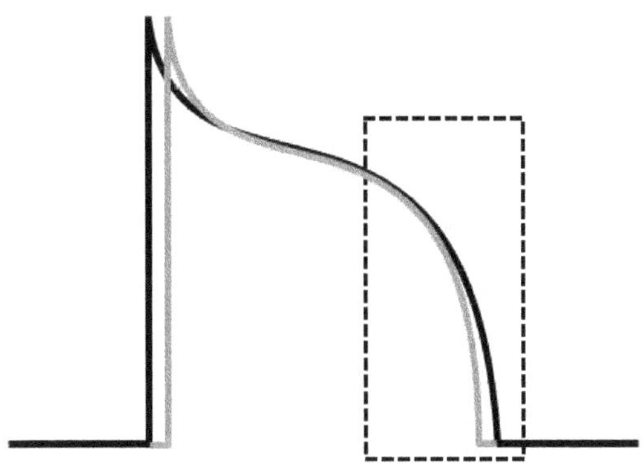

Figura 3-1

O quadrado pontilhado indica a Fase 3, que representa a onda T. Essa é a área em que vamos nos concentrar. No entanto, precisamos dos potenciais de ação de dois locais diferentes para demonstrar a isquemia corretamente, então vamos adicionar o potencial de ação de um miocárdio NORMAL – não isquêmico. Neste caso, usaremos os potenciais de ação de uma célula subendocárdica normal e de uma célula subepicárdica normal.

O potencial de ação com as linhas pretas representa o subendocárdio normal, e o potencial de ação com as linhas cinzas representa o subepicárdio normal. A voltagem em mV é medida verticalmente e o tempo em ms é medido horizontalmente. Como você pode ver, a Fase 0 do potencial de ação epicárdico começa mais tarde do que a Fase 0 do potencial de ação subendocárdico.

Agora, é aqui que muita confusão começa. As linhas preta e cinza aparecem juntas no potencial de ação durante a Fase 4, mas no início da despolarização (Fase 0), o subendocárdio inicia sua Fase 0 primeiro, seguido pelo epicárdio. Isso é normal – mas por que isso acontece dessa maneira? Os potenciais de ação viajam através do tecido condutor (fibras de Purkinje) no terço interno da parede do miocárdio, mas para alcançar o epicárdio, eles devem percorrer o resto do caminho por meio da transmissão célula a célula. Portanto, o impulso de despolarização atinge o epicárdio e o ativa (despolariza) depois do subendocárdio – mesmo em condições normais.

PÉROLA | A despolarização ventricular sempre começa no subendocárdio* em circunstâncias normais, enquanto a repolarização começa no subepicárdio em circunstâncias normais. Em circunstâncias anormais, a repolarização pode começar no subendocárdio. Esta é a diferença entre uma onda T positiva e uma onda T invertida! Se a repolarização começar no subepicárdio, o que é normal, a onda T aparecerá positiva; se começar no subendocárdio, a onda T será invertida. Isso é importante – lembre-se disso quando vir um complexo QRS de um lado da linha de base e sua onda T do outro.

*A despolarização ventricular pode começar fora do subendocárdio em dois casos: ectopia ventricular e pré-excitação ventricular.

Você também deve ter notado que a região epicárdica completa a repolarização primeiro. Ele retorna ao nível basal, que se presume ser de -90 mV, um pouco antes do potencial de ação subendocárdico. Isso também é normal. Isso cria uma situação em que, em qualquer ponto dos dois potenciais de ação durante a Fase 3 (o quadrado pontilhado), o subendocárdio (neste exemplo) está mais despolarizado do que o epicárdio.

PÉROLA | O platô do potencial de ação mais alto na escala vertical está mais despolarizado.

É aqui que muitas pessoas precisam de ajuda para conceituar o que está acontecendo. Você não precisa visualizar cargas externas nas células nem vetores viajando do negativo para o positivo. Lembre-se de que o vetor de repolarização terá uma cabeça negativa e uma cauda positiva. O eletrodo de registro na superfície verá essa cauda positiva e registrará uma deflexão positiva, uma onda T positiva. Assim, a repolarização que começa no subepicárdio resultará em uma onda T positiva quando registrada por um eletrodo de superfície.

PÉROLA | Ao abordar a despolarização e a repolarização, lembre-se de que o vetor de despolarização tem uma cabeça positiva e uma cauda negativa. O que estiver voltado para o eletrodo de registro determinará se a deflexão no ECG será positiva ou negativa. A repolarização é, claro, exatamente o oposto – uma cabeça negativa e uma cauda positiva. Com base na polaridade da onda T, se ela for invertida, você saberá que o eletrodo de registro viu uma cabeça negativa se movendo em sua direção, o que significa que a repolarização deve ter se originado (ou seja, aparecido primeiro) no subendocárdio.

Se a repolarização começar no subendocárdio, lembre-se de que o vetor de repolarização terá uma cabeça negativa e uma cauda positiva. O que o eletrodo de registro de superfície verá agora? Ele verá uma carga negativa se movendo em sua direção e registrará uma deflexão negativa – uma onda T invertida! Portanto, uma onda T invertida significa que a repolarização começou – de forma muito anormal – no subendocárdio.

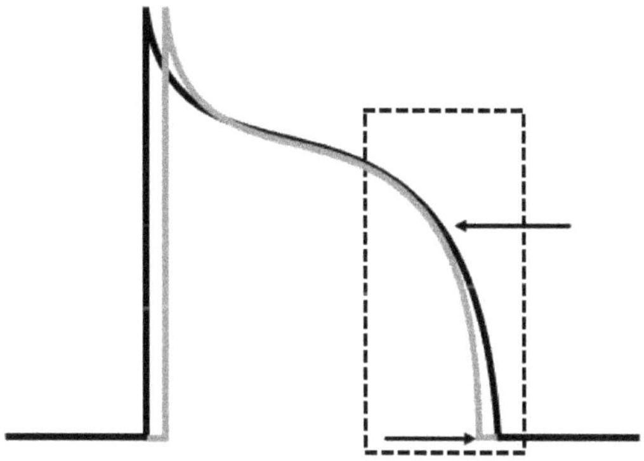

Figura 3-2 | Sequência normal de repolarização

Existem dois pontos que exigem atenção especial na interpretação dos potenciais de ação, e eu os indiquei com pequenas setas (Figura 3-2):

A seta superior indica o ponto em que o potencial de ação subepicárdico (PA) começa a repolarizar antes do PA subendocárdico, e inicia sua separação do PA subendocárdico. Como ambos, neste exemplo, são tecidos normais e não isquêmicos, os potenciais de ação epicárdico e subendocárdico são muito semelhantes até este ponto. A voltagem na qual o epicárdio se separa do subendocárdio indicará a altura da onda T (sua amplitude).

A seta inferior indica a diferença de tempo entre os dois potenciais de ação devido à diferença na inclinação da Fase 3. Essa medida determinará a largura da onda T.

PÉROLA | Se uma onda T hiperaguda for positiva, alta e larga, então você sabe que o subepicárdio iniciou sua repolarização muito cedo – a partir de um nível de voltagem mais alto. Se uma onda T hiperaguda for positiva, baixa e larga (e elas sempre serão largas), então você sabe que a repolarização subepicárdica começou um pouco mais tarde.

Usando e Interpretando Diagramas de Potencial de Ação com Correntes de Lesão

Para interpretar corretamente os potenciais de ação (PA), você deve se lembrar de três coisas:

1. As correntes elétricas nos tecidos biológicos viajam do negativo para o positivo, ambas cargas externas.

2. Ao lidar com correntes de lesão, estamos preocupados apenas com as cargas na parte

externa da membrana celular (sarcolema). Uma célula despolarizada tem um exterior negativo. Uma célula repolarizada tem um exterior positivo. Portanto, uma corrente de lesão viajará do tecido mais despolarizado para o tecido menos despolarizado. Durante a Fase 2, isso seria do tecido normal para o tecido isquêmico.

3. Quando discutimos um vetor viajando do tecido mais despolarizado para o tecido menos despolarizado, estamos falando de uma corrente de lesão – e não de um potencial de ação. A direção do potencial de ação depende da atividade de múltiplos canais iônicos (INa, IK, IK_1, IK_{ATP}, ICa_L) e se a célula ganha ou perde íons positivos. Não depende das cargas externas.

Vamos ver um exemplo:

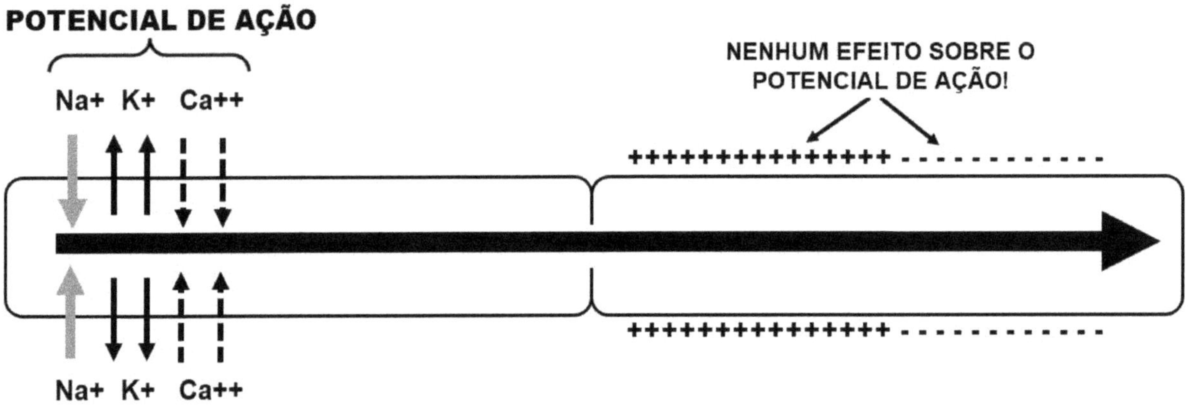

Figura 3-3

Como pode ser visto na Figura 3-3, o potencial de ação é iniciado e mantido por trocas iônicas através de canais iônicos específicos. A atividade desses canais iônicos leva à mudança na polaridade da carga interna e determina se ocorre despolarização ou repolarização. Nada disso depende da carga externa em células distantes.

Ondas T hiperagudas

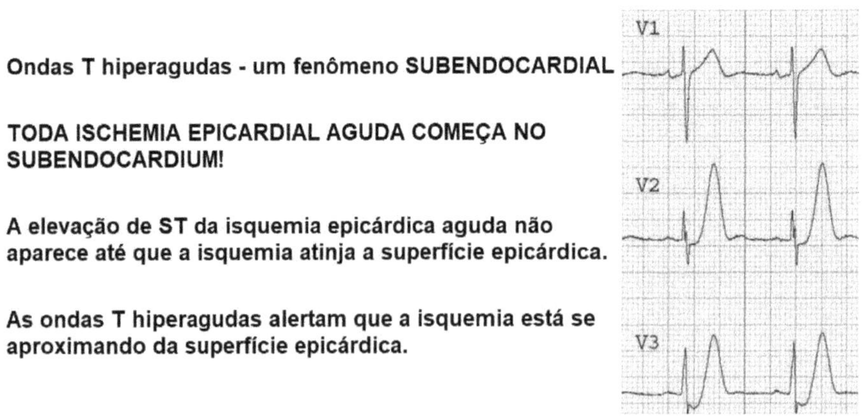

Figura 3-4

As ondas T hiperagudas (Figura 3-4) são um fenômeno subendocárdico. Na Figura 3-5, o potencial de ação interno representa uma região subepicárdica progressivamente isquêmica, e o potencial de ação externo representa células miocárdicas médias normais e não isquêmicas. (Embora seja verdade que um potencial de ação represente apenas uma célula, frequentemente usamos essa única célula para representar uma região do miocárdio.)

Como você pode ver, o potencial de ação da célula subepicárdica isquêmica apresenta todas as características esperadas de uma célula isquêmica:

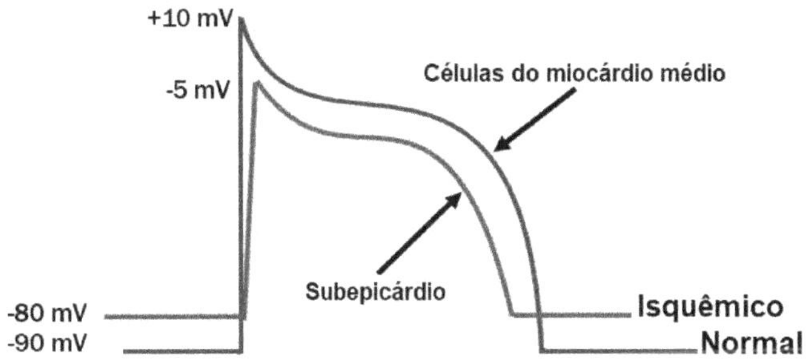

Figura 3-5a

1. Mais despolarizada durante a Fase 4 (-80 mV em vez de -90 mV)

2. Menos despolarizada durante a sístole (Fases 2 e 3)

3. Repolarização mais precoce (segmento ST mais curto) devido à maior saída de K+ da célula

A parede ventricular é dividida em três camadas.

1. A camada mais externa é a camada subepicárdica, que inclui o epicárdio. A camada subepicárdica normalmente inicia sua Fase 3 antes das outras duas camadas, portanto, tem a menor duração do potencial de ação.

2. A camada intermediária é a camada médio-miocárdica. Ela inicia sua Fase 3 por último, portanto, tem a maior duração do potencial de ação.

3. A camada mais interna (próxima à cavidade ventricular) é a camada subendocárdica, que inclui o endocárdio. Ela inicia sua Fase 3 entre as outras duas camadas, conferindo-lhe uma duração intermediária do potencial de ação.

Há duas coisas que você deve lembrar sobre as ondas T – TODAS as ondas T:

1. O início da onda T será determinado pela célula que inicia sua Fase 3 PRIMEIRO (geralmente o subepicárdio).

2. O final da onda T será determinado pela célula que atinge o potencial de membrana em repouso (Fase 4) POR ÚLTIMO (geralmente o médio-miocárdio).

NÃO SE CONFUNDA! | "Mas Dr. Jones", você exclama. "Você disse que toda isquemia começa na camada subendocárdica. Como o epicárdio pode estar isquêmico, mas não o médio-miocárdio, que está entre o endocárdio e o epicárdio?" Lembre-se de que apenas parte do miocárdio está isquêmica. A isquemia da porção interna da camada epicárdica (aquela parte da camada epicárdica abaixo e separada do epicárdio superficial) determinará o início mais precoce da repolarização, enquanto as células médio-miocárdicas nas áreas não isquêmicas determinarão o final da repolarização.

Em circunstâncias normais, o epicárdio e a camada epicárdica (subepicárdio) iniciam a Fase 3 antes das outras camadas do miocárdio (subendocárdio e médio-miocárdio). A última camada a atingir a repolarização (para retornar à Fase 4, a linha de base) é a camada miocárdica média (às vezes chamada de "subendocárdio profundo").

Uma *onda T positiva*, hiperaguda ou não, indica uma origem na camada subepicárdica. Uma onda T invertida, hiperaguda ou não, indica uma origem na camada subendocárdica.

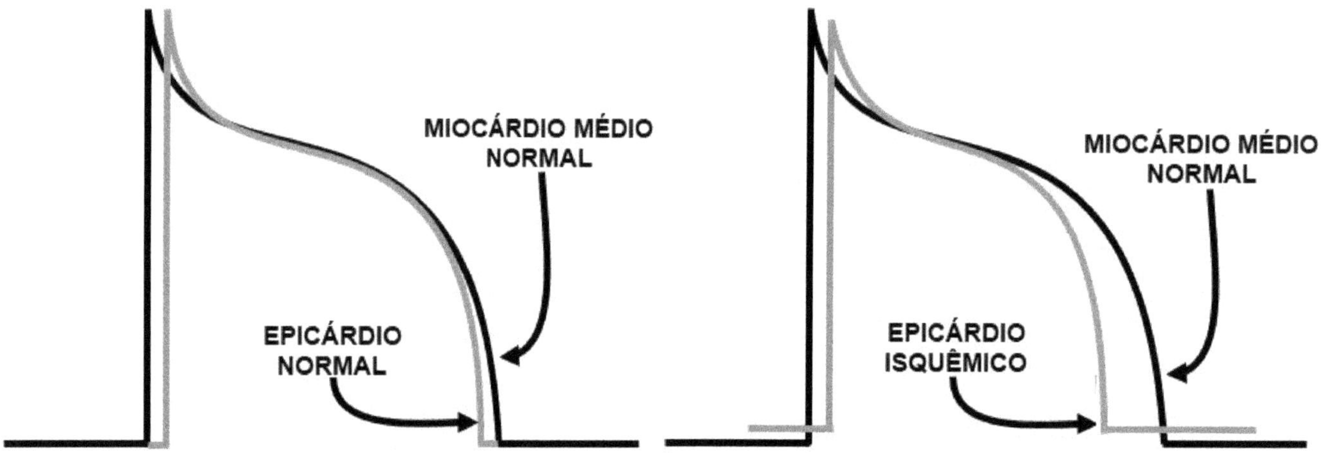

Figura 3-5b

A isquemia começa no subendocárdio e se estende para fora, em direção ao subepicárdio (Figura 3-5c). Durante sua expansão, ela atinge a camada média do miocárdio. No entanto, a isquemia ainda não alcançou o epicárdio. Portanto, o epicárdio e o subepicárdio continuam a repolarizar normalmente. Embora o subendocárdio e o miocárdio médio isquêmicos estejam iniciando a Fase 3 mais cedo do que o normal (para eles) – como ocorre em todas as células isquêmicas – o subepicárdio normal ainda está repolarizando mais cedo. O segmento ST apresenta depressão nesse momento (devido à corrente de lesão que flui do tecido normal para o tecido isquêmico), mas as ondas T, não afetadas pela corrente de lesão durante a Fase 2, permanecem normais e positivas.

Eventualmente, a isquemia progressiva atinge a parte inferior da camada subepicárdica e as células subepicárdicas começam a se tornar isquêmicas. Essas células agora começam a repolarizar muito mais cedo do que antes (marcado com um "X" branco na Figura 3-5c). Esse início precoce da Fase 3 começa a partir de um nível de voltagem mais alto (tornando as ondas T mais altas do que o normal) e o potencial de membrana em repouso é atingido muito antes do que nas células do miocárdio médio, tornando as ondas T mais largas do que o normal.

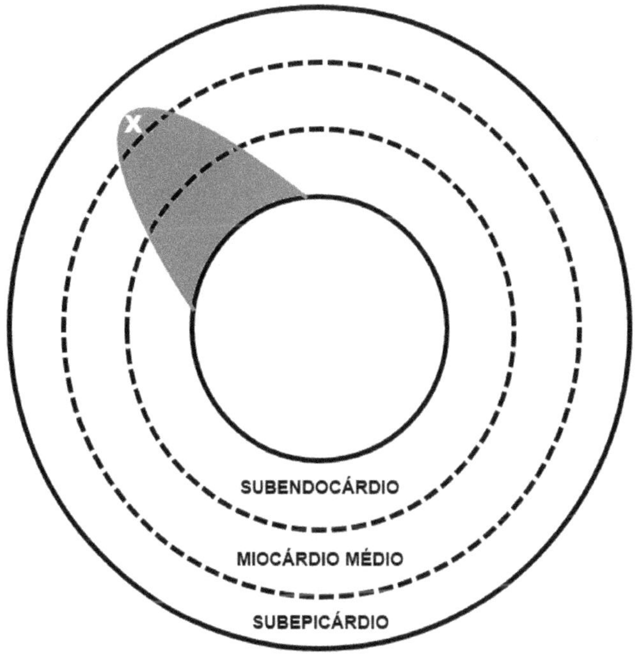

Figura 3-5c

MUITO IMPORTANTE | O término da onda T não se altera, pois é determinado pelas células do miocárdio médio no tecido normal, não isquêmico, que sempre terão a maior duração do potencial de ação.

PÉROLA | Antes de qualquer isquemia, as células subepicárdicas normais marcam o início da onda T porque iniciam sua Fase 3 primeiro. As células do miocárdio médio normais marcam o final da onda T porque têm a maior duração do potencial de ação de todas as três camadas e repolarizam por último.

Quando a isquemia aparece, apenas a repolarização das células subepicárdicas agora isquêmicas afeta a onda T (Figura 3-5b). As células do miocárdio médio na área normal, não isquêmica, continuam a marcar o final da onda T. Isso não muda. No entanto, as células subepicárdicas isquêmicas estão agora repolarizando ainda mais cedo do que as células subepicárdicas normais, de modo que as células subepicárdicas isquêmicas marcarão um início ainda mais precoce da onda T. As ondas T hiperagudas não crescem estendendo sua inclinação descendente para a frente – elas crescem estendendo sua inclinação ascendente para trás.

À medida que a isquemia avança em direção ao epicárdio, as ondas T tornam-se mais largas e a Fase 2 encurta a ponto de não ser mais visível. No ECG, o segmento ST desaparece na inclinação ascendente da onda T hiperaguda, que agora parece se originar do ponto J (Derivação V1, Figura 3-6):

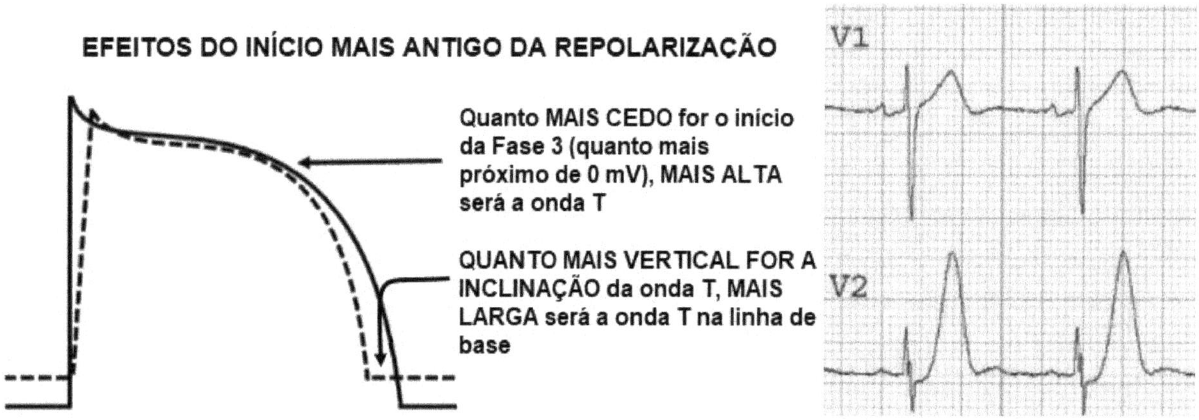
EFEITOS DO INÍCIO MAIS ANTIGO DA REPOLARIZAÇÃO
Quanto MAIS CEDO for o início da Fase 3 (quanto mais próximo de 0 mV), MAIS ALTA será a onda T
QUANTO MAIS VERTICAL FOR A INCLINAÇÃO da onda T, MAIS LARGA será a onda T na linha de base
V1
V2

Figura 3-6

> **PÉROLA** | Se o paciente apresentar dor no peito, mas as ondas T não estiverem altas, verifique a extensão do segmento ST. Frequentemente, à medida que as ondas T hiperagudas evoluem para elevação do segmento ST, o ramo proximal da onda T parece originar-se diretamente do complexo QRS, obliterando o segmento ST. A derivação V1 na Figura 3-6 (acima) é um bom exemplo.

DICA | Em eletrocardiografia, quando falamos em epicárdio, geralmente nos referimos ao subepicárdio. O mesmo se aplica ao endocárdio e ao subendocárdio.

Ondas T de Reperfusão

Após a reperfusão, as ondas T se invertem. A Figura 3-7 mostra que o subepicárdio isquêmico agora repolariza mais lentamente. Mas POR QUE ele repolariza mais lentamente?

> **PÉROLA** | Existem apenas três vetores envolvidos na isquemia que você precisa conhecer:
> 1) Despolarização – cabeça positiva, cauda negativa;
> 2) Repolarização – cabeça negativa, cauda positiva;
> 3) Corrente de Lesão – cabeça positiva, cauda negativa (o mesmo que despolarização).

O retorno da circulação às células epicárdicas viáveis reduziu significativamente a saída de K+ das células, e a Fase 2 não está mais encurtada (Figura 3-7).

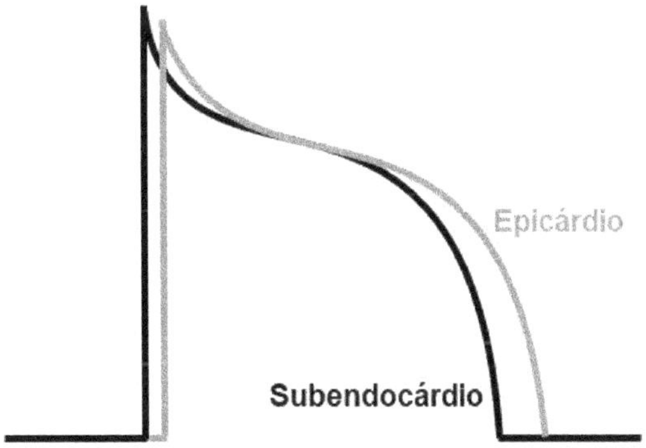

Figura 3-7

O local e o início da repolarização mudaram – o subendocárdio está se repolarizando mais cedo do que o subepicárdio, que sofreu isquemia mais recentemente (Figura 3-6). Como o subendocárdio ainda está relativamente isquêmico em comparação com o subepicárdio, seus potenciais de ação são mais curtos, levando a um início mais precoce da repolarização.

A repolarização agora começa no subendocárdio. A onda de repolarização, com sua porção negativa, viaja do subendocárdio para o subepicárdio. Um eletrodo de superfície posicionado sobre a área registrará um impulso negativo se movendo em sua direção e registrará uma deflexão negativa no ECG. É assim que se forma a onda T de reperfusão.

O subendocárdio é o primeiro a desenvolver isquemia devido à sua microcirculação comprometida. As artérias subepicárdicas maiores levarão mais tempo para manifestar isquemia. Com a restauração da circulação, as artérias subepicárdicas maiores se beneficiarão primeiro da resolução da isquemia, e a duração de seus potenciais de ação aumentará. O subendocárdio, no entanto, permanecerá isquêmico por um pouco mais de tempo, e a duração de seus potenciais de ação permanecerá mais curta até que a isquemia seja totalmente resolvida. É por isso que os potenciais de ação pós-reperfusão exibem uma Fase 3 subepicárdica mais tardia.

A porção terminal da onda T inverte-se primeiro durante a reperfusão porque as células miocárdicas na periferia da zona isquêmica se recuperam mais rapidamente do que as do centro. Quando o fluxo sanguíneo é restaurado, as células nas bordas normalizam seus potenciais de membrana mais rapidamente, levando à inversão inicial da porção terminal da onda T.

Reperfusão e a Pseudonormalização da Onda T

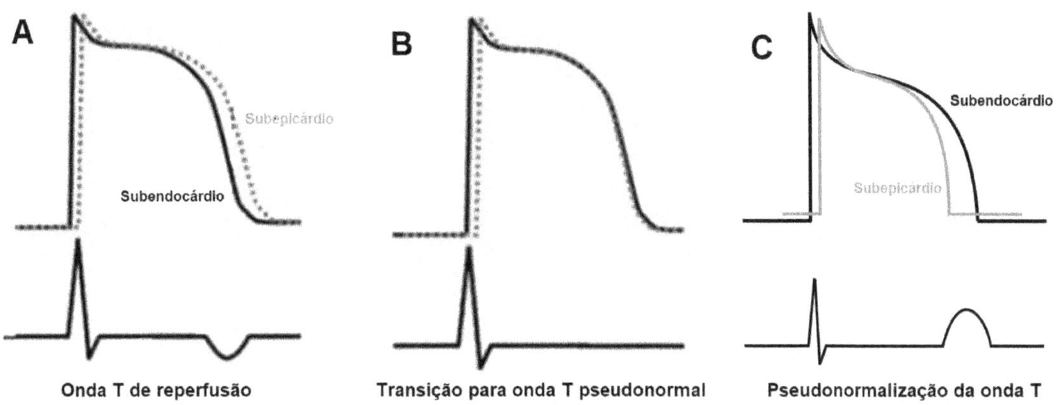

Figura 3-8

A pseudonormalização da onda T sempre começa após a reperfusão. A reperfusão indica o fim do episódio isquêmico. O "fim" não dura muito tempo para alguns pacientes infelizes.

A isquemia recorre – talvez uma nova ruptura de placa ou trombose do stent. Como isso se manifesta no ECG de 12 derivações? Vamos começar com...

Reperfusão e seu efeito na onda T

As ondas T de reperfusão são invertidas, o que significa que o subepicárdio agora leva mais tempo para repolarizar do que o subendocárdio (Figura 3-9A). Lembre-se de que existem duas razões para o subepicárdio repolarizar primeiro:

1. É normal! Em condições normais, o subepicárdio repolariza primeiro devido à atividade de uma abundância de canais de K^+ denominados IK_S, que aumentam muito a repolarização.

2. Quando isquêmico, o subepicárdio repolariza ainda mais cedo devido à maior perda de K^+ dos miócitos. A ativação dos canais K_{ATP} e a inativação da bomba Na^+/K^+ (Na^+/K^+ ATPase) promovem a perda de K^+ do miócito e levam a uma repolarização mais precoce, ou seja, um início mais precoce da Fase 3.

Como podemos ver na Figura 3-8A, após a reperfusão, a repolarização subepicárdica começa após a repolarização subendocárdica. Portanto, a Fase 3 do subepicárdio ocorre um pouco mais tarde. Isso resulta na característica inversão da onda T que anuncia o fim do episódio isquêmico. Observe que a inversão da onda T começa na porção terminal da onda T, de modo que a onda T de reperfusão é inicialmente bifásica (Figura 3-9).

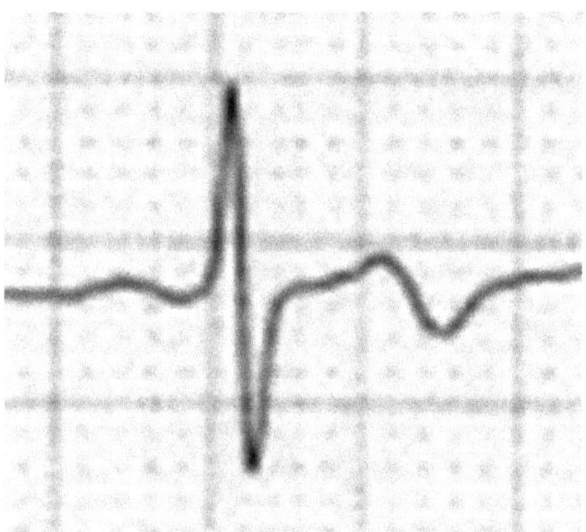

Figura 3-9

Se a isquemia começar a recorrer – especialmente antes do tempo esperado para a normalização das ondas T invertidas – os potenciais de ação isquêmicos da camada subepicárdica começarão a encurtar devido ao início mais precoce da repolarização. Em algum momento, o subendocárdio e o subepicárdio estarão se repolarizando aproximadamente ao mesmo tempo, e a onda T será isoelétrica (Figura 3-8B).

Eventualmente, porém, o subepicárdio começará a se repolarizar mais cedo do que o subendocárdio, e as ondas T voltarão a ficar positivas – mas, infelizmente, pelo motivo errado (Figura 3-8C)!

É assim que ocorre a **pseudonormalização da onda T**.

Em relação à verdadeira normalização das ondas T pós-reperfusão:

Lembre-se: Após uma reperfusão bem-sucedida, as ondas T devem permanecer invertidas por 1 a 3 semanas e, ocasionalmente, até mais tempo. Qualquer normalização da onda T antes desse período deve ser cuidadosamente considerada, e qualquer normalização da onda T antes de sete dias deve ser considerada como evidência de nova isquemia até que se prove o contrário. Outra condição – pericardite pós-infarto precoce (EPIP) – também pode fazer com que as ondas T de reperfusão se tornem positivas prematuramente. Você aprenderá mais sobre EPIP posteriormente neste livro. A duração do potencial de ação (e, por inferência, o intervalo QT) das células em uma área de miocárdio agudamente isquêmica sempre se encurtará. No entanto, isso não é evidente no ECG de 12 derivações de superfície devido à maior duração dos potenciais de ação em outras áreas e camadas do miocárdio (particularmente na camada médio-miocárdica). Embora não afete o intervalo QT (ou QTc), esse encurtamento do potencial de ação afetará a forma da repolarização no ECG. À medida que a isquemia do subendocárdio e das camadas médio-miocárdicas se resolve, os potenciais de ação das células retornam à sua duração normal, a repolarização nessas camadas ocorrerá novamente após a camada epicárdica, e as ondas T retornarão ao seu estado normal e positivo.

Compreendendo o Momento da Corrente de Lesão

A corrente de lesão visível ocorre principalmente durante a Fase 2 – o segmento ST no ECG. Existem dois momentos no potencial de ação em que não há atividade elétrica líquida (ou quase nenhuma atividade elétrica líquida): Fase 2 e Fase 4. A corrente de lesão durante a Fase 4 não é detectável no ECG de 12 derivações porque não há deslocamento visível do segmento T-P durante essa fase. É claro que há troca iônica durante ambas as fases, mas as correntes de entrada e saída tendem a se equilibrar.

A corrente de lesão produz três tipos de desvio do segmento ST:

1. Elevação do ST na isquemia transmural, vista por um eletrodo de registro sobrejacente,

2. Depressão do ST na isquemia subendocárdica quando a isquemia não é transmural, vista por um eletrodo sobrejacente e

3. a depressão do ST de uma alteração recíproca, registrada por um eletrodo sobrejacente ao miocárdio normal e que detecta a corrente de lesão no lado oposto do ventrículo, afastando-se dele. Em raras ocasiões, uma depressão primária do ST devido à isquemia subendocárdica real pode produzir uma elevação recíproca do ST.

Como a corrente de lesão ocorre após a despolarização, ela aparecerá durante a Fase 2. Ela não precisa competir com nenhuma corrente contrária (o influxo de Ca^{++} através dos canais de Ca^{++} do tipo L não é um problema).

Observe que a diferença na morfologia do potencial de ação normal e do potencial de ação isquêmico dá à onda T sua forma – não tanto a corrente de lesão, que não tem efeito distintivo na onda T (Fase 3). Deixe-me explicar isso...

O miocárdio, o potencial de ação e a corrente de lesão são três entidades separadas. A corrente de lesão é resultado do contato entre o miocárdio normal e o miocárdio isquêmico. Como a forma do potencial de ação é determinada pelo miocárdio através do qual ele se propaga, um miocárdio normal (não isquêmico) produzirá um potencial de ação com características únicas, e um miocárdio isquêmico produzirá um potencial de ação com suas próprias características distintas – mas diferentes. As características de uma onda T hiperaguda, por exemplo, são determinadas pela quantidade de despolarização alcançada durante a Fase 0 e pelo tempo de início e taxa de repolarização durante a Fase 3.

Essa é uma das razões pelas quais a onda T permanece positiva durante o episódio isquêmico agudo e geralmente não sofre nenhuma alteração até a reperfusão (exceto pelas alterações de hiperagudez). Portanto, quando você observa uma derivação com elevação do segmento ST, mas com ondas T invertidas, provavelmente está diante de um quadro de isquemia subaguda pós-reperfusão. As ondas T nessas derivações com elevação do segmento ST não se invertem antes da reperfusão.

Leitura recomendada

Bayés de Luna A, et al. Negative T Wave in Ischemic Heart Disease: A Consensus Article. Ann Noninvasive Electrocardiol 2014;19(5):426–441.

D'Ascenzi F, et al. Interpretation of T-wave inversion in physiological and pathological conditions: Current state and future perspectives. Clin Cardiol. 2020;43:827–833.

Joy M, Trump DW. Significance of minor ST segment and T wave changes in the resting electrocardiogram of asymptomatic subjects. Br Heart J. 1981; 45: 48-55.

Miller MA, et al. Giant T-Wave Inversions and Extreme QT Prolongation. Circ Arrhythm Electrophysiol. 2009;2:e42-e43. Miller MA, et al. Giant T-Wave Inversions and Extreme QT Prolongation. Circ Arrhythm Electrophysiol. 2009;2:e42-e43.

Patel C, et al. Is there a significant transmural gradient in repolarization time in the intact heart?: Cellular Basis of the T Wave: A Century of Controversy. Circ Arrhythm Electrophysiol. 2009;2:80-88

Reinig MG, Harizi R, Spodick D. Electrocardigraphic T and U wave discordance. Ann Noninvasive Electrocardiol 2005;10:41–46.

Somers MP, Brady WJ, Perron AD, Mattu A. The prominant T wave: electrocardiographic differential diagnosis. Am J Emerg Med 2002;20: 243-51.

Tamura A, Nagase K, Mikuriya Y, et al. Significance of spontaneous normalization of negative T wave in infarct related leads during healing of anterior wall acute myocardial infarction. Am J Card 1999;84:1341–1344.

4
Infarto

Infarto é um dos termos mais mal utilizados na medicina. Um infarto é tecido morto. Ele não pode ser revivido. No entanto, se você fizer uma busca na internet para encontrar um artigo sobre como reconhecer um infarto, todos os artigos serão, na verdade, sobre isquemia – e não sobre infarto. Isquemia NÃO é infarto! Pergunte a qualquer pessoa que tenha concluído um livro ou programa como "Torne-se um Gênio do ECG em 3 Dias" como reconhecer um infarto e ela invariavelmente responderá: "Ondas Q!". A maioria das ondas Q NÃO indica um infarto. Na verdade, a maioria das ondas Q é um bom sinal! Então, como se decide se um infarto REAL está presente sem depender inteiramente da presença ou ausência de ondas Q?

Dito isso, admito que dizer "infarto agudo do miocárdio" é muito mais fácil do que dizer "isquemia transmural aguda". Também é muito mais fácil de digitar!

Então, se um "infarto agudo do miocárdio" não é realmente um infarto, o que É um infarto?

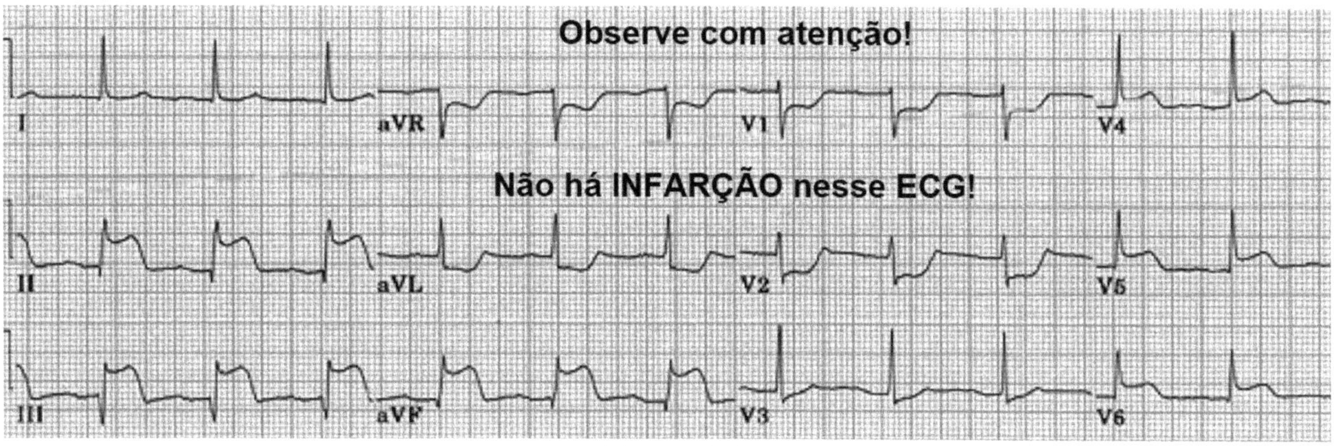

Figura 4-1

Infarto refere-se a tecido morto no qual todos os processos metabólicos e a capacidade de conduzir potenciais de ação cessaram... permanentemente.

PÉROLA | Só porque o tecido infartado não consegue mais conduzir um potencial de ação, isso NÃO significa que ele não possa mais conduzir eletricidade! No entanto, a condução de eletricidade e a propagação de um potencial de ação são fenômenos muito diferentes. Curiosamente, ambos ocorrem no coração humano vivo. Uma corrente de lesão é uma corrente elétrica – não um potencial de ação.

Como distinguimos isquemia de infarto?

À primeira vista, poderíamos pensar que seria uma pergunta fácil de responder – mas não é. Isso ocorre porque, às vezes, a isquemia pode parecer um infarto, e às vezes o infarto pode parecer isquemia.

Ondas Q

A característica típica de um infarto é o aparecimento de ondas Q patológicas nas derivações que cobrem a região infartada. (O "gênio do ECG de 3 dias" estava certo!) As ondas Q patológicas terão uma duração (largura) de pelo menos 40 ms (0,04 segundos ou um pequeno quadrado). Algumas fontes listam a largura mínima como 0,03 segundos (30 ms). Outros critérios exigem que a profundidade da onda Q seja de 1/4 a 1/3 da amplitude total do complexo QRS. A maioria (incluindo eu) se preocupa mais com a largura da onda Q (e eu uso 40 ms).

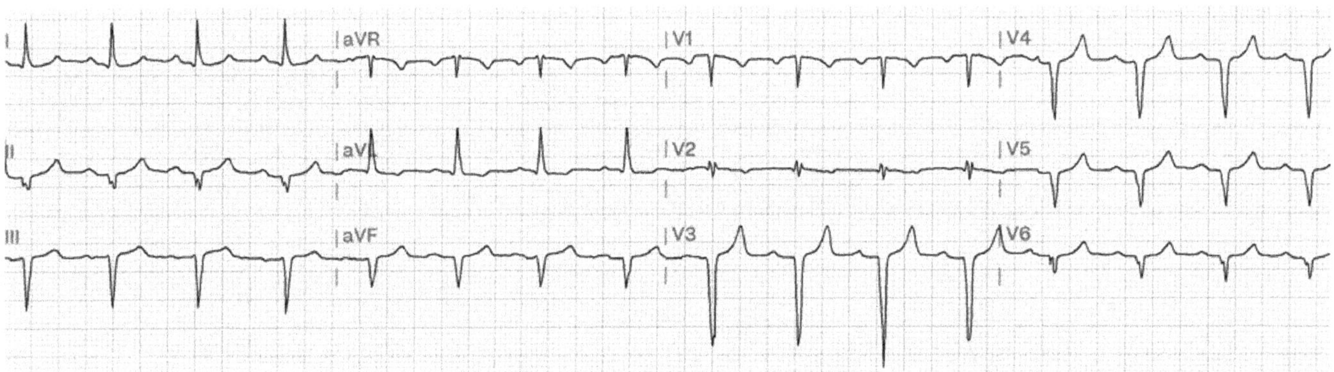

Figura 4-2

A Figura 4-2 representa DOIS infartos – um infarto inferior antigo e um infarto anterior antigo. Neste ECG, o infarto se manifesta por ondas QS. As ondas Q podem apresentar duas morfologias diferentes: QR ou QS.

> **PÉROLA |** Usamos letras maiúsculas e minúsculas para indicar o tamanho relativo das deflexões em um complexo QRS. Não há uma regra padrão para isso. Os complexos QRS nas derivações II e aVF (Figura 4-2) poderiam ser designados como "qs", enquanto na derivação V3, poderiam ser relatados como "QS".

> **PÉROLA |** Também usamos os termos antigo, prévio, concluído e remoto para indicar um infarto concluído de duração desconhecida. Se, além das ondas Q patológicas, houver sinais de um infarto recente, como elevação residual do segmento ST, perda da amplitude da onda R e/ou ondas T invertidas em uma distribuição vascular, chamaremos isso de infarto subagudo. "Subagudo" implica que o infarto

ocorreu nos últimos dias ou talvez uma semana antes (sem um intervalo de tempo específico – apenas recentemente).

Tenha especial cuidado com ondas Q com aparência patológica na derivação III. Elas são bastante frequentes – aparecem na derivação III, mas não há ondas Q patológicas nas derivações II ou aVF. Aqui está um exemplo:

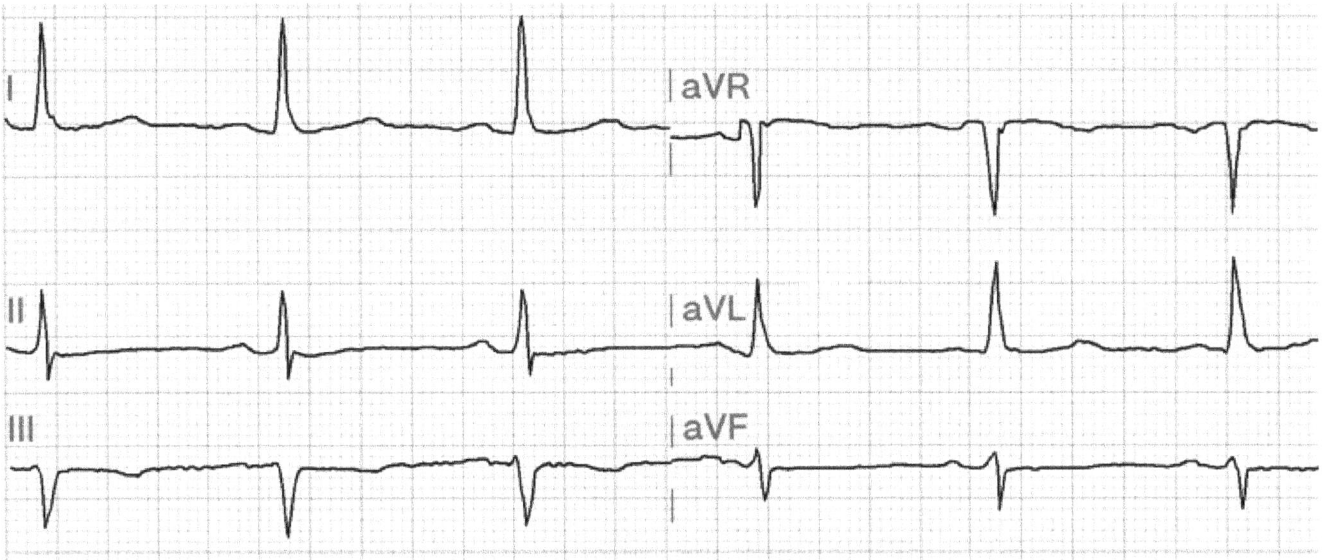

Figura 4-3

Esta imagem (Figura 4-3) parece preocupante. Não há dúvida de que o complexo QRS na derivação III se qualifica como uma onda Q patológica (na verdade, um complexo QS), o que a torna bastante alarmante. Meu conselho: acostume-se a ver isso. Não é nada incomum! E você não precisa se preocupar, pois mostrarei algo que o tranquilizará em relação às ondas Q "patológicas" na derivação III.

Primeiro, você deve se lembrar que, para diagnosticar isquemia aguda ou infarto do miocárdio completo, é necessário observar evidências em pelo menos duas derivações contíguas (de acordo com o paradigma atual de STEMI). Vamos analisar a Grade de Referência Hexaxial (GRH):

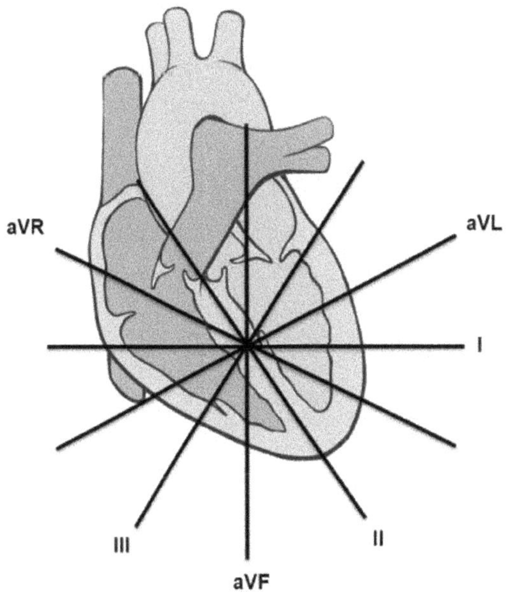

Figura 4-4

Como mostrado no GRH (Figura 4-4), as derivações II e III são separadas pela derivação aVF. Uma área de isquemia ou infarto não pode simplesmente "pular" a derivação aVF e afetar apenas as derivações II e III. Portanto, se uma onda Q for válida em qualquer uma das derivações III ou II, ela também deve envolver a derivação aVF! Embora um infarto do miocárdio inferior anterior possa envolver todas as três derivações inferiores, ele também pode envolver apenas duas derivações; mas se envolver apenas duas derivações, uma delas deve ser a derivação aVF.

DICA | Existe uma isquemia transmural aguda que envolve apenas a derivação III das derivações inferiores, chamada de padrão de Aslanger. No entanto, o envolvimento da derivação III não é o único achado nesse padrão. Existem outras razões mais prováveis para o aparecimento de uma onda Q com aparência patológica na derivação III sem um infarto. O padrão de Aslanger é raro; ondas Q com aparência patológica na derivação III são comuns.

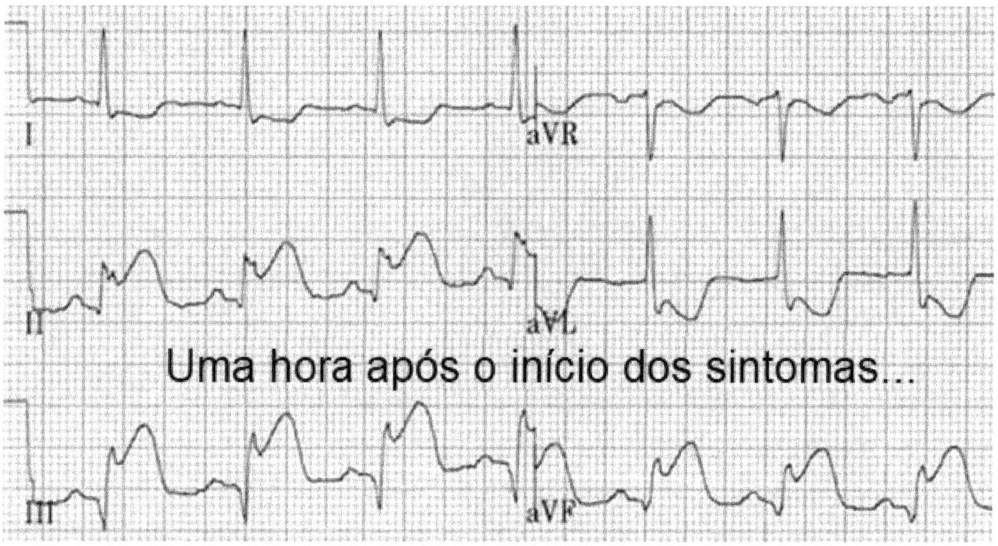

Figura 4-5

É importante observar quando as ondas Q patológicas começam a aparecer. Observe este ECG (Figura 4-5). Este ECG (mostrando apenas as derivações dos membros) foi registrado cerca de uma hora após o início dos sintomas do paciente – e já apresenta ondas Q! Seria muito incomum uma oclusão coronariana aguda evoluir para infarto tão rapidamente. Este é um fenômeno que ocorre frequentemente. Essas ondas Q NÃO são causadas por infarto – são causadas por um atraso na condução elétrica devido à isquemia transmural aguda. O coração ainda está isquêmico neste ponto – está doente, mas ainda não sofreu infarto... ainda!

É assim que posso determinar isso:

1. Os segmentos ST ainda estão elevados. Eles ainda não começaram a diminuir de amplitude.

2. Não há inversões da onda T de reperfusão – nem mesmo na fase final.

3. As ondas R ainda são relativamente altas.

A isquemia aguda ainda está em andamento. As ondas Q aparecem precocemente nas derivações que cobrem a área isquêmica devido à lentidão da condução elétrica. O que isso significa? Como isso acontece?

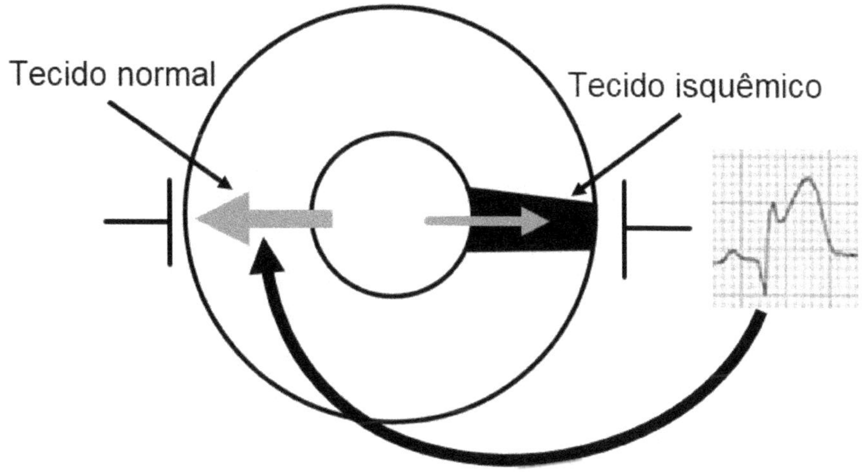

Figura 4-6

A condução é sempre lenta no tecido isquêmico. Isso é representado na Figura 4-6 pela seta cinza menor. A condução no lado oposto do ventrículo, que não está isquêmico, é normal. Então, o que o eletrodo de superfície de registro sobre a área isquêmica detecta primeiro durante a Fase 0: o impulso de condução lenta que eventualmente resultará em uma onda R ou o impulso de condução rápida no outro lado do ventrículo, viajando na direção oposta?

É claro que o eletrodo de registro sobre a área isquêmica detectará o impulso viajando através do tecido normal na direção oposta. Isso será registrado como uma deflexão negativa inicial – uma onda Q. Mas não há infarto – apenas isquemia! É o mesmo princípio pelo qual as ondas Q são registradas após um infarto completo, mas, neste caso, não se deve a uma falha completa na condução devido ao infarto, mas sim a um atraso na condução devido à isquemia.

As ondas Q precoces são detectadas pelo eletrodo sobre o miocárdio isquêmico. Alterações recíprocas são detectadas pelo eletrodo sobre o miocárdio normal localizado no lado oposto do ventrículo.

PÉROLA | Ironicamente, as ondas Q são sempre registros do miocárdio normal. Elas representam o vetor de despolarização no lado oposto do ventrículo (ou coração) viajando para longe do eletrodo de registro. Elas aparecem antes das outras deflexões do intervalo QRS devido ao atraso na condução dentro da área isquêmica.

Perda da amplitude da onda R ("Progressão deficiente da onda R")

Juntamente com o aparecimento de ondas Q patológicas, a perda da amplitude (altura) normal da onda R é outro sinal de infarto do miocárdio remoto. Às vezes, as ondas R têm sua altura reduzida; às vezes, desaparecem completamente. Aqui está um exemplo (Figura 4-7):

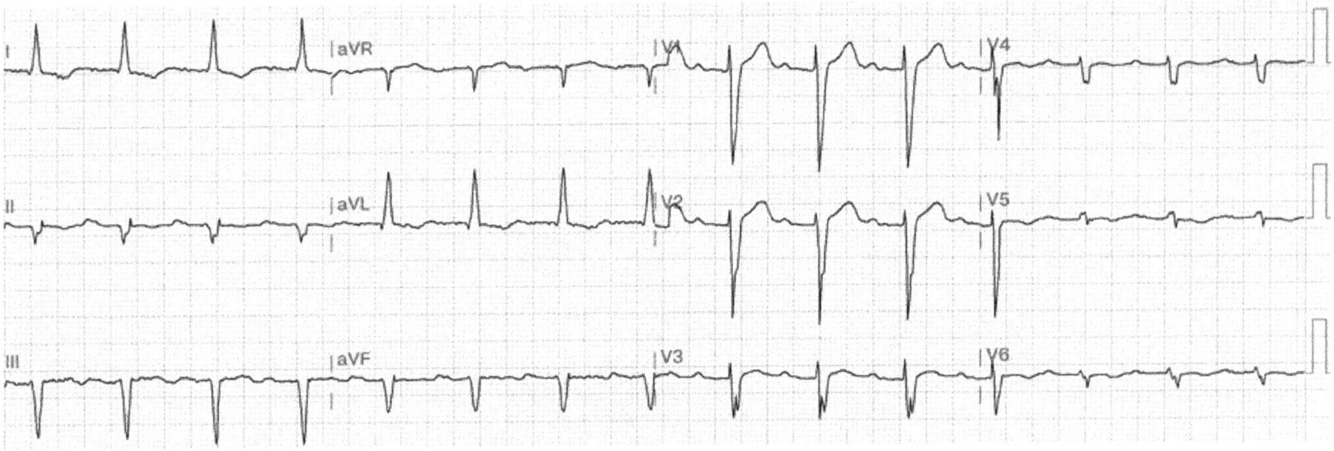

Figura 4-7

Observe primeiro as derivações inferiores. Há uma onda r minúscula após cada onda Q nas derivações II e aVF. Não sabemos qual era a altura das ondas R antes do infarto, mas é muito provável que fossem mais altas e não precedidas por ondas Q. Agora observe as derivações V4-V6. Não há ondas Q nessas derivações, mas as ondas R foram drasticamente reduzidas em tamanho. Isso é muito típico para as derivações precordiais. As derivações precordiais com ondas R altas geralmente perdem a amplitude das ondas R após um infarto do miocárdio, mas nem sempre formam ondas Q. Sabemos que é típico que os complexos QRS nas derivações V4-V6 apresentem ondas R altas, portanto, o que aconteceu aqui é muito evidente.

Embora um bloqueio fascicular anterior possa causar um padrão semelhante, lembre-se de que os complexos QRS durante um BFA sempre têm uma morfologia "rS" – e não "qr".

PÉROLA | Sempre há tempo para uma breve lição sobre interpretação de ECG de 12 derivações. Neste ECG (Figura 4-7), houve um infarto inferior e anterior prévio. Quando esses dois infartos estão presentes, especialmente quando um é antigo e o outro ainda está na fase isquêmica aguda (elevação do segmento ST), com qual estrutura você deve se preocupar? Você encontrará a RESPOSTA mais adiante neste capítulo.

Você frequentemente ouvirá a frase "má progressão da onda R" na interpretação do ECG. Tenho certeza de que você já a ouviu. Esta é uma "expressão evasiva" um tanto sem sentido e excessivamente usada, frequentemente empregada em conversas.

DEFINIÇÃO | "Expressão evasiva" (Em inglês - "hedge") – Uma palavra ou frase usada para evitar se comprometer com um diagnóstico ou opinião real, como usar o termo "TSV" quando não se tem ideia de qual taquicardia de complexo estreito está presente.

Várias condições podem resultar em "má progressão da onda R" que são mais comuns do que um infarto do miocárdio antigo: DPOC, bloqueio fascicular anterior, posicionamento incorreto dos eletrodos precordiais, sobrecarga do ventrículo direito e desvio do eixo para a esquerda, para citar algumas. A Figura 4-8 é um exemplo de "má progressão da onda R" devido à sobrecarga do ventrículo direito (observe o tamanho das ondas P nas derivações inferiores e na derivação V1):

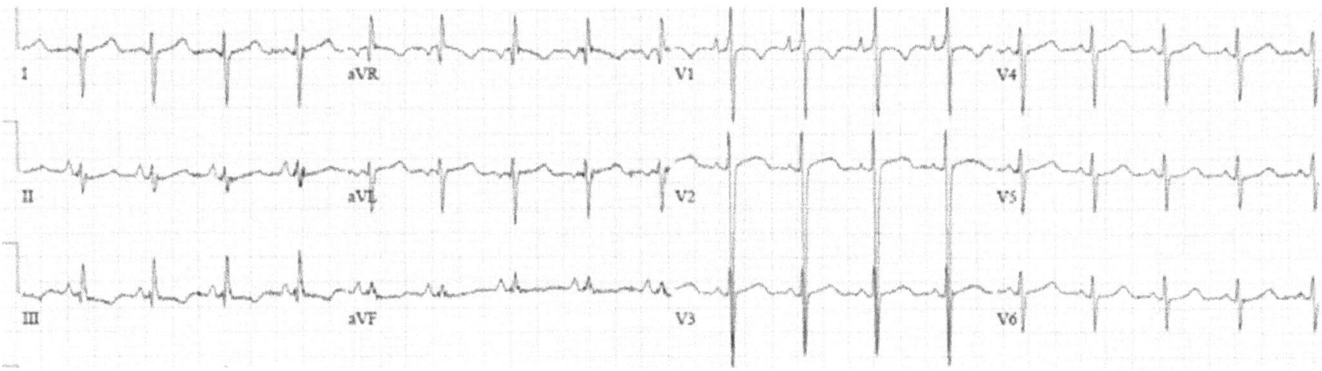

Figura 4-8

RESPOSTA | A estrutura que deve ser motivo de preocupação é *o septo interventricular*. Esteja atento a uma possível ruptura 4 a 7 dias após a última oclusão. O septo recebe seu suprimento sanguíneo principalmente da artéria descendente anterior esquerda (DAE) e da artéria descendente posterior. Se uma delas já sofreu um infarto anteriormente, é provável que a outra seja a única fonte de suprimento sanguíneo para o septo. A presença de uma artéria do cone longa pode ajudar, mas nem sempre está presente. Embora uma ruptura do septo não seja provável de ocorrer no momento da oclusão mais recente, alguns pacientes apresentam um infarto subagudo. Esses são os pacientes que devem ser monitorados com mais atenção, pois o septo pode se romper enquanto o paciente estiver sob seus cuidados!

Entalhe

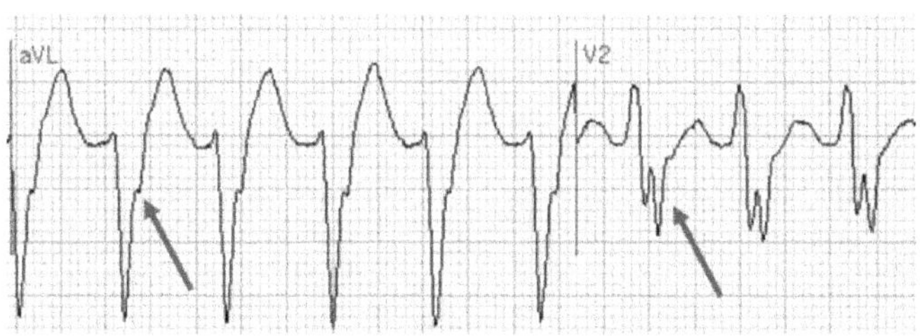

Figura 4-9

Aqui está algo a considerar: infartos do miocárdio antigos e já cicatrizados são caracterizados por ondas Q (ou ondas q). Uma onda Q patológica deve ter duração de pelo menos 40 ms (0,04 segundos). Portanto, o impulso de despolarização que percorre o miocárdio deve encontrar a área infartada nos primeiros 40 ms do intervalo QRS – caso contrário, não haverá onda Q patológica, mesmo que um infarto anterior esteja presente. Não existe onda Q que siga uma onda R ou uma onda S. Por definição, uma onda Q é uma deflexão negativa e, quando presente, deve ser a primeira deflexão de um complexo QRS. Se o impulso de despolarização não encontrar a área infartada nos primeiros 40 ms, não haverá onda Q.

Outros três sinais – todos envolvendo o intervalo QRS – podem indicar um infarto do miocárdio remoto prévio: entalhe (geralmente mais evidente durante o bloqueio de ramo esquerdo), fragmentação (entalhes extras, basicamente uma extensão do entalhe) e alargamento inespecífico (que pode se estender além de 120 ms).

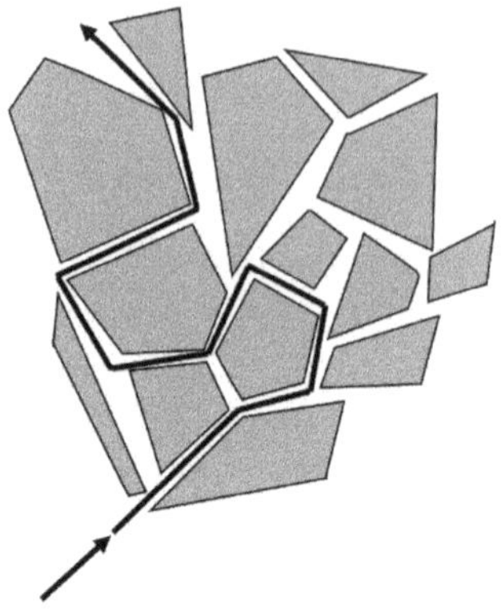

Figura 4-10

Um entalhe no complexo QRS que aparece mais de 40 ms após o início do QRS é muito sugestivo de um infarto prévio (Figura 4-9). O entalhe ocorre quando o impulso de despolarização encontra uma área de infarto prévio com uma forma muito irregular (Figura 4-10). Isso faz com que o impulso mude de direção uma ou mais vezes, manifestando-se no ECG como um entalhe (se houver apenas uma mudança de direção) ou um QRS fragmentado (se houver mais de uma mudança de direção). O entalhe é especialmente relevante quando ocorre na inclinação ascendente da onda S durante um bloqueio de ramo esquerdo. A razão é que a inclinação ascendente da onda S ocorre durante a despolarização do ventrículo esquerdo – que é despolarizado após o ventrículo direito. A maioria dos infartos ocorre no ventrículo esquerdo. A Figura 4-7 demonstra o entalhe nas derivações V3 e V4.

Fragmentação do Complexo QRS

A fragmentação implica uma interrupção da via normal do impulso durante a despolarização, possivelmente causada por uma cicatriz fibrótica não condutora. Aqui está um exemplo (Figura 4-11):

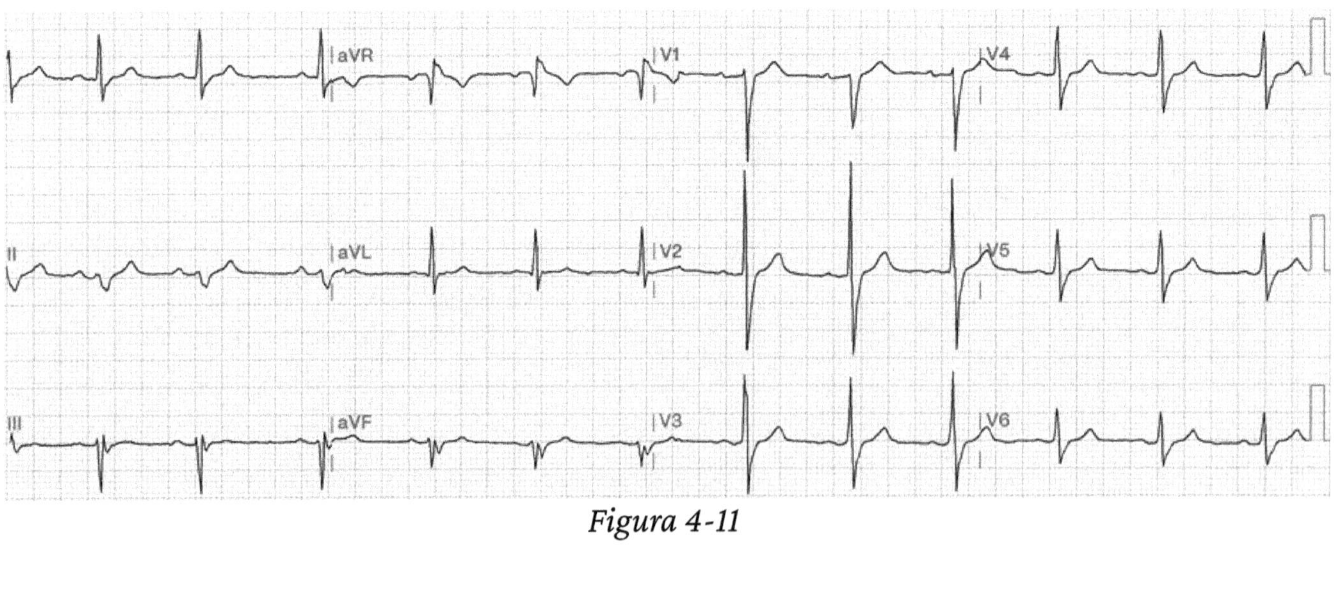

Figura 4-11

Observe os intervalos QRS nas derivações III e aVF. Isso é fragmentação, que tem a mesma implicação que entalhes e ondas Q. Esta é outra maneira pela qual um infarto anterior é registrado no ECG quando a cicatriz está a mais de 40 ms do início da despolarização ventricular.

PÉROLA | A fragmentação do intervalo QRS sempre representa um infarto do miocárdio anterior e já concluído. NÃO sugere isquemia atual. O mesmo se aplica aos entalhes nas ondas S durante taquicardias de complexo largo. Algumas fontes relatam entalhes como evidência de isquemia miocárdica aguda concomitante; isso NÃO é verdade! O entalhe do QRS é indicativo de um infarto do miocárdio remoto e já concluído. Não confunda isso com o entalhe próximo ao ápice da onda R nas derivações inferiores, indicando uma comunicação interatrial tipo ostium secundum (sinal de crochetage).

Atraso inespecífico da condução intraventricular

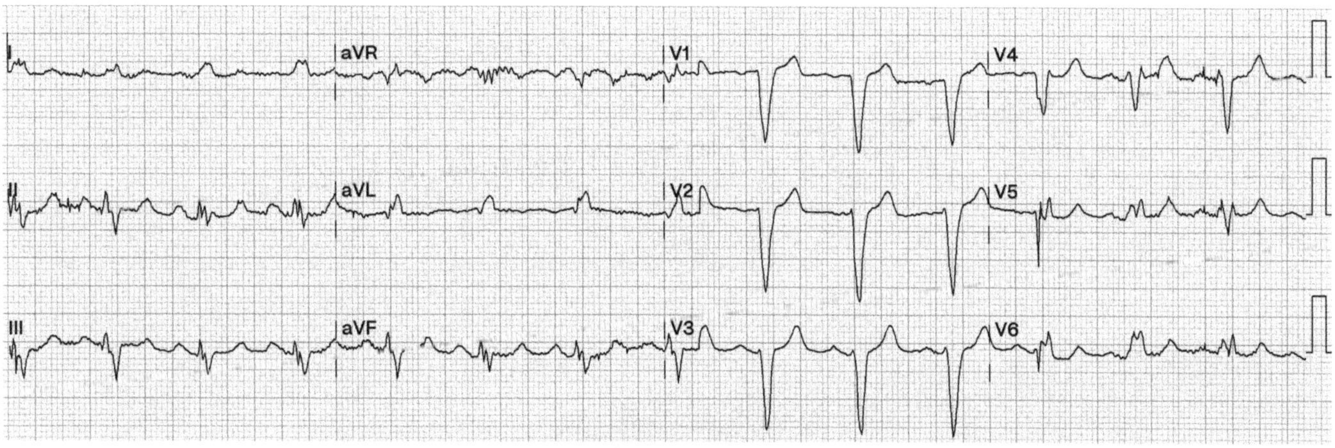

Figura 4-12

Quando foi a última vez que você pensou na causa de um atraso inespecífico na condução intraventricular – às vezes chamado de "alargamento inespecífico do QRS"? Uma das causas mais comuns é uma cicatriz devido a um infarto do miocárdio anterior. Outras causas incluem fibrose miocárdica devido ao envelhecimento, doenças do tecido conjuntivo ou material estranho (amiloide, depósitos de ferro, nódulos de sarcoidose). Neste ECG (Figura 4-12), a duração do QRS é de 130 ms. Lembre-se de que o limite superior da normalidade para o intervalo QRS em um adulto é de 100 ms. As pessoas tendem a cometer dois erros aqui...

1. Elas presumem que 120 ms é o limite superior da normalidade porque, acima dessa duração, classificamos o QRS como manifestando um bloqueio de ramo. Isso NÃO está correto! Cem milissegundos (100 ms) é o limite superior da normalidade.

2. Muitas pessoas não consideram a largura de qualquer onda S presente. Elas olham

apenas para a onda R para avaliar a largura do QRS. Isso pode ser um erro grave!

O aparelho de ECG interpretou este ECG (Figura 4-12) como um bloqueio de ramo esquerdo. Há algo neste ECG que lhe pareça inconsistente com esse diagnóstico? Não há nenhuma anormalidade de repolarização secundária neste ECG. Isso NÃO é um bloqueio de ramo esquerdo! É um atraso inespecífico na condução intraventricular, provavelmente devido a uma cicatriz anterior, mas também pode ser devido a um medicamento ou efeito de alguma droga.

Leitura recomendada

Conti CR. Classic Myocardial Infarction With a Silent 12-Lead Electrocardiogram (How Come?). Clin. Cardiol. 34, 10, 586–587 (2011).

Raitt M, et al. Appearance of Abnormal Q Waves Early in the Course of Acute Myocardial Infarction: Implications for Efficacy of Thrombolytic Therapy. JACC Vol. 25, No. 5 April 1995:1084-1088.

Sankardas MA, et al. Of Occlusions, Inclusions, and Exclusions Time to Reclassify Infarctions? Circulation. 2021;144:333–335.

5

Anatomia do coração

Existem duas maneiras de visualizar o coração:

1. a abordagem anatomicamente correta, que é o método mais preciso, ou

2. o conceito anatômico simplificado e esquemático, que – embora não seja totalmente preciso – é muito mais fácil de conceituar, entender e aprender.

Eu uso ambos os métodos. O método simplificado, embora menos preciso, é adequado para adquirir conhecimentos introdutórios, mas é sempre fundamental entender que o método simplificado não é completamente preciso... não corresponde à realidade!

Alguns aspectos básicos da anatomia do coração

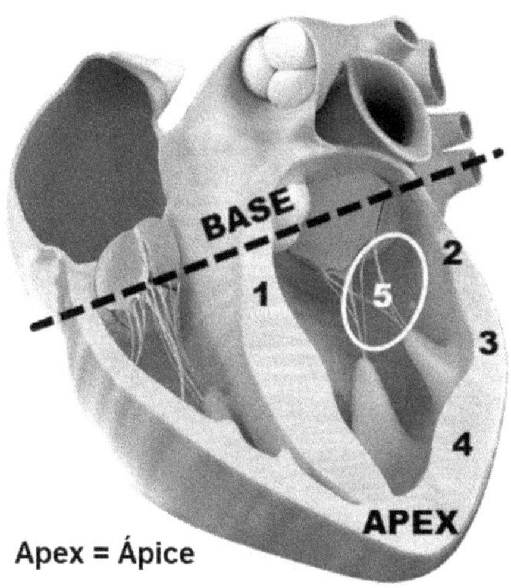

Figura 5-1

Vamos começar com alguns pontos de referência básicos no coração. Observe que mostrei o coração propositalmente na posição de Dia dos Namorados. Você aprenderá mais sobre a posição de Dia dos Namorados mais tarde – apenas esteja ciente de que ela NÃO é anatomicamente correta e é usada apenas para fins didáticos!

A BASE do coração é a área (linha pontilhada na Figura 5-1) que separa os átrios dos ventrículos. O ÁPICE é a "parte inferior" de ambos os ventrículos, o ponto mais distante das válvulas AV. Quando anatomicamente correto, a linha que indica a base será quase vertical. Em vez de bombear o sangue para baixo, em direção ao ventrículo direito, o átrio direito descarrega seu conteúdo da direita para a esquerda.

Vamos analisar os termos que usamos para certos pontos de referência hoje (Figura 5-1)...

1. SEPTUM BASAL (ou SEPTUM BASILAR) (anteriormente septo proximal – mas "septo proximal" ainda é muito usado)

2. PAREDE BASOLATERAL (anteriormente parede lateral superior)

3. PAREDE LATERAL (também conhecida anteriormente como parede posterior)

4. PAREDE APICOLATERAL (anteriormente parede lateral inferior)

5. PAREDE INFEROBASAL ou INFEROLATERAL (anteriormente parede posterior)

Agora, vamos examinar o problema mais de perto, reconhecendo a diferença entre a posição de Dia dos Namorados do coração e sua verdadeira posição anatômica (Figura 5-2).

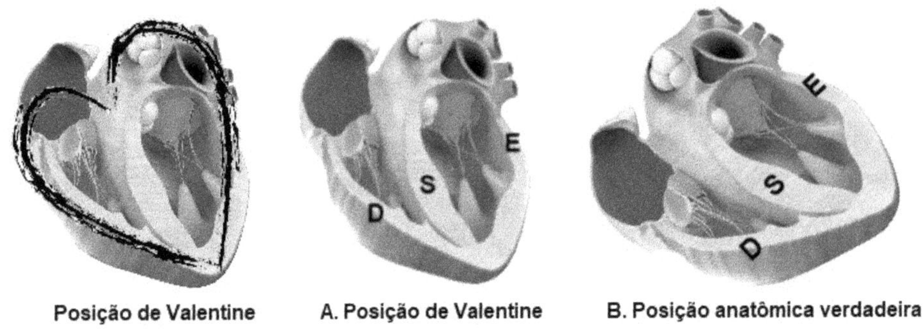

Figura 5-2

A Figura 5-2A mostra o coração na posição de Valentine. Observe a localização da parede lateral direita do ventrículo direito (R), a posição quase vertical do septo interventricular (S) e a parede lateral do ventrículo esquerdo (L).

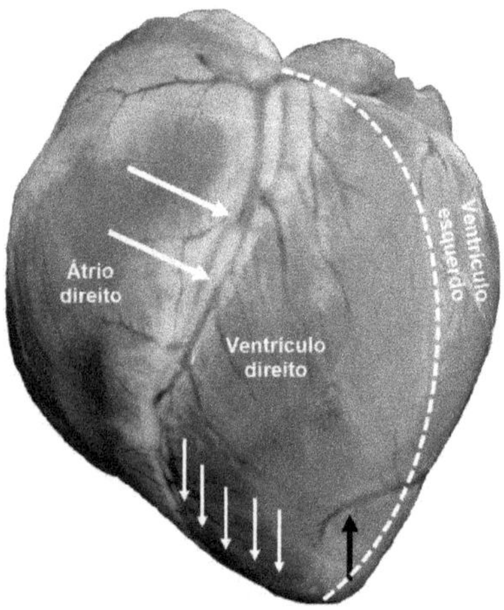

Figura 5-3

Agora observe a Figura 5-2B na posição anatômica real e note onde essas estruturas estão localizadas! A parede lateral esquerda ainda é a parede lateral esquerda, mas está localizada posteriormente! Agora, onde está a parede anterior do ventrículo esquerdo? O septo é a parede anterior do ventrículo esquerdo. O termo anterosseptal faz mais sentido agora, não é?

E se você abrisse o tórax de um paciente anteriormente, veria os ventrículos direito e esquerdo lado a lado? Não! Você veria apenas o ventrículo direito, porque ele é realmente um ventrículo anterior, e não uma câmara do lado direito!

Aqui está uma ilustração anatomicamente correta do coração no tórax (Figura 5-3).

As duas grandes setas brancas indicam a artéria coronária direita (ACD) – NÃO a artéria descendente anterior esquerda (ADA). A seta preta aponta para a porção distal da ADA. E o que você vê como a parte anterior do coração é a parede lateral (livre) direita do coração.

Há duas características anatômicas nesta ilustração que eu quero que você observe e memorize, especialmente quando discutirmos infartos do ventrículo direito:

1. A ACD atinge a base do coração e percorre sua superfície inferior, diafragmática, como

a artéria marginal aguda (pequenas setas brancas).

2. A porção mais anterior do coração é o ventrículo direito.

Esses são dois fatos muito importantes para lembrar! Lembre-se deles!

Infelizmente, durante décadas, a anatomia foi ensinada de tal forma que houve uma perda da distinção entre o simplificado e o real. Faculdades de medicina e enfermagem estavam formando alunos sem uma compreensão adequada da verdadeira anatomia do coração. Vou corrigir isso agora mesmo!

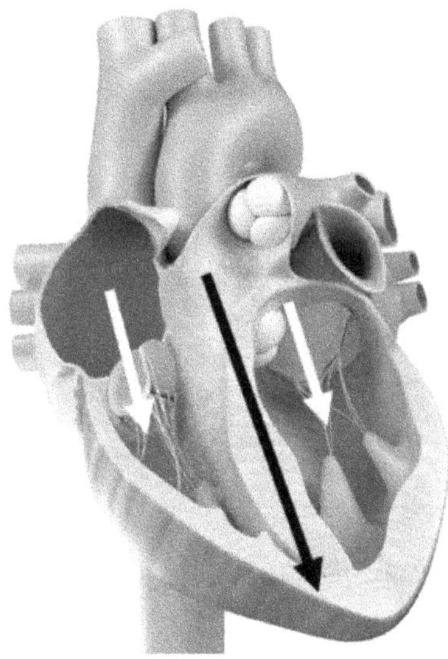

Figura 5-4

A Figura 5-4 é uma ilustração do coração que costumo usar em minhas aulas, pois representa certas estruturas de maneira anatomicamente correta. No entanto, a ilustração em si, no que diz respeito à sua posição, NÃO é precisa. Isso é o que se chama de posição de Valentine. A posição de Valentine mostra todas as quatro câmaras do coração com um septo interventricular vertical separando os ventrículos em câmaras direita e esquerda.

Isso está incorreto! A razão pela qual existem tantas ilustrações do coração na posição de Valentine provavelmente se deve a fins didáticos. Como mencionei, é possível ver todas as quatro câmaras do coração em uma única ilustração. Mas a realidade é:

Os ventrículos NÃO são câmaras direita/esquerda; em vez disso, são câmaras anterior/posterior. O ventrículo direito é anterior ao ventrículo esquerdo. Em uma ilustração anatomicamente correta, você veria principalmente o ventrículo direito, com uma pequena porção do ventrículo esquerdo visível ao longo da margem esquerda.

Consequentemente, se o septo interventricular não divide o ventrículo direito do ventrículo esquerdo, então ele deve separar o ventrículo anterior do ventrículo posterior. Que posição ele deve assumir para dividir a parte "frontal" da "posterior"? Ele teria que ser paralelo (ou quase paralelo) ao plano frontal. Se você olhasse para o coração diretamente de frente (Figura 5-5), veria primeiro a parede anterior do ventrículo direito, depois a câmara do ventrículo direito e, em seguida, a parede posterior do ventrículo direito... que é o septo interventricular!

Mas espere um minuto! Se o septo é a parede posterior do ventrículo direito – e o ventrículo esquerdo está localizado posteriormente ao ventrículo direito – então o septo também deve ser a parede anterior do ventrículo esquerdo! Embora isso possa ser um conceito novo para você, já era ensinado há muitos anos em um livro sobre interpretação de ECG do grande Dr. Leo Schamroth – um dos pioneiros mais famosos da eletrocardiografia. Seus livros parecem ter sido esquecidos – pelo menos nos EUA – e foram infelizmente substituídos por livros que prometiam "transformá-lo em um especialista em ECG em 3 dias".

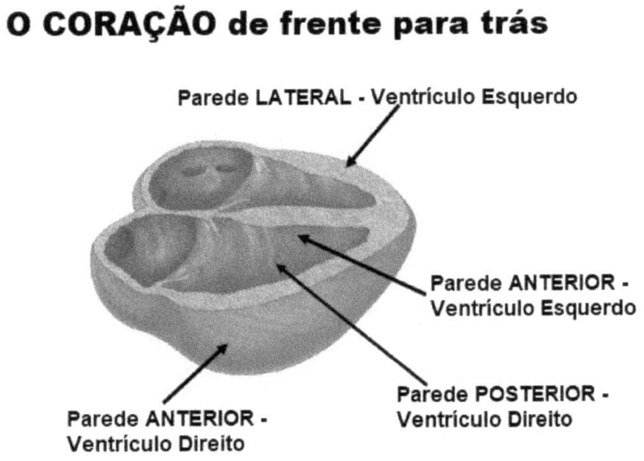

Figura 5-5

Existem resquícios do antigo (e correto) ensinamento em nosso vocabulário. O termo "anterosseptal" deve ter um novo significado para você agora. Além disso, isquemia anterior refere-se à isquemia da parede anterior do VENTRÍCULO ESQUERDO – NÃO da parede anterior do CORAÇÃO. A parede anterior do CORAÇÃO é a parede anterior (parede livre direita) do VENTRÍCULO DIREITO! Como esse conceito de ventrículo anterior/posterior versus ventrículo direito/esquerdo afeta a interpretação do ECG de 12 derivações?

Basta observarmos a derivação V1:

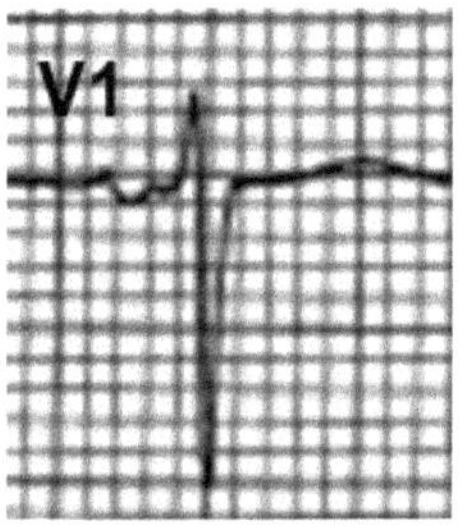

Figura 5-6

A Figura 5-6 mostra um complexo QRS típico para a derivação V1: há uma pequena onda r septal representando a ativação do septo da esquerda para a direita, que é interrompida por uma onda S mais profunda, representando a despolarização da parede lateral do ventrículo esquerdo da direita para a esquerda. Provavelmente, você aprendeu que a onda r septal era devido à ativação do septo interventricular da esquerda para a direita. E você acreditou nisso! (Não se sinta mal – eu também acreditei!) Mas essa informação era baseada inteiramente na posição de Valentine do coração, que agora você sabe que está incorreta. Vamos ver como seria um vetor "da esquerda para a direita" com o coração em sua posição anatomicamente correta (Figura 5-7)...

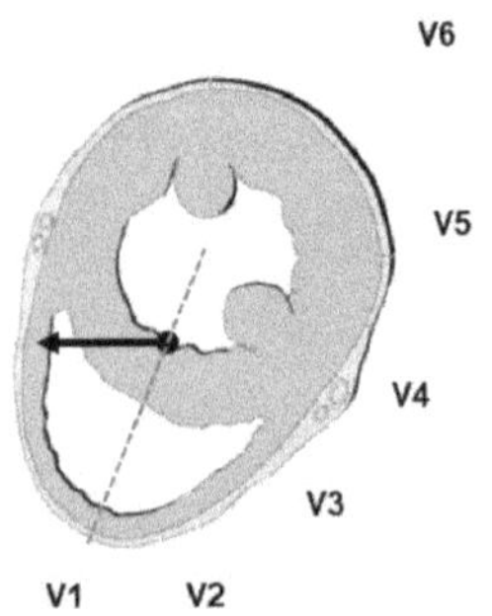

Figura 5-7

Aqui está uma secção transversal do coração em sua orientação correta no tórax: o ventrículo direito está anterior ao ventrículo esquerdo, e o septo interventricular é quase paralelo ao plano frontal. A seta preta espessa indica a direção "da esquerda para a direita" do vetor de despolarização inicial do septo interventricular, conforme ensinado anteriormente. A linha pontilhada preta representa o eixo da derivação V1.

O que você percebe aqui? O vetor "da esquerda para a direita" é quase perpendicular ao eixo da derivação V1! Qual é o resultado eletrocardiográfico de um vetor que se move perpendicularmente ao eixo de uma derivação? O eletrodo não registra NADA nessa derivação! Agora vamos analisar uma versão diferente da despolarização septal inicial (Figura 5-8):

Com o coração na sua orientação correta no tórax (Figura 5-8), observa-se que a despolarização inicial do septo produz um vetor que – embora ligeiramente orientado da esquerda para a direita – é mais precisamente visto como se deslocando de posterior para anterior e mais diretamente em direção ao polo positivo da derivação V1. É por isso que existe uma pequena onda r septal na derivação V1 (em condições normais). NOTA: Tradicionalmente, ainda dizemos "da esquerda para a direita".

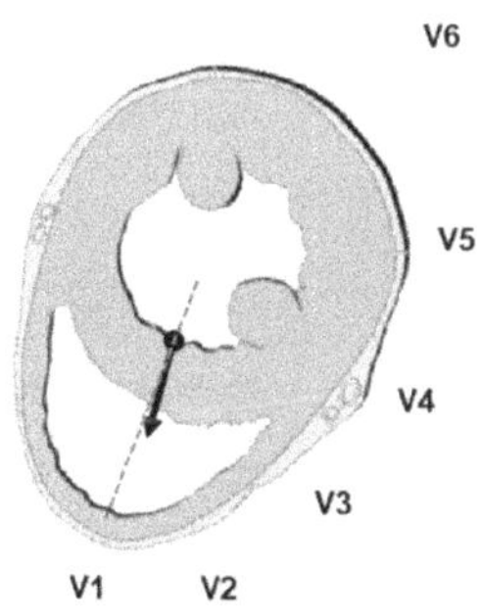

Figura 5-8

Padrões Vasculares no ECG de 12 Derivações

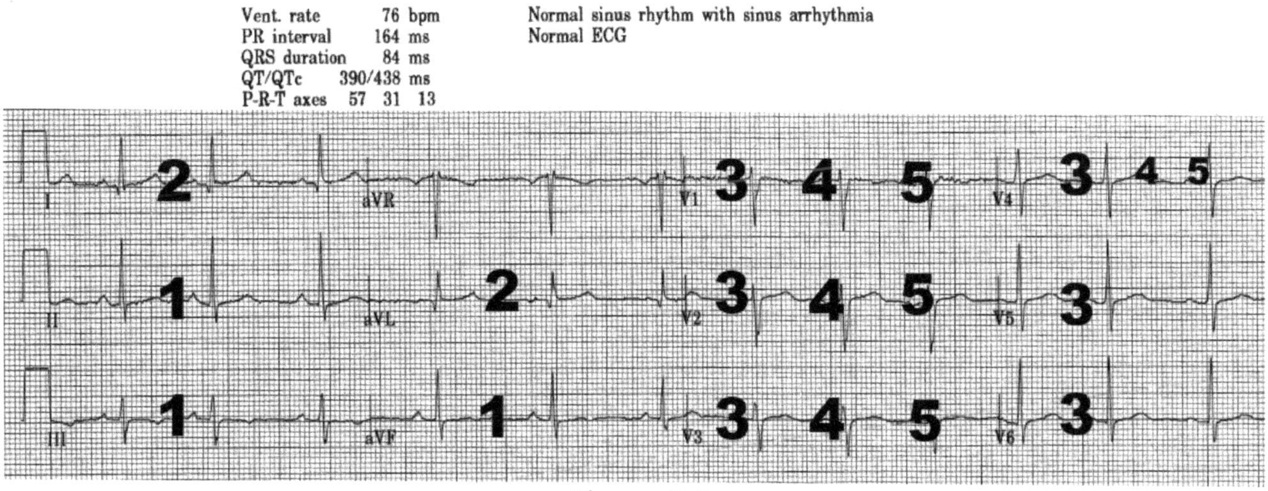

Figura 5-9

Observando a Figura 5-9 (página anterior):

1. As derivações II, III e aVF compreendem as DERIVAÇÕES INFERIORES. Elas visualizam a parede inferior, ou diafragmática. Embora as derivações II e III estejam próximas uma da outra neste formato específico de ECG, elas NÃO são contíguas. A derivação aVF está entre elas. Isso fica muito mais claro ao usar o formato Cabrera.

2. As derivações I e aVL são as DERIVAÇÕES BASOLATERAIS. Elas eram anteriormente chamadas de "derivações laterais altas", e você ainda ouvirá esse termo sendo usado com frequência. Essas derivações visualizam a parede lateral do ventrículo esquerdo, aproximadamente do seu ponto médio para cima, em direção à base do coração. Você deve se lembrar que a base do coração é o plano que separa os átrios dos ventrículos.

3. As derivações V1 a V6 são as DERIVAÇÕES PRECORDIAIS ANTERIORES. Elas são frequentemente divididas em derivações anteroapicais (V1-V3, anteriormente anterosseptais) e derivações anterolaterais (V4-V6). Eu costumo me referir às derivações V4 a V6 como DERIVAÇÕES APICOLATERAIS.

4. As derivações V1-V3 (e às vezes V4) às vezes manifestam depressão do segmento ST,

o que indica uma isquemia transmural aguda da parede inferolateral do ventrículo esquerdo. Na verdade, é a parede lateral do ventrículo esquerdo, mas muitas pessoas ainda não aceitaram esse fato. A depressão do segmento ST vista nessas derivações é a recíproca da elevação do segmento ST que seria vista nas derivações V7-V9... se essas derivações fossem registradas. Embora as derivações V7-V9 sejam chamadas de DERIVAÇÕES POSTERIORES, continuamos a nos referir às derivações precordiais anteriores por seus nomes reais: V1, V2, etc.

5. As derivações V1-V3 (e às vezes V4) também desempenham um papel importante em outra isquemia transmural aguda – aquela que é devida a um infarto do miocárdio do ventrículo direito. Essa apresentação de um infarto do miocárdio do ventrículo direito é frequentemente negligenciada devido ao cancelamento das forças posteriores e anteriores. É causada por uma oclusão proximal da artéria coronária direita. Você deve ser capaz de reconhecer esse tipo de OMI, pois tende a ser muito letal, com alta mortalidade hospitalar!

Estas são as áreas vasculares padrão em ECGs de 12 derivações neste formato. Outro formato – o Formato Cabrera – apresenta cada derivação na ordem em que aparece na Grade de Referência Hexaxial, começando com a derivação aVL e seguindo no sentido horário. Uma nova derivação (-aVR) é adicionada a +30° entre as derivações I e II. Ela é a recíproca da derivação aVR, localizada a -150°. Aqui está um exemplo (Figura 5-10) das derivações dos membros dispostas no formato Cabrera (adaptado de ECGGUR U.com):

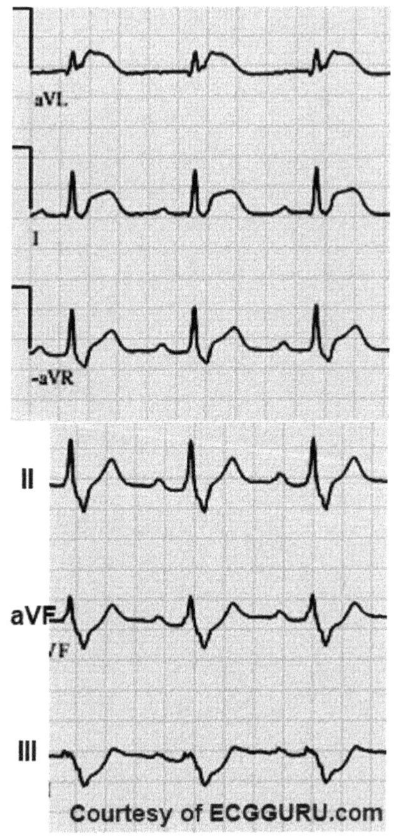

Figura 5-10

Leitura recomendada

James TN. Anatomy of the Crista Supraventricularis: Its Importance for Understanding Right Ventricular Function, Right Ventricular Infarction and Related Conditions. JACC Vol. 6, NO.5; November 1985: 1083-95.

James, TN. The Coronary Circulation and Conduction System in Acute Myocardial Infarction. PROGRESS IN CARDIOVASCULAR DISEASES, VOL. 10, No. 5 (MARCH), 1968: 410-449.

Mori S, et al. Revisiting the Anatomy of the Living Heart. Circulation Journal. Vol.80, January 2016: 24-33.

Sadeghpour A and Alizadehas A. The Right Ventricle: A Comprehensive Review From Anatomy, Physiology, and Mechanics to Hemodynamic, Functional, and Imaging Evaluation.Arch Cardiovasc Imaging. 2015 November; 3(4):e35717.

6

Artéria coronária principal esquerda e sua anatomia

A isquemia e o infarto do miocárdio ocorrem devido a oclusões – completas ou parciais – de uma artéria coronária. Você conhece todas as artérias coronárias? Tem certeza? Você conhece todos os seus ramos? Tem certeza? Em quantos ramos a artéria coronária principal esquerda se divide? Você disse dois? Tem certeza?

Vamos começar!

A Artéria Coronária Principal Esquerda (ACPE, a "principal esquerda")

A artéria coronária principal esquerda (ACPE), geralmente chamada de "principal esquerda", origina-se do lado esquerdo da aorta. Em 70% dos casos, ela se divide em dois ramos, que também são chamados de artérias coronárias: a artéria descendente anterior esquerda (também conhecida como artéria interventricular anterior) e a artéria circunflexa esquerda (também conhecida como ramo circunflexo). A artéria descendente anterior esquerda é mais conhecida como ADA, e a artéria circunflexa esquerda como ACx. No entanto, em cerca de 30% dos casos, uma terceira artéria se ramifica da ACPE, o ramo intermediário (RI). O ramo intermediário irriga aproximadamente a mesma área que o primeiro ramo diagonal da ADA (falaremos mais sobre isso adiante).

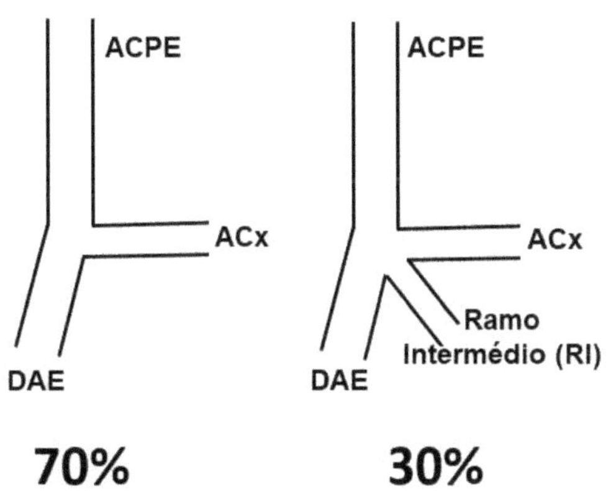

Figura 6-1

Assim como em todas as artérias coronárias, as oclusões podem ser parciais ou completas. Uma oclusão parcial da artéria coronária esquerda principal (LMCA) é tipicamente um processo gradual que ocorre ao longo de anos. O efeito resultante no miocárdio é isquemia subendocárdica circunferencial. Essa forma de isquemia subendocárdica é reconhecida pela depressão do segmento ST com inversão da onda T. É generalizada, afetando as distribuições vasculares da artéria descendente anterior (DAE) e todos os seus ramos, da artéria circunflexa (ACx) e todos os seus ramos, e do ramo intermediário (se presente). Essa é uma área de risco muito grande (área de risco – o miocárdio afetado pela perda de circulação). Essa é uma isquemia muito perigosa e geralmente é tratada com cirurgia de revascularização miocárdica. A isquemia subendocárdica circunferencial apresenta-se como depressão difusa do segmento ST com inversão da onda T em pelo menos oito das doze derivações.

> **PÉROLA** | A depressão do segmento ST na isquemia subendocárdica NÃO É LOCALIZADA! Não existe isquemia subendocárdica inferior, anterosseptal ou anterolateral. Qualquer pessoa que use esses termos não está atualizada com a literatura (e por "atualizada", quero dizer os últimos 15 a 20 anos). Quando você vir uma depressão do segmento ST que você acredita ser devido à isquemia subendocárdica, diga: "Vejo depressão do segmento ST indicando isquemia subendocárdica".

A oclusão completa súbita da LMCA geralmente se apresenta como morte cardíaca súbita. A sobrevivência até a chegada a uma unidade médica é bastante rara. As vítimas desse evento devastador que sobreviveram frequentemente apresentam anomalias anatômicas das artérias coronárias. Um desses pacientes tinha uma origem anômala da artéria circunflexa a partir da artéria coronária direita em vez da LMCA, o que o manteve vivo. Também ajuda se a vítima tiver uma artéria coronária direita superdominante (uma "mega-artéria").

Leitura recomendada

Nguyen VH, Talarico Jr EF. A morphometric anatomical study on the division of the left main coronary artery and myocardial bridges. Eur. J. Anat. 22(4); 355-365 (2018).

7

Anatomia da artéria descendente anterior esquerda (DAE)

A artéria descendente anterior esquerda (ADA) possui alguns ramos que talvez você não conheça. Quase todos conhecem os ramos diagonais (dos quais pode haver de dois a seis) e os ramos perfurantes septais (dos quais geralmente há de dois a quatro). Os ramos diagonais irrigam a parede lateral do ventrículo esquerdo, e os ramos perfurantes septais irrigam os 2/3 anteriores do septo interventricular (o "septo").

Gostaria de fazer uma pausa aqui por um momento, pois é neste ponto que algumas pessoas ficam confusas em relação a qual parte do septo estou me referindo quando digo "anterior". Observe este diagrama (Figura 7-1) para garantir que você entenda o que estou explicando...

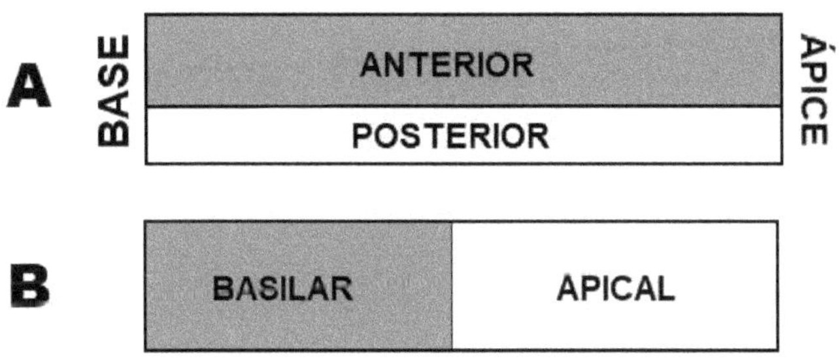

Figura 7-1

Cada retângulo representa o septo visto em toda a sua extensão pelo lado direito. Se quisermos dividir o septo nas áreas irrigadas pela artéria descendente anterior (ADA) e pela artéria descendente posterior, falaremos em termos de septo anterior ou posterior, e é assim que ele se apresentaria (Figura 7-1A). Se, por "septo anterior", entendermos a área mais próxima às válvulas cardíacas, então usaríamos o termo basal (Figura 7-1B). Na extremidade distal dos ventrículos encontra-se o ápice, ou área apical.

A maioria dos profissionais acredita que a ADA irriga apenas o ventrículo esquerdo – mas isso não é verdade. A ADA também é uma importante fonte de irrigação para o ventrículo direito! Quando a artéria descendente posterior (mais sobre isso adiante) se origina da artéria coronária direita – o que acontece em cerca de 80-85% dos casos – os ramos perfurantes septais da ADA formam uma anastomose muito importante com os ramos perfurantes septais da artéria descendente posterior.

Além dos conhecidos ramos diagonais para a parede lateral esquerda do ventrículo, a ADA também envia ramos diagonais para a parede anterior do ventrículo direito. Ainda assim, você terá que procurar bastante para encontrar ilustrações anatômicas que mostrem esses ramos. E quando são mostrados em um desenho, geralmente não são rotulados. Outra conexão com o ventrículo direito é feita através da artéria do cone esquerdo, que se anastomosa com a artéria do cone direito na parte proximal e basal do septo. Uma quarta conexão com a circulação do lado direito é uma artéria chamada artéria da banda moderadora.

Vamos analisar um diagrama esquemático da artéria descendente anterior esquerda:

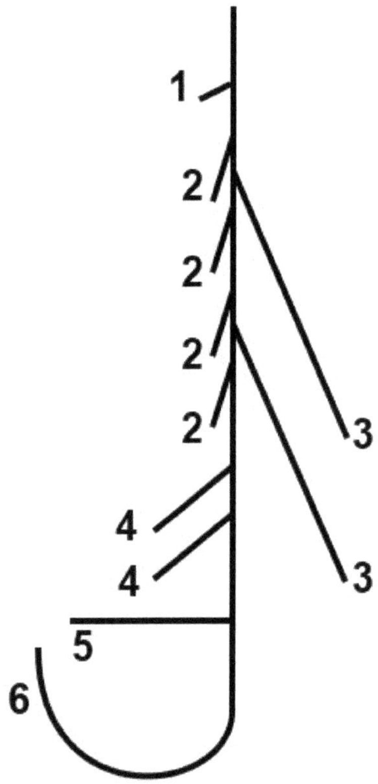

Figura 7-2

Ramo do cone esquerdo – importante anastomose com a circulação do lado direito (sua localização é variável – nem sempre está localizado proximalmente), não é considerado no diagnóstico de oclusão proximal da artéria descendente anterior esquerda.

Ramos perfurantes septais – número variável; os ramos proximais irrigam ambos os ramos do feixe de His e também fornecem uma importante conexão com a circulação do lado direito.

Ramos diagonais – principal suprimento sanguíneo para as paredes basolateral (Derivações I, aVL) e apicolateral do ventrículo esquerdo (Derivações V4 – V6).

Ramos diagonais direitos – irrigam a parede livre anterior do ventrículo direito; a oclusão NÃO resulta em comprometimento hemodinâmico causado por um infarto do ventrículo direito.

Artéria da banda moderadora – uma importante fonte de suprimento sanguíneo para o ventrículo direito.

6. **Extensão circunferencial** – presente em 75-80% das pessoas; fornece circulação para 25% ou mais da parede inferior do ventrículo esquerdo.

As posições relativas do primeiro ramo diagonal (D1) e do primeiro ramo perfurante septal (S1) são variáveis: às vezes S1 aparece antes de D1, e às vezes D1 aparece antes de S1. A oclusão da artéria descendente anterior esquerda (DAE) pode apresentar-se de maneiras muito diferentes em um ECG de 12 derivações, dependendo de sua localização em relação às posições do primeiro ramo perfurante septal (S1) e do primeiro ramo diagonal (D1).

DICA | Nunca presuma que o primeiro ramo diagonal (D1) segue o primeiro ramo perfurante septal (S1), embora geralmente seja esse o caso. Eles são frequentemente representados dessa forma em diagramas, mas ocasionalmente D1 precede S1.

Existem três tipos de artérias descendentes anteriores esquerdas:

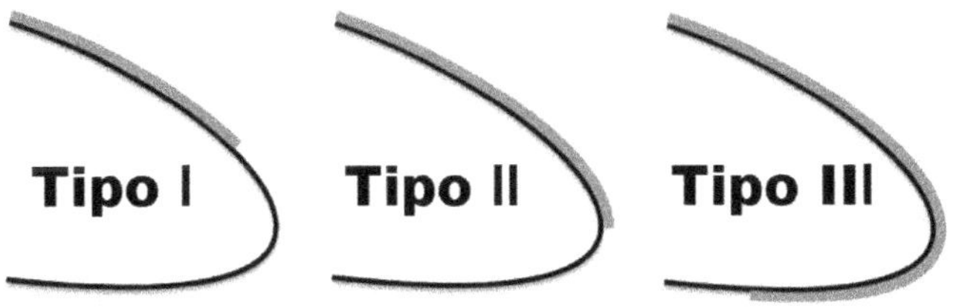

Figura 7-3

A artéria descendente anterior (ADA) tipo I é curta e não atinge o ápice do coração.

A ADA tipo II atinge o ápice, mas não se estende além dele.

A ADA tipo III se estende além do ápice e percorre a parede inferior, fornecendo pelo menos 25% de sua irrigação. Este é o tipo mais comum dos três e está presente em 75-80% das pessoas. É comumente chamada de ADA circunflexa.

Agora, vamos analisar a relação entre o primeiro ramo septal perfurante (S1) e o primeiro ramo diagonal (D1). Embora existam vários ramos septais perfurantes e vários ramos diagonais, falamos deles como se houvesse apenas um de cada, porque não conseguimos distinguir qual ramo septal perfurante ou ramo diagonal está envolvido na patologia. Como o primeiro ramo septal perfurante e o primeiro ramo diagonal são tão próximos, consideramos apenas eles.

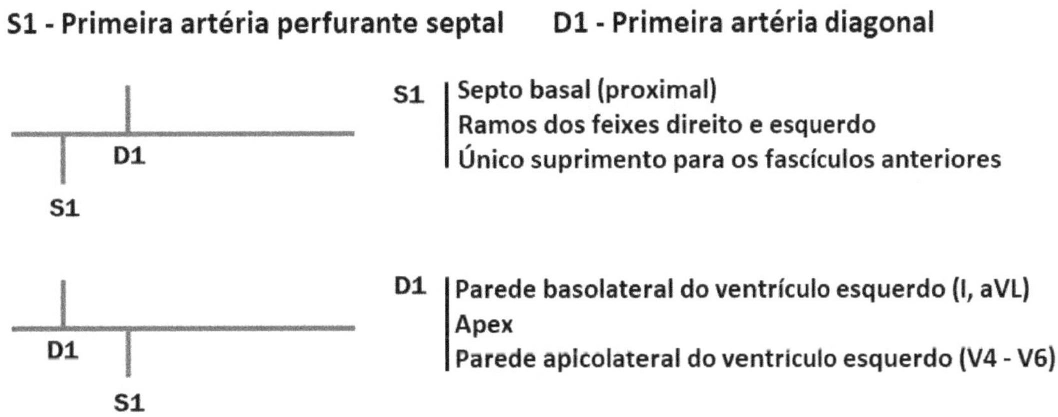

Figura 7-4

A posição relativa de S1 e D1 é variável – geralmente, S1 aparece primeiro (75%), mas às vezes D1 aparece primeiro (25%). A Figura 7-4 também indica as estruturas supridas por cada ramo.

Leitura recomendada

Kubicka RA and Smith C. How to interpret coronary arteriograms. RadioGraphics. Volume 6, Number 4; July, 1986: 661-701.

8
Anatomia da artéria coronária direita (ACD)

A artéria coronária direita é muito interessante porque apresenta três formas: dominante, não dominante e codominante (com a artéria circunflexa esquerda). Como pessoa responsável pela interpretação do ECG, você se preocupará principalmente em saber se a artéria coronária direita é dominante ou não dominante. Não se preocupe com a forma codominante. Cada forma tem implicações específicas em relação ao suprimento sanguíneo do coração. Vamos analisar primeiro a forma dominante da artéria coronária direita, já que é a forma mais comum (ocorrendo em cerca de 80-85% dos casos). O diagrama a seguir é uma versão simplificada e esquemática da artéria coronária direita para facilitar a memorização. Ele NÃO é anatomicamente correto. Mostrarei as diferenças em breve.

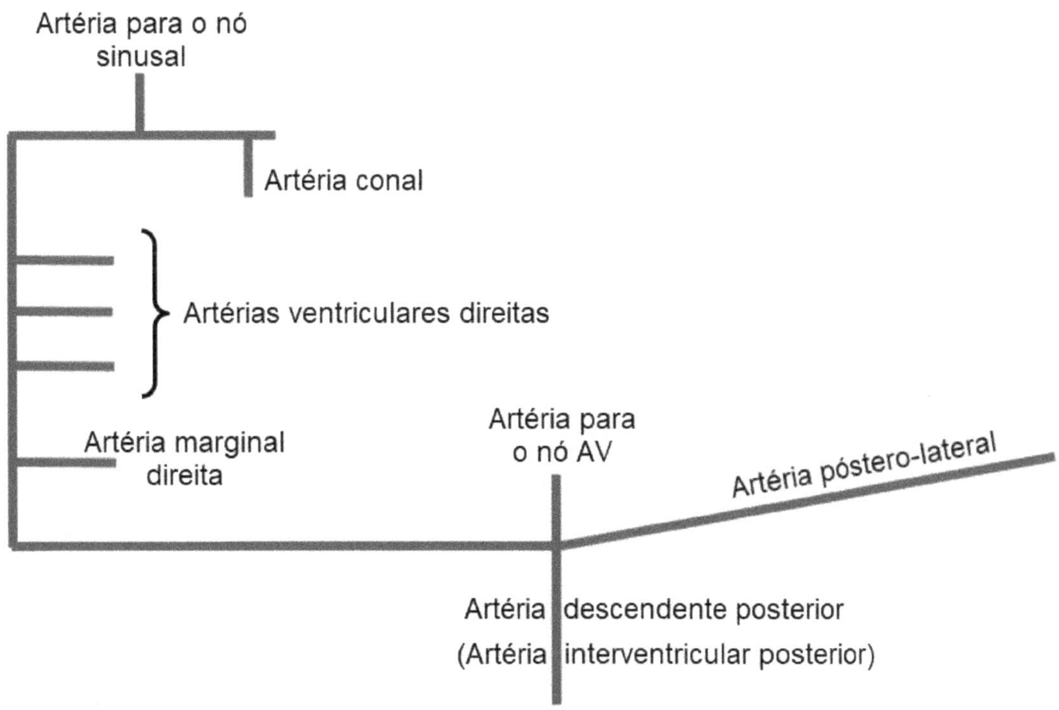

Figura 8-1

Artéria do Cone (Artéria Conal) – Este ramo é muito importante – provavelmente o ramo mais importante do qual você nunca ouviu falar! Esta artéria é uma importante fonte de circulação colateral para uma artéria descendente anterior esquerda doente. Ela forma uma anastomose com a artéria descendente anterior esquerda (DAE). A artéria do cone às vezes se origina diretamente da aorta, tornando-se uma terceira artéria coronária. Às vezes, é curta e não consegue alcançar o septo basal, sendo de pouca ajuda para a DAE, mas frequentemente é longa (e de grande ajuda para a DAE). É também a principal fonte de suprimento sanguíneo para o trato de saída do ventrículo direito e uma importante fonte de circulação para o septo basal.

Artéria do Nó Sinoatrial – A artéria do nó sinoatrial se origina muito proximalmente – provavelmente porque há menos oclusões nesse nível da artéria coronária direita (ACD). O nome da artéria é um tanto subestimado, pois ela também é a principal fornecedora de sangue para todo o átrio direito!

Artérias Ventriculares Direitas – Essas artérias fornecem sangue para a parede livre do ventrículo direito, um pouco lateralmente.

Artéria Marginal Aguda – O ramo marginal agudo fornece a maior parte do sangue para a superfície anterolateral do ventrículo direito. Em uma ACD não dominante (10-15% dos casos), representa o último ramo da ACD e sua terminação. É muito importante notar que ela percorre a superfície diafragmática do ventrículo direito.

Artéria do Nó Atrioventricular – Esta artéria irriga o nó atrioventricular, uma estrutura do átrio direito. É por isso que a isquemia devido a uma oclusão da ACD (ou da artéria circunflexa esquerda) ocasionalmente causa bloqueios atrioventriculares, incluindo bloqueio AV de primeiro grau, bloqueio AV de segundo grau tipo Mobitz I e bloqueio AV de terceiro grau (completo). Não causa bloqueio AV tipo Mobitz II porque esse bloqueio está localizado no sistema de His-Purkinje, abaixo do nó AV.

Artéria Descendente Posterior (ADP) – O ramo descendente posterior (também conhecido como artéria interventricular posterior) fornece circulação para a parede inferior do ventrículo esquerdo. No entanto, fornece apenas cerca de metade da parede inferior, com a DAE e a artéria circunflexa esquerda contribuindo com o restante.

A partir deste ponto, a ACD fornece sangue apenas para o ventrículo esquerdo.

Artéria Posterolateral – Esta artéria também é conhecida como ramo posterolateral da ACD. Qualquer nome está correto. Pode haver um, e às vezes dois, ramos posterolaterais. Este ramo contribui para a irrigação da parede lateral ou inferolateral (anteriormente posterior) do ventrículo esquerdo e sua parede apicolateral. Ocasionalmente, você verá alterações no segmento ST nas derivações V5-V6 que podem ser atribuídas a um comprometimento da circulação nos ramos posterolaterais da artéria coronária direita.

Quero que você se lembre de algo sobre a artéria coronária direita dominante, que é demonstrada na Figura 8-2. O coração está posicionado anatomicamente, como está no tórax:

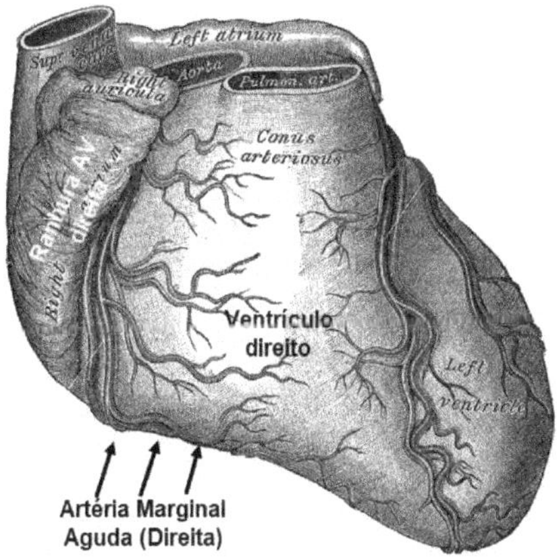

Figura 8-2

A artéria coronária direita (ACD) é frequentemente descrita como originando-se da aorta e, em seguida, contornando o sulco atrioventricular. A maioria dos médicos considera o sulco atrioventricular como uma estrutura horizontal, pois é assim que geralmente é representado em ilustrações do coração na posição de Valentine. Mas isso não está correto! O sulco atrioventricular direito é uma estrutura vertical. Assim, a artéria marginal aguda não percorre a lateral direita do ventrículo direito, como mostrado em muitas ilustrações, mas sim a parte inferior do ventrículo direito, como ilustrado na Figura 8-2. O fluxo sanguíneo do átrio direito para o ventrículo direito ocorre da direita para a esquerda, e não de cima para baixo. *Lembre-se bem deste ponto, pois você usará esse conhecimento para resolver um paradoxo que encontrará quando discutirmos os infartos do ventrículo direito.*

A maioria das ilustrações da artéria coronária direita (ACD) – como a Figura 8-3A – mostram a artéria (linha branca contínua) como uma alça horizontal ao redor da base do átrio direito (junção atrioventricular), que então segue para a parte posterior do coração e, em seguida, para baixo como a artéria descendente posterior (ADP) (linha pontilhada branca). A ACD realmente forma uma alça ao redor da base do átrio direito, mas o átrio direito está à direita do ventrículo direito – e não acima dele! Portanto, a ACD forma uma alça vertical – e não uma alça horizontal (Figura 8-3B). A ADP, então, inicia seu curso em uma direção mais horizontal do que vertical. A origem da artéria marginal aguda (para o ventrículo direito) geralmente é mostrada como um vaso que desce, mas, como você pode ver, ela percorre horizontalmente a superfície diafragmática (inferior) do coração (parede livre anterior do ventrículo direito). Observe novamente a Figura 8-2, que mostra uma ilustração anatomicamente correta da ACD e sua localização no coração.

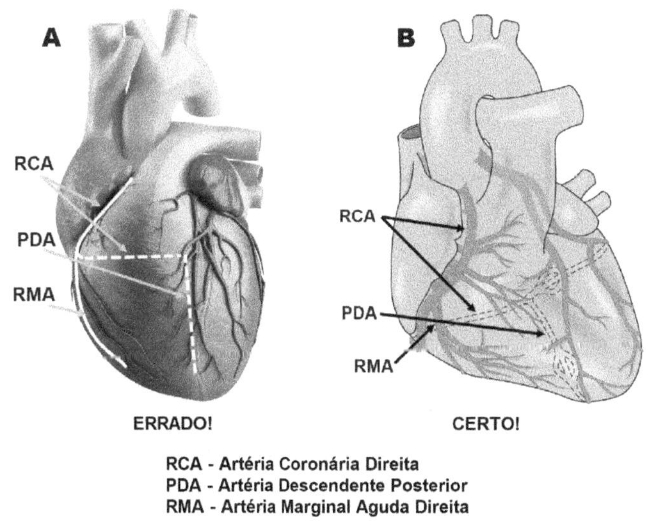

Figura 8-3

PÉROLA | Lembre-se sempre de que existem duas paredes anteriores – uma para o ventrículo esquerdo e outra para o ventrículo direito. Independentemente de uma oclusão causar isquemia da parede anterior esquerda ou direita, o ECG terá uma aparência muito semelhante: elevação do segmento ST nas derivações precordiais anteriores. E lembre-se sempre de que existem duas paredes inferiores – uma parede inferior do ventrículo esquerdo e uma parede inferior do ventrículo direito. Novamente, a isquemia em qualquer uma dessas áreas resultará em elevação do segmento ST nas derivações II, III e aVF.

Leitura recomendada

Greet B, et al. Anomalous Right Coronary Artery and Sudden Cardiac Death. (Circ Arrhythm Electrophysiol. 2012;5:e111-e112.

9

Anatomia da artéria circunflexa esquerda (ACx)

Assim como a artéria coronária direita (ACD), a artéria circunflexa esquerda (às vezes chamada de ramo circunflexo) existe em três formas: dominante, não dominante e codominante (com a ACD). Ela é não dominante em cerca de 85% dos casos. Aqui está um desenho esquemático da artéria circunflexa esquerda (ACx) dominante completa e seus ramos (Figura 9-1):

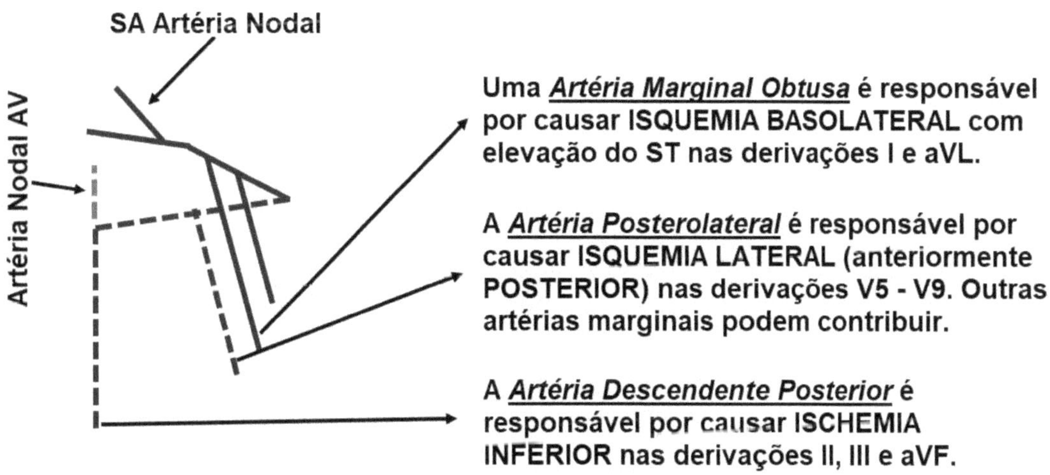

Figura 9-1

As linhas tracejadas representam a artéria circunflexa esquerda (ACx) e seus ramos localizados atrás do coração.

Artéria do Nodo SA – a artéria do nodo SA está sempre localizada bem proximalmente na ACx, assim como na artéria coronária direita (ACD). A ACx e a ACD têm uma relação diferente em relação às suas artérias do nodo SA: normalmente, apenas uma está presente. A ACD é dominante em cerca de 85% dos casos, e a ACx em cerca de 15% (observação: essas porcentagens variam consideravelmente dependendo da fonte consultada, portanto, leve isso em consideração). Embora essas porcentagens de dominância se apliquem à artéria do nó AV, elas NÃO se aplicam à artéria do nodo SA. A ACD irriga o nó SA (e o átrio direito) em 55% das pessoas, e a ACx irriga o nó SA (e o átrio direito) em 45%. O fato de a ACD ou a ACx irrigar o nó SA não tem relação com a dominância de nenhuma delas! Uma artéria não dominante pode irrigar o nó sinoatrial (SA) e o átrio direito, enquanto apenas a artéria dominante pode irrigar o nó atrioventricular (AV).

A terminologia da artéria circunflexa esquerda precisa ser esclarecida em relação aos ramos marginais e marginais obtusos (artérias).

PÉROLA | A artéria coronária direita (ACD) fornece a artéria marginal aguda, e a artéria circunflexa esquerda (ACx) fornece a artéria marginal obtusa. A superfície lateral do ventrículo direito é chamada de margem aguda, e a superfície lateral do ventrículo esquerdo é chamada de margem obtusa. Ambos os termos são considerados arcaicos.

Algumas fontes se referem a todos os ramos marginais como marginais obtusos. Em contraste, outras fontes afirmam que pode haver apenas uma artéria marginal obtusa, que deve ser bastante grande e ter seus próprios ramos anterior e posterior. Meu conselho é: como alguém que está simplesmente interpretando um ECG e tentando tratar um paciente com dor torácica aguda, não se preocupe com isso! Tentar distinguir entre marginais e marginais obtusos não oferece nenhum benefício na eletrocardiografia. Para fins de diagnóstico, consideraremos todas as artérias marginais – obtusas ou não – como um único grupo. Assim como consideramos todos os ramos diagonais da artéria descendente anterior esquerda (DAE) como D1, considerarei todas as artérias marginais da artéria circunflexa esquerda (ACx) como uma única artéria marginal obtusa para simplificar.

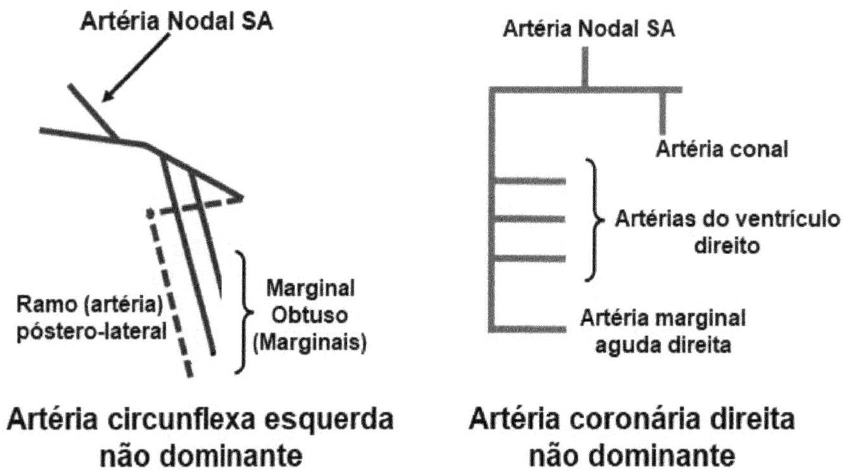

Figura 9-2

A artéria marginal obtusa e a primeira diagonal compartilham parte do mesmo território, mas a artéria marginal obtusa se estende mais posterolateralmente e pode ocasionalmente causar isquemia inferolateral. A D1 não pode fazer isso porque não se estende tão posteriormente. A oclusão de qualquer uma das artérias pode causar elevação do segmento ST nas derivações I e aVL.

Há uma grande diferença entre as formas não dominantes da artéria coronária direita (ACD) e da artéria circunflexa esquerda (ACx) (Figura 9-2). Quando a ACx é não dominante, ela perde as artérias do nó AV e descendente posterior, mas retém o ramo posterolateral. Quando a ACD é não dominante, ela perde a artéria do nó AV, a artéria descendente posterior e os ramos posterolaterais. A ACD não dominante termina na artéria marginal (às vezes chamada de artéria marginal aguda).

Isso significa que a oclusão do ramo posterolateral de uma artéria circunflexa esquerda (ACx) não dominante pode resultar em um infarto posterolateral (inferolateral) se os ramos posterolaterais da artéria coronária direita (ACD) não fornecerem circulação suficiente para essa área.

PÉROLA | Mesmo quando a ACD é dominante, a ACx não dominante e a artéria descendente anterior esquerda (DAE) ainda contribuem com metade da circulação para a parede inferior do ventrículo esquerdo.

Embora as oclusões da artéria ACD ou da ACx possam causar isquemia inferolateral (anteriormente posterior), a maioria dos casos envolve a ACx, e praticamente todos os casos de isquemia inferolateral na ausência de isquemia inferior são devidos a oclusões da ACx.

Leitura recomendada

Dunn R, et al. The clinical features of isolated left circumflex coronary artery disease. Circulation 69, No. 3, 477-484, 1984.

Ogobuiro I, Wehrle CJ, Tuma F. Anatomy, Thorax, Heart Coronary Arteries. [Updated 2023 Jul 24]. In: StatPearls [Internet]. Treasure Island (FL): StatPearls Publishing; 2024 Jan-. Disponível em: https://www.ncbi.nlm.nih.gov/books/NBK534790/

10

Anatomia da Artéria do Cone

O ramo do cone da artéria coronária direita (ACD) – por vezes apresentado como artéria do cone, originando-se diretamente da aorta – é provavelmente o vaso mais importante de que você nunca ouviu falar. Também é frequentemente chamado de artéria conal. Ele irriga o trato de saída do ventrículo direito (TSVD) e o septo basilar direito, que também faz parte do TSVD. No entanto, talvez sua função mais importante seja seu papel como suprimento sanguíneo colateral para a artéria descendente anterior esquerda (ADA).

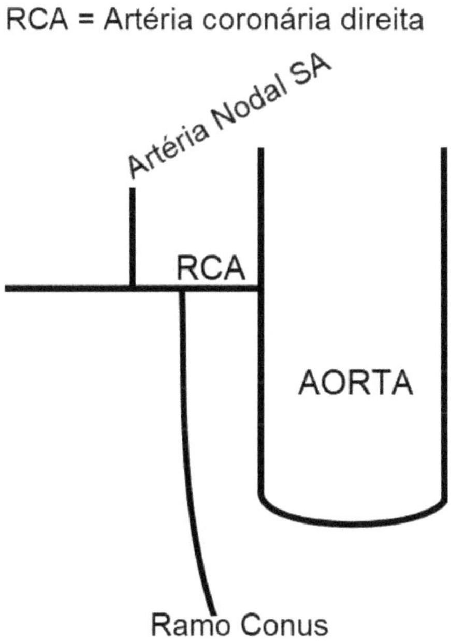

Figura 10-1

O ramo do cone é tipicamente o primeiro ramo da artéria coronária direita (ACD). Ou pode surgir de seu próprio óstio no seio de Valsalva direito, próximo ao óstio da ACD. Geralmente aparece no vídeo durante uma angiografia coronária se for um ramo da ACD. Caso contrário, o cateter foi posicionado distalmente ao ramo do cone, onde ele se origina da ACD, ou está presente como uma artéria do cone separada que surge como um vaso independente da aorta. Nesses casos, é frequentemente chamada de terceira artéria coronária (e realmente é!).

A artéria do cone se curva ao redor e irriga o trato de saída do ventrículo direito (TSVD, Figura 9-2), também conhecido anatomicamente como infundíbulo ou cone arterioso – daí o nome da artéria.

Quando a artéria do cone direita é longa, geralmente se conecta com a circulação do lado esquerdo por meio de um ramo correspondente da artéria descendente anterior esquerda (ADA) e pode atuar como fonte de circulação colateral. Essa anastomose geralmente é muito proximal, mas às vezes pode ser mais distal. Quando a artéria do cone direito é curta, ela não ajuda a artéria descendente anterior esquerda (ADA).

Caso você ainda não saiba, aprenderá que a elevação do segmento ST na derivação V1 com evidência de oclusão da ADA não é confiável como evidência de oclusão proximal à primeira artéria perfurante septal (S1). Por muito tempo, acreditou-se que a elevação do segmento ST na derivação V1 devido a uma oclusão proximal da ADA implicava uma oclusão proximal a S1. No entanto, uma artéria do cone longa (geralmente discutimos o ramo ou artéria do cone em termos de cone longo ou cone curto) pode fornecer circulação suficiente ao septo basal para prevenir isquemia e elevação do segmento ST na derivação V1.

Exemplo: ocasionalmente, você verá um ECG no qual não há elevação do segmento ST na derivação V1, mas há elevação do segmento ST em V2 a V6, e você pensará: "Aha! A oclusão é distal à primeira artéria perfurante septal!" Então, algumas horas depois, você recebe o relatório do cateterismo e descobre uma oclusão proximal a S1 e D1! Como isso é possível? Não há desvio do segmento ST na derivação V1! É verdade, mas deve ter havido um longo ramo do cone medular direito que forneceu circulação colateral suficiente para o septo basilar e impediu qualquer isquemia significativa nessa área. Portanto, a derivação V1 parecia normal! E o ramo (ou artéria) do cone medular pode fornecer circulação colateral suficiente para evitar a elevação do segmento ST na derivação V1!

Quando a elevação do segmento ST começa na derivação V2, geralmente indica uma oclusão da artéria descendente anterior esquerda (DAE) distal a S1, mas nem sempre. Você saberá assim que vir o relatório do cateterismo.

Mas digamos que um paciente tenha um longo ramo do cone arterial direito que, por si só, desenvolve uma oclusão aguda. Às vezes, isso não se deve a nenhuma doença aterosclerótica – pode ser iatrogênico! Ocasionalmente, ao direcionar um cateter para o óstio da artéria coronária direita (ACD), um médico pode ocluir a origem proximal do ramo do cone arterial, ou ele pode ser ocluído pela colocação de um stent proximal. O que acontece então?

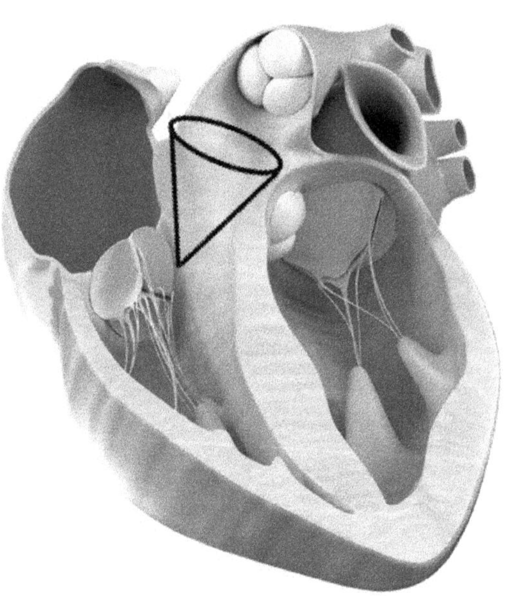

Figura 10-2 | O trato de saída do ventrículo direito (TSVD)

A elevação do segmento ST nas derivações V1 a V3 pode ser causada pela oclusão de duas artérias coronárias: a DAE e a ACD. A artéria circunflexa esquerda (ACx) não causa elevação do segmento ST nessas derivações; portanto, deve ser imediatamente excluída do diagnóstico diferencial. Quando há elevação do segmento ST na derivação V1 devido a uma oclusão proximal da ACD, o ramo do cone arterial geralmente está envolvido.

PÉROLA | Uma isquemia aguda anterior ("IAM") pode ser causada pela oclusão da artéria descendente anterior esquerda (DAE) OU do ramo do cone da artéria coronária direita (ACD). Ainda assim, trata-se de um IAM anterior, independentemente de qual artéria esteja ocluída ou qual parede anterior esteja afetada.

Agora, vamos pedir que VOCÊ demonstre seu conhecimento da anatomia – e das consequências dessa anatomia – do ramo do cone da artéria coronária direita...

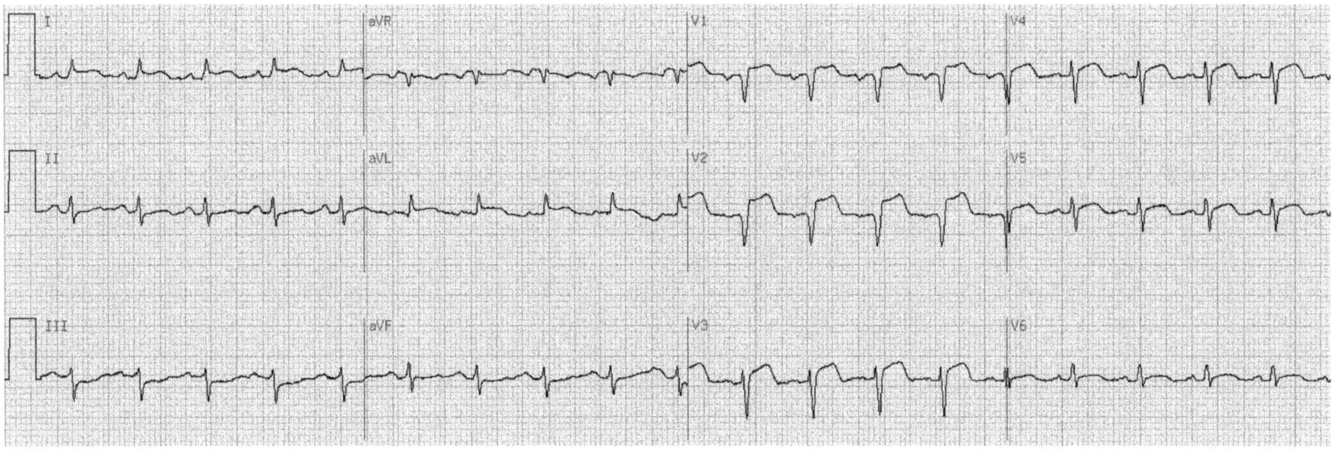

Figura 10-3

Neste ECG (Figura 10-3), observa-se isquemia epicárdica anterior aguda ("IAM"), manifestada por elevação do segmento ST em toda a região precordial – incluindo a derivação V1 – e nas derivações I e aVL. Há depressão do segmento ST nas derivações inferiores, representando uma alteração recíproca à elevação do segmento ST na derivação aVL.

> **PÉROLA |** Usamos a alteração recíproca à isquemia aguda para validá-la quando as alterações do segmento ST são sutis, suspeitas ou questionáveis. Não é necessário neste ECG (Figura 10-3), visto que a elevação do segmento ST é evidente.

A elevação do segmento ST se estende por toda a região precordial. Oclusões da artéria descendente anterior esquerda (DAE) ou da artéria coronária direita (ACD) podem causar isso, mas há um forte indício aqui de que o vaso culpado é a DAE. Você consegue perceber? Há elevação do segmento ST nas derivações I e aVL com alterações recíprocas nas derivações inferiores. A artéria coronária direita (RCA) não causa elevação do segmento ST nas derivações I e aVL em nenhuma circunstância, nem alterações recíprocas nas derivações II, III ou aVF.

Eis a sua pergunta: Que tipo de ramo ou artéria do cone está presente – cone longo ou cone curto?

Se uma artéria do cone longa estivesse presente, provavelmente teria fornecido circulação colateral suficiente para proteger o septo basal, e não haveria elevação do segmento ST na derivação V1. No entanto, há elevação do segmento ST na derivação V1, o que significa que a artéria do cone era curta e não ajudou a artéria descendente anterior esquerda (DAE) ocluída.

DICA | A artéria do cone direito fornece circulação para o trato de saída do ventrículo direito (infundíbulo, cone arterial, TSVD e septo basilar). Lembre-se de que o TSVD é uma fonte significativa de ectopia ventricular e taquicardias – na maioria das vezes benignas, mas algumas podem ser letais. Se você suspeitar de oclusão da artéria do cone medular direito, fique muito atento a taquiarritmias súbitas de complexo QRS largo!

PÉROLA | Lembre-se de que a derivação V1 não detecta atividade mais proximal do que o ponto médio do septo entre a base e o ápice. As atividades na metade proximal (basilar) do septo geralmente não são visíveis em um ECG de 12 derivações porque aparecem após 40 ms. As deflexões produzidas se sobrepõem às deflexões nas derivações V3 e V4.

Leitura recomendada

de Augustin, JA, et al. Collateral Circulation From the Conus Coronary Artery to the Anterior Descending Coronary Artery: Assessment Using Multislice Coronary Computed Tomography. Rev Esp Cardiol. 2010;63(3):347-51.

Ben-Gal T, et al. Importance of the Conal Branch of the Right Coronary Artery in Patients With Acute Anterior Wall Myocardial Infarction: Electrocardiographic and Angiographic Correlation. JACC Vol. 29, No. 3; March 1, 1997.

Eichhöfer J, Curzen N. Unexpected Profound Transient Anterior ST Elevation After Occlusion of the Conus Branch of the Right Coronary Artery During Angioplasty. Circulation. 2005;111:e113-e114.

Kuno T, Fujisawa T, Numasawa Y, Takahashi T. The electrocardiogram change of conus branch occlusion during right coronary artery angioplasty. Case Reports in Internal Medicine, 2015, Vol. 2, No. 2; 7-9.

Lyle M, et al. Conus artery occlusion causing isolated right ventricular outflow tract infarction: novel application of cardiac magnetic resonance in anterior STEMI. Cardiovascular Diagnosis and Therapy, Vol 6, No 3 June 2016.

Udaya Sankari T, Vijaya Kumar J, Saraswathi P. THE ANATOMY OF RIGHT CONUS ARTERY AND ITS CLINICAL SIGNIFICANCE. Recent Research in Science and Technology 2011, 3(10): 30-39.

11

Alterações Recíprocas | Regra de Jones

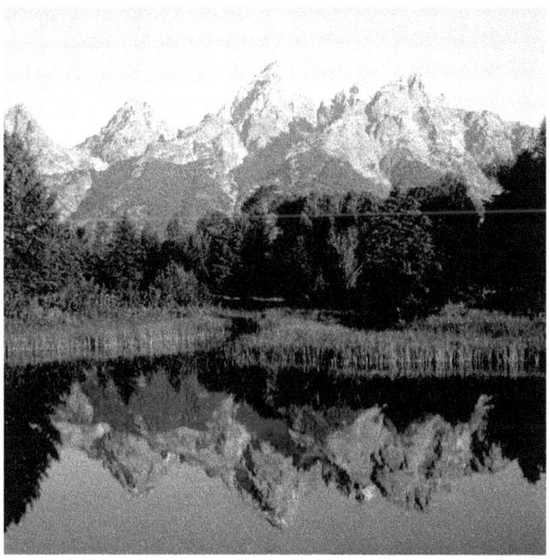

Figura 11-1

Assim como um lago calmo refletirá a paisagem circundante com a orientação invertida, as alterações recíprocas durante um episódio isquêmico agudo refletirão o miocárdio isquêmico – mas também de forma inversa.

A Figura 11-2 é um ECG de 12 derivações que manifesta isquemia transmural aguda com alterações recíprocas.

Este ECG apresenta elevação do segmento ST nas derivações I e aVL e nas derivações V2 a V5. No plano frontal, vemos depressão do segmento ST nas derivações III e aVF (ligeiramente na derivação II) – alterações recíprocas à elevação do segmento ST nas derivações I e aVL.

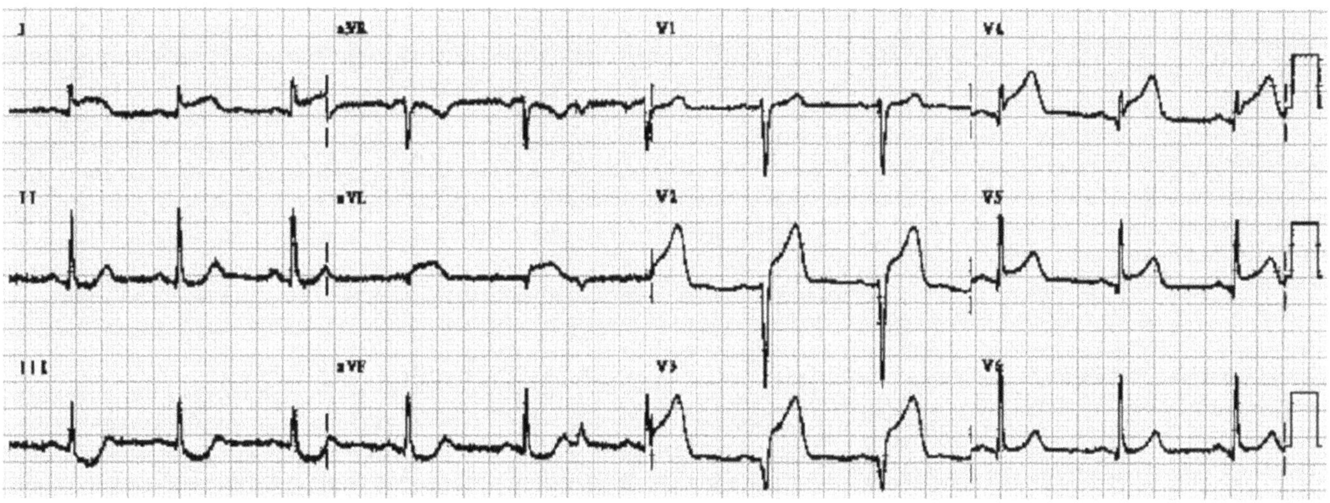

Figura 11-2

PÉROLA | As derivações no plano frontal não atuam reciprocamente às derivações no plano horizontal (ou transversal) e vice-versa. Embora as derivações I e aVL manifestem a mesma isquemia "vista" pelas derivações precordiais, as derivações inferiores só podem reagir às alterações nas derivações I e aVL porque estão todas no mesmo plano.

"Mas", você pergunta, "por que preciso das alterações recíprocas quando a elevação do segmento ST nas derivações I e aVL é tão óbvia?" "Essa é uma ótima pergunta", respondo. "Você não precisa das alterações recíprocas para fazer o diagnóstico... neste ECG!"

Vamos analisar outro ECG de 12 derivações (Figura 11-3):

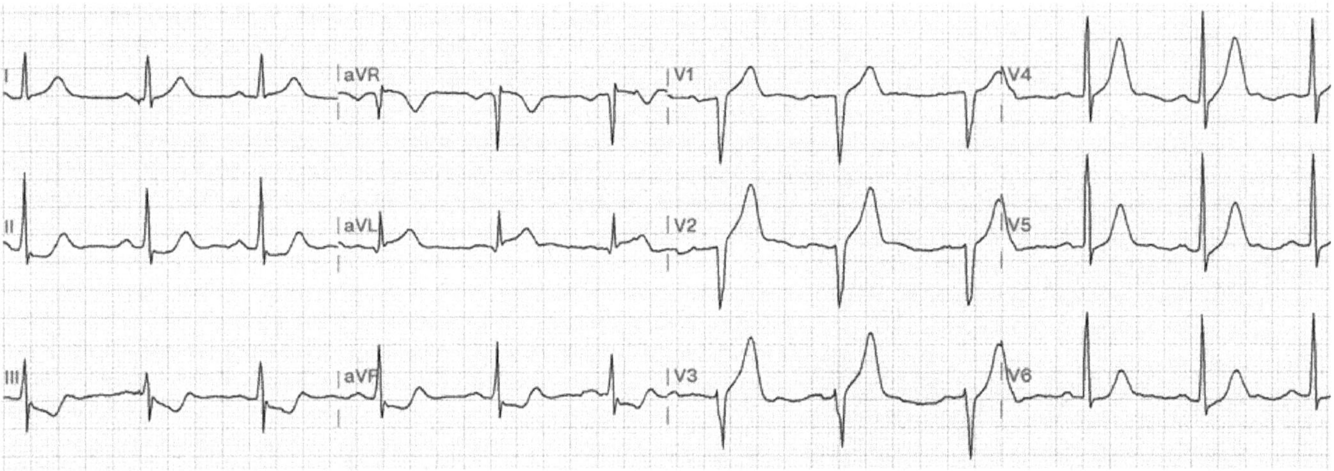

Figura 11-3

Qual achado neste ECG chamou sua atenção primeiro? Foram as ondas T hiperagudas nas derivações V1-V5? Foi o infradesnivelamento do segmento ST nas derivações II, III e aVF? Ou foi a elevação do segmento ST nas derivações I e aVL?

A maioria das pessoas percebe primeiro as ondas T hiperagudas (como as das derivações V1-V4) e, em segundo lugar, o infradesnivelamento do segmento ST nas derivações inferiores. Somente com uma análise mais atenta é que elas percebem as alterações agudas do segmento ST nas derivações I e aVL. E é sobre isso que este livro trata: qualquer iniciante pode ver as grandes e óbvias alterações, mas o intérprete de ECG experiente vê com rapidez e segurança as alterações sutis – e entende seus significados!

DICA | As alterações recíprocas nem sempre são imagens espelhadas perfeitas das derivações que apresentam elevação do segmento ST. Na Figura 11-3, a derivação aVL e suas recíprocas, as derivações II, III e aVF, apresentam ondas T positivas. Às vezes, as ondas T nas derivações recíprocas são invertidas... mas às vezes não.

O valor de uma alteração recíproca reside em confirmar ou validar sua impressão de uma elevação do segmento ST muito sutil envolvendo outras derivações. Igualmente importante, a presença do que parecem ser alterações recíprocas no ECG de um paciente com dor torácica plausível – mas sem evidência de elevação do segmento ST – é um alerta para observar o paciente e repetir o ECG a cada 15-20 minutos.

PÉROLA | Se o paciente estiver com dor torácica plausível, NUNCA descarte um infarto agudo do miocárdio com apenas um ECG "normal" ou apenas 12 derivações.

Qual é a base para uma alteração recíproca? Há duas coisas que você precisa entender:

Primeiro, a derivação que apresenta uma alteração recíproca deve estar a > 90° do polo positivo de uma derivação que apresenta elevação do segmento ST. Quanto maior a separação entre os dois eixos – especialmente os dois polos positivos – mais evidente será a reciprocidade. Se as derivações estiverem separadas por no máximo alguns graus além de 90°, as alterações recíprocas serão praticamente impossíveis de detectar em um ECG de 12 derivações. No entanto, quanto mais a separação se aproximar de 180°, mais aparente será a alteração recíproca. No plano frontal, não há duas derivações que formem um ângulo de 180° entre si – 180° do polo positivo da Derivação I ainda é a Derivação I. Observe na Figura 11-4 que a separação máxima no plano frontal é de 150°, que corresponde à separação entre as Derivações III e aVL, as Derivações II e aVR e as Derivações I e aVR. No plano horizontal (derivações precordiais), a separação pode certamente se aproximar de 180°.

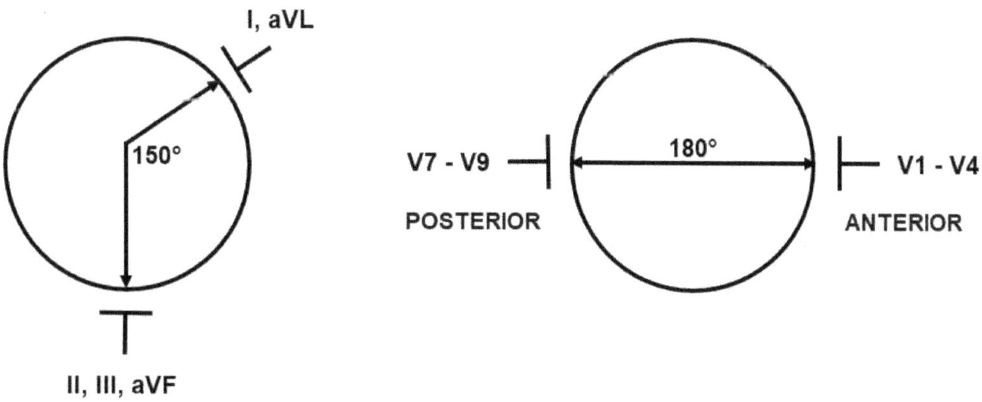

Figura 11-4

Em segundo lugar, uma derivação só pode atuar como recíproca de uma derivação que compartilhe o mesmo plano! Pode haver "marcas" para segmentos ST nas derivações V1-V4, mas as derivações inferiores nunca saberão disso. Por quê? Lembre-se de que as derivações inferiores estão no plano frontal e todas as derivações precordiais estão no plano horizontal. Como esses dois planos são perpendiculares, as derivações em um plano não podem detectar eventos no outro plano. Elas poderiam muito bem ser invisíveis umas para as outras. Então, por que há depressão do segmento ST nas derivações inferiores no ECG da Figura 11-3? Essas depressões do segmento ST são uma resposta às elevações do segmento ST nas derivações I e aVL, que estão no mesmo plano (plano frontal) que as derivações inferiores e reagem à mesma isquemia que as derivações V1-V4.

"Mas as depressões do segmento ST são muito óbvias e as elevações do segmento ST são tão sutis que poderiam facilmente passar despercebidas!", você exclama.

"Sim, isso mesmo", respondo. "É exatamente por isso que as alterações recíprocas são tão importantes!" Na verdade, esse é um ponto muito importante. Digamos que um paciente do sexo masculino, de 56 anos, chegue ao seu pronto-socorro queixando-se de dor torácica clássica, que começou apenas quarenta e cinco minutos antes de sua chegada. Você registra um ECG de 12 derivações, mas ele mostra apenas infradesnivelamento do segmento ST nas derivações I e aVL. Nada atende aos critérios de IAMCSST (Infarto Agudo do Miocárdio com Supradesnivelamento do Segmento ST). Essa situação seria semelhante ao ECG na Figura 11-3. Você ainda não descartou um IAM agudo nesse paciente!

REGRA DE JONES | O infradesnivelamento do segmento ST no ECG de 12 derivações de qualquer paciente que apresente dor torácica plausível do tipo SCA (Síndrome Coronariana Aguda) deve ser considerado uma alteração recíproca de uma isquemia aguda localizada em outro local até que se prove o contrário. A alteração recíproca do infradesnivelamento do segmento ST pode aparecer antes da alteração indicativa do supradesnivelamento do segmento ST (Corolário 1) ou, mesmo quando ambos estão presentes, a alteração recíproca pode ser mais impressionante do que o supradesnivelamento do segmento ST (Corolário 2).

Você entende o conceito de "reciprocidade" e "derivações recíprocas"? Se você acha que reciprocidade se refere apenas à depressão do segmento ST observada nas derivações opostas àquelas com elevação do segmento ST... então você sabe um pouco sobre reciprocidade... mas muito pouco!

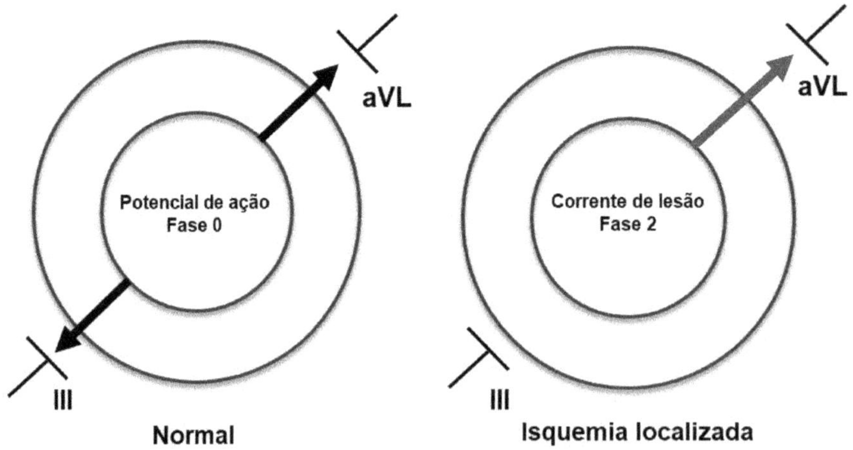

Figura 11-5

Cada batimento cardíaco normal é produto da reciprocidade. Estima-se que quase 90% da atividade elétrica do coração nunca seja registrada devido a vetores opostos viajando em direções opostas que se cancelam mutuamente, como no diagrama "normal" da Figura 11-5. Refiro-me a esse conceito como cancelamento de forças (e muitos outros também o fazem), mas você pode vê-lo relatado às vezes como contrapeso ou equilíbrio. Você aprenderá muito mais sobre cancelamento de forças no próximo capítulo.

PÉROLA | A reciprocidade e o cancelamento de forças ocorrem entre os mesmos grupos de pares recíprocos. Se apenas um dos grupos de eletrodos estiver sobre tecido isquêmico, ocorrerá reciprocidade. Se ambos os grupos de eletrodos estiverem sobre o mesmo tipo de tecido (ambas as áreas isquêmicas ou ambas as áreas não isquêmicas), ocorrerá um cancelamento de forças. Dois eletrodos não podem agir reciprocamente a menos que um deles esteja visualizando miocárdio normal e não isquêmico.

Vamos analisar o que está envolvido na reciprocidade.

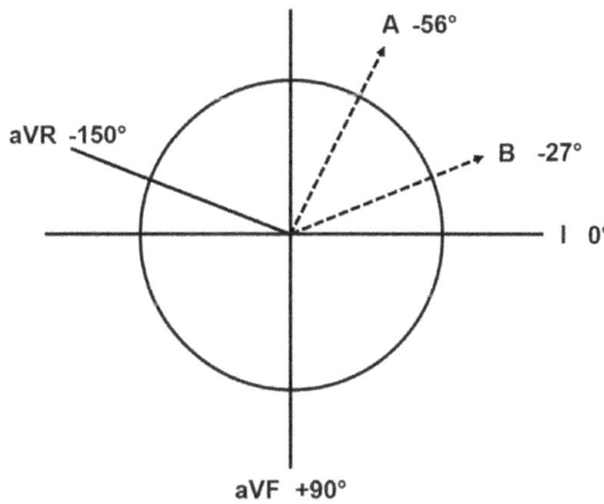

Figura 11-6

Na Figura 11-6, vemos duas setas tracejadas (vetores). O polo positivo da derivação aVR está a 150° da derivação I, que é a maior distância possível entre dois polos positivos no plano frontal; portanto, deveria ser capaz de manifestar alguma reciprocidade com a derivação I. Embora – teoricamente – pudesse reagir reciprocamente ao vetor "A", duvido seriamente que você, eu ou qualquer outra pessoa pudesse detectar qualquer alteração recíproca no ECG. No entanto, não haveria problema em ver a derivação aVR reagir reciprocamente ao vetor "B".

Observe o segundo diagrama na Figura 11-5 (rotulado como "Isquemia Localizada"). Há apenas um vetor, e ele está se movendo em direção ao polo positivo da derivação aVL. Devido à sua direção em direção à derivação aVL, essa derivação registrará uma deflexão positiva e vertical. No entanto, o polo positivo da derivação III vê o vetor se afastando dele, então registra a mesma deflexão como negativa ou invertida.

Uma pergunta sempre surge neste ponto: como o polo positivo da Derivação III pode ver o vetor oposto se afastando dele quando há um vetor se aproximando? Qual a diferença em relação às condições do primeiro diagrama da Figura 11-5? Minha resposta é a seguinte: ele vê o vetor oposto se afastando dele com bastante facilidade porque nenhum vetor está se aproximando! A explicação está no texto localizado no meio de cada diagrama.

No primeiro diagrama, os vetores opostos representam a despolarização que ocorre durante um potencial de ação. A mesma atividade ocorre em ambos os lados do coração simultaneamente. Isso acontece durante a Fase 0 – despolarização! O segundo diagrama ocorre durante a repolarização – Fase 2. E o vetor apontando para o polo positivo da Derivação aVL não é um potencial de ação nem despolarização – é uma Corrente de Lesão! Uma corrente de lesão é uma corrente elétrica completamente separada e diferente de um potencial de ação.

Durante a Fase 2 em um coração normal, todo o miocárdio foi despolarizado como resultado da Fase 0. Essencialmente, não há troca líquida de íons entre o interior e o exterior da célula. A entrada de cálcio durante a Fase 2 compensa a saída de potássio, resultando em um leve platô. Uma pausa semelhante na atividade elétrica transmembrana também ocorre durante a Fase 4. No entanto, parece haver alguma isquemia na região basolateral do ventrículo esquerdo sob o eletrodo da derivação aVL (braço esquerdo). Uma corrente de lesão, completamente separada do potencial de ação, se desenvolveu e seu vetor está apontando para o eletrodo da derivação aVL. Assim, a derivação aVL produzirá uma deflexão positiva durante a Fase 2 e, claro, essa "deflexão positiva" é registrada como uma elevação do segmento ST.

Mas lembre-se: esta é a Fase 2! O miocárdio sob o eletrodo da derivação III é normal e não isquêmico. Momentaneamente, está em repouso. Portanto, não há atividade elétrica extra entre ele e a cauda negativa da corrente do vetor de lesão no lado oposto do ventrículo. Assim, ele vê a cauda negativa e inscreve uma "deflexão negativa" durante a Fase 2, que é registrada como depressão do segmento ST.

> **PÉROLA** | A forma que a reciprocidade assume depende não apenas da localização e direção dos vetores, mas também da fase do potencial de ação durante a qual os vetores se manifestam.

Eis como se desenvolvem as alterações recíprocas:

Um eletrodo de registro primeiro detecta o impulso de despolarização viajando em sua direção e registra uma deflexão positiva. Os alunos costumam me perguntar: "O impulso de despolarização e a corrente de lesão não se cancelam?" Não, não se cancelam porque não ocorrem simultaneamente. A corrente de lesão só existe após a despolarização.

O vetor de despolarização aparece primeiro e registra uma deflexão positiva porque tem uma extremidade positiva e uma extremidade negativa e está viajando em direção ao eletrodo de registro. A despolarização é seguida por um vetor de repolarização com uma extremidade negativa e uma extremidade positiva, viajando muito mais lentamente e na direção oposta. Em condições normais, o eletrodo de registro registrará uma deflexão positiva (onda T) porque detecta a extremidade positiva do vetor de repolarização.

Entre a despolarização e a repolarização existe uma área no potencial de ação conhecida como platô. No ECG, é chamada de segmento ST. Embora o segmento ST também faça parte da repolarização, há pouca troca iônica líquida durante esse período, com pouco movimento em direção ao potencial de membrana de repouso (-90 mV). Isso permite que as cargas externas, tanto nas células isquêmicas quanto nas normais, permaneçam momentaneamente fixas. Durante esse período, podemos observar os efeitos de uma corrente de lesão sem a interferência do restante do potencial de ação (ou seja, Fase 3 – a onda T). Os vetores para correntes de lesão têm cabeças positivas e caudas negativas – assim como o vetor de despolarização.

PÉROLA | Correntes de lesão (também chamadas de correntes de dano) podem se manifestar apenas durante períodos de relativa inatividade iônica. Durante as fases 2 e 4 do potencial de ação, ocorre pouca ou nenhuma troca iônica líquida. Isso permite que as cargas externas permaneçam fixas por tempo suficiente para que uma corrente de lesão se desenvolva. Durante a despolarização e repolarização ativas, as cargas externas estão mudando rapidamente e essa atividade não é propícia a uma corrente de lesão passiva.

Seguindo o(s) vetor(es) de despolarização, registra a corrente do vetor de lesão e inscreve uma elevação do segmento ST. A repolarização começa no subepicárdio – mesmo durante a isquemia transmural. Assim, o eletrodo sobrejacente registra uma onda T positiva porque o vetor de repolarização está se afastando dele e tem uma cauda positiva.

As confusas mudanças recíprocas nas derivações V1 – V3

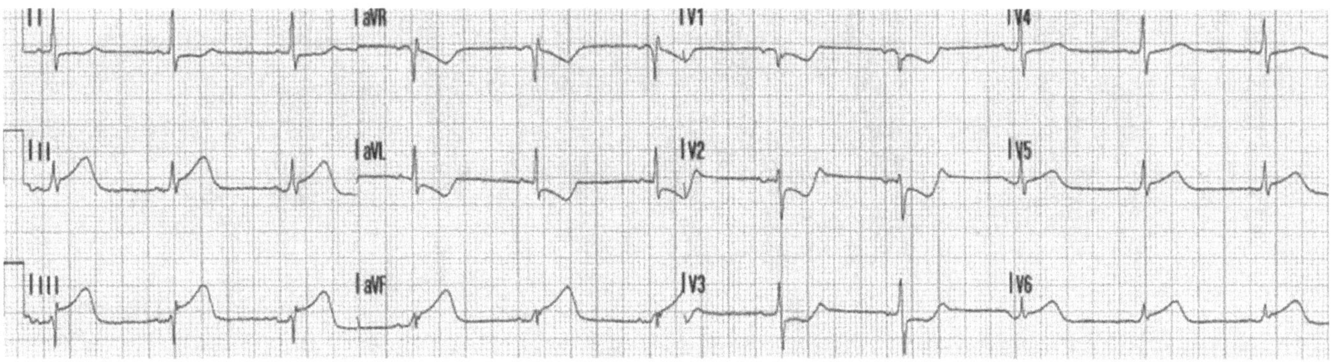

Figura 11-7

As depressões do segmento ST observadas nas derivações V1 a V3 (e ocasionalmente na derivação V4) são responsáveis por algumas das concepções errôneas mais confusas na eletrocardiografia. Muitas pessoas que interpretam ECGs ainda tentam relacionar a depressão recíproca do segmento ST nessas derivações com a elevação do segmento ST observada nas derivações II, III e aVF. Como mencionado anteriormente, a reciprocidade ocorre apenas entre derivações no mesmo plano.

A Figura 11-7 mostra a elevação do segmento ST nas derivações II, III e aVF. Também observamos depressão do segmento ST nas derivações I, aVL e V1 a V3. Somente as derivações I e aVL são recíprocas à elevação do segmento ST nas derivações II, III e aVF. As derivações V1 a V3 não são, porque o plano horizontal é perpendicular ao plano frontal.

DICA | ANTERIOR é o oposto de POSTERIOR; INFERIOR é o oposto de SUPERIOR. Quais derivações são designadas como SUPERIORES? Deixe-me responder para você: NENHUMA! Mas quais derivações no plano frontal estariam localizadas SUPERIORES às derivações INFERIORES? Derivações I e aVL.

"Então, a depressão do segmento ST nas derivações V1 a V3 não representa uma alteração recíproca?", você pergunta. "Ah, sim, representa! Absolutamente!", respondo.

"Mas como pode ser recíproca às derivações inferiores? Você acabou de dizer que elas estão em dois planos diferentes, perpendiculares entre si!", você exclama. "Não, eu disse que as derivações V1 a V3 não eram recíprocas à elevação do segmento ST nas derivações II, III ou aVF. Mas a depressão do segmento ST é, de fato, uma alteração recíproca!"

"Então, onde a elevação do segmento ST está causando a reciprocidade? Poderia ser devido àquela sutil elevação do segmento ST na derivação V6?" "Não, essa sutil elevação do segmento ST na derivação V6 é algo que discutiremos mais adiante neste livro. As derivações com a elevação do segmento ST responsável pela depressão do segmento ST nas derivações V1 a V3 não foram registradas neste ECG. As derivações responsáveis por isso raramente são registradas – mesmo quando o registro delas traria esclarecimentos! Teríamos visto a elevação do segmento ST nas derivações V7 a V9... se elas tivessem sido registradas. Esses são os eletrodos diretamente opostos à parede anterior do tórax. Registrar as derivações posteriores quando há elevação do segmento ST nas derivações inferiores e depressão do segmento ST nas derivações V1 a V3 é desnecessário. Podemos agora considerar a depressão do segmento ST nas derivações V1 a V3, nessas circunstâncias, como uma isquemia lateral ou inferolateral (ambos os termos se referem à mesma área isquêmica).

PÉROLA | As depressões do segmento ST nas derivações V1 a V3, geralmente (mas nem sempre) associadas à elevação do segmento ST nas derivações II, III e aVF, representam, de fato, alterações recíprocas – mas não às elevações do segmento ST nas derivações inferiores do plano frontal. Elas são recíprocas às elevações do segmento ST nas derivações V1 a V3." Elevações nas derivações V7 a V9 localizadas opostas às derivações V1 a V3, mas que raramente são registradas.

IMPORTANTE | Os diferentes planos do coração são designações que existem apenas nos cálculos do próprio eletrocardiógrafo. Certamente não existem no coração físico real. Estamos discutindo a parte da estrutura que se cruza com esses planos imaginários. Todos esses cálculos são feitos para nossa conveniência e – felizmente – funcionam!

A reciprocidade tem seus imitadores

A isquemia miocárdica aguda não é a única condição que pode produzir alterações recíprocas no ECG de 12 derivações (infelizmente). Alterações recíprocas também podem ser observadas em miocardite aguda, cardiomiopatia de Takotsubo, aneurismas ventriculares, embolia pulmonar e pericardite pós-infarto precoce (NÃO pericardite pós-viral!).

Entendendo a linha de base do ECG

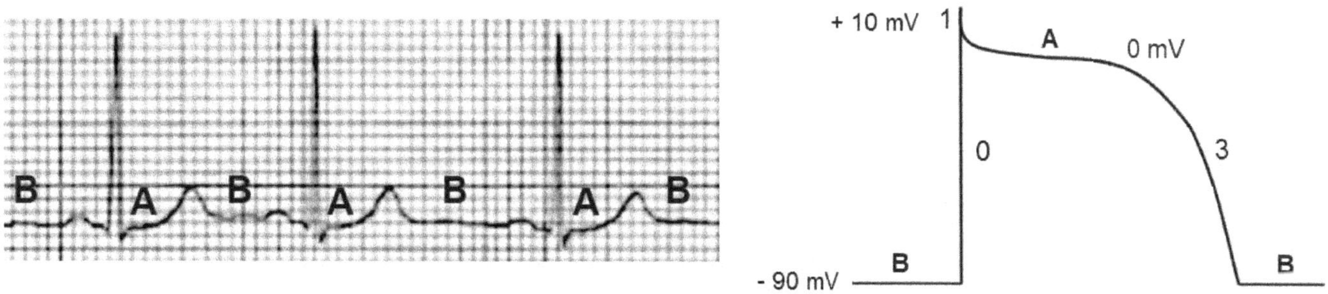

Figura 11-8

O Capítulo 2 apresentou as Teorias da Corrente Sistólica e Diastólica de Lesão, onde você aprendeu como o eletrocardiógrafo ajusta a linha de base para um nível padrão e fixo. Isso nos impede de ver a depressão do segmento ST no segmento T-P durante uma isquemia aguda. Você pensou que o eletrocardiógrafo fazia isso apenas durante a isquemia? Ele faz a mesma coisa quando não há isquemia! Observe este trecho de ECG (Figura 11-8) e compare os segmentos T-P e ST com suas localizações correspondentes (Fases 4 e 2, respectivamente) no potencial de ação. Embora o segmento T-P e o segmento ST pareçam estar localizados em níveis semelhantes no trecho de ECG, o diagrama do potencial de ação revela que eles estão, na verdade, separados por cerca de 90 mV!

NOTA | Os termos inferolateral e inferobasal são frequentemente usados de forma intercambiável neste livro. Ambos se referem à área do coração anteriormente conhecida como "parede posterior". Agora sabemos que o que antes chamávamos de "parede lateral do ventrículo esquerdo" é, na verdade, a "parede posterior". Então, por que não a chamamos simplesmente de "parede lateral"? Porque muitas pessoas não conseguem aceitar que o que sempre chamaram de "parede posterior" seja, na verdade, a parede lateral. Então, quando a parede lateral se tornou a verdadeira "parede posterior"? Há cerca de um milhão de anos!

Leitura recomendada

Camara EJN, et al. Reciprocal ST Change in Acute Myocardial Infarction: Assessment by Electrocardiography and Echocardiography. JACC. Vol. 2, No 2 August 1983: 251-7.

Martí D, et al. Letter to the Editor: Usefulness of Reciprocal Changes in the Diagnosis of Myocardial Infarction With Minimal ST-segment Elevation. Rev Esp Cardiol. 2016;69(7):699–709.

Parale GP, et al. Importance of Reciprocal Leads in Acute Myocardial Infarction. JAPI. Vol. 52; MAY 2004.

12
Infarto do miocárdio oclusivo (IMO)

O que é Infarto do Miocárdio por Oclusão (IMO)?

O Infarto do Miocárdio por Oclusão é uma abordagem para o diagnóstico de oclusões completas ou quase completas de uma artéria coronária. Não se trata de um algoritmo, nem de um conjunto de regras ou critérios que devem ser atendidos para confirmar ou descartar um diagnóstico. Ele se diferencia do paradigma do IAMCSST (Infarto Agudo do Miocárdio com Supradesnivelamento do Segmento ST) por ser mais uma abordagem "de receita de bolo" – se você vir isso, então você faz aquilo. Em contraste, o paradigma do IMO é "use seu raciocínio e todos os seus recursos disponíveis" para diagnosticar uma oclusão coronária.

O paradigma do IAMCSST utiliza a elevação do segmento ST em uma quantidade específica como um indicador de oclusão coronária aguda (OCA). O IMO não se restringe apenas ao segmento ST, mas também emprega a onda T, o intervalo QRS, a história clínica, o exame físico, biomarcadores, ultrassom ou ecocardiograma e observação com medições seriadas ou eletrocardiogramas repetidos.

A característica mais proeminente do paradigma OMI é que ele não descarta automaticamente uma isquemia aguda/IAM se a elevação mínima do segmento ST em certas derivações não for atingida. Com o paradigma STEMI, o profissional de saúde que gerencia o paciente se concentra em verificar se o segmento ST está em conformidade com o protocolo STEMI, que se torna o objetivo primário da abordagem diagnóstica.

Usando o paradigma OMI, o profissional de saúde se concentra em determinar se houve uma oclusão completa ou quase completa da artéria coronária. O profissional que adere ao paradigma OMI sabe que apenas os pacientes com uma oclusão verdadeira se beneficiarão da intervenção farmacológica ou por procedimento. Qualquer outro estará em maior risco de complicações graves decorrentes de uma trombólise ou ICP desnecessária. Tais complicações ocorrem – eu pessoalmente as vi acontecer durante minha carreira como médico de emergência. Mas eles também sabem que a adesão dogmática a um protocolo fixo deixará de detectar 25% ou mais das oclusões verdadeiras que se beneficiariam de uma ICP oportuna.

PÉROLA | Embora a IA seja um complemento bem-vindo às suas habilidades de interpretação de ECG, lembre-se de três coisas: 1) ela não é infalível, 2) ela não diagnostica por você, mas fornece "probabilidades e probabilidades" e 3) VOCÊ ainda terá que assumir total responsabilidade pela interpretação do ECG.

Por que não devo usar apenas a elevação do segmento ST como abordagem diagnóstica?

Cite UM achado eletrocardiográfico patognomônico para um infarto agudo do miocárdio (IAM). Não pense muito, pois não há nenhum! Elevação do segmento ST, depressão do segmento ST e todas as alterações da onda T observadas no IAM, assim como alterações no intervalo QTc, são observadas em outras condições – na verdade, em muitas outras condições. Hipertrofia ventricular esquerda, repolarização precoce ("variante normal da elevação do segmento ST"), miocardite, miopericardite, cardiomiopatia de Takotsubo, embolia pulmonar e hipercalemia podem se apresentar com elevação do segmento ST... para citar alguns exemplos.

A sensibilidade não é muito boa considerando a gravidade do diagnóstico, e a especificidade não é tão boa quanto se costuma acreditar. Além disso, você está focado em apenas um aspecto do ECG – o segmento ST. A especificidade melhora à medida que os critérios para o uso do segmento ST no diagnóstico se tornam mais restritivos, mas uma sensibilidade já baixa piora ainda mais (ou seja, você deixará de diagnosticar mais IAMs). Usar o paradigma STEMI resulta na perda de 25 a 30% das oclusões coronárias agudas que se beneficiariam de intervenção imediata. Isso mesmo – muitos dos casos de não-STEMI que você internou para tratamento clínico eram, na verdade, oclusões coronárias completas ou quase completas que exigiam revascularização imediata! Mas eles receberam apenas tratamento clínico. Outros casos de IAM foram completamente ignorados.

Quando os critérios para STEMI foram publicados pela primeira vez em 2000, a comprovação de isquemia transmural aguda (o que erroneamente chamamos de "IAM") era uma elevação da CK-MB. A angiografia não foi usada no estudo que definiu os critérios, o que resultou na promoção do segmento ST como o fator determinante para quem receberia ou não intervenção. Embora o ensaio de CK-MB tenha sido uma melhoria em relação ao uso dos ensaios de SGOT, LDH e CK total, não demorou muito para percebermos que ele não era tão específico quanto pensávamos (ou esperávamos) inicialmente. Descobriu-se que a isoenzima CK-BB também pode desencadear um resultado falso-positivo para CK-MB. A CK-MB está presente no músculo esquelético, no diafragma, no intestino delgado, no útero e na próstata, além do coração. Seus níveis podem estar elevados em casos de lesão muscular esquelética, esforço físico, miopatias de vários tipos, câncer de pulmão, pancreatite e carcinoma de células renais. Em muitos casos, não é a CK-MB que está elevada, mas sim a CK-MM e/ou a CK-BB, que são alteradas por outros processos bioquímicos, resultando em uma elevação falso-positiva do ensaio de CK-MB. O que você observaria, no entanto, seria uma elevação do segmento ST –

que pode ou não indicar isquemia aguda – e uma elevação da CK-MB – que também pode ou não indicar isquemia aguda. Quando foi a última vez que você solicitou um exame de CK-MB para tratar um paciente com dor torácica? Não se lembra? Bem, deixe-me responder: foi na última vez que você utilizou o protocolo STEMI!

Se substituir o paradigma STEMI, deixaremos de considerar a elevação do segmento ST no diagnóstico de IAM agudo?

Você continuará usando as diretrizes atuais para STEMI quando elas forem diagnósticas de isquemia transmural. No entanto, você não as usará para descartar isquemia transmural aguda ou oclusão coronária aguda. Você entenderá que elevações do segmento ST de 0,5 a 1 mm podem indicar uma oclusão aguda, dependendo das circunstâncias e de outros achados – incluindo achados não eletrocardiográficos. O paradigma OMI não foi desenvolvido necessariamente para substituir o uso de alterações do segmento ST que sugerem fortemente a presença de uma oclusão coronária aguda. Ele foi criado para incluir os casos que foram excluídos incorretamente pelos critérios atuais de STEMI – aqueles 25-30% das oclusões coronárias agudas que foram completamente ignoradas ou diagnosticadas erroneamente como não-STEMI e relegadas ao tratamento clínico.

Quais são os requisitos do OMI para diagnosticar (ou descartar) um OMI? Há apenas UM requisito: você terá que aprimorar sua habilidade diagnóstica em eletrocardiografia, bem como a utilização de outros recursos diagnósticos – anamnese, exame físico, ultrassom/ecocardiograma e a compreensão de que as manifestações de uma oclusão coronária aguda são processos dinâmicos e frequentemente exigem exame e observação repetidos! Conhecimento introdutório e amador não será suficiente. Só isso já deveria motivar as faculdades de medicina que ignoram o ensino de eletrocardiografia a adicioná-la ao seu currículo.

Como posso maximizar minhas habilidades diagnósticas ao aderir ao paradigma OMI?

Primeiro, você deve aprimorar sua habilidade diagnóstica na interpretação do ECG de 12 derivações (ou ECG de 15 ou 18 derivações). O paradigma OMI exigirá interpretação avançada e habilidosa do ECG.

> **PÉROLA** | Simplesmente "ler" um ECG não é suficiente. Não basta reconhecer o que está no ECG; você deve entender o que ele está lhe dizendo. Apenas ler um ECG é como listar os achados de um paciente no exame físico sem tentar combiná-los para criar um diagnóstico.

A leitura deste livro é, sem dúvida, um passo na direção certa. O Dr. Stephen Smith foi fundamental no desenvolvimento do conceito de Infarto Agudo do Miocárdio por Oclusão (IAMO). Seu site, "Dr. Smith's ECG Blog", contém uma versão em PDF para download do "OMI

Manifesto", uma leitura muito valiosa sobre Infarto Agudo do Miocárdio por Oclusão (OMI). O site também inclui muitas discussões avançadas sobre interpretação de ECG – tanto antes quanto depois da publicação do "OMI Manifesto". O site se tornou um livro didático de ECG online.

Leitura recomendada

Aslanger EK. Beyond the ST-segment in Occlusion Myocardial Infarction (OMI): Diagnosing the OMI-nous, Turkish Journal of Emergency Medicine, 23, 1, (1), (2023).

Hillinger P. Strebel I. Abächerli R. et al. Prospective validation of current quantitative electrocardiographic criteria for ST-elevation myocardial infarction. Int J Cardiol. 2019; 292: 1-12

McLaren, J.T.T., Meyers, H.P., Smith, S.W. et al. From STEMI to occlusion MI: paradigm shift and ED quality improvement. Can J Emerg Med 24, 250–255 (2022).

Meyers, HP, et al. Accuracy of OMI ECG findings versus STEMI criteria for diagnosis of acute coronary occlusion myocardial infarction. IJC Heart & Vasculature. Volume 33, April 2021, 100767.

Smith SW, et al. Hyperacute T-waves Can Be a Useful Sign of Occlusion Myocardial Infarction if Appropriately Defined. Annals of Emergency Medicine 82920, P203-206, Aug 2023.

13

Isquemia e seus disfarces | A Regra de Jones

Vamos analisar mais de perto algumas áreas da isquemia aguda onde você pode deixar passar algo.

A isquemia, como você sabe, é uma condição complexa com muitas manifestações. Algumas você já conhece, outras podem ser novas. Ela pode ser crônica ou aguda, cada uma apresentando seus próprios desafios. Compreender essas nuances é fundamental para fornecer um atendimento cardíaco eficaz.

Amplitude da Onda R

O primeiro sinal de isquemia aguda provavelmente é algo que você nunca reconhecerá ou sequer terá a oportunidade de presenciar. É um aumento na amplitude da onda R na área isquêmica e pode ocorrer no início da isquemia transmural. O miocárdio isquêmico conduz mais lentamente, então os tecidos normais completam a despolarização antes da despolarização na área isquêmica. Assim, as ondas R na área isquêmica não são contrabalançadas por forças de cancelamento e parecem maiores. Este é um fenômeno muito transitório e precoce, e provavelmente não será notado sem um registro contínuo que comece com o início da dor.

Ondas T Hiperagudas Que NÃO São Altas

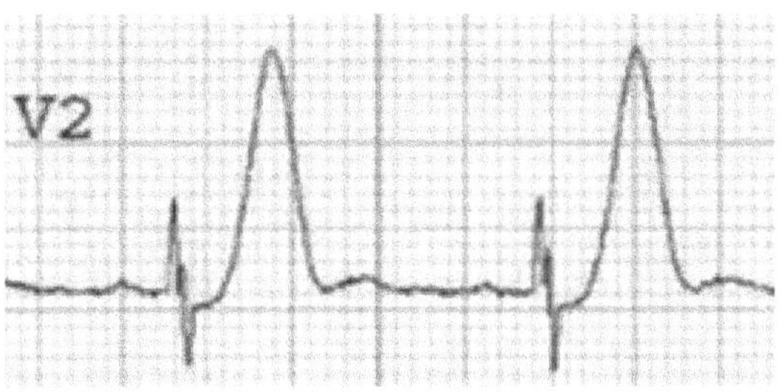

Figura 14-1

O segundo sinal precoce de isquemia aguda, que você tem muito mais probabilidade de presenciar, é a presença de ondas T hiperagudas.

A Figura 14-1 demonstra a onda T hiperaguda de aparência clássica – alta, larga e simétrica. Essas ondas T específicas se originam abaixo da linha de base, o que não é típico. A onda T hiperaguda "típica" se origina da linha de base ou da onda R ligeiramente acima da linha de base. Sua origem abaixo da linha de base provavelmente as qualifica como ondas T de Winter, um tópico importante que discutiremos em um capítulo posterior.

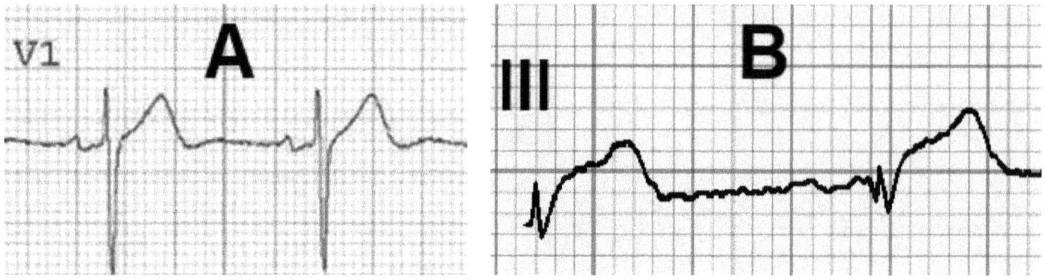

Figura 14-2

Nem todas as ondas T hiperagudas são altas, mas todas são muito mais largas do que as ondas T normais (Figura 14-1 e Figura 14-2).

Alterações Recíprocas

Você certamente já está ciente das alterações recíprocas, mas lembre-se de que elas podem causar alguma confusão.

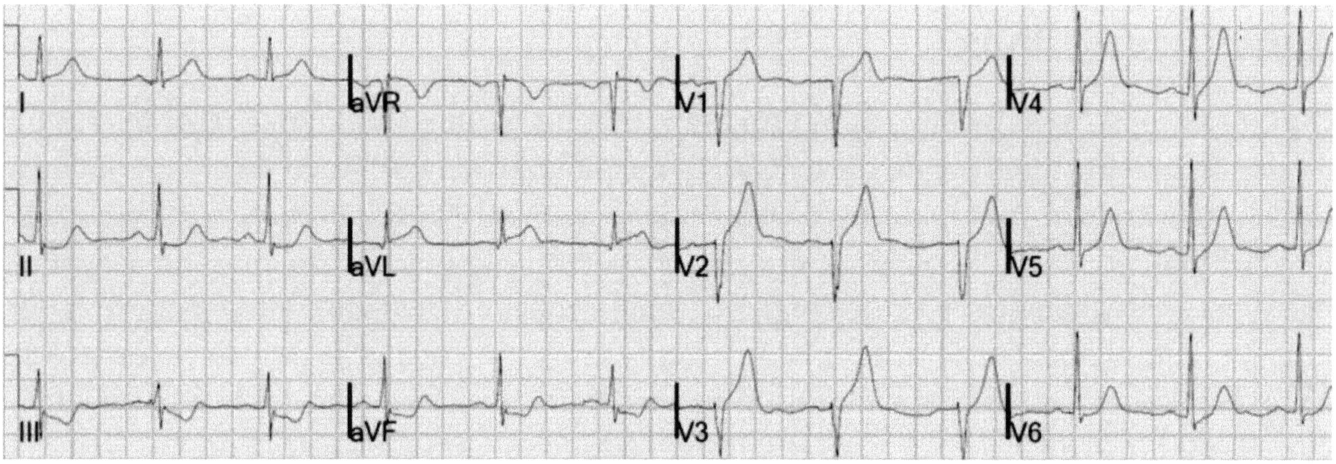

Figura 14-3

Primeiro, podem aparecer bem antes da elevação do segmento ST, indicando isquemia transmural, e segundo, mesmo que a elevação primária do segmento ST esteja presente, as alterações recíprocas podem ser muito mais impressionantes. As alterações recíprocas também aparecerão em uma distribuição vascular, assim como a alteração indicativa da elevação do segmento ST. No entanto, a distribuição vascular estará em uma área oposta. A isquemia transmural na área basolateral (anteriormente lateral alta) resultará em alterações recíprocas nas derivações inferiores. Na Figura 14-3, considerando apenas as derivações dos membros, o que você notou primeiro – a depressão do segmento ST muito evidente nas derivações II, III e aVF... ou a elevação muito sutil do segmento ST na derivação aVL? Observe também que a depressão do segmento ST nas derivações inferiores é recíproca à elevação do segmento ST na derivação aVL – e não às alterações que ocorrem nas derivações precordiais. É claro que tanto a derivação aVL quanto as derivações precordiais estão detectando a mesma isquemia transmural aguda – mas as derivações inferiores (plano frontal) só podem reagir ao desvio do segmento ST na derivação aVL (plano frontal) porque não conseguem ver o que está acontecendo nas derivações precordiais (plano horizontal ou transversal). Os dois planos são perpendiculares e cada um é essencialmente "invisível" para o outro.

Não confunda tecnologia com anatomia. Não existem planos frontal ou horizontal no coração – esses planos existem apenas nos cálculos do próprio eletrocardiógrafo.

Isso não é "isquemia subendocárdica inferior". Não existe "isquemia subendocárdica inferior"! Agora sabemos com certeza que a depressão do segmento ST da verdadeira isquemia subendocárdica não é localizada. Se você observar depressão do segmento ST localizada em uma distribuição vascular específica, especialmente em um paciente com sintomas compatíveis com síndrome coronariana aguda (SCA), considere-a como uma alteração recíproca à isquemia transmural aguda até que se prove o contrário – mesmo que não haja elevação visível do segmento ST (ainda)! Essa é a Regra de Jones!

> **Regra de Jones** | Qualquer depressão do segmento ST no ECG de 12 derivações de um paciente com sintomas compatíveis com síndrome coronariana aguda (SCA) deve ser considerada uma alteração recíproca à isquemia transmural aguda até que se prove o contrário. A elevação do segmento ST pode estar presente ou não no ECG.

Alterações sutis e frequentemente despercebidas no segmento ST-T

Existem alterações no segmento ST e na onda T que muitas vezes passam despercebidas. Antes de começarmos, aqui está um segmento ST normal seguido por uma onda T normal (Figura 14-4a):

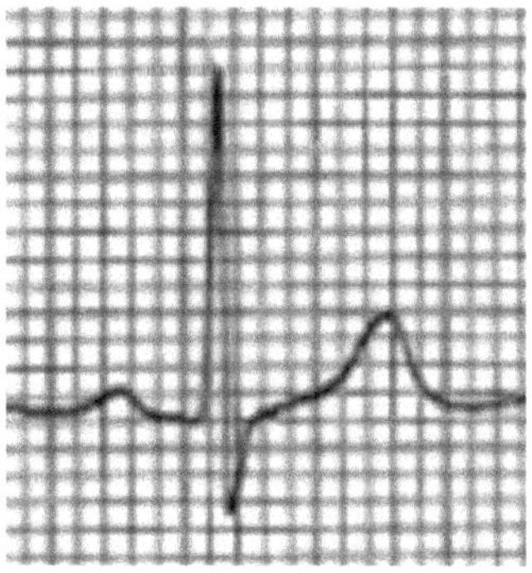

Figura 14-4a

Observe que o segmento ST não permanece na linha de base por muito tempo; ele começa a subir imediatamente. A onda T é ligeiramente assimétrica – o que é normal! Além disso, não há indicação de onde o segmento ST termina e a onda T começa (Figura 14-4a), análogo à transição da Fase 2 para a Fase 3 no potencial de ação (Figura 14-4b). Isso também é *normal*.

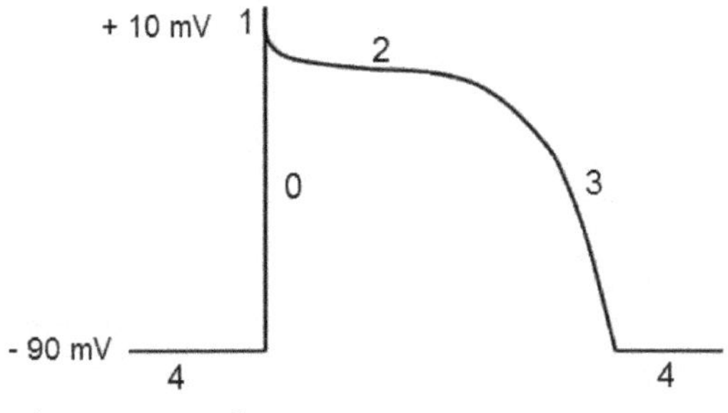

Figura 14-4b

Três sinais sutis de isquemia são *segmentos ST planos*, *ondas T simétricas* e *origem abrupta da onda T a partir do segmento ST*, ou seja, um ângulo agudo é criado no início da onda T onde deveria haver uma curva suave. Não deve ser possível discernir onde o segmento ST termina e a onda T começa.

Vejamos:

Na Figura 14-5, o segmento ST é plano – permanece na linha de base por muito tempo. Qualquer duração superior a três quadradinhos (120 ms) geralmente é muito suspeita de isquemia. A onda T também é bastante simétrica. Isso não é normal. Existe um ângulo agudo indicando o início abrupto da onda T? Não, na verdade não.

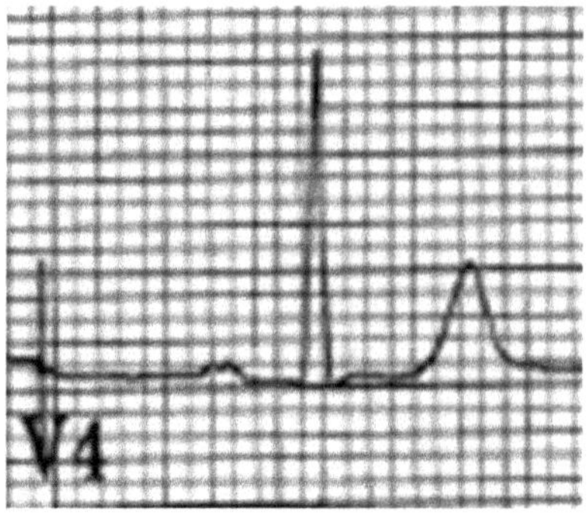

Figura 14-5

PÉROLA | Se você registrasse mil ECGs em pessoas normais, encontraria principalmente ondas T assimétricas, embora uma pequena porcentagem de mulheres normais apresentasse ondas T simétricas (não validado, mas baseado em quase 40 anos de experiência). Sempre considere a simetria da onda T como um sinal sutil de isquemia – especialmente em mulheres. ("Sinal sutil" = um achado com especificidade baixa a moderada)

Vejamos outro exemplo de isquemia sutil:

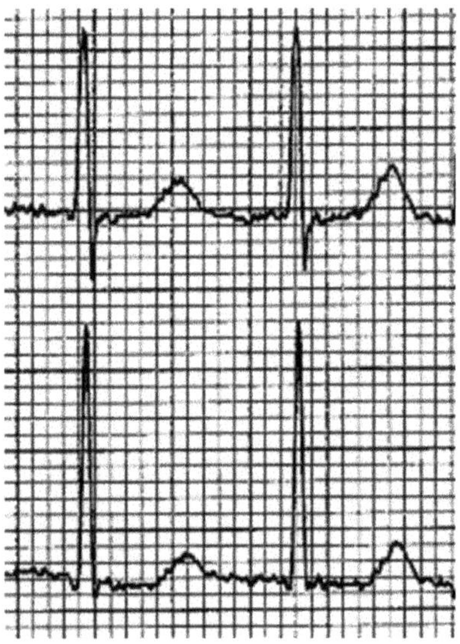
Figura 14-6

O trecho na Figura 14-6 demonstra todos os três sinais de isquemia sutil: segmentos ST planos, ondas T simétricas e um ângulo agudo indicando o início da onda T. Observe como o ângulo entre o segmento ST e o início da onda T é agudo em comparação com o da Figura 14-5.

Vamos colocar a simetria da onda T em perspectiva

Ao examinar minha coleção de ECGs dos tempos em que trabalhava no pronto-socorro do hospital do Texas Heart Institute, fiquei impressionado com a quantidade de ECGs que apresentavam ondas T simétricas.

A maioria era de mulheres, mas alguns eram homens. Claro, essa era uma população com uma grande proporção de doenças cardíacas, então não deveria ser muito surpreendente. Essas pessoas sentiram a necessidade de ir a um pronto-socorro e, em seguida, fizeram um ECG de 12 derivações, então certamente houve algum viés de seleção. A menos que você veja muitos ECGs "de rotina" de pessoas relativamente saudáveis, você também pode notar alguns ECGs com ondas T simétricas em sua prática.

Sinal de Jones

Já leciono eletrocardiografia avançada há muitos anos e existe um sinal que considero particularmente útil para reconhecer as alterações iniciais, muito sutis, da isquemia transmural aguda. Ele se parece com isto (terceiro batimento) (Figura 14-7):

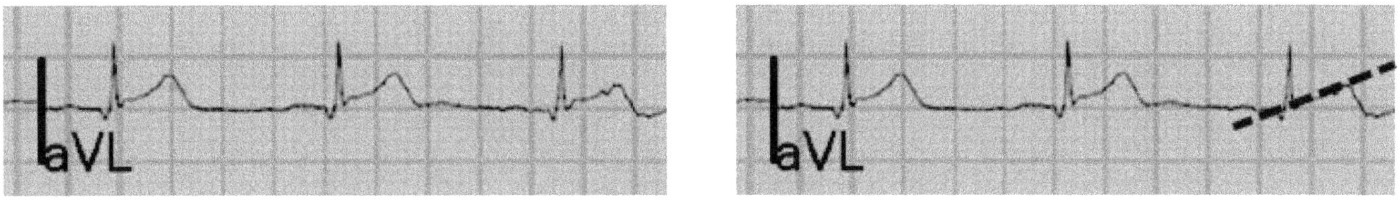

Figura 14-7 | Sinal de Jones

O sinal é o endireitamento de um segmento ST ascendente. No trecho acima (Figura 14-7), você pode observar uma pequena concavidade do segmento ST nos dois primeiros batimentos de cada trecho, mas no terceiro batimento, o segmento ST – embora ainda ascendente – torna-se completamente reto. Já vi referências a esse sinal que remontam a meados do século XX, mas nunca um nome – nunca um epônimo. Em um dos meus cursos intensivos avançados de ECG, anos atrás, eu estava discutindo esse sinal, e uma participante perguntou como ele era chamado. Eu disse que não sabia o nome – então a turma começou a se referir a ele como *sinal de Jones.*

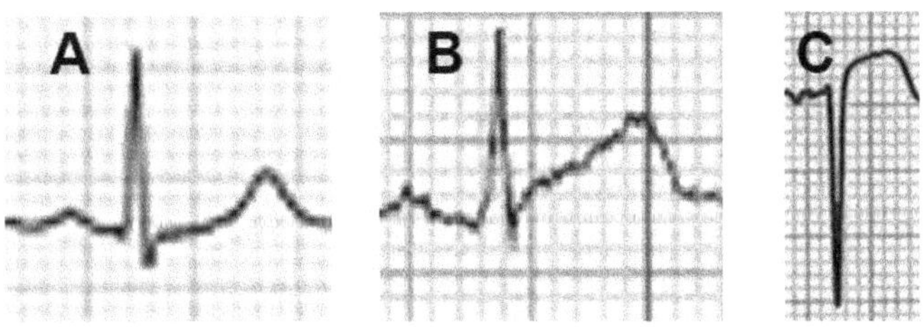

Figura 14-8

Para que o segmento ST faça a transição do trecho A (Figura 14-8), que é normal, para o trecho C, mostrando elevação convexa do segmento ST, em algum momento ele deve passar pela morfologia do trecho B. Um ECG de 12 derivações registrado nesse momento captura um segmento ST subindo de um segmento ST normal para a elevação do segmento ST da isquemia transmural aguda.

PÉROLA | As fases 0, 2 e 3 do potencial de ação são visivelmente alteradas pela isquemia aguda. A altura da onda R e/ou a profundidade da onda S podem ser alteradas (Fase 0), o segmento ST pode sofrer desvio (Fase 2) e as ondas T podem se tornar hiperagudas (Fase 3). Nosso foco principal é o segmento ST (Fase 2) e a onda T (Fase 3), mas devemos estar atentos às alterações no complexo QRS (Fase 0).

Eu nunca considerei isso um equivalente ao IAMCSST, mas é um sinal que você deve considerar muito seriamente se o paciente estiver reclamando de dor no peito. Aqui está outro exemplo do Sinal de Jones (Figura 14-9):

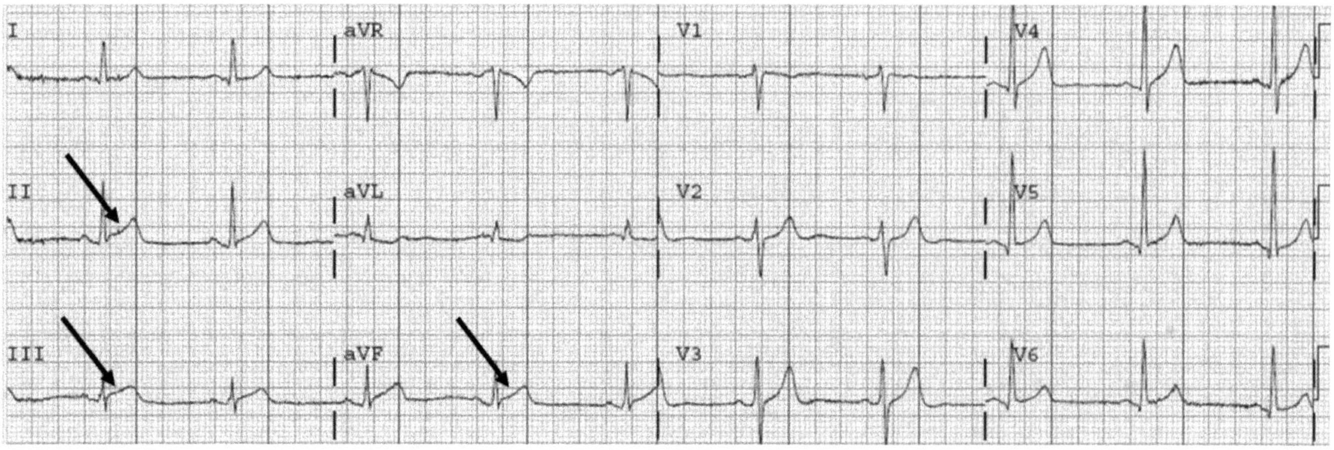

Figura 14-9

O sinal de Jones é mais útil quando há isquemia aguda da parede basolateral (anteriormente "lateral alta") e o eixo médio do QRS (ÂQRS) está próximo de +60°, fazendo com que o QRS na derivação aVL seja muito pequeno (Figura 14-10):

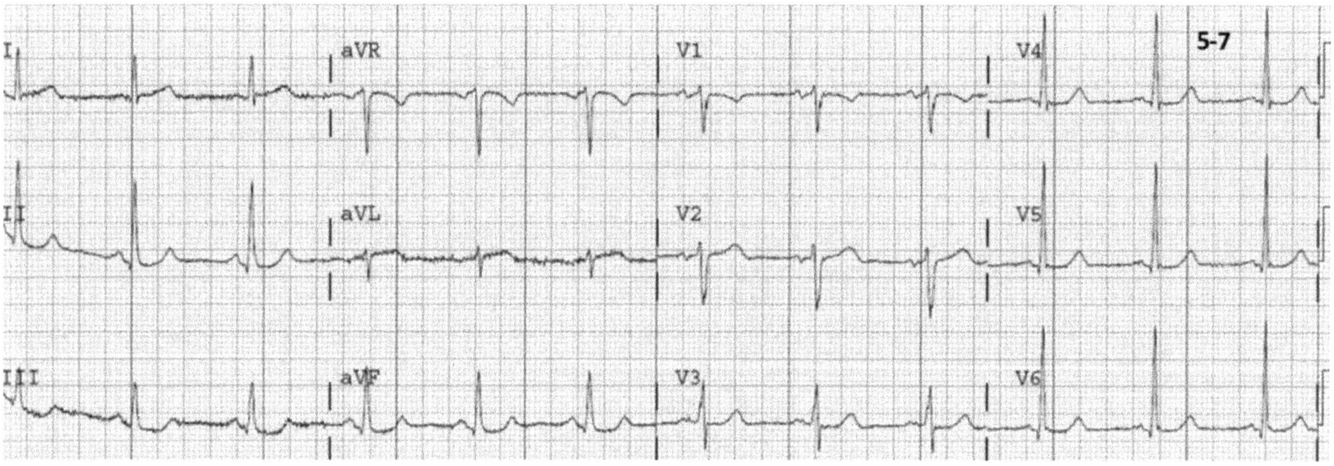

Figura 14-10

Não deixe que um pequeno artefato o distraia da forma do segmento ST e de sua importância.

O ECG de 12 derivações e a determinação da acuidade

Uma das coisas que você deve determinar de tempos em tempos é a acuidade das alterações no ECG. Os pacientes chegam relatando que estão sentindo dor no peito há alguns minutos ou até mesmo horas. Com um pouco de experiência, você começará a notar que alguns ECGs de pacientes com dor no peito por "horas ou dias" parecem bastante agudos quando deveriam parecer subagudos... ou até mesmo mais como um infarto completo. É sempre melhor confiar no que você vê no ECG. O paciente não está necessariamente mentindo – ele pode realmente ter estado sentindo angina instável por 24 a 48 horas e, de repente, a artéria ocluiu completamente, levando-o a procurar atendimento médico (finalmente!).

Como devemos avaliar a acuidade em um ECG de 12 derivações? Esses achados indicam que o episódio isquêmico é agudo:

1. ***Ondas T hiperagudas.***
   Em raras ocasiões, as ondas T hiperagudas podem persistir durante boa parte da isquemia transmural, frequentemente se fundindo com o segmento ST e a porção terminal do QRS para produzir elevação do segmento ST. Mas, geralmente, se você observar ondas T hiperagudas, estará presenciando um processo muito agudo. E, se você observar ondas T hiperagudas em que o início da onda T é separado do ponto J do complexo QRS, a isquemia ainda não se tornou transmural! Isso é muito agudo!

2. ***Ausência de ondas Q de infarto.***
   Este é um caso complexo que requer alguma experiência. As ondas Q de infarto aparecem muitas horas ou até um dia depois – após a reperfusão. Elas não aparecem no início da isquemia transmural aguda. No entanto... as ondas Q de retardo de condução isquêmica podem aparecer na primeira hora após a oclusão e podem já estar presentes quando o paciente chega ao centro médico. Essas ondas Q não implicam em infarto, mas sim em uma lentidão na condução através do tecido isquêmico – não infartado. Ondas Q que aparecem antes dos sinais de reperfusão (resolução da elevação do segmento ST, inversão terminal ou completa da onda T) provavelmente são ondas Q de retardo de condução isquêmica e não ondas Q de infarto. A elevação do segmento ST estará presente. Não haverá inversão terminal da onda T. As ondas Q devido ao retardo de condução isquêmica geralmente desaparecem após a reperfusão.

3. ***Ausência de sinais de reperfusão.***
   A reperfusão ocorre no final do episódio isquêmico. O paciente deve estar sem dor neste momento. Ou o miocárdio foi salvo ou sofreu infarto completo. A situação está resolvida. Os sinais de reperfusão são uma diminuição da elevação do segmento ST e uma inversão das ondas T, começando pela porção terminal. Se não houver inversão terminal da onda T e os segmentos ST ainda estiverem elevados, a isquemia deve ser considerada em curso e ainda na fase aguda.

Leitura recomendada

Birnbaum, Y. Distortion of the Terminal Portion of the QRS on the Admission Electrocardiogram in Acute Myocardial Infarction and Correlation With Infarct Size and Long-Term Prognosis (Thrombolosis In Myocardial Infarction 4 Trial). Am J Cardiol 1996;78:396-403.

Cohn PF, Fox KM, Daly C. Silent myocardial ischemia. Circulation 2003;108:1263—77.

Conti CR. Classic Myocardial Infarction With a Silent 12-Lead Electrocardiogram (How Come?). Clin. Cardiol. 34, 10, 586–587 (2011).

Das, MK, et al. Fragmented Wide QRS on a 12-Lead ECG : A Sign of Myocardial Scar and Poor Prognosis. Circ Arrhythm Electrophysiol 2008;1;258-268.

Duque-González L, et al. The U wave: an ignored wave filled with information. Cardiovascular and Metabolic Science. Vol. 32 No. 4; October-December 2021.

France RJ, Formolo JM, Penney DG. Value of Notching and Slurring of the Resting QRS Complex in the Detection of Ischemic Heart Disease. Clin. Cardiol. 13, 190-196 (1990).

Glancy DL. TV1 taller than TV6 as the only electrocardiographic indication of cardiac diseas e.BUMC PROCEEDINGS 2001;14:303–304.

Hackel DB, Wagner GS. Acute Circumferential Subendocardial Infarction. Clin. Cardiol. 15,373-376 (1992).

14

Reperfusão e suas manifestações no ECG

A reperfusão marca o fim da isquemia e o início da onda T invertida.

Como residente em medicina interna (há muitos anos), aprendemos os três "Is": Isquemia, Lesão e Infarto. Também nos ensinaram que a inversão da onda T era o primeiro sinal de isquemia. Isso foi em 1973. Esse conceito vinha de um artigo publicado em 1943. Em 1957, esse conceito foi totalmente refutado, e foi demonstrado que, em humanos, o primeiro sinal confiável de isquemia em um ECG de 12 derivações eram ondas T hiperagudas. E lá estava eu, em 1973, ainda aprendendo a mesma informação errada que já havia sido refutada 16 anos antes. Mas não vamos parar por aí... estamos em 2024 e, enquanto reunia informações para este livro, me deparei com um site que ensinava "Como Ler um ECG" promovendo essa mesma informação errada... *67 anos depois!*

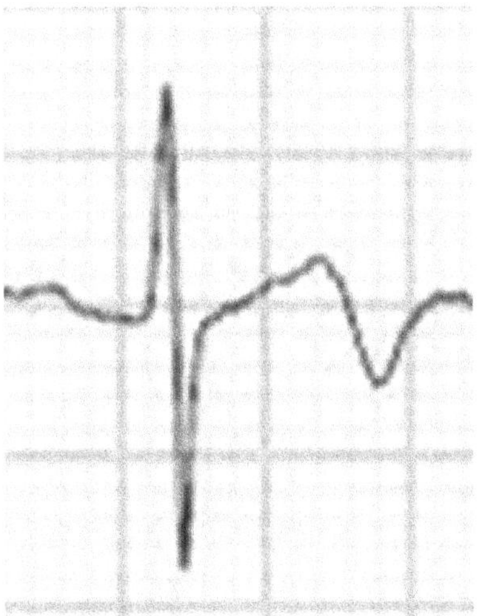

Figura 15-1

A reperfusão marca o fim do episódio isquêmico e é identificada no ECG pela inversão da onda T, começando pela sua porção terminal (Figura 15-1). O paciente deve ficar sem dor neste ponto. A onda T não se inverte até a reperfusão; ela deve estar positiva durante o episódio isquêmico.

Uma onda T invertida não é o primeiro sinal de isquemia. Quem disser isso provavelmente não atualizou seus conhecimentos de ECG desde 1957 (ou seja, 67 anos na data desta publicação)! Será que eles sabem que já fomos à Lua e voltamos?

DICA | A isquemia normalmente inicia uma repolarização mais precoce do que o normal. Isso geralmente envolve a camada epicárdica, porque o epicárdio normalmente inicia a repolarização antes do endocárdio.

Reconhecer a reperfusão no ECG envolve mais do que apenas a inversão da onda T. A elevação do segmento ST deve diminuir em pelo menos 50%... mas 75% seria ainda melhor! Voltando às ondas T, a onda T deve inverter-se em pelo menos 3 mm para que a reperfusão seja considerada bem-sucedida.

Por que a onda T inverte durante a reperfusão?

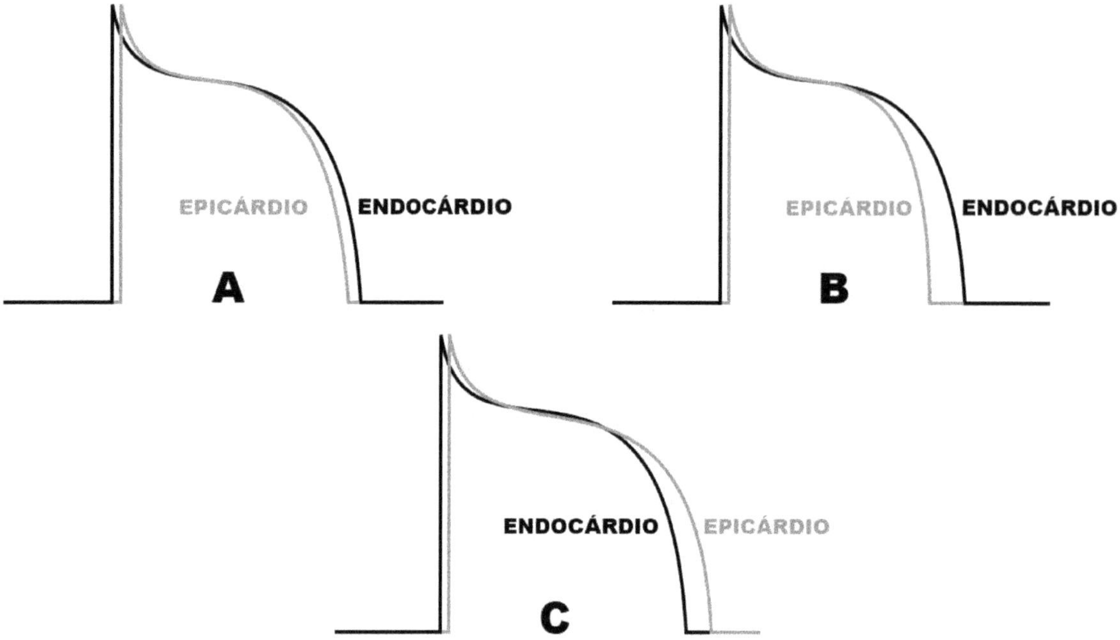

Figura 15-2

Na Figura 15-2A, vemos o miocárdio normal representado por dois potenciais de ação (um preto e um cinza) de miócitos ventriculares em atividade. O potencial de ação preto representa o endocárdio e o potencial de ação cinza representa o epicárdio. O epicárdio repolariza (retorna à linha de base) primeiro porque – de todas as camadas – possui a maior abundância de canais IKS, responsáveis pela eliminação de K+ da célula. O subscrito "S" significa LENTO, pois esses canais demoram a ativar e são mais ativos durante a Fase 3. Observe que a distância entre as inclinações da Fase 3 para o endocárdio e o epicárdio na repolarização completa não é muito grande. Portanto, a onda T – embora positiva – não é muito larga.

PÉROLA | Quando o epicárdio repolariza ANTES do endocárdio, a onda T será positiva.

Na Figura 15-2B, vemos que o epicárdio está repolarizando muito antes do endocárdio. Não se engane: AMBAS as camadas estão isquêmicas e o endocárdio também está repolarizando mais cedo – mas não tanto quanto o epicárdio. Agora observe a diferença de tempo entre as duas camadas na repolarização completa. É maior! Isso significa que a onda T é tanto positiva quanto ampla! O que isso soa? Ondas T hiperagudas! Como as ondas T hiperagudas são fenômenos subendocárdicos, a isquemia epicárdica provavelmente está na camada subepicárdica profunda e ainda não atingiu a superfície epicárdica. Em outras palavras, ainda não é totalmente transmural.

Na Figura 15-2C, vemos os efeitos da reperfusão. A artéria epicárdica foi reaberta e o sangue está fluindo novamente por ela. As camadas epicárdica e subepicárdica serão as primeiras a se beneficiar, portanto o epicárdio não está mais repolarizando tão cedo quanto durante a isquemia. No entanto, as camadas endocárdicas ainda não se beneficiaram da reperfusão: elas ainda estão um tanto isquêmicas e, devido a essa isquemia, o subendocárdio está repolarizando antes do epicárdio.

PÉROLA | Quando o endocárdio inicia a repolarização ANTES do epicárdio, a onda T estará invertida.

DICA | Quando a inversão da onda T aparece no ECG de 12 derivações em uma distribuição vascular, com ou sem elevação do segmento ST, em um paciente, com ou sem dor torácica, sempre considere primeiro a presença de ondas T de reperfusão. Isso sugere fortemente um infarto do miocárdio subagudo ou, pelo menos, recente. Em seguida, você pode considerar 1) embolia pulmonar aguda, 2) cardiomiopatia hipertrófica apical, 3) cardiomiopatia de Takotsubo, 4) cardiomiopatia arritmogênica, 5) o terceiro estágio da pericardite aguda e 6) o padrão de onda T juvenil.

Durante a reperfusão, a diminuição da elevação do segmento ST e a inversão da onda T nem sempre são perfeitamente sincronizadas. A inversão terminal da onda T começa enquanto ainda há elevação do segmento ST. Compare isso com a pericardite aguda, na qual a inversão da onda T não começa até que o segmento ST retorne à linha de base. O mesmo se aplica à cardiomiopatia de Takotsubo.

PÉROLA | O diagnóstico de pericardite aguda é traiçoeiro para um intérprete de ECG inexperiente. Se a elevação do segmento ST ainda estiver presente quando a onda T começar a inverter, você provavelmente está vendo a resolução de um infarto agudo do miocárdio. Se a elevação do segmento ST tiver se resolvido completamente antes do início da inversão da onda T, você provavelmente está vendo o terceiro estágio da pericardite aguda. No entanto, há muito mais a considerar no diagnóstico da pericardite aguda e em sua diferenciação da isquemia e reperfusão agudas (consulte o Capítulo 26).

Leitura recomendada

Atar S, et al. Electrocardiographic markers of reperfusion in ST-elevation myocardial infarction. Cardiol Clin 24 (2006) 367–376.

Bayes de Luna A, et al. Negative T Wave in Ischemic Heart Disease: A Consensus Article. Ann Noninvasive Electrocardiol 2014;19(5):426–441.

Hira, R.S., Moore, C., Huang, H.D., Wilson, J.M., & Birnbaum, Y. (2014). T wave inversions in leads with ST elevations in patients with acute anterior ST elevation myocardial infarction is associated with patency of the infarct related artery. Journal of electrocardiology, 47 4, 472-7.

Santoro, G.M., Antoniucci, D., Valenti, R., Bolognese, L., Buonamici, P., Trapani, M., Boddi, V., & Fazzini, P.F. (1997). Rapid reduction of ST-segment elevation after successful direct angioplasty in acute myocardial infarction. The American journal of cardiology, 80 6, 685-9.

Vaturi, M., & Birnbaum, Y. (2004). The Use of the Electrocardiogram to Identify Epicardial Coronary and Tissue Reperfusion in Acute Myocardial Infarction. Journal of Thrombosis and Thrombolysis, 10, 5-14.

Wehrens XH, et al. A comparison of electrocardiographic changes during reperfusion of acute myocardial infarction by thrombolysis or percutaneous transluminal coronary angioplasty. Am Heart J. 2000 Mar;139(3):430-6.

Wellens HJJ. The electrocardiographs signs of reperfusion. In: The ECG in Acute Myocardial Infarction and Unstable Angina. Developments in Cardiovascular Medicine, Vol 245. Springer, Boston, MA. (2002).

15

Reconhecendo os sinais de isquemia

Os Sinais Sutis de Isquemia Transmural Aguda ("IAM")

Algumas isquemias transmurais agudas são tão óbvias que um iniciante na interpretação de ECG pode reconhecê-las facilmente. Mas muitas outras são sutis e não se prestam ao reconhecimento imediato. No entanto, elas geralmente deixam "pistas" ou "sugestões" para que você as observe com muito mais atenção. É nessas que nos concentraremos – aquelas que você corre o risco de interpretar erroneamente ou ignorar completamente. Esta discussão se aplicará à análise de todas as suspeitas de oclusão da artéria coronária. Vamos começar...

Há elevação do segmento ST (STE) em um padrão vascular?

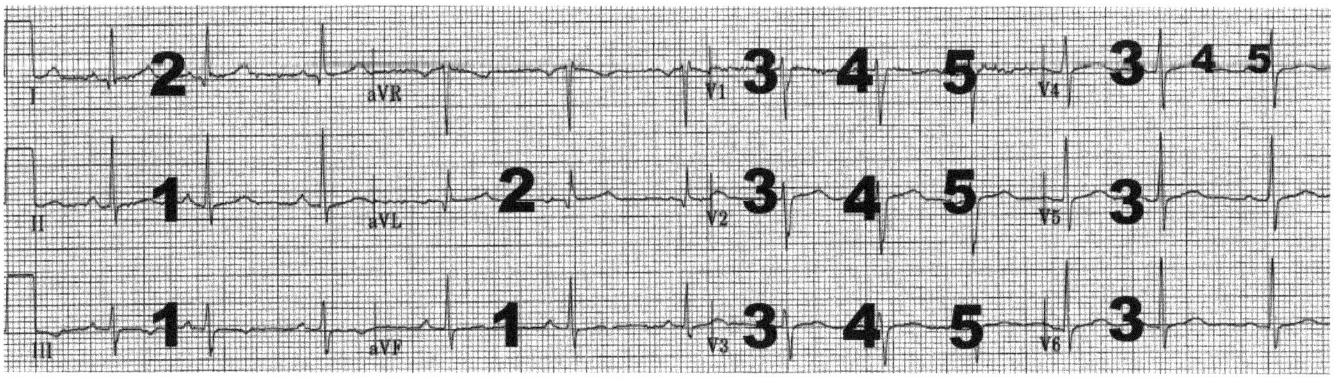

Figura 16-1

1 – Parede Inferior do Ventrículo Esquerdo

2 – Parede Basolateral (anteriormente "lateral alta") do Ventrículo Esquerdo

3 – Parede Anterior Extensa do Ventrículo Esquerdo

4 – Parede Inferolateral do Ventrículo Esquerdo (apenas depressão do segmento ST)

5 – Ventrículo Direito Anterior

6 – V7-V9: Parede Inferolateral do Ventrículo Esquerdo (elevação do segmento ST)

A elevação do segmento ST é muito eficaz para localizar a área de isquemia (Figura 16-1), portanto, observar se ela está limitada a um padrão vascular específico no ECG de 12 derivações é o nosso primeiro passo. Não se preocupe com a depressão do segmento ST ainda – chegaremos a isso mais tarde. Se você não tiver certeza sobre os padrões vasculares no ECG de 12 derivações, revise a última seção do Capítulo 5 ("Padrões Vasculares no ECG de 12 Derivações") ou estude a Figura 16-1. Se houver elevação do segmento ST, ela é causada por isquemia aguda?

Amplitude da Onda R

O primeiro sinal de isquemia aguda provavelmente é algo que você nunca reconhecerá ou sequer terá a oportunidade de presenciar. Trata-se de um aumento na amplitude da onda R na área isquêmica, que pode ocorrer no início da isquemia transmural. O miocárdio isquêmico conduz o impulso elétrico mais lentamente, de modo que os tecidos normais completam a despolarização antes da despolarização na área isquêmica. Assim, as ondas R na área isquêmica não encontram oposição de forças de cancelamento e parecem maiores. Este é um fenômeno muito transitório e precoce, e provavelmente não será notado sem um registro contínuo que se inicie com o início da dor.

O Capítulo 24 – "Isquemia e suas Simulações" é dedicado às "simulações" de um infarto agudo do miocárdio oclusivo (IAM).

Ondas T hiperagudas

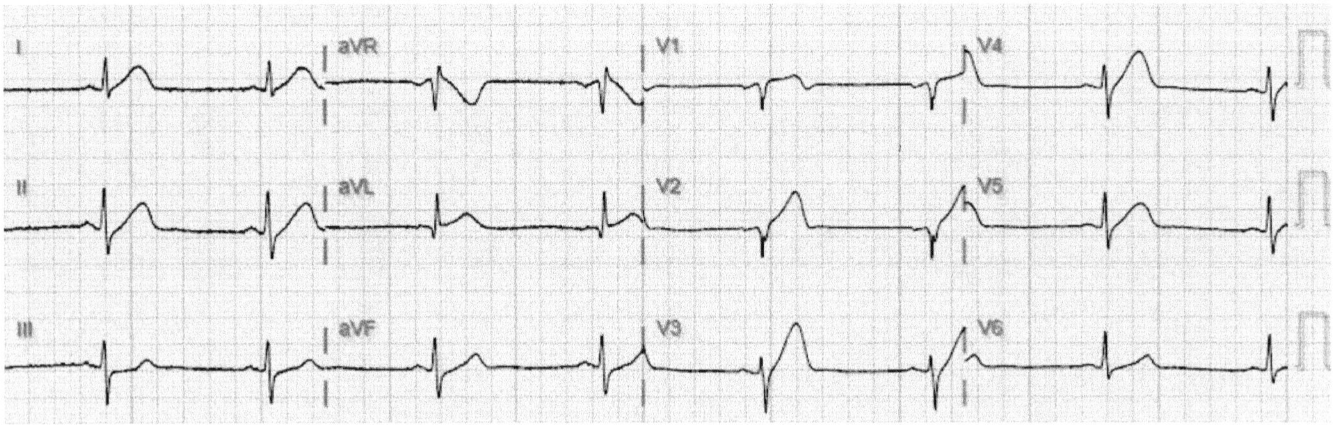

Figura 16-2

Qual é o primeiro sinal *confiável* que pode ser visto em um ECG de 12 derivações que indica uma isquemia aguda, prestes a se tornar transmural? ***Ondas T hiperagudas!*** As ondas T hiperagudas são um *fenômeno subendocárdico* observado pouco antes da isquemia *atingir a superfície epicárdica*. Este é o melhor momento para detectar uma isquemia potencialmente transmural e interromper sua progressão. Ao contrário da depressão do segmento ST da isquemia subendocárdica, as ondas T hiperagudas são ligeiramente melhores em localizar onde a isquemia transmural aparecerá. Elas tendem a ocorrer nas derivações que em breve manifestarão elevação do segmento ST – mas algumas derivações podem não progredir além das ondas T hiperagudas. Algumas ondas T hiperagudas regridem e desaparecem sem progredir para elevação do segmento ST porque podem aparecer em derivações sobrejacentes a áreas do miocárdio ricas em circulação colateral e/ou que se beneficiaram do pré-condicionamento isquêmico.

O ECG na Figura 16-2 exibe ondas T hiperagudas nas derivações I, II, provavelmente aVL e nas derivações V2-V5. No plano frontal, podemos observar que as ondas T hiperagudas estão presentes não apenas nas derivações esquerdas, mas também em uma das derivações inferiores – a Derivação II. Por quê? Não se esqueça de que a Derivação II, além de ser uma derivação inferior, também é uma derivação esquerda. A onda T invertida na Derivação aVR também parece muito maior do que o normal para essa derivação. A Derivação aVR não é uma derivação esquerda. É a derivação mais à direita de todas! Então, por que ela apresenta uma onda T hiperaguda invertida? Vamos dar uma olhada rápida na grade de referência hexaxial (Figura 16-3):

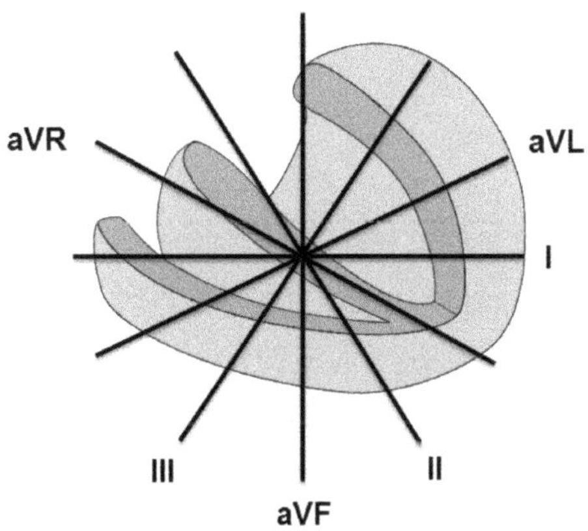

Figura 16-3

Observe que os polos positivos das derivações aVR e II estão separados por 150°, assim como os polos positivos das derivações aVR e I. Essa é a mesma separação entre as derivações III e aVL. Portanto, assim como as derivações III e aVL, as derivações II e aVR, e as derivações I e aVR, podem agir reciprocamente – e é exatamente por isso que a derivação aVR apresenta uma onda T hiperaguda negativa: porque a derivação II está manifestando uma onda T hiperaguda *positiva* e a onda T na derivação I também é hiperaguda!

PÉROLA | O fato de duas derivações poderem agir reciprocamente não significa que isso ocorrerá em todas as circunstâncias. Por exemplo, as derivações V1 e V6 estão localizadas de forma que possam agir reciprocamente, e às vezes o fazem – *mas geralmente não!*

PÉROLA | As ondas T hiperagudas não se limitam apenas às ondas T *positivas* – as ondas T *invertidas* também podem ser hiperagudas! A Figura 16-2 é um bom exemplo. Além disso, ondas T grandes e invertidas nas derivações V1 a V3 devem ser consideradas no diagnóstico de infarto agudo do miocárdio inferior. Essas ondas T podem representar o inverso das ondas T hiperagudas na região inferolateral do ventrículo esquerdo (derivações V7, V8 e V9).

As ondas T hiperagudas clássicas são altas, largas e simétricas, localizadas na distribuição vascular da isquemia. Observe a ênfase em "largas". As ondas T hiperagudas são denominadas *isquemia tipo 1 de Sclarovsky-Birnbaum.* Ela pode (e geralmente progride) para pelo menos o tipo 2 (elevação do segmento ST não superior a 50% da altura da onda R). No entanto, a isquemia tipo 1 pode se resolver espontaneamente e interromper a progressão se houver circulação colateral suficiente para a área afetada e/ou *pré-condicionamento isquêmico.* Assim, o paciente pode estar apresentando uma síndrome coronariana aguda e você pode observar apenas as ondas T hiperagudas, que se resolvem espontaneamente.

Nem todas as ondas T hiperagudas são altas, mas todas são muito *mais largas do que uma onda T normal* (Figura 16-4). As ondas T hiperagudas na Figura 16-4 não são mais altas do que as ondas r septais na derivação V1 – mas ainda assim são hiperagudas!

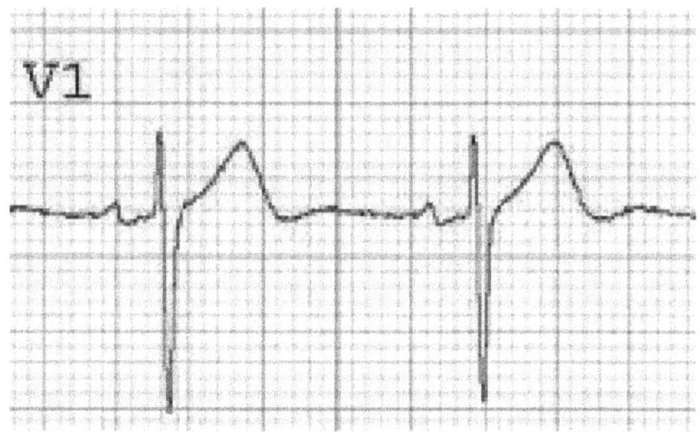

Figura 16-4

O que você acha das ondas T nas derivações V4 e V5 na Figura 16-5? Elas parecem hiperagudas para você? Deixe-me ser o primeiro a dizer que o *contexto desempenha um papel importante aqui.* Após revisar este ECG, embora as derivações V4 e V5 provavelmente representem hiperagudez, certamente a derivação V6 não representa. Há algo que você deve notar: existe uma diferença significativa na amplitude dos complexos QRS que as grandes ondas T seguem. *Despolarizações* maiores tendem a resultar em *repolarizações* maiores. Novamente... você só precisa *suspeitar* de isquemia.

Vamos considerar um cenário específico na Figura 16-6: Quando a maioria das pessoas vê este ECG, elas imediatamente apontam para as "ondas T hiperagudas", especialmente quando eu digo que o paciente está com dor no peito. Mas então eu digo que o paciente é um homem de 29 anos com excelente saúde que recentemente começou um regime de levantamento de peso sem supervisão e agora tem dor no peito que piora quando você pressiona bem... ALI (ai!). Portanto, o foco agora muda da isquemia aguda para um problema não cardíaco. Vamos analisar todos os sinais neste ECG (Figura 16-6) que nos dizem: "ISTO NÃO É UM IAM AGUDO!"

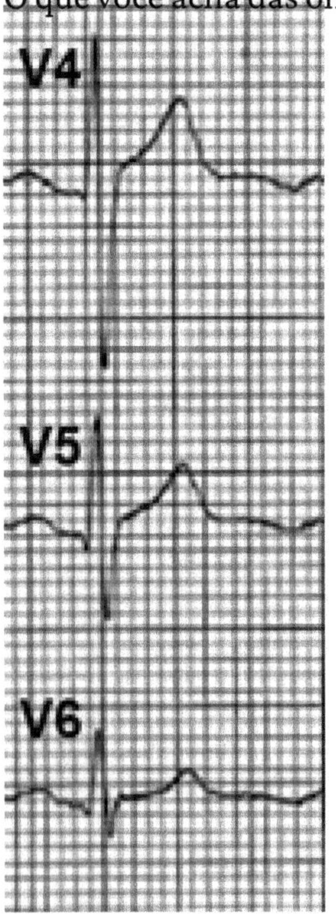

Figura 16-5

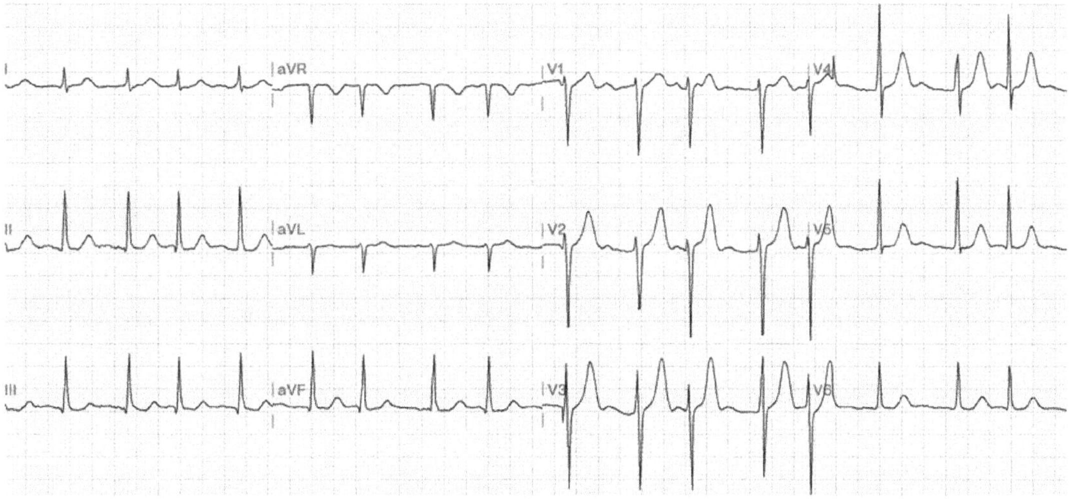

Figura 16-6

1. As ondas T altas, "hiperagudas", aparecem apenas nas derivações com complexos QRS muito grandes. Os complexos QRS menores têm ondas T muito menores e com tamanho mais apropriado. Lembre-se: *a onda S faz parte do QRS*. Quando falamos da amplitude do QRS, incluímos a onda R MAIS a onda S. Muitas pessoas tendem a considerar apenas a onda R.

2. Todas as ondas T têm bases relativamente estreitas. Todas as ondas T hiperagudas terão bases largas – todas elas! Reconhecer com segurança a diferença entre uma base estreita e uma larga requer prática e experiência.

3. Não há indicação de isquemia nas derivações do plano frontal: sem elevação do segmento ST, sem ondas T hiperagudas e sem alterações recíprocas do segmento ST.

4. Há uma progressão normal da relação R/S da derivação V1 à derivação V6. A relação é maior na derivação V4 ou V5 e depois diminui.

Continue lendo para uma discussão mais aprofundada sobre os sinais de isquemia aguda...

Alterações Recíprocas

Você precisará saber onde procurar por alterações recíprocas. Lembre-se do primeiro e segundo corolários da Regra de Jones: 1) as alterações recíprocas podem aparecer ANTES da alteração primária de elevação do segmento ST nas derivações afetadas e 2) mesmo quando a elevação do segmento ST e as alterações recíprocas estão presentes no ECG, as alterações recíprocas podem parecer muito mais impressionantes do que a elevação primária do segmento ST. *Não se engane!* A elevação do segmento ST é o verdadeiro problema – *não* a depressão do segmento ST de uma alteração recíproca, que, como você aprenderá, na verdade representa miocárdio NORMAL!

No plano frontal (derivações dos membros), existem dois conjuntos de pares recíprocos: Derivações III e aVL e Derivações aVR e II. Em teoria, como a Derivação I está à mesma distância da Derivação aVR que a Derivação II (150°), ela também deveria manifestar alterações recíprocas com a Derivação aVR. Com base na minha experiência, nunca achei que a potencial reciprocidade entre a Derivação aVR e a Derivação I fosse de muita ajuda clínica ou eletrocardiográfica. Por outro lado, a compreensão da reciprocidade entre a Derivação III e a Derivação aVL é vital para a interpretação correta dos ECGs! Na verdade, a reciprocidade ocorre entre as Derivações II, III e aVF e entre as Derivações I e aVL. No entanto, *você só precisa se preocupar com a Derivação III e a Derivação aVL* (Figura 16-7).

Lembre-se: quaisquer duas derivações *no mesmo plano* com mais de 90° de separação podem agir reciprocamente (embora isso possa não ser perceptível).

Existem, no entanto, algumas surpresas no plano horizontal (derivações precordiais). Primeiro, as *derivações anteriores* (V1 – V3) NÃO são recíprocas às *derivações inferiores* (II, III, aVF). As derivações anteriores são recíprocas às derivações posteriores! As derivações V1 – V3 são recíprocas às derivações V7 – V9. O infradesnivelamento do segmento ST nas derivações V1 – V3 associado à isquemia inferolateral é uma alteração recíproca à elevação do segmento ST que ocorre nas derivações V7 – V9... mas você pode não ter percebido isso *porque nenhuma derivação posterior foi registrada.* Quando há elevação do segmento ST nas derivações V1 – V3 devido a uma oclusão proximal da artéria descendente anterior esquerda (DAE), as derivações V7 – V9 manifestam infradesnivelamento do segmento ST, mas, novamente... você pode não ter percebido isso porque nenhuma derivação posterior foi registrada.

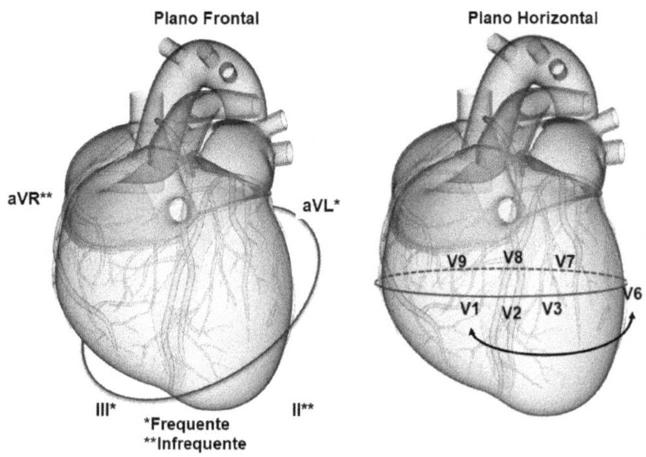

Figura 16-7

Para diagnosticar isquemia transmural inferolateral aguda (IAM), as derivações posteriores precisam de apenas 0,5 mm de elevação do segmento ST. Os eletrodos dessas derivações estão muito mais distantes da superfície isquêmica que estão registrando. Consequentemente, os complexos QRS e os desvios do segmento ST tendem a ser muito menores do que na região anterior, onde os eletrodos estão muito próximos da superfície do coração.

Existe um segundo par de derivações recíprocas no plano horizontal: a derivação V1 é recíproca às derivações V5 e V6. Elas estão suficientemente separadas para que as derivações V5 e V6 possam atuar reciprocamente à derivação V1. Um exemplo importante é a presença de depressão do segmento ST na derivação V5 com oclusão da artéria descendente anterior esquerda proximal a S1.

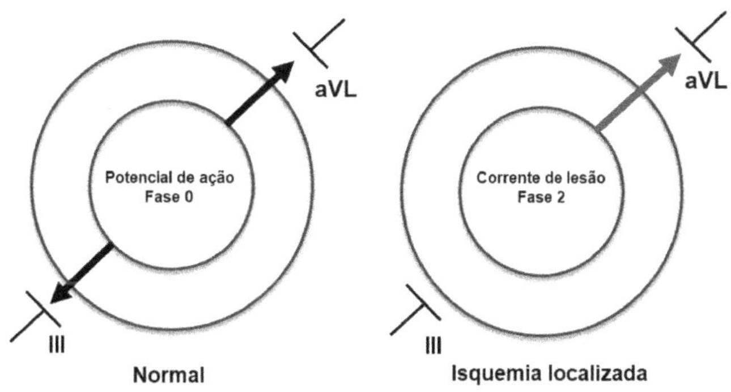

Figura 16-8

E como mencionei em uma das minhas outras dicas valiosas, o fato de duas derivações serem recíprocas não as obriga a agir de forma recíproca *o tempo todo. As condições devem ser favoráveis para que ocorram alterações recíprocas.* Normalmente, a despolarização e a repolarização em um lado do coração ocorrem quase simultaneamente com suas contrapartes no lado oposto, e seus respectivos vetores se movem em direções opostas (Figura 16-8, "Normal"). Para que uma alteração recíproca se torne reconhecível em um ECG de 12 derivações, um lado do ventrículo torna-se isquêmico e *manifesta uma corrente de lesão durante a Fase 2 (o segmento ST)*. Em contraste, o lado oposto normal está calmo porque foi totalmente despolarizado durante a Fase 0 *e momentaneamente não apresenta atividade elétrica líquida* (Figura 16-8, "Isquemia Localizada").

A Figura 16-9 mostra que não ocorre troca iônica líquida durante a Fase 4 (o segmento T-P) e muito pouca troca iônica líquida durante a Fase 2 (o segmento ST). Embora haja, de fato, uma troca iônica líquida muito pequena durante a Fase 2, ela é pequena o suficiente para permitir que o eletrodo localizado oposto ao eletrodo com elevação do segmento ST registre o que está acontecendo no lado oposto do ventrículo.

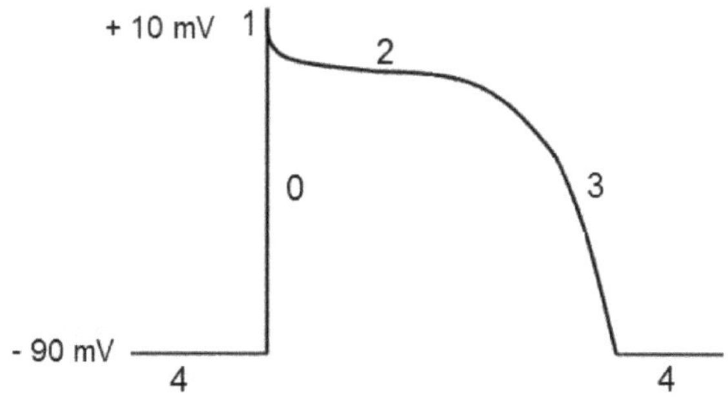

Figura 16-9

Na Figura 16-8 ("Isquemia Localizada"), o eletrodo da Derivação III consegue visualizar a atividade abaixo do eletrodo da Derivação aVL porque está "olhando" através do miocárdio normal, calmo e momentaneamente despolarizado. Ele "vê" a cauda negativa da corrente da lesão viajando para longe do eletrodo da Derivação III e em direção ao eletrodo da Derivação aVL e, assim, inscreve uma deflexão reciprocamente negativa. Essa é a base para as alterações recíprocas na isquemia miocárdica aguda. A seguinte PÉROLA é muito importante...

PÉROLA | As alterações recíprocas são sempre visualizadas através do *miocárdio normal e não isquêmico.* Percebo que parece isquemia subendocárdica, mas não é! Se um eletrodo apresenta uma alteração recíproca, *o miocárdio abaixo dele deve estar normal!* Essa é a base da Regra de Jones! É também a base para toda depressão do segmento ST *isquêmica* que não segue um padrão vascular. E – ao contrário da opinião de alguns autores – um eletrodo não pode agir reciprocamente a outro que já esteja agindo reciprocamente!

Determinação do Grau de Isquemia (Graus de Isquemia de Sclarovsky-Birnbaum)

Lembre-se dos três graus de isquemia:

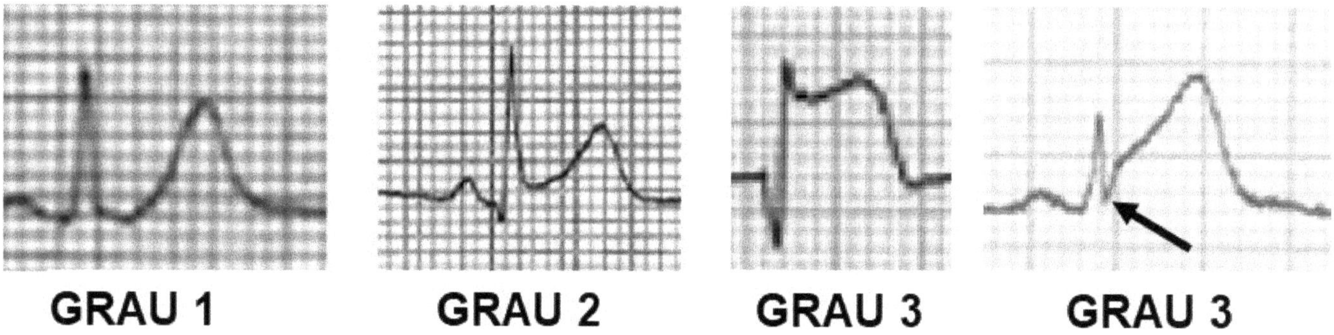

Figura 16-10

Grau 1 – Ondas T hiperagudas

Grau 2 – Elevação do segmento ST até 50% da altura da onda R em um complexo qR

Grau 3 – Elevação do ponto J ≥ 50% da altura da onda R em um complexo qR ou perda da profundidade da onda S em um complexo rS

Considerando a Figura 16-10, uma isquemia miocárdica aguda pode não progredir além do Grau 1 (ondas T hiperagudas). Se houver boa circulação colateral e pré-condicionamento isquêmico adequado, a isquemia pode se resolver espontaneamente nesse ponto. O mesmo pode ocorrer com a isquemia de Grau 2.

A síndrome de Wellens provavelmente representa exatamente isso – eventos isquêmicos de Grau 1 ou Grau 2 que se resolveram espontaneamente (ou seja, reperfundiram), e o paciente não apresenta nenhuma sequela além de *um histórico muito característico* e *algumas ondas T invertidas* (*de reperfusão*) no ECG.

A isquemia de Grau 3 é uma questão completamente diferente. Manifesta-se de duas formas (Figura 16-8), que podem estar presentes no mesmo ECG. A circulação colateral e o pré-condicionamento isquêmico estão ausentes ou são completamente inadequados. Mesmo quando a revascularização é realizada em tempo hábil, *o dano já foi causado*. VOCÊ é a única esperança do paciente!

Os três graus de isquemia podem estar presentes no mesmo ECG. Algumas áreas do coração podem progredir mais rapidamente para um grau mais elevado do que outras. Seu diagnóstico do grau de isquemia será o grau mais elevado de isquemia presente.

Progressão da Onda R (Progressão da Relação R/S) Através do Precórdio

Isso provavelmente não será um problema durante a isquemia aguda, mas pode ser observado durante a fase subaguda, pós-isquêmica – por exemplo, quando um paciente procura atendimento médico dois ou três dias após ter sofrido um infarto do miocárdio. No entanto, lembre-se de que a maioria dos exemplos de "progressão deficiente da onda R" NÃO são causados por um infarto do miocárdio anterior prévio. Embora a progressão da onda R na Figura 16-11 pareça muito preocupante, uma rápida olhada nas derivações do plano frontal revela um bloqueio fascicular anterior clássico. Isso mesmo! Bloqueios fasciculares anteriores ocorrem frequentemente sem um bloqueio de ramo direito completo concomitante! Há também alguma hipertrofia ventricular esquerda (HVE) presente.

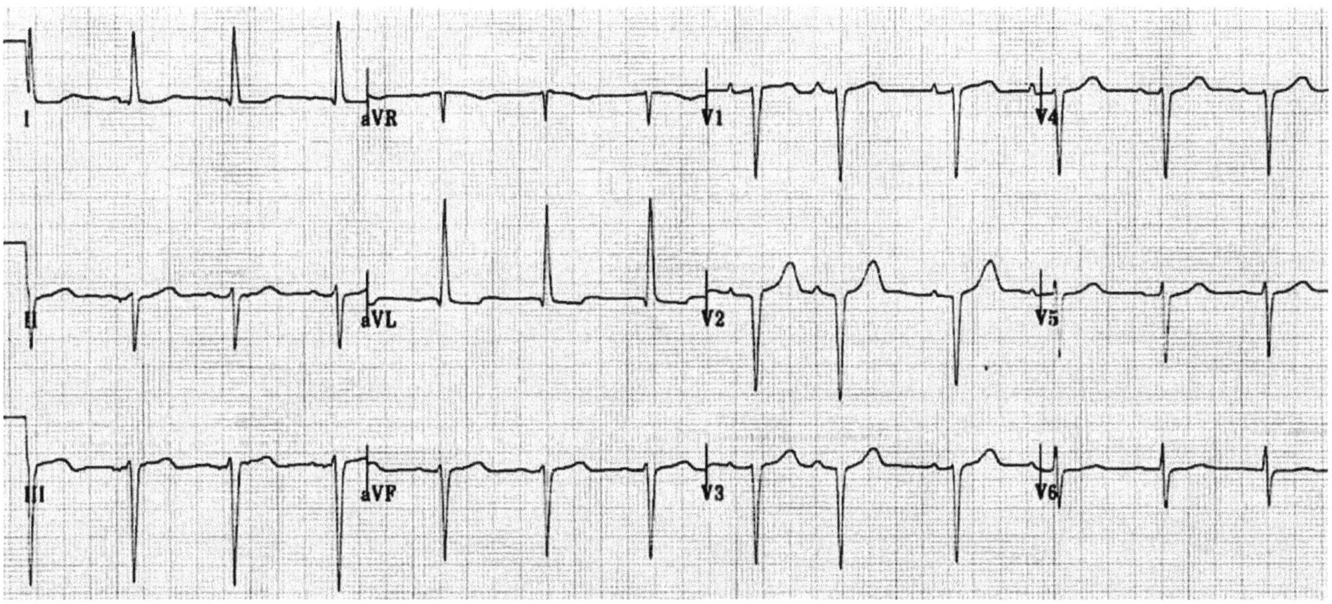

Figura 16-11

Onda T na derivação V1 mais alta que a onda T na derivação V6

Este achado é mais indicativo de doença cardíaca hipertensiva, que frequentemente resulta em hipertrofia ventricular esquerda, levando, em muitos casos, à doença cardíaca isquêmica. Eu consideraria este achado um diagnóstico bastante "inconclusivo". Como o ventrículo esquerdo está localizado mais posteriormente, atrás do ventrículo direito, em vez de à sua esquerda, sua hipertrofia resultará em um vetor QRS médio direcionado posteriormente em direção à grande massa ventricular. Isso resultará em uma onda S profunda nas derivações precordiais direitas V1 e V2. Antes que a HVE se torne crítica e desenvolva uma anormalidade secundária de repolarização, o vetor da onda T estará direcionado no sentido oposto ao vetor QRS, resultando em uma onda T grande e positiva nessas mesmas derivações (derivações V1 e V2). Um exemplo disso é mostrado na Figura 16-11. Observe alguns ECGs normais. Você verá que, na maioria das vezes, a derivação V6 apresenta ondas R altas e, correspondentemente, ondas T altas.

Ondas U invertidas

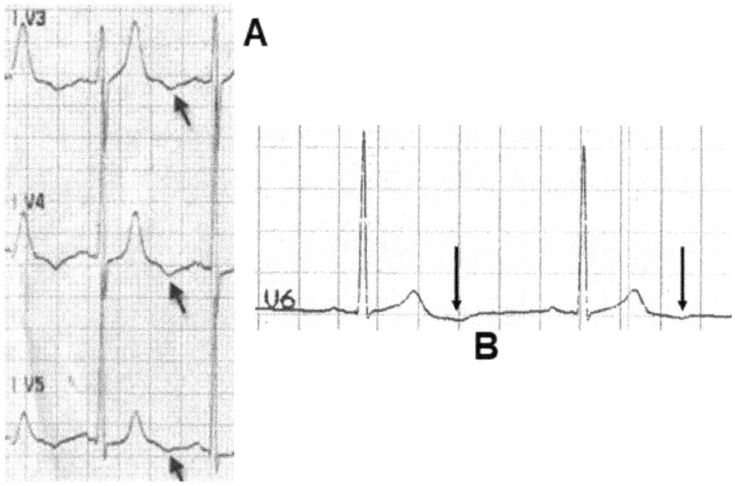

Figura 16-12

Ondas em U invertidas (Figura 16-12) são um sinal muito sugestivo de doença cardíaca isquêmica e oclusão ou suboclusão proximal da artéria descendente anterior esquerda (DAE) – tanto aguda quanto crônica. Infelizmente, esse achado é frequentemente ignorado pela maioria dos intérpretes de ECG. Aqui estão alguns exemplos (Figura 16-12):

Lembre-se: não deve haver negatividade entre o final da onda T e o início da onda P em circunstâncias normais. Há apenas duas deflexões negativas possíveis nesse intervalo: *uma onda em U invertida* ou *uma onda P' retrógrada não conduzida.* As ondas em U invertidas na Figura 16-12A são provavelmente as ondas em U invertidas mais óbvias que você verá. Elas são tipicamente muito sutis. Na Figura 16-12B, você pode ver como elas podem estar um pouco alargadas e ainda mais sutis (e facilmente ignoradas!).

Como o traçado se compara a um traçado anterior?

Isso deve ser óbvio. Tente usar o ECG mais recente sempre que possível.

Faça um ecocardiograma, se possível.

Uma anormalidade regional na movimentação da parede é um forte indicador de isquemia/infarto agudo do miocárdio. A miocardite aguda também pode se apresentar com uma anormalidade regional na movimentação da parede. Isso pode complicar as coisas, porque o paciente com miocardite aguda pode apresentar sintomas exatamente iguais aos de um paciente com IAM. Se *não houver anormalidade na movimentação da parede*, você descartou um IAM agudo, mas ainda não descartou a miocardite aguda. A cardiomiopatia de Takotsubo apresentará anormalidades na movimentação da parede, mas elas serão mais características dessa doença.

As áreas mais frequentemente negligenciadas...

Se o ECG não for diagnóstico e a dor do paciente sugerir SCA, registre as derivações direitas e posteriores. Alguns "especialistas" dirão para não obter um ECG direito se não houver IAM inferior, mas acho que eles interpretaram mal as questões que envolvem os infartos do ventrículo direito. Todos os IAMs inferiores devem ter um ECG direito. No entanto, quando o paciente apresenta dor torácica plausível e o ECG permanece não diagnóstico, você deve continuar investigando. De três a cinco por cento de TODOS os infartos são infartos do ventrículo direito *sem elevação do segmento ST inferior*. Continue procurando!

A oclusão da artéria circunflexa esquerda (ACx) é a causa mais comum de isquemias transmurais inferolaterais (anteriormente "posteriores"). A artéria coronária direita raramente é a culpada quando ocorre um infarto do miocárdio (IM) inferolateral sem um IM da parede inferior – mas isso não é um problema para a ACx. A razão reside na anatomia das duas artérias: a artéria posterolateral direita se ramifica do tronco principal da artéria coronária direita (ACD) no mesmo local que o ramo descendente posterior direito. Se uma oclusão da ACD causar um IM inferior, provavelmente causará um IM inferolateral (anteriormente "posterior"). Para causar um IM inferior sem um IM inferolateral, a ACD deve ocluir dentro da artéria descendente posterior, ou seu ramo posterolateral pode ser muito curto e não irrigar a parede inferolateral. A artéria descendente posterior da ACx se ramifica após a artéria posterolateral, portanto, mesmo uma ACx não dominante ainda pode causar um IM inferolateral sem causar um IM inferior – e às vezes isso acontece.

Você pode dizer: "Mas Dr. Jones, a artéria coronária direita (ACD) geralmente causa infartos do miocárdio (IM) da parede inferior sem um IM inferolateral concomitante! O senhor mesmo acabou de dizer isso!" É verdade, mas você se esquece de um detalhe: mesmo quando a artéria circunflexa (ACx) não é dominante – como acontece em cerca de 80 a 85% dos casos – ela ainda possui uma artéria posterolateral que irriga a parede inferolateral, protegendo-a quando a ACD está ocluída. Mesmo longos ramos posteriores secundários da artéria marginal obtusa (AMO) podem fornecer circulação para essa área. Ocasionalmente, o ramo posterolateral da ACD é curto e a ACx continua sendo a responsável pela irrigação sanguínea dessa área.

Reconhecendo os Sinais de Gravidade

Às vezes, os pacientes relatam o início dos sintomas horas ou até dias antes de chegarem a um centro médico. Muitas vezes, eles já sofreram um IM que progrediu até a reperfusão completa, sem o benefício de uma intervenção precoce e da preservação de uma quantidade significativa de miocárdio. Isso geralmente fica evidente no ECG de 12 derivações pela presença de ondas Q nas derivações afetadas, diminuição ou resolução da elevação do segmento ST e inversão da onda T.

Mas, às vezes, o ECG de 12 derivações conta uma história diferente: pode haver ondas T hiperagudas e elevação precoce do segmento ST. Como você pode decidir com segurança que o ECG está contando a verdadeira história em relação à duração da isquemia (o que quase sempre acontece)?

Alguns sinais são muito sugestivos de agudeza em um ECG de 12 derivações:

1. **Ondas T hiperagudas.**
   Embora as ondas T hiperagudas geralmente desapareçam quando ocorre a elevação do segmento ST, elas podem permanecer no ECG por períodos variáveis. Embora isso possa acontecer, geralmente é incomum. É melhor sempre presumir que as ondas T hiperagudas são agudas.

2. **Ausência de ondas Q patológicas.**
   Este sinal às vezes é um pouco mais difícil de avaliar porque as ondas Q não relacionadas ao infarto frequentemente aparecem no ECG muito cedo no curso do infarto do miocárdio – literalmente em poucos minutos após o início dos sintomas. Essas ondas Q são devidas à condução retardada através do tecido isquêmico. O tecido isquêmico conduzirá um potencial de ação, mas não sem alguma dificuldade. Essas ondas Q devido à condução lenta não são ondas Q de infarto.

3. **Elevação do segmento ST sem inversão da onda T.**
   Se o segmento ST ainda estiver elevado, mas não houver evidência de inversão terminal da onda T – e as ondas T sugerirem hiperagudez (largas), então a isquemia ainda está em andamento e o processo é agudo.

4. **Ausência de inversão da onda T.**
   A inversão da onda T aparece no final do infarto do miocárdio, quando ocorre a reperfusão. As ondas T NÃO se invertem durante a isquemia ativa. Inicialmente, pode se apresentar como uma inversão terminal da onda T e, posteriormente, como uma inversão completa da onda T. Este é um achado tardio durante um infarto agudo do miocárdio. Se não estiver presente, o infarto ainda não atingiu esse ponto.

Algumas considerações:

1. Um eletrocardiograma de 12 derivações normal NUNCA descarta isquemia aguda.

2. A menos que o diagnóstico seja óbvio no primeiro ECG, nunca se contente com apenas um ECG em um paciente com dor torácica. Repita o exame a cada 15 a 20 minutos.

3. NUNCA considere que descartou um infarto agudo do miocárdio com base em apenas UM ECG, apenas DOZE derivações e apenas UMA dosagem de troponina cardíaca.

4. Lembre-se da Regra de Jones!

PÉROLA | Parafraseando Thomas A. Edison: "Quando você achar que finalmente esgotou todas as possibilidades e considerou todas as linhas de investigação, lembre-se de UMA coisa... você obviamente não esgotou!"

OK... vamos dar uma olhada em alguns ECGs no próximo capítulo!

Leitura recomendada

Aslanger E, et al. Recognizing electrocardiographically subtle occlusion myocardial infarction and differentiating it from mimics: Ten steps to or away from cath lab. Turk Kardiyol Dern Ars 2021;49(6):488-500.

Glancy DL. TV1 taller than TV6 as the only electrocardiographic indication of cardiac disease. BUMC Proceedings 2001;14:303–304.

Lindow T, et al. Electrocardiographic changes in the differentiation of ischemic and non-ischemic ST elevation. Scandinavian Cardiovascular Journal; 2020, Vol. 54, No. 2, 100–107.

16

Cancelamento de Forças

Se me pedissem para listar os motivos mais comuns pelos quais os infartos agudos do miocárdio (IAM) não são detectados em eletrocardiogramas de 12 derivações, eu não chegaria muito longe antes de mencionar o cancelamento de forças. Você pode nunca ter ouvido falar desse fenômeno porque ele é bastante avançado e geralmente não é discutido em cursos de ECG – presenciais, online ou de qualquer outra forma. Muitas pessoas o confundem com a mudança recíproca – mas não é *exatamente* a mesma coisa. Mesmo que não seja um conceito muito conhecido e seja um tanto avançado, não é difícil de entender... mas não sem discutir vetores.

Vou começar fazendo duas perguntas:

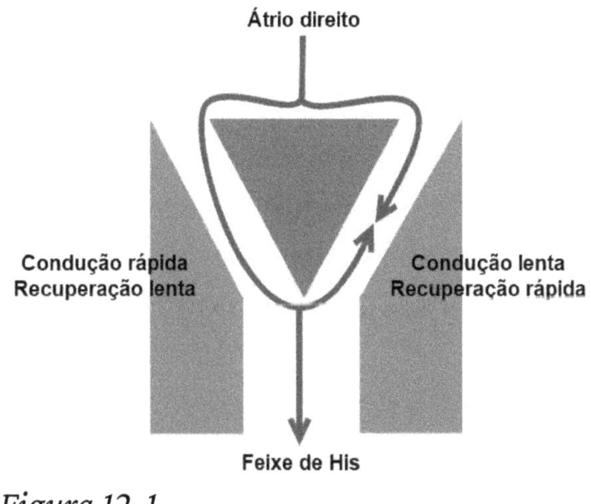

Figura 12-1

Primeira pergunta: o que aconteceria se dois vetores viajando um em direção ao outro colidissem – direta e "de frente"? Não precisamos ir além de cada batimento cardíaco normal para encontrar a resposta.

Cada batimento atrial viaja pelos caminhos rápido e lento no nó AV para alcançar o feixe de His e, eventualmente, os ventrículos. O impulso que viaja pelo caminho rápido chega primeiro à base, entra no feixe de His e então retorna para viajar retrógrado pelo caminho lento. O impulso que começou a viajar pelo caminho lento encontra o impulso retrógrado e eles colidem de frente! O que acontece? Ambos são extintos... e então o processo recomeça. Este é um tipo de cancelamento de forças que ocorre principalmente no sistema de condução. É real! Não é um cálculo teórico de máquina.

Segunda pergunta: o que aconteceria se dois vetores (duas correntes de lesão) de cargas semelhantes viajassem simultaneamente em direções opostas – cada um através do miocárdio isquêmico? Certamente não se extinguiriam mutuamente, pois nunca entrariam em contato. Cada um deles continuaria avançando através do miocárdio isquêmico.

Aqui, temos uma representação simplificada do coração com duas áreas de isquemia. Cada área tornou-se transmural e envia correntes lesivas em direção aos eletrodos de registro sobrejacentes – Derivações III e aVL. Mas os segmentos ST parecem completamente normais! Não há nenhum indício de isquemia! Por que essas derivações não manifestam elevação do segmento ST?

Não se engane! A isquemia está lá e continua tão perigosa quanto antes! Neste caso, os dois vetores não estão se extinguindo por colidirem no mesmo trajeto ou fibra – um evento real que ocorre dentro do coração! Em vez disso, eles estão se cancelando no ECG, viajando em direções opostas, o que NÃO é um evento real no coração, mas acontece apenas dentro do aparelho de ECG. Para ficar claro: os vetores viajando em direções opostas são reais; o cancelamento das forças no ECG é um fenômeno do aparelho de ECG.

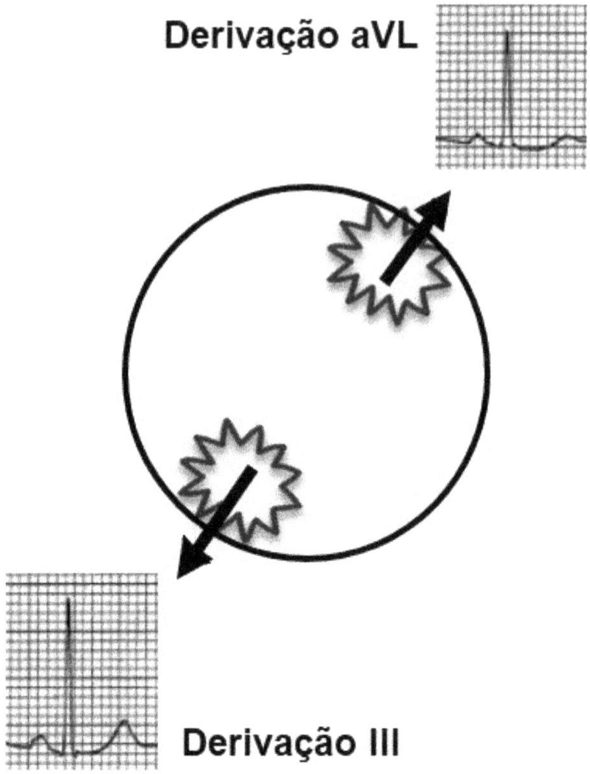

Figura 12-2

Você se lembra de quando mencionei, no início do último capítulo, que o vetor de despolarização e o vetor da corrente de lesão não interferiam um com o outro porque não eram eventos simultâneos – a corrente de lesão ocorrendo após a despolarização? Nesse caso, havia apenas uma corrente de lesão. Agora temos duas correntes de lesão simultâneas causando elevação do segmento ST – que não aparece no ECG em nenhum dos casos!

MUITO IMPORTANTE! | Quando duas correntes de lesão viajam simultaneamente em direções opostas, suas forças elétricas se cancelam no registro do ECG, e os segmentos ST resultantes podem parecer normais ou com desvios do ST que podem ser pequenos, sutis ou fáceis de passar despercebidos.

Quais achados em um ECG de 12 derivações indicam que está ocorrendo um cancelamento de forças?

PÉROLA | O primeiro sinal de que você pode estar lidando com esse fenômeno é um paciente com fatores de risco, um histórico plausível acompanhado de dor torácica compatível com SCA e um ECG "normal"! Sempre desconfie se a condição de um paciente parecer desproporcionalmente pior do que o ECG sugere.

A maioria dos cardiologistas consideraria uma oclusão limitada e distal da artéria descendente anterior esquerda (DAE) como menos propensa a causar problemas ou complicações (embora certamente não a descartassem). No entanto, devido ao cancelamento de forças, o que pode parecer uma pequena oclusão limitada da DAE distal pode, na verdade, representar uma área muito grande em risco, com consequências muito perigosas!

Quais oclusões têm maior probabilidade de resultar em cancelamento de forças?

Oclusão proximal de uma artéria DAE tipo 3

Aqui está o primeiro cenário: uma oclusão de uma DAE tipo 3 distal a S1 e proximal a D1.

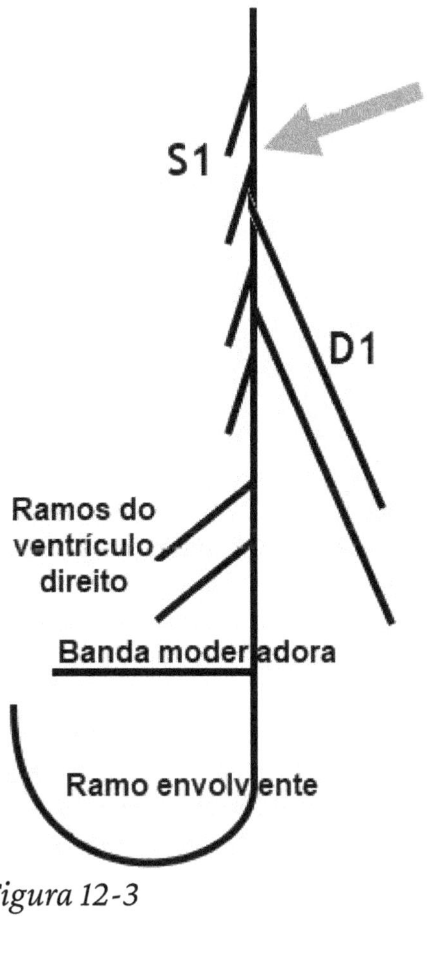

Figura 12-3

O que veremos no ECG de 12 derivações?

PÉROLA | Quando DUAS correntes de lesão viajam em direções opostas, haverá um cancelamento das forças e você poderá observar pouca ou nenhuma alteração do segmento ST! Se houver apenas UMA corrente de lesão e dois eletrodos de registro opostos, uma derivação manifestará a alteração primária de elevação do segmento ST e a outra manifestará uma alteração recíproca. A alteração recíproca será manifestada na derivação com o eletrodo sobrejacente ao tecido normal e não isquêmico. Lembre-se: a depressão do segmento ST de uma alteração recíproca ocorre no miocárdio normal e não isquêmico.

DICA | Uma onda Q é causada por forças muito semelhantes a uma mudança recíproca. O eletrodo de registro sobre o tecido infartado e não condutor vê através do *infarto* o outro lado do ventrículo, onde o tecido *normal* está sendo despolarizado do subendocárdio ao epicárdio. É irônico que uma onda Q, que nos alerta para a presença de tecido *infartado*, esteja sendo registrada em tecido *normal* e *não isquêmico*.

Para ver o que acontece com uma oclusão pré-diagonal de uma artéria descendente anterior esquerda (DAE) tipo 3 (uma oclusão proximal ao ramo D1), observe a Figura 12-3. É exatamente isso que está desenhado lá. Como será o ECG (Figura 12-4)?

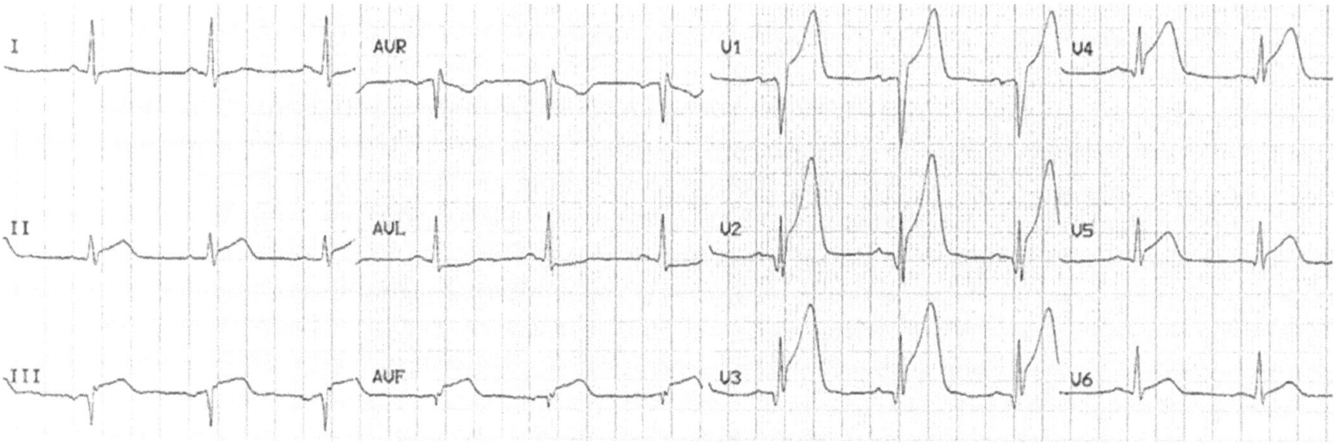

Figura 12-4

Há elevação evidente do segmento ST em todas as derivações precordiais e nas derivações II, III e aVF. Isquemia de grau 3 está presente nas derivações V2 a V4. Se a oclusão fosse *distal* a D1, não haveria tanta isquemia a partir de V2. Como se trata de uma oclusão proximal de uma artéria descendente anterior esquerda (ADA) do tipo 3 ("envolvente") com envolvimento evidente da parede inferior, as regras usuais para localizar uma oclusão da ADA não se aplicam. A parede basolateral (derivações I e aVL) deve estar envolvida, pois está no meio da zona isquêmica. No entanto, observe as derivações I e aVL. Elas não demonstram elevação do segmento ST. Muito provavelmente, há um cancelamento de forças entre as derivações inferiores e as derivações basolaterais.

Uma oclusão de uma ADA do tipo 3 ("envolvente") certamente pode resultar em depressão do segmento ST na derivação aVL, mas nesses casos a oclusão é distal a D1 e não haverá alterações isquêmicas tão profundas nas derivações V2 a V4. Se você está confuso sobre a diferença entre reciprocidade e cancelamento de forças, observe novamente esta ilustração:

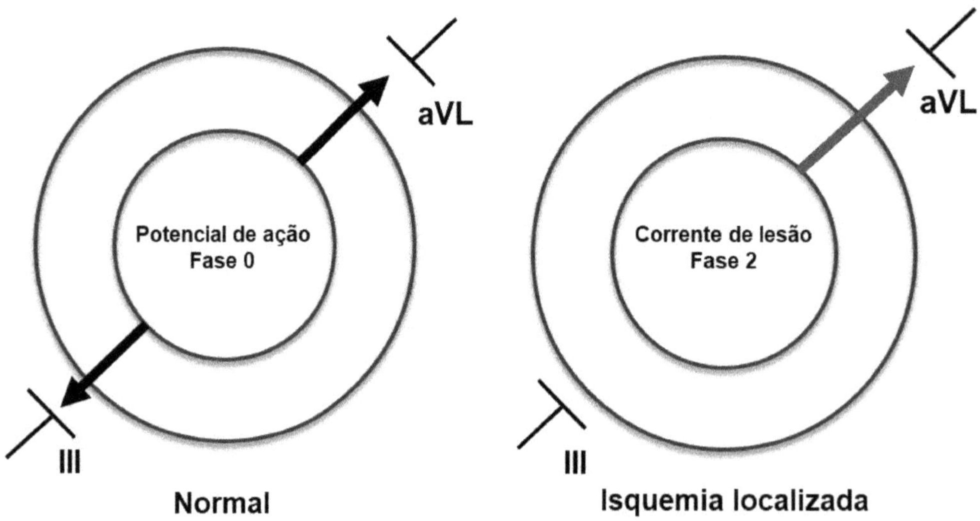

Figura 12-5

Eis outro exemplo de cancelamento de forças:

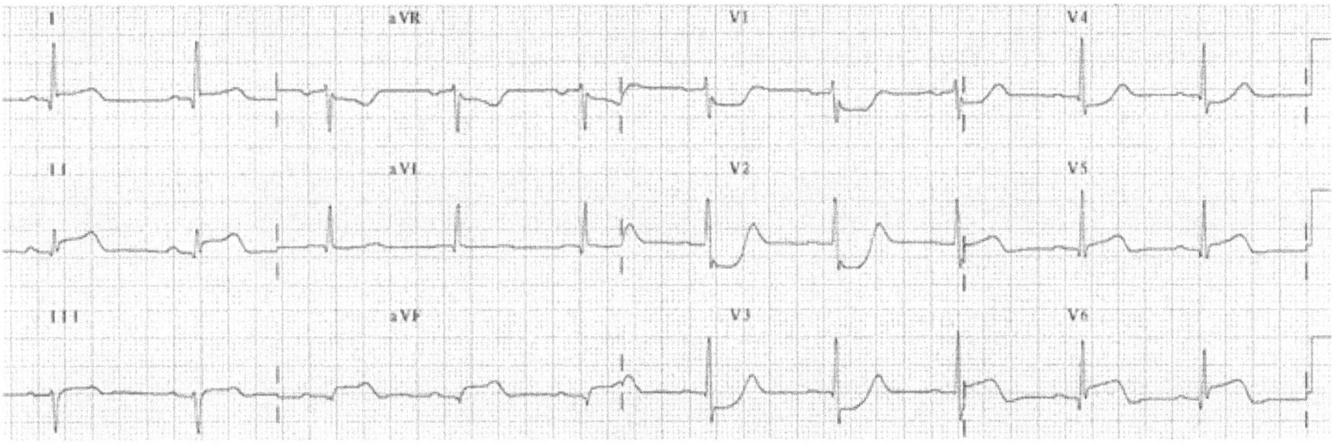

Figura 12-6

Na Figura 12-6, observamos um acentuado infradesnivelamento do segmento ST nas derivações V1 a V4 e uma elevação do segmento ST nas derivações I, II, aVF, V5 (sutil) e V6. Rapidamente se torna evidente a presença de uma isquemia transmural inferolateral aguda (anteriormente "posterior"), indicada pelo infradesnivelamento do segmento ST. Utilizando o Método de Eliminação Diagnóstica de Jones, sabemos que a artéria descendente anterior esquerda (DAE) não pode ser a artéria culpada, pois não causa isquemia inferolateral. O ECG anterior (Figura 12-4) demonstrou um cancelamento de forças devido a uma oclusão pré-diagonal da DAE – mas este é diferente! A artéria culpada deve ser a artéria coronária direita (ACD) ou a artéria circunflexa esquerda (ACx).

Há elevação do segmento ST na derivação I. Oclusões da ACD não produzem elevação do segmento ST na derivação I. Isso elimina a ACD como a artéria culpada. Portanto, trata-se de uma oclusão da ACx. Pode produzir elevação do segmento ST na derivação I porque o ramo marginal obtuso irriga a área basolateral da parede do ventrículo esquerdo – exatamente como o primeiro ramo diagonal da artéria descendente anterior esquerda (DAE). Mas também deveria produzir elevação do segmento ST na derivação aVL. Então, onde está a elevação do segmento ST na derivação aVL? Voltaremos a essa questão em breve.

Essa oclusão da artéria circunflexa esquerda (ACx) também resultou em elevação do segmento ST nas derivações II e aVF. Há elevação do segmento ST na derivação III também, mas é muito sutil. Por que não é tão óbvia quanto nas outras derivações inferiores?

Posso responder às duas perguntas ao mesmo tempo – cancelamento de forças. O ECG na Figura 12-6 representa uma oclusão proximal da ACx – isto é, proximal à artéria marginal obtusa. Isso significa que a oclusão também é proximal à artéria descendente posterior e à artéria posterolateral. Obviamente, essa ACx é uma artéria dominante porque envolveu a parede inferior do ventrículo esquerdo. Ela não poderia fazer isso a menos que fosse dominante. Ainda assim, poderia produzir um infarto inferolateral, seja dominante ou não.

A artéria marginal obtusa é responsável pela elevação do segmento ST nas derivações I e aVL. A artéria descendente posterior produz a elevação do segmento ST nas derivações II, III e aVF, e o ramo posterolateral produz a elevação do segmento ST nas derivações V7 a V9, com a depressão recíproca do segmento ST nas derivações V1 a V4.

O vetor de lesão inferior está se dirigindo diretamente para a derivação III, e o vetor de lesão basolateral está se dirigindo diretamente para a derivação aVL. Como as derivações III e aVL são recíprocas, os vetores de lesão se cancelam, dando a impressão de que pouca coisa está acontecendo nessas derivações. Felizmente, temos as derivações I, II e aVF para indicar com precisão as áreas de isquemia.

PÉROLA | Seria raro que as derivações III e aVL se cancelassem perfeitamente, pois não estão a 180° uma da outra; estão a 150° de distância. No ECG, a 180° do polo positivo de uma derivação está a mesma derivação – seu polo negativo!

Certo, vimos exemplos de cancelamento de forças durante oclusões da artéria descendente anterior esquerda (DAE) e da artéria circunflexa esquerda (CXE) – mas o mesmo pode ocorrer com oclusões da artéria coronária direita (ACD)? Vejamos outro ECG:

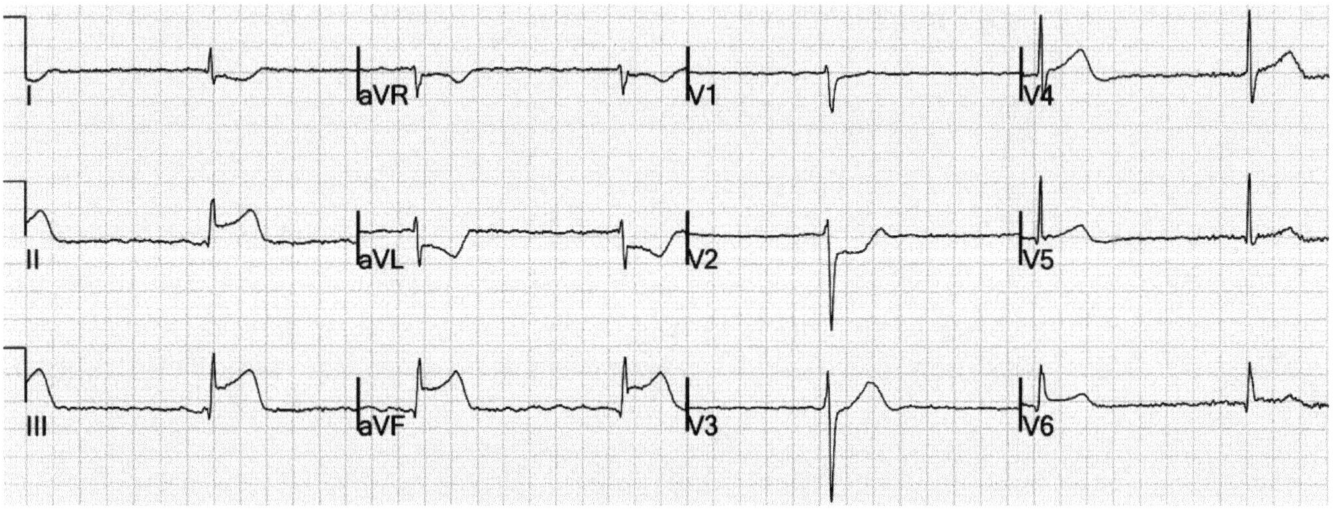

Figura 12-7

Na Figura 12-7, observamos elevação do segmento ST nas derivações II, III e aVF, com depressão recíproca do segmento ST nas derivações I e aVL. Nas derivações precordiais, há depressão evidente do segmento ST na derivação V2 e discreta na derivação V3. As ondas T nas derivações V3 e V4 parecem suspeitamente alargadas. Há isquemia transmural aguda da parede inferior do ventrículo esquerdo, com alterações recíprocas que confirmam nossa impressão. A depressão do segmento ST, aparentemente limitada às derivações V2 e V3, não pode ser causada por oclusão da artéria descendente anterior esquerda (DAE), restando a artéria coronária direita (ACD) e a artéria circunflexa esquerda (ACx) como possíveis culpadas. A elevação do segmento ST na derivação III é visivelmente maior que a elevação na derivação II; portanto, a ACD é a artéria culpada. Além disso, a ACx não pode causar elevação do segmento

ST na derivação V1. Como assim? Você não vê a elevação do segmento ST na derivação V1? Ela está lá! Observe com mais atenção. Trata-se da elevação do segmento ST na derivação V1 causada pelo infarto do ventrículo direito sendo anulado pela elevação do segmento ST localizada inferolateralmente. Assim, a depressão do segmento ST do infarto inferolateral, somada à elevação do segmento ST do infarto do ventrículo direito, produziu uma derivação V1 com segmento ST normal – tudo causado por uma única oclusão proximal de uma artéria coronária direita dominante.

Parabéns! Você acabou de ser enganado pela artéria coronária direita! Esses três exemplos são os que você provavelmente encontrará com mais frequência – mas pode ser pior! Sabe-se que a oclusão proximal de uma artéria descendente anterior esquerda (DAE) do tipo 3, com uma área de risco muito grande, produz elevação mínima do segmento ST.

O objetivo deste capítulo é: ao atender um paciente com dor torácica clássica, tenha muito cuidado para que o ECG "não diagnóstico" não seja, na verdade, resultado da anulação de forças!

Indícios de que há anulação de forças no ECG...

1. Se houver elevação do segmento ST na derivação I, também deverá haver elevação do segmento ST na derivação aVL. Elas são contíguas, separadas por apenas 30° na Grade de Referência Hexaxial. Quando a Derivação I apresenta elevação do segmento ST, mas a Derivação aVL não, considere que provavelmente houve um cancelamento de forças. Observe a Derivação III para verificar se o mesmo ocorreu nas derivações inferiores.

2. Se houver elevação do segmento ST nas Derivações II e aVF, mas nenhuma elevação ou elevação mínima na Derivação III, suspeite de um cancelamento de forças. As Derivações III e aVL são recíprocas. Verifique a Derivação aVL para ver se há alguma elevação do segmento ST ou se sua elevação é visivelmente menor do que na Derivação I. Nesse caso, provavelmente houve um cancelamento de forças envolvendo essas duas derivações.

3. Na presença de elevação do segmento ST nas derivações inferiores (II, III, aVF), a depressão do segmento ST na derivação V2 com um segmento ST normal e isoelétrico na derivação V1 deve sempre alertar para um cancelamento de forças entre a elevação do segmento ST do infarto do ventrículo direito (derivação V1) e a elevação do segmento ST de um infarto inferolateral concomitante (derivações V7 a V9).

Leitura recomendada

Madias JE. Difficulties in assessing the presence, duration, severity, extent, and evolution of acute myocardial ischemia and infarction: ischemic ST-segment counterpoise as a plausible explanation. Journal of Electrocardiology 39 (2006) 156 – 159.

Rautaharju PM. ST segment deviation counterpoise—a different perspective. Journal of Electrocardiology 39 (2006) 160 – 161.

Reproduzido do blog de ECG do Dr. Smith

Os eletrocardiogramas a seguir foram reproduzidos com a gentil permissão do Dr. Stephen W. Smith. Você pode encontrar estes e outros casos muito interessantes e educativos em seu blog (Blog de ECG do Dr. Smith) em: https://hqmeded-ecg.blogspot.com/

Figura 12-7
De: terça-feira, 30 de maio de 2023
"Chest pain and shock: Is there a right ventricular OMI on this ECG? And should he undergo transcutaneous pacing?"

17

Oclusões DAE clássicas

A oclusão da artéria descendente anterior esquerda (DAE) leva a graus variáveis de morbidade e mortalidade, dependendo do local da oclusão. Nos últimos anos, obtivemos novas informações sobre a localização do sítio de oclusão com base em informações do ECG de 12 derivações. Juntamente com esse progresso, adquirimos novos conhecimentos sobre o papel da anatomia cardiovascular. A eletrocardiografia da artéria descendente anterior esquerda *não se trata apenas de reconhecer uma oclusão* – trata-se também de *localizar a oclusão dentro da artéria*. Essa preocupação com o local da oclusão não se aplica apenas ao cardiologista intervencionista que realizará uma intervenção coronária percutânea (ICP), mas também ao médico de emergência, enfermeiro, assistente médico ou paramédico que deve cuidar desse paciente até que o cardiologista assuma o atendimento.

Ouvimos os termos oclusão proximal e distal sendo usados com frequência, mas o que eles significam? Proximal a quê? Distal a quê?

Geralmente, dois ramos podem ser considerados proximais: *o primeiro ramo perfurante septal* (S1) e *o primeiro ramo diagonal* (D1). Esses são os dois primeiros ramos da artéria descendente anterior esquerda (ADA). Geralmente, S1 vem primeiro, seguido por D1, mas ocasionalmente D1 vem primeiro, seguido por S1. Os ramos perfurantes septais irrigam os dois terços superiores do septo interventricular, o ramo direito do feixe de His e o fascículo anterior. O primeiro ramo diagonal irriga a parede anterolateral do ventrículo esquerdo, causando alterações no segmento ST nas derivações I, aVL, V1 a V6 e, em 75 a 80% da população, nas derivações II, III e aVF.

Uma oclusão proximal a S1 é a pior, com uma área muito grande em risco. As complicações são frequentes e a morbidade/mortalidade é bastante alta. Uma oclusão proximal a D1, mas distal a S1, é quase tão grave, com alta taxa de complicações e aumento da morbidade/mortalidade. As oclusões distais a D1 tendem a resultar em uma área menor em risco, com menos complicações e menor morbidade/mortalidade.

PÉROLA | Passei anos tentando me lembrar de estatísticas: 38% dos pacientes faziam isso e 61% faziam aquilo. Isso só gerava confusão e nunca mudou minha conduta com os pacientes. Basta lembrar se a frequência de uma complicação (por exemplo) é alta ou baixa. Isso é tudo o que você precisa saber para tratar um paciente de forma adequada e eficaz. Basear uma decisão de tratamento no fato de algo ocorrer em 54% dos casos, em vez de 48%, é o mesmo que apostar – mas, neste caso, você está apostando com a vida do paciente e possivelmente com a sua carreira!

Por muitos anos, acreditou-se que a elevação do segmento ST na derivação V1 indicava que a oclusão era proximal a S1. A elevação do segmento ST na derivação aVL significava que a oclusão era proximal a D1. Eu até ensinei isso nos meus primeiros anos como professor de interpretação de ECG. No entanto, nem a elevação do segmento ST na derivação V1 nem na derivação aVL (isoladamente) são indicadores confiáveis. Agora sabemos mais e ainda podemos localizar a oclusão da artéria descendente anterior esquerda (DAE) com base nas informações do ECG de 12 derivações com razoável precisão. Aqui estão alguns métodos mais confiáveis que permitem localizar a oclusão na artéria descendente anterior esquerda (ADA), avaliar a área em risco e se preparar para possíveis consequências enquanto o paciente estiver sob seus cuidados:

A oclusão da artéria descendente anterior (ADA) proximal a S1 é indicada por:

1. Elevação do segmento ST na derivação aVR – qualquer magnitude
2. Depressão do segmento ST na derivação V5; se não ocorrer em V5, então em V6
3. Depressão do segmento ST na derivação III > elevação do segmento ST na derivação aVL (indica oclusão proximal a S1 e D1)
4. Início recente de bloqueio de ramo direito completo (BRDC)

A oclusão da DAE proximal a D1 (mas distal a S1) é indicada por:

1. Depressão do segmento ST nas derivações II, III e aVF
2. Elevação do segmento ST na derivação aVL com elevação do segmento ST em qualquer uma das derivações V1 a V3

A artéria coronária direita (ACD) não pode causar elevação do segmento ST na derivação aVL, e a artéria circunflexa (ACx) não pode causar elevação do segmento ST na derivação aVL com elevação do segmento ST em qualquer uma das derivações V1 a V3.

Pode haver ou não elevação do segmento ST na derivação V1 com qualquer um dos critérios acima.

Como a DAE pode ocluir proximalmente a S1 e D1 sem causar elevação do segmento ST na derivação V1? A resposta para isso é o primeiro ramo da RCA – o ramo do cone. Quando o ramo do cone é longo, ele irriga o trato de saída do ventrículo direito, incluindo o septo, a área coberta pelo eletrodo da derivação V1. Portanto, a circulação colateral da RCA pode prevenir a isquemia do septo e evitar a elevação do segmento ST na derivação V1 – mesmo com uma oclusão proximal da DAE. No entanto, quando o ramo do cone é curto, isso não ajuda.

OK... vamos dar uma olhada no nosso primeiro ECG!

ECG nº 1

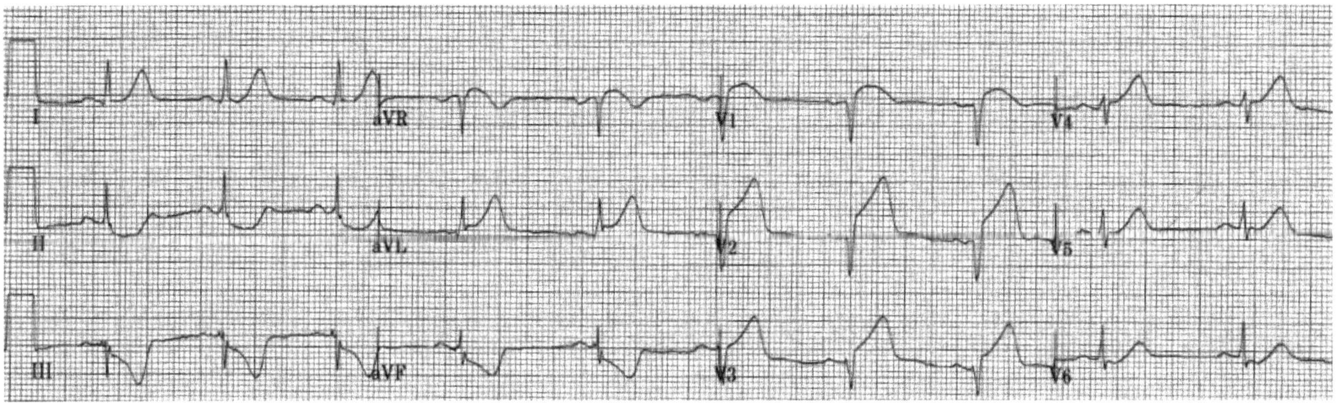

Figura 17-1

INFORMAÇÕES BÁSICAS

O ritmo é sinusal e regular, a frequência cardíaca é normal (60-100 bpm) e os intervalos QRS são estreitos e normais. Não há evidência de bloqueios ou atrasos de condução.

O que isso significa:

Sinusal e regular – Não há ritmo ectópico ou evidência de irregularidades do ritmo, como arritmia sinusal, pausas ou bloqueios SA, bloqueios AV ou atrasos.

Frequência cardíaca normal – Não há bradicardia, que pode indicar aumento da estimulação vagal devido a uma resposta à dor, e não há taquicardia, que seria preocupante em um contexto de isquemia aguda (taquicardia ventricular, choque cardiogênico). A taquicardia sinusal não é típica de isquemia/infarto agudo.

Intervalos QRS estreitos e normais – Não há bloqueio de ramo ou distúrbio de condução intraventricular inespecífico.

Sem evidência de bloqueios ou atrasos de condução – sem evidência de bloqueios SA ou AV

PROCURANDO ELEVAÇÃO DO ST ÓBVIA

Há elevação do segmento ST evidente nas derivações aVL e V1 a V3.

PROCURANDO ELEVAÇÃO DO ST SUTIL

Definirei "elevação sutil do segmento ST" como uma elevação do segmento ST inferior a 1,0 mm ou que não se enquadre nos critérios de STEMI. Não há outras elevações do segmento ST presentes.

PROCURANDO ONDAS T HIPERAGUDAS

Todas as ondas T neste ECG são hiperagudas – positivas e invertidas, exceto na derivação aVR.

PROCURANDO DEPRESSÃO DO ST COM PADRÃO VASCULAR

Há depressão do segmento ST nas derivações II, III e aVF, apresentando-se como depressão do segmento ST com padrão vascular.

PROCURANDO A ARTÉRIA CULPADA

Há elevação do segmento ST na derivação aVL e depressão do segmento ST nas derivações inferiores. A artéria coronária direita (ACD) está descartada.

Há elevação do segmento ST nas derivações V1 a V3. A artéria circunflexa (LCx) está descartada.

A artéria descendente anterior esquerda (DAE) é a artéria culpada (sem surpresas, já que este capítulo trata de oclusões da DAE!).

ONDE NA ARTÉRIA ESTÁ LOCALIZADA A OCLUSÃO?

Há elevação do segmento ST na derivação aVR, depressão do segmento ST nas derivações V5 e V6, e a depressão do segmento ST na derivação III é maior que a elevação do segmento ST na derivação aVL.

A oclusão é proximal a S1 e D1.

> **PÉROLA** | O fato de uma lesão ser proximal a S1 não a torna automaticamente proximal a D1.

BUSCANDO POSSÍVEIS COMPLICAÇÕES

Taquicardia Ventricular (TV) / Fibrilação Ventricular (FV) – A primeira complicação a surgir em muitos casos de isquemia transmural aguda é a taquicardia ventricular ou fibrilação ventricular. É mais comum nas primeiras horas após o início da oclusão e novamente três ou quatro dias depois. Esteja preparado para isso – independentemente da artéria ocluída.

A taquicardia ventricular geralmente será uma taquicardia ventricular polimórfica que pode, ou não, se assemelhar exatamente à torsades de pointes. No entanto, a torsades de pointes ocorre apenas durante um intervalo QT prolongado, frequentemente associado a um baixo nível de potássio sérico. O tratamento é muito específico. A taquicardia ventricular polimórfica durante o infarto agudo do miocárdio é causada por isquemia – não por um intervalo QT prolongado. O tratamento é o mesmo que para qualquer outra TV por reentrada.

Colapso Cardiovascular Súbito – Este evento é menos comum do que uma taquiarritmia ventricular. Ainda assim, pode ocorrer quando a oclusão envolve a artéria coronária esquerda principal ou a porção proximal de qualquer uma das artérias coronárias. Tais oclusões resultam em áreas muito extensas em risco. Outras complicações podem levar ao colapso cardiovascular. Na artéria descendente anterior esquerda, isso pode incluir:

Infarto do sistema de condução – Uma oclusão proximal a S1 provavelmente resultará em um bloqueio de ramo direito completo devido à perda da contribuição de S1 para a circulação do ramo direito do feixe de His. No entanto, o infarto da área do ramo comum esquerdo resultaria adicionalmente em um bloqueio AV de terceiro grau completo. Com uma área tão extensa em risco no ventrículo esquerdo, um marcapasso de escape ventricular pode não aparecer ou, devido à sua baixa frequência intrínseca, pode não ser suficiente para manter a vida do paciente.

Ruptura da Parede Livre do Ventrículo Esquerdo – Este é um evento raro, geralmente ocorrendo de quatro a sete dias após a oclusão. Isso não será um problema se o paciente se apresentar imediatamente em estado agudo, mas caso o paciente se apresente em estado subagudo – como alguns apresentam – vários dias após o evento, uma ruptura da parede livre do ventrículo esquerdo pode ocorrer enquanto estiver sob seus cuidados.

Ruptura Septal – Com um infarto prévio da artéria coronária direita (ACD) e um ramo curto do cone (ou artéria), a perda de circulação para o septo interventricular pode enfraquecê-lo excessivamente e resultar em ruptura septal. Assim como a ruptura da parede livre do ventrículo esquerdo, essa é uma ocorrência rara e geralmente ocorre de quatro a sete dias após a oclusão. Se o paciente se apresentar em estado subagudo – como alguns apresentam – vários dias após o evento, uma ruptura septal pode ocorrer enquanto estiver sob seus cuidados.

Insuficiência Cardíaca Congestiva – A fração de ejeção pode ter sido bastante reduzida, resultando em insuficiência cardíaca congestiva.

> **PÉROLA |** Se o paciente se apresentar em estado subagudo – digamos, cerca de quatro dias após a ocorrência da oclusão – você deve estar especialmente preparado para uma taquiarritmia ventricular ou uma ruptura septal ou da parede livre. Se o paciente apresentar aumento da ectopia ventricular, preste muita atenção aos intervalos de acoplamento. Se forem curtos ou se a extrassístole ventricular prematura (EVP) ocorrer na porção descendente da onda T, a possibilidade de uma taquiarritmia ventricular letal é iminente. E por iminente, quero dizer em questão de minutos!

ANÁLISE FINAL COMPLETA DO ECG

Ritmo sinusal com frequência regular, sem alargamento do complexo QRS, sem ectopia ventricular. Esta é uma oclusão extremamente perigosa devido à oclusão da artéria descendente anterior esquerda (DAE) estar proximal a S1 e D1. Há uma área de risco muito grande, com aumento da morbidade e da mortalidade hospitalar. A taxa de complicações é alta e essas complicações podem ocorrer durante a fase aguda e enquanto o paciente estiver sob seus cuidados. Esteja preparado para o que pode acontecer!

O que a elevação do segmento ST na derivação V1 indica? Indica a presença de uma artéria conus curta, que não consegue fornecer a circulação colateral necessária para evitar a elevação do segmento ST nessa derivação. Verifique isso nos outros ECGs.

> **PÉROLA DA ANATOMIA |** A ativação dos ventrículos começa no lado esquerdo do septo interventricular, aproximadamente no ponto médio entre a base e o ápice. Em seguida, propaga-se em direção ao ápice e sobe pela parede lateral do ventrículo esquerdo. Esse ponto médio no septo, entre a base e o ápice, é o ponto mais proximal do septo interventricular que a derivação V1 consegue visualizar. Normalmente, ela visualiza o septo um pouco mais abaixo, incluindo parte do miocárdio parasseptal no ápice. Atualmente, chamamos a elevação do segmento ST nas derivações V1 e V2 de isquemia anteroapical, e não de isquemia anterosseptal. Portanto, quando se observa elevação do segmento ST nessas derivações, está-se visualizando isquemia aguda que é definitivamente distal à primeira artéria perfurante septal, mas não necessariamente proximal a ela!

ECG nº 2

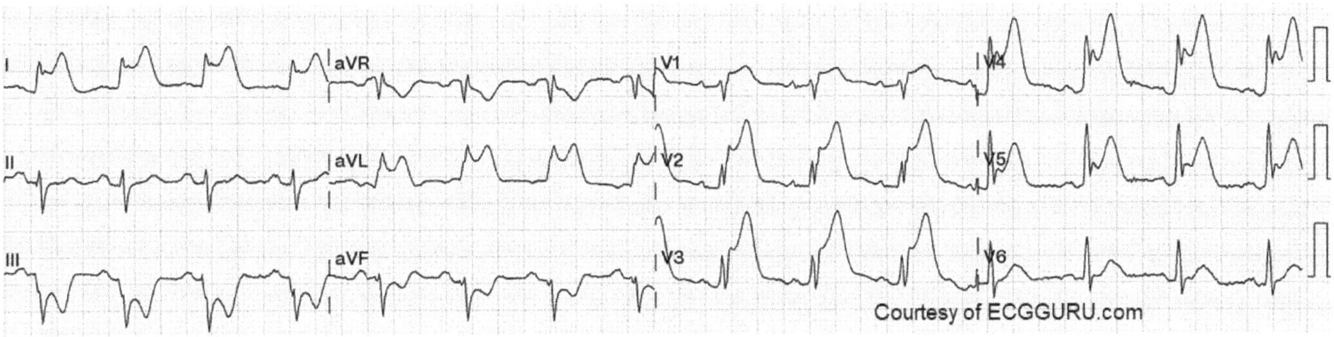

Figura 17-2

INFORMAÇÕES BÁSICAS

O ritmo é sinusal e regular, a frequência cardíaca é normal (em torno de 100 bpm) e os intervalos QRS são estreitos e normais. Não há evidência de bloqueios ou atrasos de condução. Não se deixe enganar pelas ondas T hiperagudas, pensando que os intervalos QRS são largos – eles não são!

PROCURANDO ELEVAÇÃO DO ST ÓBVIA

Há elevação do segmento ST evidente nas derivações I, aVL e V1 a V5.

PROCURANDO ELEVAÇÃO SUTIL DO ST

Não há elevação sutil do segmento ST neste ECG.

PROCURANDO ONDAS T HIPERAGUDAS

Todas as derivações com elevação do segmento ST apresentavam ondas T hiperagudas, que agora estão em transição para elevação do segmento ST. A onda T na derivação V6 também provavelmente é hiperaguda. (Veja abaixo.)

Durante a transição da onda T hiperaguda para a elevação do segmento ST, o segmento ST torna-se progressivamente mais curto – como se a onda T estivesse retrocedendo para dentro dele. Quando a inclinação ascendente da onda T finalmente atinge o ponto J, ela "parece" subir pelo ramo descendente da onda R. Isso resulta na elevação do segmento ST característica – mas NÃO patognomônica – de uma isquemia/infarto agudo.

Observe atentamente a derivação V6. Essas são ondas T hiperagudas com base em duas observações: 1) sua largura – não sua amplitude (altura), e 2) as "ondas adjacentes". Essas ondas T seguem ondas T hiperagudas clássicas e muito grandes (embora estejam em transição quando o ECG é registrado). Compare as ondas T na derivação V6 com as da derivação II, que são normais. Não existem medidas ou critérios específicos que definam ondas T hiperagudas. É aqui que a habilidade, e especialmente a experiência, são necessárias!

PROCURANDO DEPRESSÃO DO ST EM UM PADRÃO VASCULAR

Há depressão do segmento ST nas derivações II, III e aVF, o que satisfaz nossos critérios para um padrão vascular. Essa depressão do segmento ST é recíproca à elevação do segmento ST nas derivações I e aVL.

PROCURANDO A ARTÉRIA CULPADA

Claro, já sabemos que se trata de uma oclusão da artéria descendente anterior esquerda (DAE), mas, caso contrário, eu recomendaria o Método de Eliminação Diagnóstica de Jones:

Elevação do segmento ST na derivação aVL elimina a artéria coronária direita (ACD).

Elevação do segmento ST em qualquer uma das derivações V1 a V3 elimina a artéria circunflexa esquerda (CX).

Portanto, a DAE é a artéria culpada (mas já sabíamos disso!).

ONDE NA ARTÉRIA ESTÁ LOCALIZADA A OCLUSÃO?

A elevação do segmento ST nas derivações aVL e V1 a V3 posiciona a oclusão proximal a D1, assim como o infradesnivelamento do segmento ST nas derivações III e aVF. Nenhum critério neste ECG posiciona a oclusão proximal a S1. Por que não há infradesnivelamento do segmento ST na derivação II, onde há uma elevação tão acentuada do segmento ST nas derivações I e aVL?

PROCURANDO POSSÍVEIS COMPLICAÇÕES

Não há distúrbios do ritmo neste ECG; no entanto, há uma área muito grande em risco. Ao analisar as derivações V2 e V3, você verá exemplos clássicos de isquemia de grau III na classificação de Birnbaum-Sclarovsky. Este coração não tinha proteção – nenhuma circulação colateral e nenhum pré-condicionamento isquêmico. Se este paciente sobreviver, será com morbidades significativas.

ANÁLISE FINAL COMPLETA DO ECG

Trata-se de uma oclusão da artéria descendente anterior esquerda (DAE) proximal ao ramo D1, mas provavelmente distal a S1. Embora não haja sinais de complicações neste momento, existe uma probabilidade significativa de desenvolvimento iminente de complicações (taquicardia/fibrilação ventricular, choque cardiogênico). Esta oclusão envolveu uma área de risco muito extensa e já havia progredido para isquemia de grau III na admissão ao pronto-socorro. O prognóstico para este paciente é reservado.

ECG nº 3

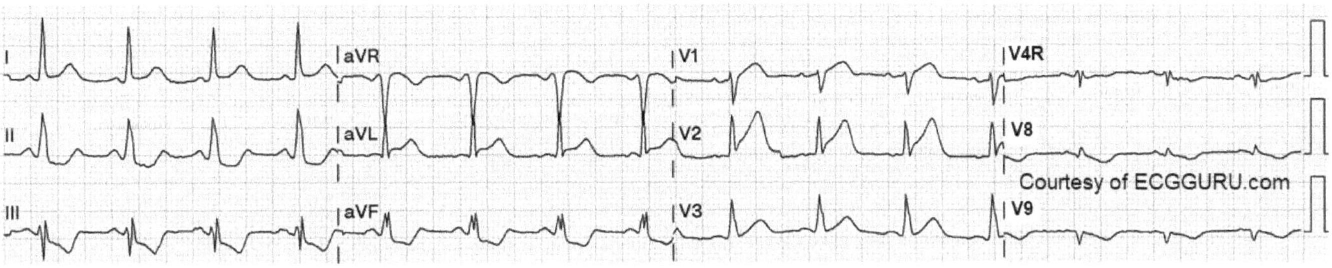

Figura 17-3

INFORMAÇÕES BÁSICAS

O ritmo é sinusal e regular, a frequência cardíaca é normal (60 a 90 bpm) e os intervalos QRS são estreitos e normais.

Este é um ECG interessante. Embora eu sempre prefira registrar derivações adicionais, como V3R e V4R e V7 a V9, isso só ocorre quando o ECG de 12 derivações não é diagnóstico ou se eu quiser uma confirmação melhor de um infarto do ventrículo direito. Neste caso, não temos dificuldade em reconhecer uma oclusão da artéria descendente anterior esquerda (DAE). Não havia necessidade, nem se obteria qualquer informação, com o registro das derivações V4R, V8 e V9. As derivações V4 a V6 teriam sido muito mais úteis.

PROCURANDO ELEVAÇÃO DO ST ÓBVIA

Há elevação do segmento ST evidente nas derivações aVL e V2.

PROCURANDO ELEVAÇÃO SUTIL DO ST

Há elevação sutil do segmento ST nas derivações I, V1 e V3.

PROCURANDO ONDAS T HIPERAGUDAS

Há ondas T hiperagudas positivas nas derivações V1 a V3.

Há ondas T hiperagudas invertidas nas derivações III, aVF, V8 e V9.

> **PÉROLA |** Lembre-se: ondas T hiperagudas podem ser invertidas. Essas ondas T são tipicamente recíprocas a ondas T hiperagudas positivas localizadas em outras derivações. Ocasionalmente, as ondas T hiperagudas invertidas são mais perceptíveis. As ondas T hiperagudas invertidas recíprocas não representam isquemia nessa derivação. Elas apenas "refletem" o que está acontecendo na derivação oposta.

PROCURANDO DEPRESSÃO DO ST EM UM PADRÃO VASCULAR

Há depressão do segmento ST nas derivações II, III e aVF, representando um padrão vascular. Depressões do segmento ST nas derivações V8 e V9 também se qualificam como um padrão vascular (derivações posteriores).

PROCURANDO A ARTÉRIA CULPADA

A artéria descendente anterior esquerda (DAE), é claro:

A elevação do segmento ST na derivação aVL elimina a artéria coronária direita (ACD). Elevação do segmento ST nas derivações V1 a V3 elimina a artéria circunflexa esquerda (LCx).

ONDE NA ARTÉRIA ESTÁ LOCALIZADA A OCLUSÃO?

Há elevação do segmento ST na derivação aVR.

A depressão do segmento ST na derivação V5 ou, na sua ausência, na derivação V6 teria confirmado melhor a oclusão proximal a S1.

A depressão do segmento ST na derivação III é maior que a elevação do segmento ST na derivação aVL, o que sugere fortemente uma oclusão proximal tanto a S1 quanto a D1. No entanto, a elevação do segmento ST, clara, porém não contígua, nas derivações aVL e V2 também é muito sugestiva de uma oclusão isolada de D1 – o *Sinal da Bandeira Sul-Africana.* A presença das derivações V4 a V6 teria ajudado.

Todos esses achados sugerem uma oclusão de D1 com uma remota possibilidade de oclusão proximal tanto a S1 quanto a D1.

BUSCANDO POSSÍVEIS COMPLICAÇÕES

Atualmente, não há sinais de complicações iminentes no ECG. No entanto, como a oclusão pode ser proximal tanto a S1 quanto a D1 (depressão do segmento ST na derivação III > elevação do segmento ST na derivação aVL), pode haver uma área de risco muito grande, e deve-se estar atento a taquiarritmias ventriculares (TV polimórfica) e/ou choque cardiogênico. Para uma discussão mais completa, veja o ECG nº 1.

ANÁLISE FINAL COMPLETA DO ECG

Trata-se de uma oclusão muito proximal da artéria descendente anterior esquerda (DAE) – proximal a S1. Aparentemente, progrediu apenas até isquemia de grau II, mas isso ainda acarreta um risco significativo de complicações, tanto durante a internação quanto posteriormente.

ECG nº 4

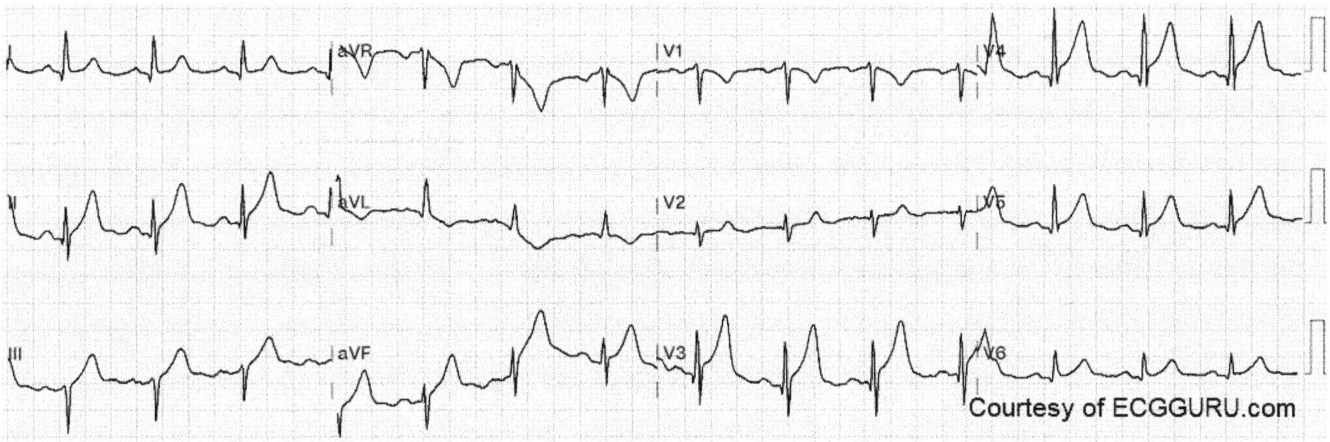

Figura 17-4

INFORMAÇÕES BÁSICAS

O ritmo é sinusal e regular, a frequência cardíaca é normal (60-100 bpm) e os intervalos QRS são estreitos e normais. Não há evidência de bloqueios ou atrasos de condução.

PROCURANDO ELEVAÇÃO DO ST EVIDENTE

Há elevação do segmento ST evidente nas derivações V3 a V5. Provavelmente há elevação do segmento ST nas derivações II, III e aVF, mas não posso ter certeza devido à linha de base instável.

PROCURANDO ELEVAÇÃO SUTIL DO ST

Há elevação sutil do segmento ST na derivação I.

PROCURANDO ONDAS T HIPERAGUDAS

As derivações inferiores e as derivações V3 a V5 apresentam ondas T hiperagudas. As ondas T na derivação V6 provavelmente são hiperagudas, considerando as derivações adjacentes.

PROCURANDO DEPRESSÃO DO ST EM PADRÃO VASCULAR

Há depressão do segmento ST nas derivações aVR, V1 e possivelmente na derivação aVL. Não há depressão do segmento ST em padrão vascular.

PROCURANDO A ARTÉRIA CULPADA

Isso exigirá alguma reflexão e raciocínio, utilizando o conhecimento que você já deve ter adquirido. (Claro, sabemos que é a artéria descendente anterior esquerda [DAE], mas vejamos como a determinaríamos se não soubéssemos.)

A oclusão da artéria coronária direita (ACD) não produziria elevação do segmento ST nas derivações V3 a V5 sem também produzir elevação do segmento ST nas derivações V1 e V2, e não cria elevação do segmento ST na derivação I. Portanto, a ACD está descartada.

A artéria circunflexa esquerda (ACx) não produziria elevação do segmento ST na derivação V3. A ACx está descartada.

Resta a artéria descendente anterior esquerda (DAE), o que foi comprovado neste caso específico.

ONDE NA ARTÉRIA ESTÁ LOCALIZADA A OCLUSÃO?

Não há depressão do segmento ST nas derivações inferiores, nenhuma elevação do segmento ST na derivação aVR e nenhuma depressão do segmento ST nas derivações V5 ou V6. Há uma sutil elevação do segmento ST na derivação I, mas nenhuma elevação do segmento ST na derivação aVL. Há uma onda T invertida na derivação aVL.

A oclusão é distal a S1 e D1 e envolve uma artéria descendente anterior esquerda (ADA) do tipo 3 ("wraparound").

BUSCANDO POSSÍVEIS COMPLICAÇÕES

Não há indicação de taquiarritmia iminente ou colapso cardiovascular. As mesmas precauções em relação às taquiarritmias ventriculares paroxísticas ainda se aplicam. Elas são menos frequentes em oclusões menores e distais, mas ainda ocorrem inesperadamente. Para uma discussão mais completa, veja o ECG nº 1.

ANÁLISE FINAL COMPLETA DO ECG

Este ECG demonstra uma oclusão da DAE distal ao ramo D1. Ela envolve o ápice e acomete uma pequena porção da parede inferior do ventrículo esquerdo. A área em risco pode não ser muito grande, mas este paciente ainda apresenta risco de complicações.

ECG nº 5

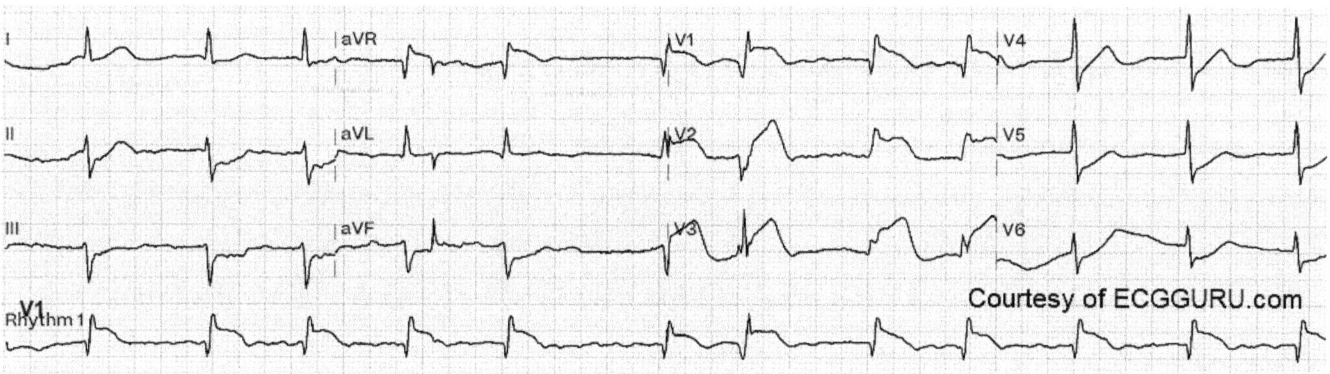

Figura 17-5

INFORMAÇÕES BÁSICAS

O ritmo é fibrilação atrial, a frequência é irregularmente irregular e controlada (em torno de 70 bpm), e os intervalos QRS são estreitos e normais.

Uma oclusão da artéria descendente anterior esquerda (DAE) pode causar fibrilação atrial? Normalmente não. A artéria coronária direita (ACD) ou a artéria circunflexa esquerda (ACx) irrigam o nó sinoatrial (SA) e o átrio direito, independentemente da dominância. A DAE irriga os ramos do feixe de His, portanto, seria esperado um bloqueio de ramo ou um bloqueio bifascicular. O pior cenário seria um bloqueio atrioventricular total.

Continue lendo! Este é um ECG extremamente interessante e complexo!

PROCURANDO ELEVAÇÃO DO ST EVIDENTE

Há elevação do segmento ST evidente nas derivações V1 a V3 e na derivação aVR. Este ECG mostra elevação do segmento ST que atende aos critérios para isquemia de grau 3 – possível perda da onda S na derivação V3 e elevação do segmento ST maior ou igual a (≥) 50% da altura da onda R na derivação V1.

A isquemia de grau 3 tem um prognóstico grave. Este coração não se beneficiou da circulação colateral nem do pré-condicionamento isquêmico (episódios intermitentes de angina por um ou dois dias antes da oclusão completa). Mesmo com reperfusão oportuna, haverá pouco benefício para este paciente.

Deveríamos observar elevação do segmento ST evidente nas derivações I e aVL. No entanto, a derivação I apresenta depressão do segmento ST muito sutil e a derivação aVL tem um segmento ST que é literalmente isoelétrico. Abordarei essa questão ao final desta discussão.

PROCURANDO POR ELEVAÇÃO SUTIL DO SEGMENTO ST

Não há elevação sutil do segmento ST neste ECG.

PROCURANDO POR ONDAS T HIPERAGUDAS

Há ondas T hiperagudas nas derivações V2 a V4. As demais ondas T hiperagudas já evoluíram para elevação do segmento ST.

PROCURANDO POR DEPRESSÃO DO SEGMENTO ST EM PADRÃO VASCULAR

Há depressão do segmento ST nas derivações II, III e aVF e nas derivações V4 a V6. Essas depressões do segmento ST se encaixam em um padrão vascular. A depressão do segmento ST nas derivações inferiores provavelmente é recíproca à elevação do segmento ST nas derivações I e aVL (Você não vê nenhuma elevação do segmento ST nessas derivações? Me dê um momento e eu mostrarei para você). Outro problema aqui é o fato de a derivação V3 apresentar isquemia de grau 3, enquanto a derivação adjacente V4 apresenta depressão do segmento ST! Isso não faz sentido! Há muita coisa acontecendo neste ECG.

PROCURANDO A ARTÉRIA CULPADA

A oclusão da artéria coronária direita (ACD) não produz depressão do segmento ST em todas as derivações inferiores. Portanto, a ACD está descartada.

A oclusão da artéria circunflexa (ACx) não produz elevação do segmento ST nas derivações V1 a V3. Portanto, a ACx está descartada.

A artéria descendente anterior esquerda (ADA) é a artéria culpada.

ONDE NA ARTÉRIA ESTÁ LOCALIZADA A OCLUSÃO?

A oclusão está proximal a S1 e D1.

Por favor, acompanhe atentamente e estude o ECG enquanto explico (aqui você passa de um intérprete de ECG de nível intermediário para o nível especialista!):

Com a elevação do segmento ST na derivação aVR e a depressão do segmento ST na derivação V5, mostramos que a oclusão ocorreu proximal a S1. Mas será que também ocorreu proximal a D1? Não presuma que S1 esteja sempre proximal a D1 – ocasionalmente, não está!

A depressão do segmento ST na derivação III é maior que a elevação do segmento ST na derivação aVL. Isso é fácil de constatar, pois não há elevação do segmento ST na derivação aVL. O segmento ST é isoelétrico. Isso indica que a oclusão está proximal tanto a S1 quanto a D1.

Com uma oclusão proximal à origem do primeiro ramo diagonal, deve haver isquemia da área basolateral, que é coberta pelos eletrodos das derivações aVL e I. Duvido que a artéria circunflexa esquerda (LCx) ou o ramo intermediário (presente em apenas cerca de 30% das pessoas) forneçam circulação suficiente para prevenir completamente qualquer isquemia nessa região.

Pode não haver elevação do segmento ST nas derivações basolaterais devido a um cancelamento de forças.

Ao contrário de alguns relatos, o fato de haver elevação do segmento ST nas derivações anteroapicais (derivações V1 a V3) e depressão do segmento ST nas derivações inferiores não significa que elas estejam diretamente conectadas – embora possam estar indiretamente conectadas. Se as derivações inferiores atuam reciprocamente, isso só pode ocorrer com as derivações I e aVL. As derivações precordiais são perpendiculares ao plano frontal; todos os vetores no plano frontal são, consequentemente, perpendiculares às derivações precordiais e, portanto, indetectáveis por elas. As derivações precordiais e as derivações basolaterais estão reagindo à mesma isquemia, mas suas derivações recíprocas devem estar no mesmo plano que as alterações indicativas (ou seja, a elevação do segmento ST).

AVALIAÇÃO DE POSSÍVEIS COMPLICAÇÕES

A fibrilação atrial parece ter uma frequência controlada, pois a frequência usual para fibrilação atrial não tratada é de 120 a 150 batimentos por minuto. No entanto, a perda da contração atrial, combinada com uma fração de ejeção (provavelmente) reduzida, certamente pode predispor este paciente ao choque cardiogênico. E, claro, a fibrilação atrial não impede o desenvolvimento de taquicardia ventricular polimórfica. Para uma discussão mais completa, veja o ECG nº 1.

ANÁLISE FINAL COMPLETA DO ECG

O ECG provavelmente demonstra fibrilação atrial crônica em um paciente com oclusão muito perigosa da artéria descendente anterior esquerda (DAE) proximal a S1 e D1. Isso inclui uma área muito grande em risco. A isquemia de grau 3 significa que haverá morbidade significativa para este paciente, caso ele sobreviva. Quando a isquemia de grau 3 está presente no ECG de admissão, mesmo um tempo porta-balão rápido geralmente não consegue salvar miocárdio suficiente.

O PROBLEMA DA AUSÊNCIA DE ELEVAÇÃO DO ST NA DERIVAÇÃO aVL

Demonstramos que a oclusão é proximal tanto a S1 quanto a D1. Portanto, a área basolateral (derivações I e aVL) está definitivamente envolvida – está isquêmica! No entanto, a derivação aVL apresenta um segmento ST isoelétrico quando deveria apresentar uma elevação acentuada do segmento ST. O segmento ST na derivação I está minimamente deprimido.

Ao analisar um ECG com isquemia transmural aguda desse grau, um segmento ST isoelétrico só pode ser devido a duas coisas: ou o eletrodo está visualizando uma área sem isquemia (sabemos que isso não é verdade), ou é resultado de um cancelamento de forças. Nada mais resultaria em um segmento ST perfeitamente isoelétrico em uma derivação isolada com mudanças tão drásticas ocorrendo ao seu redor! Portanto, deve ser um problema envolvendo um cancelamento de forças. Vejamos a Grade de Referência Hexaxial:

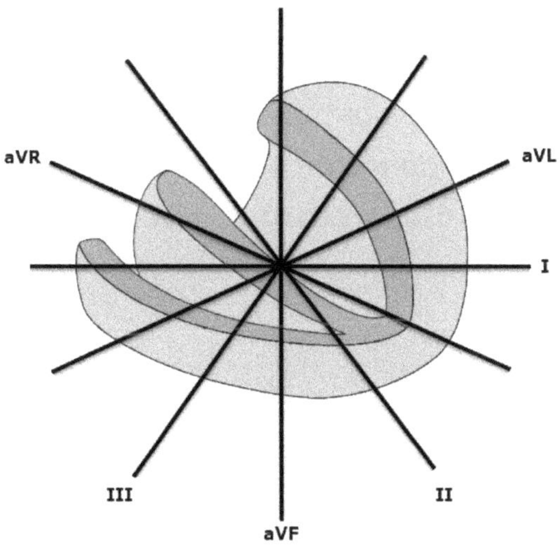

Figura 17-6

Acreditamos que a reciprocidade no plano frontal existe apenas entre as derivações basolaterais (Derivações I e aVL) e as derivações inferiores (Derivações II, III e aVF). Mas isso não é totalmente verdade! A reciprocidade pode existir entre quaisquer duas derivações que estejam a mais de 90° de distância uma da outra. O cancelamento de forças ocorre apenas entre derivações recíprocas no mesmo plano. Lembre-se de que, para que ocorra um cancelamento de forças, duas derivações recíprocas devem ter vetores viajando em direções opostas simultaneamente. Isso acontece no coração normal durante a Fase 0. Mas no coração isquêmico, também pode acontecer durante a Fase 2, quando ambos os eletrodos estão sobre o miocárdio isquêmico. Mostrei três exemplos disso no Capítulo 12 ("Cancelamento de Forças"). Agora, vamos retornar ao ECG...

Limitando-nos apenas às derivações do plano frontal (membros), observe atentamente a Derivação aVL. Embora seu segmento ST seja isoelétrico, você sabe que há elevação do segmento ST escondida em algum lugar ali. Basta observar como as derivações inferiores estão reagindo. (Sempre penso nas depressões do segmento ST resultantes da mudança recíproca como "cães" latindo para um "intruso" – sendo a elevação do segmento ST o "intruso". Normalmente você consegue vê-lo, mas às vezes não.) Há isquemia nessa derivação! Mas o que poderia estar anulando-a? Não são as derivações inferiores – elas estão reagindo reciprocamente, o que significa que o eletrodo do pé esquerdo deve estar sobreposto a um miocárdio normal, não isquêmico. Agora, observe a derivação aVR. Há uma elevação significativa do segmento ST na derivação aVR, mas o que ela está detectando? Ela está detectando a mesma isquemia que as derivações V1 a V3 estão detectando – e observe como os segmentos ST nessas derivações estão elevados! A derivação aVL está a 120° da derivação aVR, o que está dentro da faixa de reciprocidade. A derivação I está a 150° de distância e também bem posicionada para reagir reciprocamente. A reciprocidade e o cancelamento de forças não se limitam no plano frontal apenas às derivações basolaterais e inferiores – a derivação aVR também pode reagir reciprocamente. Isso explicaria a ausência de elevação do segmento ST nas derivações basolaterais, mas as impressionantes alterações recíprocas nas derivações inferiores.

PÉROLA | O cancelamento de forças é um fenômeno do eletrocardiógrafo. Embora ele apague a elevação do segmento ST do papel do ECG, a isquemia representada por essa elevação ainda está presente. De que outra forma as derivações recíprocas "saberiam" reagir a ela se ela não estivesse realmente lá?

É provável que a elevação do segmento ST na derivação aVR – antes do cancelamento das forças – fosse semelhante à elevação do segmento ST nas derivações anteroapicais (anteriormente "anterosseptais"). No entanto, ela foi reduzida pelo cancelamento das forças, e a elevação do segmento ST nas derivações I e aVL foi reduzida a ponto de o segmento ST na derivação aVL ser isoelétrico e o segmento ST na derivação I apresentar depressão mínima.

Para que ocorra o cancelamento das forças durante a isquemia...

1. as duas derivações devem estar localizadas de forma recíproca;

2. devem estar no mesmo plano;

3. ambas devem estar sobrepostas ao tecido isquêmico, com correntes de lesão viajando em direção aos seus polos positivos.

No ECG nº 5, apenas a derivação aVR e as derivações basolaterais atendem a todos os três requisitos. Agora, por que as derivações V4 a V6 manifestaram depressão do segmento ST quando a derivação V3 manifesta isquemia de grau 3? Há duas respostas para essa pergunta. Primeiro, as derivações V5 e V6 estão reagindo reciprocamente à derivação V1, o que indica uma oclusão proximal a S1. Em segundo lugar, pode haver um pequeno infradesnivelamento do segmento ST causado pela colocação incorreta dos eletrodos nas derivações V4 a V6. É bastante comum que os eletrodos das derivações V4 a V6 sejam colocados muito abaixo na parede torácica. Quando isso acontece, eles se comportam e parecem ser as derivações inferiores.

ECG nº 6

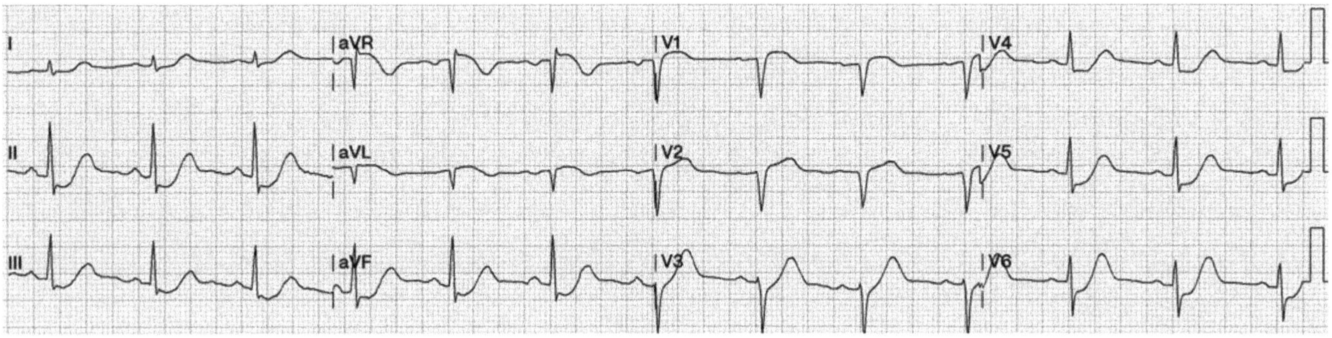

Figura 17-7

Sabemos pouco sobre esta paciente – 67 anos, queixando-se de dor no peito. Após a revisão do ECG, foi administrado hidromorfona.

INFORMAÇÕES BÁSICAS

O ritmo é sinusal e regular, a frequência cardíaca é normal (60-100 bpm) e os intervalos QRS são estreitos e normais. Não há evidência de bloqueios ou atrasos de condução.

PROCURANDO ELEVAÇÃO DO ST ÓBVIA

Há elevação do segmento ST nas derivações aVR e V1.

PROCURANDO ELEVAÇÃO DO ST SUTIL

Há uma elevação muito sutil do segmento ST na derivação V2.

PROCURANDO ONDAS T HIPERAGUDAS

Há ondas T hiperagudas nas derivações II, III e aVF e nas derivações V2 a V6. Há dois aspectos muito importantes que você deve observar e lembrar sobre essas ondas T hiperagudas:

Todas são largas – mas nenhuma é alta! Se você passar sua carreira procurando apenas por ondas T hiperagudas altas, perderá cerca de metade delas!

Observe onde essas ondas T hiperagudas começam... abaixo da linha de base! Na maioria das vezes, as ondas T hiperagudas se originam na linha de base, no ponto J ou em algum ponto da vertente descendente da onda R. NÃO é típico que as ondas T hiperagudas se originem de um segmento ST deprimido.

Quando você observar esse padrão – e ele pode estar presente nas derivações precordiais ou nas derivações inferiores (aqui, está presente em ambas!) – você deve considerar apenas duas possibilidades:

Ondas T de Winter

oclusão aguda da artéria descendente anterior esquerda (ADA), na maioria dos casos, proximal!

PROCURANDO POR DEPRESSÃO DO SEGMENTO ST EM UM PADRÃO VASCULAR

Há depressão do segmento ST nas derivações inferiores (padrão vascular inferior) e nas derivações V3 a V6 (padrão anterolateral ou anteroapical).

PROCURANDO A ARTÉRIA CULPADA

Há elevação do segmento ST na derivação aVL e depressão do segmento ST em todas as derivações inferiores. A artéria coronária direita (ACD) está descartada.

Há elevação do segmento ST nas derivações V1 e V2 (sutil). A artéria circunflexa esquerda (ACx) está descartada.

A artéria descendente anterior esquerda (DAE) é a artéria culpada.

ONDE NA ARTÉRIA ESTÁ LOCALIZADA A OCLUSÃO?

O infradesnivelamento do segmento ST na derivação III é maior que a elevação do segmento ST na derivação aVL. Isso indica uma oclusão proximal a S1 e D1.

A elevação do segmento ST na derivação aVR com infradesnivelamento do segmento ST na derivação V5 sugere oclusão proximal a S1.

A paciente foi levada ao laboratório de cateterismo, onde foi constatada uma oclusão de 99% na porção média da DAE. Bem, nenhum método é 100% preciso – independentemente do que os autores afirmem no artigo original. É sempre possível que a oclusão original tenha sido proximal, mas tenha sofrido embolização distal.

As ondas T de De Winter nas derivações inferiores indicam que esta paciente tem uma DAE do tipo 3 ("envolvente"). Ela teve certa sorte, pois a oclusão ocorreu distalmente, o que provavelmente limitou a área infartada. Se a oclusão tivesse ocorrido proximalmente, como o ECG sugeria, a área de infarto teria sido muito maior. Digo "infarto" em vez de "área em risco" porque a equipe de cardiologia – que aparentemente desconhecia as ondas T de De Winter – aparentemente não tinha intenção de levar este paciente ao laboratório de cateterismo em tempo hábil.

BUSCANDO POSSÍVEIS COMPLICAÇÕES

Quando o manejo adequado de um paciente como este é atrasado devido à adesão rígida ao paradigma do IAMCSST (Infarto Agudo do Miocárdio com Supradesnivelamento do Segmento ST), qualquer coisa pode acontecer. Sempre considere a TV polimórfica e o choque cardiogênico em qualquer IAM agudo. Essas complicações podem ocorrer repentinamente em um paciente aparentemente estável. Tenha isso sempre em mente.

ANÁLISE FINAL COMPLETA DO ECG

As ondas T de de Winter agora são consideradas equivalentes ao IAMCSST e devem ser encaminhadas ao laboratório de cateterismo cardíaco com urgência, como qualquer outro IAMCSST ou IAM. Esta paciente sofreu uma oclusão da artéria descendente anterior média, mas como o ECG não atendia aos critérios de IAMCSST, ela não recebeu o tratamento adequado.

Para saber mais sobre as *ondas T de de Winter*, leia o Capítulo 25, "As Isquemias Epônimas".

Leitura recomendada

Birnbaum, Y, et al. Acute myocardial infarction entailing ST-segment elevation in lead aVL: Electrocardiographic differentiation among occlusion of the left anterior descending, first diagonal, and first obtuse marginal coronary arteries. American Heart Journal. Volume 131, Number 1, pp. 38-42.

Birnbaum, Y, et al. Common pitfalls in the interpretation of electrocardiograms from patients with acute coronary syndromes with narrow QRS: a consensus report. Journal of Electrocardiology 45 (2012) pp. 463– 475.

Birnbaum Y, Sclarovsky S , Solodky A, Tschori J, Herz I, Sulkes J, Mager A, Rechavia E: Prediction of the level of left anterior descending coronary artery obstruction anterior wall acute myocardial infarction by admission electrocardiogram. Am J Cardiol. 1993;72:823-826.

Birnbaum Y, Solodky A, Herz I, Kusniec J, Rechavia E, Sulkes J, Sclarovsky S: Implications of ST-segment depression in anterior acute myocardial infarction: Electrocardiographic and angiographic correlation. Arn Heart J. 1994;127: 1467-1473.

de Agustín, JA, et al. Collateral Circulation From the Conus Coronary Artery to the Anterior Descending Coronary Artery: Assessment Using Multislice Coronary Computed Tomography. Rev Esp Cardiol. 2010;63(3):347-51.

de Winter, RJ, et al. A New ECG Sign of Proximal DAE Occlusion. N Engl J Med. 359:19, Nov 2008.

Engelen, D, Gorgels, A, Cheriex, E. et al. Value of the electrocardiogram in localizing the occlusion site in the left anterior descending coronary artery in acute anterior myocardial infarction. J Am Coll Cardiol. 1999 Aug, 34 (2) 389–395.

Ghani A R, Mughal M S, Kumar S, et al. (February 15, 2021) Wrapped Left Anterior Descending Artery Presenting As Inferior Myocardial Infarction: Case Report and Review of the Literature. Cureus 13(2): e13358.

Haraphonggse M, Tanomsup S, Jugdutt B1: Inferior ST-segment depression during acute myocardial infarction: Clinical and angiographic correlation. J Am Coll Cardiol; 1984;4:467-476.

Kosuge M, et al. Electrocardiographic Criteria for Predicting Total Occlusion of the Proximal Left Anterior Descending Coronary Artery in Anterior Wall Acute Myocardial Infarction. Clin. Cardiol. 24, 33-38 (2001): 33-38.

Mahajan K, Batra A, Gupta A. de Winter sign-A STEMI Equivalent. Indian Heart J. 2018 Sep-Oct;70(5):761-764.

Montero-Cabezas JM, van-der-Kley F, Karalis I, Schalij MJ. Proximal Left Anterior Descending Artery Acute Occlusion With an Unusual Electrocardiographic Pattern: Not Everything Is ST Elevation. Rev Esp Cardiol. Vol. 68. Issue 6, pages 541-543 (June 2015).

Raitt, MH, et al. Appearance of Abnormal Q Waves Early in the Course of Acute Myocardial Infarction: Implications for Efficacy of Thrombolytic Therapy. JACC Vol. 25, No. 5. April 1995:1084- 8

Smith SW. Upwardly concave ST segment morphology is common in acute left anterior descending coronary occlusion. J Emerg Med 2006;31:69-77.

Tamura A, Kataoka H, Mikuriya Y, Nasu M: Inferior ST segment depression as a useful marker for identifying proximal left anterior descending artery occlusion during acute anterior myocardial infarction. Eur Heart J 1995;16:1795-1799.

Reproduzido do blog de ECG do Dr. Smith

Os eletrocardiogramas a seguir foram reproduzidos com a gentil permissão do Dr. Stephen W. Smith. Você pode encontrar estes e outros casos muito interessantes e educativos em seu blog (Blog de ECG do Dr. Smith) em: https://hqmeded-ecg.blogspot.com/

Figura 17-7
De: Quarta-feira, 31 de maio de 2023
"Another myocardial wall is sacrificed at the altar of the STEMI/NonSTEMI mass delusion (and Opiate pain relief)."

18

Bloqueio completo do ramo esquerdo e oclusões da DAE

Durante anos, a presença de um bloqueio completo do ramo esquerdo (BCRE) representou um problema para qualquer pessoa que interpretasse eletrocardiogramas. Então, em 1996, após os estudos GUSTO-1, a Dra. Elena Sgarbossa e colaboradores publicaram seu artigo clássico "Diagnóstico eletrocardiográfico de infarto agudo do miocárdio em evolução na presença de bloqueio do ramo esquerdo" no *New England Journal of Medicine*. Essa foi uma pesquisa inovadora! Até então, acreditava-se que o diagnóstico de infarto agudo do miocárdio não poderia ser feito na presença de um BCRE – o que sempre foi totalmente falso! O diagnóstico de infarto agudo do miocárdio com BCRE é problemático apenas para as derivações precordiais direitas – V1 a V3. Infartos agudos inferiores, basolaterais (anteriormente chamados de "laterais altos") e apicolaterais (V4 a V6) ainda podem ser diagnosticados sem dificuldade. Veja a Figura 18-1:

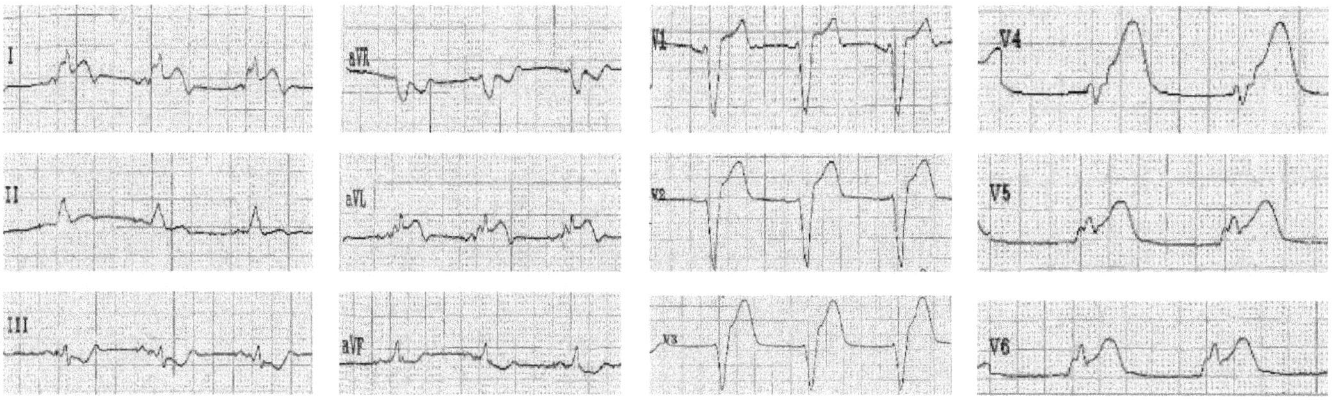

Figura 18-1

Não é difícil observar uma elevação inconfundível do segmento ST nas derivações I, aVL e V4 a V6. Isso não representa uma oclusão da artéria coronária direita (ACD) devido à elevação do segmento ST na derivação aVL (e até mesmo na derivação I). Mas ainda não sabemos se a oclusão é causada pela artéria descendente anterior esquerda (ADA) ou pela artéria circunflexa esquerda (ACx), pois a oclusão de qualquer uma das artérias pode produzir as elevações do segmento ST mencionadas até agora. Tudo depende das derivações V1 a V3. Se houver elevação real do segmento ST nessas derivações, a artéria culpada é a ADA, pois a ACx não causa elevação do segmento ST nas derivações V1 a V3; caso contrário, a ACx é a provável culpada.

PÉROLA | Quando há elevação do segmento ST na derivação aVL e a única elevação do segmento ST nas derivações precordiais ocorre nas derivações V4 a V6, a ACx tem maior probabilidade estatística de ser a artéria culpada do que a ADA.

Usando o algoritmo de 1996 produzido por Sgarbossa et al., vamos verificar se a elevação do segmento ST nas derivações V1 a V3 se qualifica como elevação isquêmica do segmento ST ou se é apenas a elevação esperada do segmento ST em um bloqueio de ramo esquerdo completo (BREC).

1. Há uma elevação do segmento ST ≥ 1 mm concordante com o complexo QRS?
   Isso se aplica a todas as derivações com uma relação R/S > 1,0 e não difere do protocolo padrão para IAMCSST, exceto para as derivações V2 e V3. Nos critérios de Sgarbossa, as derivações V1 a V3 são abordadas nos Critérios nº 2 e nº 3. Sim / 5 pontos

2. Há uma depressão do segmento ST ≥ 1 mm na derivação V1, V2 ou V3?
   Isso pressupõe que o QRS terá morfologia rS devido às derivações selecionadas. Novamente, isso seria um desvio do segmento ST de 1 mm ou mais concordante com o QRS. Eles estão procurando por isquemia inferobasal (inferolateral) (anteriormente conhecida como "IAM posterior"). Não / 0 pontos

3. Há elevação do segmento ST ≥ 5 mm discordante com o complexo QRS?
   Se houver bloqueio de ramo esquerdo (BRE) – e, claro, há! – sabemos que haverá elevação do segmento ST nas derivações V1 a V3 e talvez até mais além. Eles selecionaram uma elevação ≥ 5 mm, assumindo que tal desvio provavelmente indicaria isquemia aguda. Sim / 2 pontos

Este algoritmo é baseado em uma escala ponderada:

Critério nº 1 – 5 pontos

Critério nº 2 – 3 pontos

Critério nº 3 – 2 pontos

Uma pontuação de 3 pontos diagnostica um IAM agudo (com BRE). Como você pode ver, o Critério nº 3 não acrescentou nada – ele não seria suficiente por si só, e os outros dois critérios não precisavam dele para qualificar o diagnóstico de IAM agudo. Há um infarto agudo do miocárdio no ECG da Figura 18-1, com base no Critério nº 1.

Critérios Modificados de Smith-Sgarbossa

Embora o algoritmo de Sgarbossa fosse extremamente necessário, ele não estava isento de críticas. O Dr. Stephen Smith, médico do pronto-socorro do Hennepin County Medical Center (reconhecido como autoridade em eletrocardiografia), examinou o algoritmo e considerou que ele poderia ser aprimorado sem alterações significativas. Na verdade, ele alterou apenas dois aspectos:

Primeiro, substituiu o terceiro critério por uma razão... uma proporcionalidade: a quantidade de elevação do segmento ST medida a partir do ponto J dividida pela profundidade da onda S precedente, medida do início do complexo QRS até o ponto mais baixo da onda S. Se a elevação do segmento ST for ≥ 25% da profundidade da onda S, o critério se qualifica para o diagnóstico de infarto agudo do miocárdio (IAM). A razão de proporcionalidade proporciona uma precisão muito maior do que uma quantidade arbitrária – 100% de sensibilidade e 88% de especificidade.

Segundo, o algoritmo não é mais ponderado – uma resposta positiva a qualquer um dos três critérios diagnostica um IAM.

Novamente, os critérios nº 1 e nº 3 podem ser aplicados a qualquer uma das 12 derivações.

Os Critérios de Sgarbossa Modificados por Smith (desenvolvidos em 2012 e validados independentemente em 2015) são os seguintes:

1. Há elevação do segmento ST ≥ 1 mm concordante com o complexo QRS (em qualquer derivação)?
   Se "SIM!" – Infarto Agudo do Miocárdio

2. Há depressão do segmento ST ≥ 1 mm na derivação V1, V2 ou V3?
   Se "SIM!" – Infarto Agudo do Miocárdio

3. A relação discordante proporcionalmente excessiva (ST/S) é ≥ 25%?
   Se "SIM!" – Infarto Agudo do Miocárdio

Vamos usar os Critérios de Sgarbossa Modificados por Smith para verificar se um infarto agudo do miocárdio está oculto por trás de um bloqueio de ramo esquerdo completo...

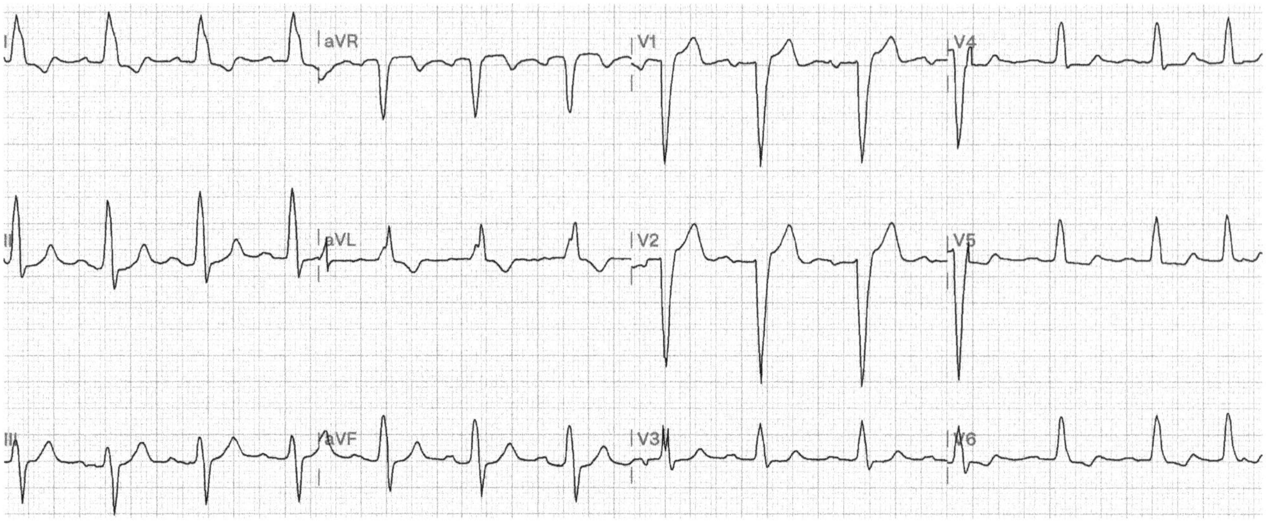

Figura 18-2

1. Há elevação do segmento ST ≥ 1 mm concordante com o complexo QRS?
   NÃO!

2. Há depressão do segmento ST ≥ 1 mm nas derivações V1, V2 ou V3?
   NÃO!

3. A relação de discordância proporcional excessiva (ST/S) é ≥ 25%?
   NÃO!

A relação de discordância proporcional excessiva deste ECG não indica um infarto agudo do miocárdio.

PÉROLA | Um resultado negativo em qualquer um dos critérios listados neste capítulo não exclui a presença de isquemia/infarto agudo! Como nenhum desses critérios possui 100% de sensibilidade ou especificidade, um resultado positivo não garante a presença de um infarto agudo do miocárdio. Haverá falsos positivos e falsos negativos com todos esses algoritmos! Atualmente, não há nada que você possa fazer a respeito. Apenas aceite!

Opinião pessoal | No momento, não vejo motivo para usar os critérios de Sgarbossa sem a modificação de Smith.

Vamos tentar outro...

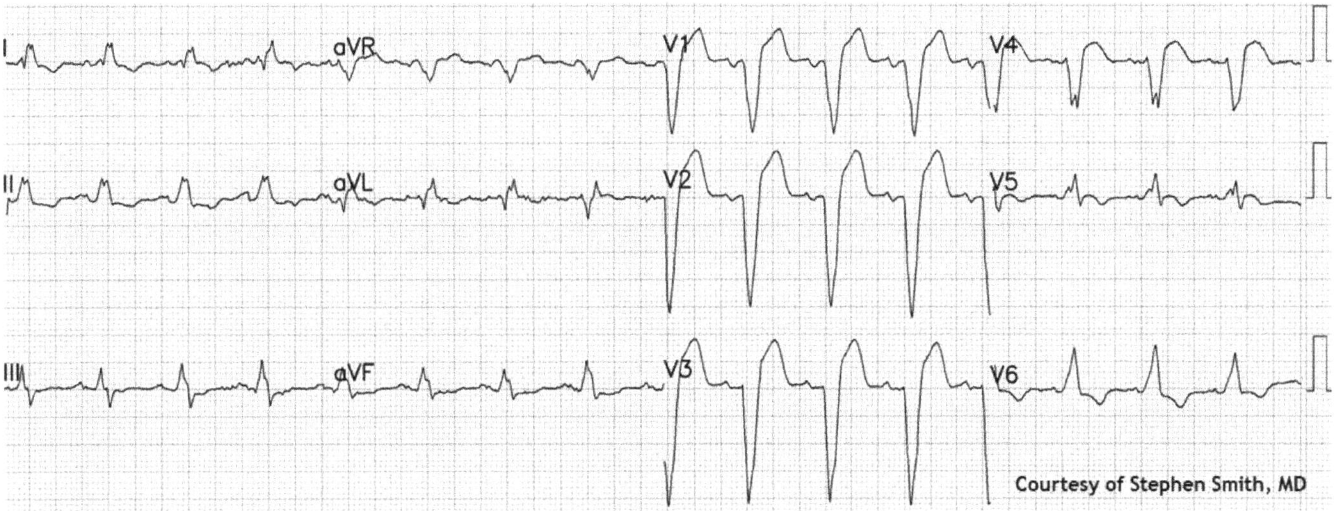

Figura 18-3

1. Há elevação do segmento ST ≥ 1 mm concordante com o complexo QRS?
   NÃO!

2. Há depressão do segmento ST ≥ 1 mm nas derivações V1, V2 ou V3?
   NÃO!

3. A relação de discordância proporcional excessiva (ST/S) é ≥ 25%?
   Derivação V1: ST/S = 6/13 = 0,46 (46%) SIM!
   Derivação V2: ST/S = 5/20 = 0,25 (25%) SIM!
   Apenas UMA derivação precisa ser positiva. Incluí duas para que você possa verificar.

Apenas UM critério precisa ter uma resposta positiva para se chegar a um diagnóstico. Este ECG demonstra um infarto agudo do miocárdio.

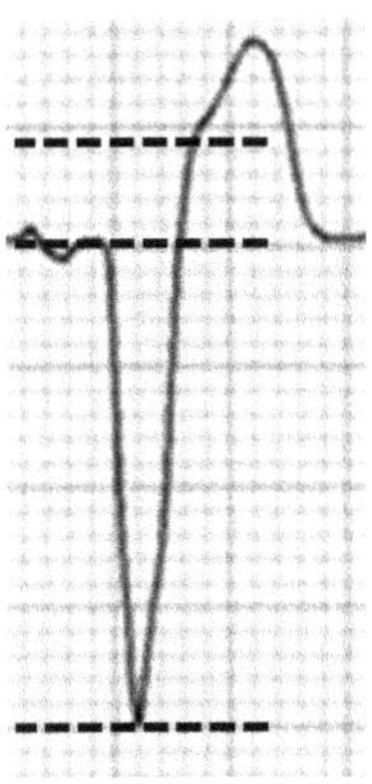

Figura 18-4

À esquerda (Figura 18-4) encontra-se uma demonstração de como medir a elevação do segmento ST no ponto J e a profundidade da onda S para calcular a razão de discordância proporcionalmente excessiva (ST/S). Em seu artigo original, Smith listou o limiar da razão para o diagnóstico de um infarto agudo do miocárdio em -0,25. Não se preocupe com o sinal negativo. Ele não é necessário. Usando o início do complexo QRS como linha de base, meça até o início do segmento ST (numerador) e até o ponto mais baixo da onda S do mesmo complexo QRS (denominador).

Critérios de Barcelona

Os Critérios de Barcelona (derivados em 2020, ainda não validados independentemente) são os seguintes:

1. Elevação concordante do segmento ST em qualquer derivação ≥ 1 mm

2. Depressão concordante do segmento ST em qualquer derivação

3. Desvio discordante do segmento ST ≥ 1 mm em qualquer derivação onde o segmento R ou S, individualmente, seja ≤ 6 mm

Assim como nos Critérios de Smith-Sgarbossa Modificados, um resultado positivo em qualquer um dos critérios constitui um diagnóstico de infarto agudo do miocárdio. A vantagem é que não há cálculo de nenhuma razão. A desvantagem é que – até onde sei no momento da escrita deste livro – não houve estudos de validação independentes. Um estudo de validação foi realizado pelas mesmas pessoas que derivaram os critérios, mas – pessoalmente – eu prefiro estudos independentes.

O Dr. Stephen Smith e outros autores escreveram uma crítica aos Critérios de Barcelona, indicando o que consideravam falhas metodológicas. É uma leitura muito interessante e pode ser encontrada em seu site: https://hqmeded-ecg.blogspot.com/2020/11/barcelona-rule-on-left-bundle-branch.html.

Meu conselho é ter cautela com quaisquer novos cálculos a serem usados no diagnóstico de ECG até que haja uma validação independente. Que eu saiba, nenhum estudo de validação jamais encontrou um método proposto tão preciso quanto o sugerido no artigo original.

Leitura recomendada

Borovac JA, Orsolic A, Miric D, Glavas D. The use of Smith-modified Sgarbossa criteria to diagnose an extensive anterior acute myocardial infarction in a patient presenting with a left bundle branch block. J Electrocardiol. 2021 Jan-Feb;64:80-84. doi: 10.1016/j.jelectrocard.2020.12.002.

Di Marco A, et al. New electrocardiographic Algorithm for the Diagnosis of Acute Myocardial Infarction in Patients With Left Bundle Branch Block. J Am Heart Assoc. 2020; 9:e015573.

Sgarbossa EB, Pinski SL, Barbagelata A, et al. Electrocardiographic diagnosis of evolving acute myocardial infarction in the presence of left bundle-branch block. GUSTO-1 (Global Utilization of Streptokinase and Tissue Plasminogen Activator for Occluded Coronary Arteries) Investigators. N Engl J Med 1996; 334:481.

Smith SW, Dodd KW, Henry TD, Dvorak DM, Pearce LA. Diagnosis of ST-elevation myocardial infarction in the presence of left bundle branch block with the ST-elevation to S-wave ratio in a modified Sgarbossa rule. Ann Emerg Med. 2012 Dec;60(6):766-76.

Reproduzido do blog de ECG do Dr. Smith

Os eletrocardiogramas a seguir foram reproduzidos com a gentil permissão do Dr. Stephen W. Smith. Você pode encontrar estes e outros casos muito interessantes e educativos em seu blog (Blog de ECG do Dr. Smith) em: https://hqmeded-ecg.blogspot.com/

Figura 18-3
Domingo, 11 de setembro de 2022
"A man in his 60s with chest pain and LBBB"

19

Oclusões clássicas da ACD

ECG nº 1

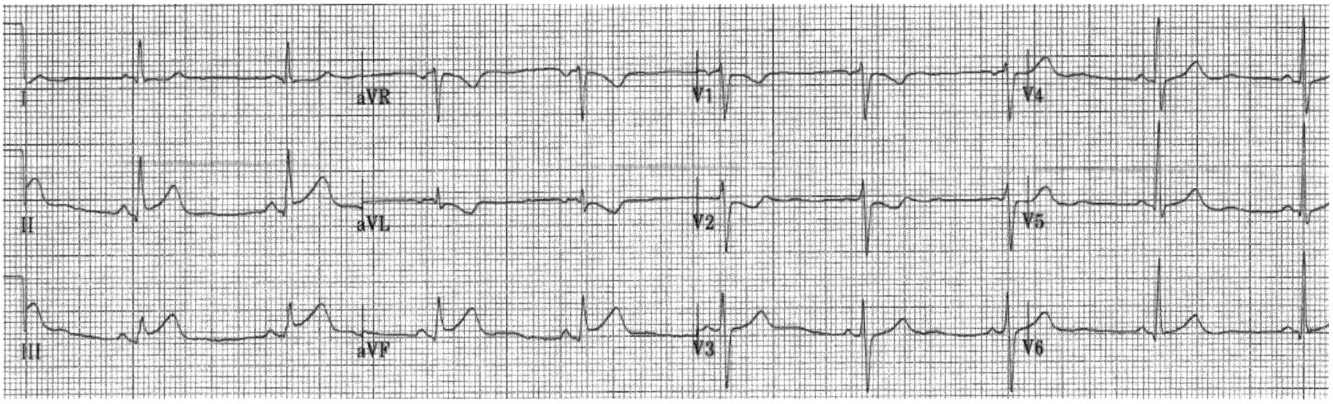

Figura 19-1

INFORMAÇÕES BÁSICAS

O ritmo é sinusal e regular, a frequência cardíaca é normal (60-100 bpm) e os intervalos QRS são estreitos e normais. Não há evidência de bloqueios ou atrasos de condução.

PROCURANDO ELEVAÇÃO DO ST ÓBVIA

As derivações II, III e aVF apresentam elevação do ST evidente: 1 mm nas derivações II e aVF e 2 mm na derivação III.

PROCURANDO ELEVAÇÃO DO ST SUTIL

Como todas as derivações inferiores apresentam pelo menos 1 mm de elevação do ST (ou mais), não há elevação "sutil" do ST. Você deve ser capaz de reconhecer facilmente uma elevação do ST de 1 mm. Quero assegurar que, ao definir "elevação sutil do ST" como elevação do ST inferior a 1,0 mm, não estou dividindo os ECGs em "OMI" e "não-OMI". Os OMIs frequentemente ocorrem com elevações do ST de 1,0 mm ou menos! Estou apenas dividindo as elevações do segmento ST em "fáceis de ver" e "difíceis de ver".

PROCURANDO ONDAS T HIPERAGUDAS

A derivação I apresenta uma onda T de tamanho normal. Compare-a com as ondas T nas derivações II, III e aVF. Há uma diferença bastante notável. Observe a largura da base das ondas T nas derivações inferiores em comparação com a derivação I. Todas as derivações inferiores manifestam ondas T hiperagudas.

PROCURANDO DEPRESSÃO DO ST EM PADRÃO VASCULAR

A depressão do segmento ST em um padrão vascular no ECG de um paciente com dor torácica geralmente indica uma alteração recíproca – e podemos ver isso aqui. Quando há elevação do segmento ST nas derivações II, III e aVF, qualquer depressão do segmento ST em qualquer derivação de V1 a V4 deve ser considerada uma alteração recíproca para um infarto do miocárdio inferobasal (inferolateral), especificamente, elevação do segmento ST nas derivações V7 a V9.

PROCURANDO A ARTÉRIA CULPADA

Você já aprendeu sobre o Método de Eliminação Diagnóstica de Jones para determinar a artéria culpada. Vamos ver como ele nos ajudará com este ECG.

Embora uma oclusão distal de uma artéria descendente anterior esquerda (DAE) do tipo 3 ("envolvente") possa produzir elevação do segmento ST nas derivações inferiores, ela não produz depressão do segmento ST em nenhuma das derivações V1 a V3 simultaneamente. A DAE não é a nossa culpada.

Uma artéria circunflexa esquerda (CX) dominante pode produzir os mesmos achados, mas ela precisa ser dominante (o que ocorre em cerca de 10 a 15% dos casos).

Uma oclusão de uma artéria coronária direita (ACD) dominante distal ao ramo marginal direito também pode produzir os mesmos achados. Como decidimos entre a CX e a ACD? Existe um método simples e rápido para determinar qual artéria é a culpada. É um método "rápido e prático", pois, embora a sensibilidade seja excelente, a especificidade é um tanto subótima. Na maioria das vezes funciona, mas já vi casos em que não funcionou (e você também verá).

Determinamos a artéria culpada comparando a elevação do segmento ST nas derivações II e III. A derivação II, além de ser uma derivação inferior, também é uma derivação do lado esquerdo. Portanto, ela monitora a área do ventrículo esquerdo mais irrigada pela artéria circunflexa esquerda (LCx). Além de ser uma derivação inferior, a derivação III é uma derivação do lado direito. Portanto, ela monitora a área do ventrículo esquerdo mais irrigada pela artéria coronária direita (RCA).

1. Se a elevação do segmento ST na derivação II for maior que a elevação do segmento ST na derivação III, então a LCx é a artéria culpada.

2. Se a elevação do segmento ST na derivação III for maior que a elevação do segmento ST na derivação II, então a RCA é a artéria culpada.

3. Se a elevação do segmento ST em ambas as derivações for IGUAL, então a LCx é considerada a artéria culpada.

Portanto... para que a RCA seja considerada a artéria culpada, a elevação do segmento ST na derivação III deve ser maior que a da derivação II. Neste ECG, vemos que a elevação do segmento ST na derivação III é maior do que a elevação do segmento ST na derivação II. A artéria coronária direita (ACD) é a artéria culpada. Esta é uma boa regra, mas não é isenta de erros. Você verá um caso em que a regra diagnosticou uma oclusão da ACD, mas a angiografia comprovou uma oclusão da artéria circunflexa esquerda (ACx). Mesmo assim, é uma boa regra e eu a utilizo.

ONDE NA ARTÉRIA ESTÁ LOCALIZADA A OCLUSÃO?

Ao tratar uma oclusão da ACD, estamos principalmente preocupados com sua localização em relação ao ramo marginal agudo (às vezes chamado de artéria marginal aguda). Uma oclusão proximal a esse ramo resultará em um infarto do ventrículo direito, o que aumenta muito a morbidade e a mortalidade, resultando em um prognóstico reservado. Até 30% desses pacientes não sobrevivem à internação hospitalar.

Você reconhecerá um infarto do ventrículo direito pela elevação do segmento ST na derivação V1 – e frequentemente nas derivações V2 e V3. Na verdade, em raras ocasiões, uma oclusão proximal de uma artéria coronária direita (ACD) superdominante pode resultar em elevação do segmento ST em TODAS AS DERIVAÇÕES PRECORDIAIS! Uma ACD superdominante, às vezes chamada de megaartéria, refere-se a uma ACD dominante com um ou vários ramos posterolaterais. Ela irriga uma área muito maior do ventrículo esquerdo do que o normal – muito maior!

Se um infarto do ventrículo direito ocorrer concomitantemente com um infarto do miocárdio inferobasal (inferolateral), a elevação do segmento ST na derivação V1 causada pela isquemia do ventrículo direito anulará a depressão do segmento ST – também na derivação V1 – devido à alteração recíproca de um infarto do miocárdio inferobasal (Figura 19-2). Isso pode resultar em um segmento ST na derivação V1 que parece bastante normal, enquanto o segmento ST na derivação V2 permanece deprimido. Observe novamente o ECG na Figura 19-1.

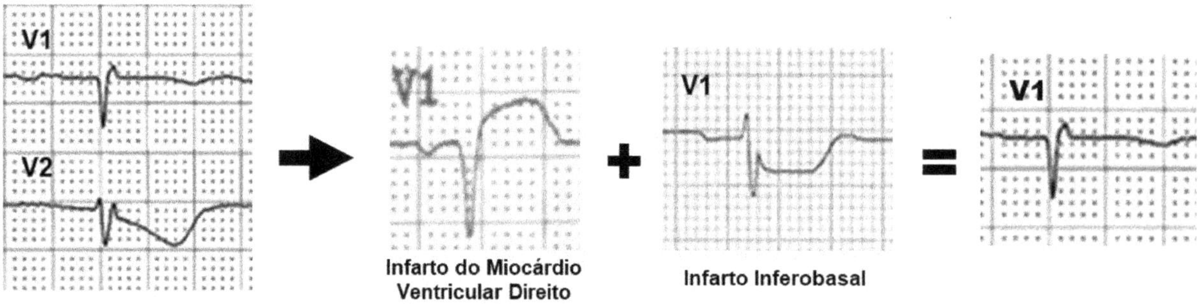

Figura 19-2

Na verdade, não se trata exatamente de uma elevação do segmento ST anulando a depressão do segmento ST. Menciono dessa forma porque proporciona uma excelente explicação visual – mas não é totalmente verdade. Há um cancelamento de forças que ocorre entre a área isquêmica do ventrículo direito e a área isquêmica da parede inferolateral (anteriormente "posterior") do ventrículo esquerdo.

Não há evidência de infarto do ventrículo direito, portanto a oclusão é distal ao ramo marginal agudo.

PROCURANDO POSSÍVEIS COMPLICAÇÕES

Em casos de oclusão da artéria coronária direita dominante, sempre procure por:

1. Bloqueios AV (primeiro grau, Mobitz I ou terceiro grau) devido ao comprometimento da circulação para o nó AV
2. Fibrilação atrial devido ao comprometimento da circulação para o nó SA
3. Colapso cardiovascular devido à extensão para o ventrículo direito

Todo paciente que apresentar um infarto do miocárdio inferior (elevação do segmento ST nas derivações II, III e aVF) deve ter um ECG do lado direito registrado imediatamente. Caso haja qualquer indicação de possível extensão para a parede inferobasal, as derivações posteriores (derivações V7 a V9) também devem ser registradas.

ANÁLISE FINAL COMPLETA DO ECG

Este ECG manifesta um infarto do miocárdio inferior e inferolateral. Não há evidência de bloqueio AV ou infarto do ventrículo direito.

ECG nº 2

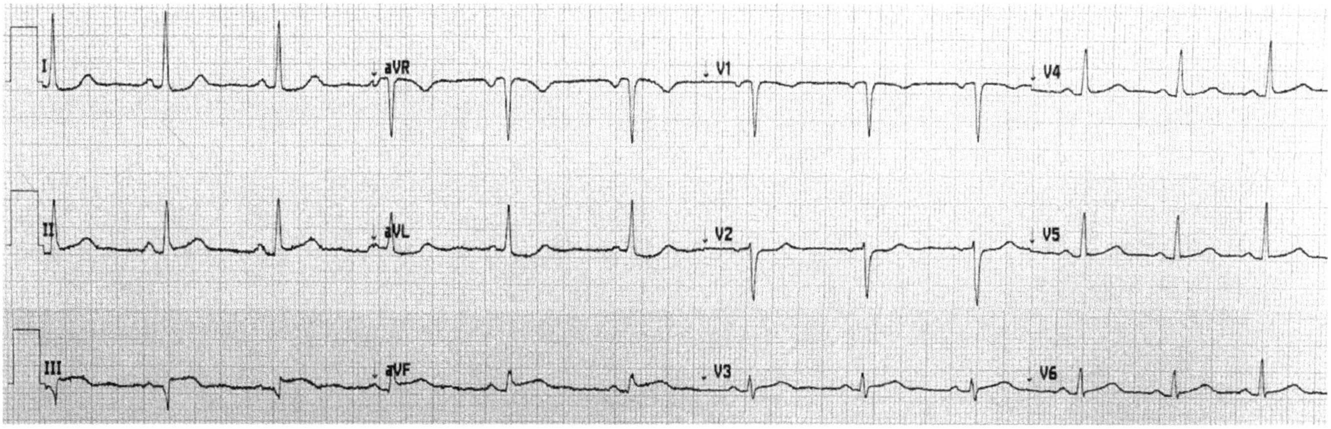

Figura 19-3

INFORMAÇÕES BÁSICAS

O ritmo é sinusal e regular, a frequência cardíaca é normal (60-100 bpm) e os intervalos QRS são estreitos e normais. Não há evidência de bloqueios ou atrasos de condução.

PROCURANDO ELEVAÇÃO ÓBVIA DO ST

Há elevação óbvia (≥ 1 mm) do segmento ST nas derivações II, III e aVF. Determinamos isso usando o início do QRS como linha de base. Normalmente, prefiro usar o segmento T-P, mas o segmento T-P neste ECG apresenta inclinação descendente, tornando-o menos confiável como linha de base.

PROCURANDO ELEVAÇÃO SUTIL DO ST

Pode-se dizer que as derivações V3 a V6 manifestam uma elevação "sutil" do ST. No entanto, há alguma variabilidade nos pontos J, tornando essa observação menos precisa.

PROCURANDO ONDAS T HIPERAGUDAS

Não há ondas T hiperagudas evidentes. As ondas T nas derivações inferiores já evoluíram para elevação do segmento ST. Se este ECG tivesse sido registrado anteriormente, provavelmente haveria ondas T hiperagudas nessas derivações.

PROCURANDO DEPRESSÃO DO ST EM UM PADRÃO VASCULAR

Há depressão do ST nas derivações aVL e V2 e depressão sutil do ST na derivação I. As derivações aVL e V2 juntas não representam um território vascular no ECG. No entanto, a combinação das derivações I e aVL define a área da parede basolateral, e as derivações V1, V2 e V3 definem a área anteroapical (anteriormente, anterosseptal).

PÉROLA | É comum que a área vascular basolateral (derivações I, aVL) seja representada apenas pela derivação aVL, sem qualquer contribuição da derivação I. Também não é incomum que a área vascular das derivações V1 a V3 seja representada apenas pela derivação V2. Ambas as representações são observadas com bastante frequência.

Podemos supor que a depressão do segmento ST está presente em duas áreas vasculares: a área basolateral (derivações I e aVL) e a área anteroapical (derivações V1 a V3) — embora apenas uma derivação de cada uma dessas áreas esteja presente.

PROCURANDO A ARTÉRIA CULPADA

Observamos elevação do segmento ST nas derivações inferiores com depressão recíproca do segmento ST na derivação aVL. Há também depressão recíproca do segmento ST na derivação V2 — mas não é recíproca à elevação do segmento ST nas derivações II, III ou aVF. Uma oclusão de qualquer uma das três artérias coronárias pode produzir elevação do segmento ST nas derivações inferiores com depressão recíproca do segmento ST na derivação aVL. Todas as três artérias podem fazer isso! Mas vamos descartar a artéria descendente anterior esquerda (DAE) devido à depressão do segmento ST na derivação V2. Por quê?

A depressão do segmento ST na derivação V2 é uma alteração recíproca devido a um infarto inferobasal (às vezes chamado de inferolateral) (anteriormente infarto posterior). A artéria descendente anterior esquerda (ADA) não pode produzir um infarto inferobasal; portanto, não pode produzir sua alteração recíproca nas derivações V1 a V3. Logo, a ADA não pode ser a artéria culpada.

Isso nos deixa com a artéria circunflexa esquerda (ACx) e a artéria coronária direita (ACD). Ambas podem produzir um infarto do miocárdio inferior acompanhado de um infarto do miocárdio inferolateral. No entanto, há uma elevação do segmento ST maior na derivação III do que na derivação II (1,5 mm versus 1,0 mm). Portanto, podemos assumir que a ACD é a artéria culpada (lembre-se: esta é uma regra geral e não 100% precisa).

OK... então determinamos que a ACD é a artéria culpada.

ONDE NA ARTÉRIA ESTÁ LOCALIZADA A OCLUSÃO?

Ao tratar infartos do miocárdio (IM) da parede inferior devido à oclusão da artéria coronária direita (ACD), precisamos saber se a oclusão está proximal ou distal ao ramo marginal agudo. Isso é muito importante! Uma oclusão proximal ao ramo marginal agudo resultará em um infarto do ventrículo direito. Tais infartos acarretam aumento da morbidade e mortalidade, além de um prognóstico muito ruim a curto prazo. Os pacientes que sobrevivem, no entanto, tendem a se recuperar bem. Todo paciente que apresentar elevação do segmento ST nas derivações II, III e aVF – ou mesmo apenas em duas dessas derivações – deve ter um ECG com derivações direitas (ou pelo menos as derivações V3R e V4R) registrado imediatamente! Durante minha carreira como clínico geral e médico de emergência, vi o que pode acontecer com um paciente com IM do ventrículo direito quando recebe nitroglicerina antes de registrar um ECG com derivações direitas e antes de estabelecer um acesso intravenoso seguro.

Então, o que sugere a presença de um IM do ventrículo direito? Trata-se da interação entre a elevação do segmento ST na derivação V1, causada pela isquemia aguda do ventrículo direito, e a depressão concomitante do segmento ST na mesma derivação, que reage reciprocamente à isquemia aguda da região inferolateral. Eis o que provavelmente ocorreu neste ECG:

A extensão da isquemia do septo basilar e da parede inferolateral do ventrículo esquerdo foram aproximadamente iguais e se anularam mutuamente, resultando em um segmento ST com aparência normal na derivação V1. A depressão do segmento ST na derivação V2, causada pela isquemia inferolateral, apresentou maior profundidade do que a extensão da elevação do segmento ST causada pela isquemia do ventrículo direito. Portanto, a elevação do segmento ST causada pela isquemia do ventrículo direito foi completamente anulada, e a depressão do segmento ST causada por uma isquemia inferolateral maior prevaleceu – ligeiramente.

Agora, parecem existir elevações sutis do segmento ST nas derivações V3 a V6. Ou a artéria coronária direita (ACD) é superdominante, ou o infarto do ventrículo direito está se manifestando levemente até as derivações V5 e V6, nas quais a perda da circulação fornecida pelos ramos posterolaterais da ACD resultou em isquemia transmural aguda na área apicolateral (derivações V5 e V6). Também é possível que as elevações muito sutis do segmento ST sejam, na verdade, uma ilusão causada por alguma irregularidade na linha de base.

PÉROLA | Em minha experiência, constatei que a elevação máxima do segmento ST durante um infarto agudo do ventrículo direito ocorre com mais frequência na derivação V2. E observei isso em quase todos os casos. A amplitude da elevação do segmento ST começa a diminuir rapidamente da derivação V2 para a derivação V4.

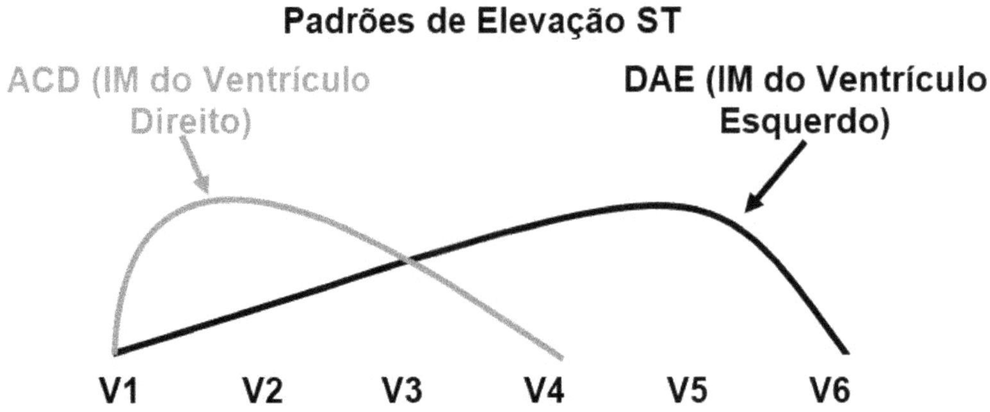

Figura 19-4

PROCURANDO POSSÍVEIS COMPLICAÇÕES

O fato de haver uma oclusão da artéria coronária direita (ACD) dominante significa que você precisa ser muito cauteloso com bloqueios – particularmente bloqueios AV. O vaso dominante, seja a ACD ou a artéria circunflexa esquerda (ACx), fornece circulação ao nó AV, portanto, qualquer bloqueio AV – exceto um bloqueio AV de Mobitz II* – pode ocorrer. Bloqueios AV de primeiro grau são bastante comuns com oclusões da ACD. É provável que você veja bloqueios de Mobitz I intermitentemente (também muito comuns) e, ocasionalmente, bloqueios AV de terceiro grau. Esses bloqueios geralmente são temporários; o paciente normalmente retoma a condução normal após a reperfusão. Um bloqueio AV de terceiro grau pode exigir suporte de marca-passo por um curto período, mas, frequentemente, um marca-passo juncional fornece o ritmo de escape e o paciente se recupera bem.

A artéria coronária direita também fornece circulação ao nó sinoatrial (SA) em cerca de 55% dos casos, o que não envolve dominância. Uma artéria não dominante ainda pode ser a fonte de circulação para o nó SA. O envolvimento da artéria do nó sinoatrial (SA) frequentemente leva à fibrilação atrial, mas, mais frequentemente, observa-se bradicardia. O aparecimento de fibrilação atrial durante um infarto agudo do miocárdio (IAM) nunca é um bom sinal e geralmente apresenta um prognóstico ruim.

Se o ventrículo direito estiver envolvido, deve-se estar ciente de que um colapso cardiovascular pode ocorrer a qualquer momento. É claro que conhecemos os riscos de administrar nitroglicerina, morfina ou outros vasodilatadores a esses pacientes, mas muitas vezes nos esquecemos de que o colapso pode ocorrer mesmo sem a administração de qualquer um desses medicamentos.

E, como em qualquer IAM devido à oclusão de qualquer artéria coronária, fique atento a taquicardia ventricular súbita ou fibrilação ventricular dentro da primeira ou segunda hora da isquemia aguda e novamente três ou quatro dias depois.

Os bloqueios AV de Mobitz II ocorrem abaixo do nó AV, portanto, você não encontrará um com isquemia do nó AV.

ANÁLISE FINAL COMPLETA DO ECG

Há um infarto agudo do miocárdio (IAM) da parede inferior do ventrículo esquerdo, que envolve a parede inferobasal e, muito provavelmente, o ventrículo direito. Há ritmo sinusal com frequência cardíaca normal. Não há evidência de bloqueios ou arritmias.

ECG nº 3

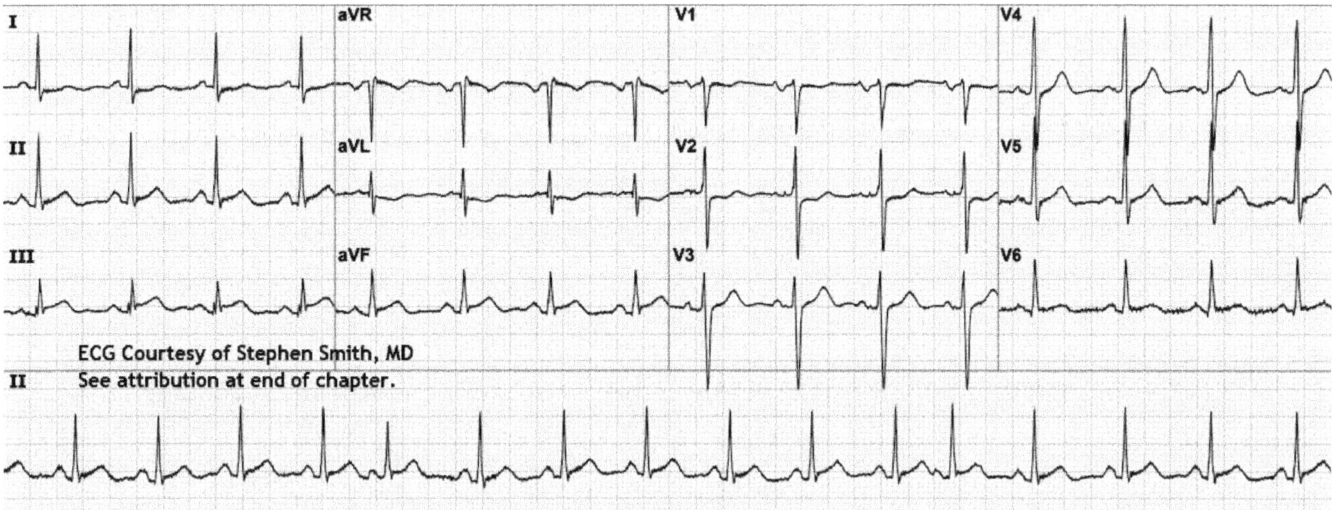

Figura 19-5

INFORMAÇÕES BÁSICAS

O ritmo é sinusal e ligeiramente irregular devido a alguns complexos atriais prematuros (CAP), a frequência é de aproximadamente 100 bpm e os intervalos QRS são estreitos e normais. Não há evidência de bloqueios ou atrasos de condução.

PROCURANDO ELEVAÇÃO DO ST ÓBVIA

As derivações III e aVF mostram elevação do ST evidente (≥ 1 mm), o que atende ao protocolo STEMI.

> **PÉROLA |** Qualquer alteração que atenda ao protocolo do paradigma STEMI é aceitável pelo paradigma OMI. No entanto, o paradigma OMI ainda considera alterações do ST que não se enquadram no protocolo STEMI.

PROCURANDO ELEVAÇÃO DO ST SUTIL

A elevação do ST na derivação II é sutil. Há elevação do ST, mas é menor que 1 mm.

PROCURANDO ONDAS T HIPERAGUDAS

Observe as ondas T nas derivações II, III e aVF e compare-as com as das derivações I, aVL e aVR (imagine as ondas T na derivação aVR como positivas). As ondas T nas derivações inferiores são maiores e muito mais largas em suas bases do que nas outras derivações. Além disso, o fato de a onda T na derivação II ser exatamente igual às ondas T nas derivações III e aVF corrobora o conceito da OMI de considerá-la, juntamente com as derivações III e aVF, como uma alteração indicativa.

PROCURANDO DEPRESSÃO DO ST EM PADRÃO VASCULAR

A depressão do segmento ST em um padrão vascular no ECG registrado em um paciente com dor torácica semelhante à SCA indica uma alteração recíproca até que se prove o contrário (lembre-se da Regra de Jones!). Há apenas uma derivação no plano frontal com depressão do segmento ST – e uma onda T invertida – a derivação aVL. Embora a derivação I não apresente nenhuma alteração significativa, sabe-se que a derivação aVL é recíproca à derivação III. No plano horizontal (transversal), há depressão do segmento ST na derivação V2. No entanto, o segmento ST na derivação V1 é isoelétrico, e este é um achado muito sugestivo de infarto do ventrículo direito.

Lembre-se: Às vezes, o grupo das derivações I e aVL é representado apenas pela derivação aVL, e o grupo das derivações V1 a V3 é representado apenas pela derivação V2.

PROCURANDO A ARTÉRIA CULPADA

Já estamos focando em um IAM da parede inferior. Mas isso pode ser causado por qualquer uma das três artérias coronárias. Uma oclusão distal de uma DA do tipo 3 ("envolvente") pode causar essa apresentação no ECG. Uma oclusão da CX distal ao ramo marginal obtuso e uma oclusão distal da CD também podem criar esse padrão.

Embora oclusões completas ou parciais de todos os três vasos possam resultar em depressão do segmento ST na derivação V2, é improvável que a DA o faça, dado o supradesnivelamento do segmento ST nas derivações inferiores e a depressão isolada do segmento ST na derivação V2. Isso deixa a artéria circunflexa esquerda (LCx) e a artéria coronária direita (RCA) como possíveis culpadas. Comparando a elevação do segmento ST nas derivações II e III, como abaixo:

1. Se a elevação do segmento ST na derivação II for maior que a elevação do segmento ST na derivação III, então a LCx é a culpada.

2. Se a elevação do segmento ST na derivação III for maior que a elevação do segmento ST na derivação II, então a RCA é a culpada.

3. Se a elevação do segmento ST em ambas as derivações for IGUAL, então a LCx é considerada a culpada.

Portanto... para que a RCA seja considerada a artéria culpada, a elevação do segmento ST na derivação III deve ser maior que a da derivação II.

Observamos que a elevação do segmento ST na derivação III é maior que a da derivação II. Portanto, a RCA é a artéria culpada.

ONDE NA ARTÉRIA ESTÁ LOCALIZADA A OCLUSÃO?

Conhecer o local exato da oclusão na RCA é menos importante. Simplesmente queremos saber se a lesão é proximal ou distal à artéria marginal aguda (que irriga o ventrículo direito). O envolvimento agudo do ventrículo direito leva ao aumento da morbidade e mortalidade devido ao colapso cardiovascular. O infradesnivelamento do segmento ST na derivação V2 indica uma extensão inferolateral da isquemia inferior aguda. No entanto, a ausência de infradesnivelamento do segmento ST na derivação V1 é altamente sugestiva de envolvimento do ventrículo direito. A angiografia pareceu mostrar uma oclusão do ramo marginal agudo. Este paciente teve a intervenção vascular oportuna negada porque o ECG não preenchia os critérios para IAMCSST (Infarto Agudo do Miocárdio com Supradesnivelamento do Segmento ST)!

PROCURANDO DE POSSÍVEIS COMPLICAÇÕES

Não há ectopia ventricular que ameace uma taquiarritmia ventricular e nenhum sinal de taquicardia ventricular direita com sua alta taxa de morbidade/mortalidade. Há extrassístoles atriais prematuras (EAPs) com diferentes intervalos de acoplamento, incluindo uma na porção descendente da onda T. Isso pode predispor à fibrilação atrial súbita. Assim, parece haver alguma irritabilidade atrial, sugerindo que a oclusão é proximal à artéria do nó sinoatrial. O bloqueio AV de primeiro grau é comum nesses pacientes, portanto, não se surpreenda se ele aparecer. Geralmente, bloqueios ou atrasos limitados ao nó AV (primeiro grau, Mobitz I e terceiro grau) durante um infarto agudo do miocárdio inferior são temporários, incluindo o bloqueio AV de terceiro grau.

ANÁLISE FINAL COMPLETA DO ECG

Este ECG exibe um infarto do miocárdio da parede inferior com extensão para a parede inferolateral e provavelmente para o ventrículo direito. A ectopia atrial pode refletir isquemia leve do átrio. A artéria que irriga o nó sinoatrial (RCA 55%, LCx 45%) também fornece circulação significativa para o átrio direito. Teria sido útil ter um ECG do lado direito registrado.

ECG nº 4

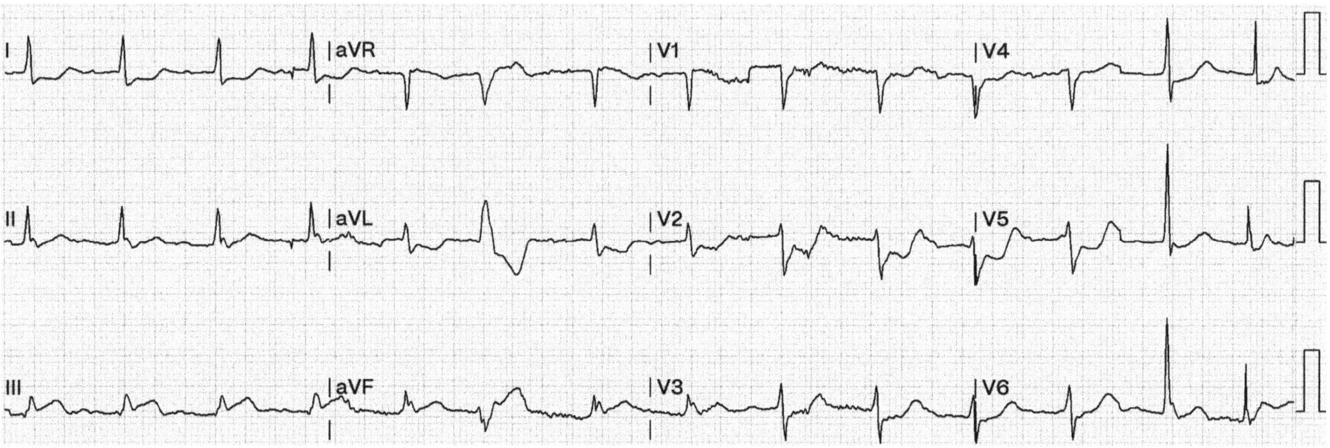

Figura 19-6

INFORMAÇÕES BÁSICAS

Trata-se de uma paciente de aproximadamente 70 anos em tratamento para hipertensão e diabetes mellitus com bradicardia. Ela queixa-se de hipotensão e dor na região inferior do tórax/epigástrica intermitente há uma semana.

O ritmo cardíaco é sinusal e o ritmo atrial é regular. O ritmo ventricular é irregular devido à ectopia. A frequência cardíaca é normal (60-100 bpm) e os intervalos QRS são estreitos e normais. Há possibilidade de dissociação AV, mas a linha de base é tão caótica que não posso afirmar com certeza.

PROCURANDO ELEVAÇÃO DO ST EVIDENTE

Há elevação evidente do segmento ST nas derivações III e aVF, embora a derivação aVF possa não atingir a marca de 1 mm.

PROCURANDO ELEVAÇÃO SUTIL DO ST

Não há outras elevações do segmento ST no ECG. Como ocorre com muita frequência, não foram registradas derivações laterais direitas ou posteriores.

PROCURANDO ONDAS T HIPERAGUDAS

A derivação III exibe ondas T hiperagudas que estão em transição para elevação do segmento ST. As ondas T na derivação aVF não são altas, mas são largas.

PROCURANDO DEPRESSÃO DO ST EM UM PADRÃO VASCULAR

Há depressão do segmento ST nas derivações I e aVL no plano frontal. Isso representa alterações recíprocas na região basolateral em resposta a uma isquemia transmural aguda na parede inferior. Há também depressão do segmento ST nas derivações V1 a (provavelmente) V6. Isso, combinado com a elevação do segmento ST nas derivações III e aVF, indica uma alteração recíproca para um infarto inferolateral, que poderia ter sido registrado diretamente como elevações do segmento ST se as derivações posteriores tivessem sido adquiridas.

PROCURANDO A ARTÉRIA CULPADA

A combinação de elevação do segmento ST nas derivações inferiores com depressão do segmento ST nas derivações precordiais direitas descarta a artéria descendente anterior esquerda (DAE) como o vaso culpado. Restam a artéria coronária direita (ACD) e a artéria circunflexa esquerda (ACx) como possibilidades. Como há pelo menos 1 mm de elevação do segmento ST na derivação III e nenhuma na derivação II, a artéria coronária direita (ACD) é considerada a artéria culpada.

ONDE NA ARTÉRIA ESTÁ LOCALIZADA A OCLUSÃO?

Sabemos que a ACD é a artéria culpada, mas a oclusão está proximal ou distal ao ramo marginal agudo? Não podemos afirmar com 100% de certeza, mas há um forte indício neste ECG. Você já o identificou?

Embora as derivações V1 e V2 apresentem depressão do segmento ST, a depressão em V2 é bastante significativa, enquanto a depressão em V1 é muito leve – até mesmo sutil. Isso poderia ocorrer porque alguma elevação do segmento ST está competindo pelo segmento ST em V1? Para mim, isso sugere envolvimento do ventrículo direito. Embora eu hesitasse em listá-lo como um diagnóstico definitivo, certamente ficaria muito atento a possíveis complicações no ventrículo direito. Novamente, as derivações do lado direito poderiam ter sido registradas... mas não foram!

PROCURANDO POSSÍVEIS COMPLICAÇÕES

Recomendo fortemente a leitura da apresentação original deste caso no blog de ECG do Dr. Smith (referência no final deste capítulo). Como consideraram que o ECG não atendia aos critérios de STEMI, os cardiologistas consultores adiaram o encaminhamento da paciente para o laboratório de cateterismo, e ela faleceu lentamente no pronto-socorro. Neste ECG realizado antes de seu óbito (Figura 19-7), podemos observar que ela desenvolveu fibrilação atrial. A perda do "impulso" atrial certamente afetará negativamente o enchimento e o esvaziamento do ventrículo esquerdo. Parece que o nó sinoatrial e o átrio direito foram afetados pela isquemia.

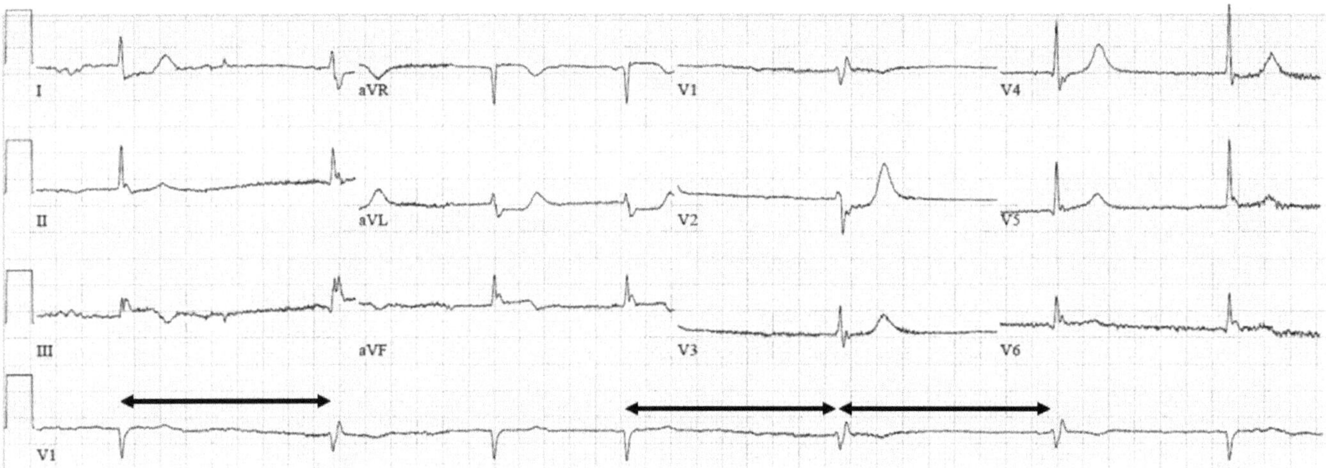

Figura 19-7

Qual artéria é a culpada aqui? A artéria coronária direita (ACD)!

E qual artéria fornece circulação ao nó sinoatrial (SA) e ao átrio direito em 55 a 60% dos casos? A ACD!

ANÁLISE FINAL COMPLETA DO ECG

Infarto do miocárdio oclusivo (IMO) das paredes inferior e inferolateral do ventrículo esquerdo e possível IMO do ventrículo direito. Este caso foi possivelmente complicado por um bloqueio AV de terceiro grau. As setas indicam um ritmo de escape juncional anormalmente lento. A eventual degeneração em fibrilação atrial com perda da contração atrial resultou em maior descompensação cardiovascular.

ECG nº 5

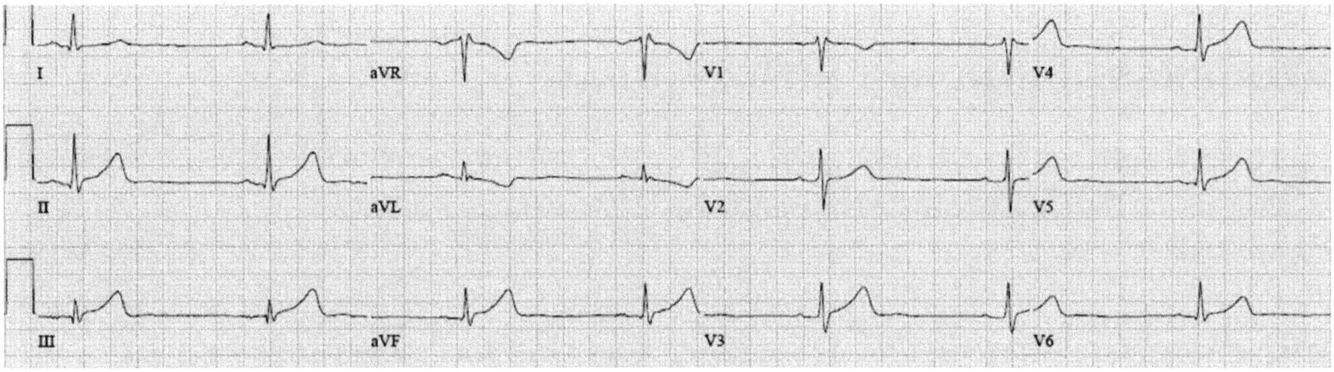

Figura 19-8

INFORMAÇÕES BÁSICAS

O paciente é um homem na faixa dos 30 anos com histórico de hipertensão, hiperlipidemia e diabetes mellitus. Ele apresenta dor torácica subesternal central, com sensação de pressão e irradiação para o braço esquerdo e mandíbula esquerda. A dor persiste há cerca de doze horas.

O ritmo é bradicardia sinusal com frequência de aproximadamente 43 batimentos por minuto, sem bloqueios de condução.

> **PÉROLA |** A bradicardia sinusal é muito comum em infartos do miocárdio inferiores: pode ser uma resposta parassimpática à dor ou isquemia do nó sinoatrial... ou ambos!

PROCURANDO ELEVAÇÃO DO ST ÓBVIA

Não há elevação do segmento ST ≥ 1 mm no ponto J; portanto, não há elevação evidente do segmento ST.

PROCURANDO ELEVAÇÃO SUTIL DO ST

Sim! Há uma elevação muito sutil do segmento ST no ponto J nas derivações II, III e aVF.

> **PÉROLA |** Recomendo fortemente que você meça o desvio do segmento ST a partir do ponto J; no entanto, você frequentemente encontrará artigos em que o desvio do segmento ST foi medido 60 ou 80 ms após o ponto J. Pesquisadores e alguns

autores fazem isso para evitar quaisquer alterações introduzidas por uma onda T atrial (onda Ta).

PROCURANDO ONDAS T HIPERAGUDAS

Há ondas T hiperagudas nas derivações II, III e aVF, tornando as sutis elevações do segmento ST nessas derivações ainda mais relevantes. A derivação I apresenta uma onda T normal, para comparação.

PROCURANDO DEPRESSÃO DO ST EM UM PADRÃO VASCULAR

Há depressão evidente do segmento ST na derivação aVL, embora não na derivação I. Apesar de as derivações I e aVL completarem o grupo basolateral de derivações, não é incomum que a derivação aVL seja a única desse grupo a manifestar a depressão do segmento ST de uma alteração recíproca. Portanto... há depressão do segmento ST em um padrão vascular.

PROCURANDO A ARTÉRIA CULPADA

Vamos considerar primeiro a artéria descendente anterior esquerda (DAE) (sim, eu sei que tudo neste capítulo será sobre oclusão da artéria coronária direita, mas você realmente precisa saber disso!). Antes que você comece a se achar muito esperto, preciso informar que "SIM!" – uma oclusão distal de uma DAE do tipo 3 ("envolvente") pode resultar em um ECG muito semelhante. As ondas T nas derivações V3 a V5 são semelhantes às ondas T hiperagudas nas derivações II, III e aVF. Até mesmo a onda T na derivação V6 parece inapropriadamente grande. Reserve um momento e compare a derivação I com a derivação V6. Os complexos QRS têm tamanhos semelhantes, mas observe a diferença nas ondas T!

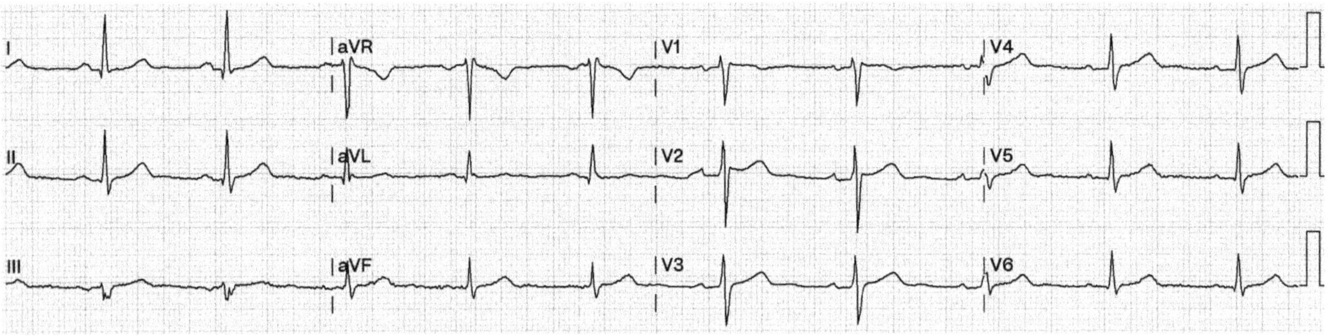

Figura 19-9

Na Figura 19-9, você verá um ECG anterior, não isquêmico, deste jovem, o que lhe dará uma excelente oportunidade para aprimorar seu reconhecimento – e suspeita – de ondas T hiperagudas. No entanto, uma oclusão da artéria descendente anterior esquerda (ADA) sem elevação do segmento ST em nenhuma das derivações precordiais seria extremamente incomum – mas não impossível (uma oclusão pré-apical com circulação suficiente fornecida pelo ramo posterolateral da artéria coronária direita (ACD), pela artéria circunflexa esquerda (ACx) e por um ramo intermediário poderia impedir quaisquer alterações isquêmicas no ECG antes de atingir a parede inferior). Mas, novamente, embora possível, é muito improvável.

Isso deixa a ACD e a ACx para serem consideradas. Comparando a elevação do segmento ST nas duas derivações, vejo que a derivação III tem o segmento ST mais alto por uma fração de milímetro quando ampliada no meu computador. Portanto, a ACD é a artéria culpada.

ONDE NA ARTÉRIA ESTÁ LOCALIZADA A OCLUSÃO?

Não há evidência de envolvimento do ventrículo direito, então a oclusão está distal ao ramo marginal. O que o levaria a pensar em envolvimento do ventrículo direito?

BUSCANDO POSSÍVEIS COMPLICAÇÕES

Esteja sempre atento a bloqueios e atrasos nodais AV. Mesmo um bloqueio Mobitz I, geralmente considerado benigno, pode ter um efeito muito adverso quando o paciente já apresenta bradicardia. O colapso cardiovascular súbito é muito menos provável sem envolvimento do ventrículo direito – mas, novamente, não é incomum. Tenha muito cuidado ao administrar medicamentos que dilatam o leito vascular (nitroglicerina, morfina) quando o paciente estiver muito bradicárdico. Se a bradicardia for devida ao aumento do tônus vagal (como é o caso na maioria dos IAMs inferiores), a administração de nitroglicerina pode resultar em um aumento reativo da frequência cardíaca sem efeito adverso na pressão arterial, mas se, por algum motivo, a bradicardia for fixa, você poderá precipitar um colapso cardiovascular catastrófico.

ANÁLISE FINAL COMPLETA DO ECG

O ECG mostra um infarto do miocárdio inferior em seus estágios iniciais. Não há sinais de envolvimento inferolateral ou do ventrículo direito. Embora haja elevação do segmento ST nas derivações inferiores, as ondas T hiperagudas são o que mais nos chamam a atenção.

Leitura recomendada

Birnbaum Y, et al. Common pitfalls in the interpretation of electrocardiograms from patients with acute coronary syndromes with narrow QRS: a consensus report. Journal of Electrocardiology 45 (2012) 463–475.

Devitt PA, et al. Nondominant Right Coronary Artery Occlusion - Small Vessel, Dramatic Sequelae. JACC: CASE REPORTS VOL. 4, NO. 3, 2022: 156-160.

Fiol M, Cygankiewicz I, Carrillo A, et al. Value of electrocardiographic algorithm based on "ups and downs" of ST in assessment of a culprit artery in evolving inferior wall acute myocardial infarction. Am J Cardiol. 2004;94(6):709-714.

Fiol M, et al. New Criteria Based on ST Changes in 12-Lead Surface ECG to Detect Proximal versus Distal Right Coronary Artery Occlusion in a Case of Acute Inferoposterior Myocardial Infarction. A. N. E. 2004;9(4):383-388.

Garcia-Niebla J, Goldwasser D, de Luna AB. Proximal right coronary artery occlusion with ST elevation in all precordial leads. J Electrocardiol. 2009;42(2):119.e1-119.e2.

Nair R, Glancy DL. ECG Discrimination Between Right and Left Circumflex Coronary Arterial Occlusion in Patients With Acute Inferior Myocardial Infarction - Value of Old Criteria and Use of Lead aVR. CHEST 2002; 122:134–139.

Wung S-F. Discriminating Between Right Coronary Artery And Circumflex Artery Occlusion By Using A Noninvasive 18-Lead Electrocardiogram. AMERICAN JOURNAL OF CRITICAL CARE, January 2007, Volume 16, No. 1: 63-71.

Zhou P, Wu Y, Wang M, Zhao Y, Yu Y, Waresi M, Li H, Jin B, Luo X, Li J. Identifying the culprit artery via 12-lead electrocardiogram in inferior wall ST-segment elevation myocardial infarction: A meta-analysis. Ann Noninvasive Electrocardiol. 2023 Jan;28(1):e13016.

Reproduzido do blog de ECG do Dr. Smith

Os eletrocardiogramas a seguir foram reproduzidos com a gentil permissão do Dr. Stephen W. Smith. Você pode encontrar estes e outros casos muito interessantes e educativos em seu blog (Blog de ECG do Dr. Smith) em: https://hqmeded-ecg.blogspot.com/

Figura 19-3
De: 30 de abril de 2021
"This patient with 'NSTEMI' was not allowed to go to the cath lab. Then the ED provider obtained an emergent coronary CT angio. What do you think it showed?"

Figura 19-5
De: 9 de setembro de 2022
"Two patients with chest pain. Do either of them need emergent reperfusion? Both? Neither?"

Figuras 19-6 e 19-7
De: 19 de janeiro de 2020
"A woman in her 70s with bradycardia and hypotension."

Figuras 19-8 e 19-9
De: 20 de novembro de 2019
"A man in his 30s with 12 hours of chest pain; is the ECG consistent with 12 hours of occlusion?"

20
Oclusões clássicas da ACx

ECG nº 1

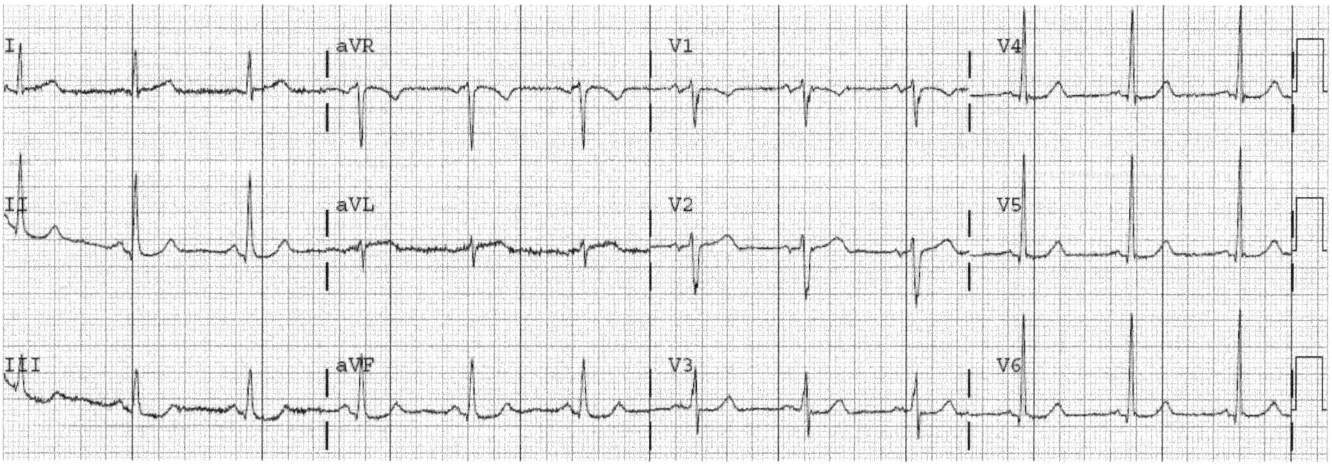

Figura 20-1

INFORMAÇÕES BÁSICAS

> **NOTA** | Como o infarto do miocárdio por oclusão (IMO) e a primeira artéria marginal obtusa (OM1) têm iniciais muito semelhantes, neste capítulo me referirei à artéria marginal obtusa como OMA, visto que não precisamos nos preocupar se a artéria marginal obtusa substituiu a primeira, a segunda ou a terceira artéria marginal.

O paciente é um homem de 72 anos com histórico de hipertensão, hiperlipidemia e doença arterial coronariana. Ele foi submetido a uma cirurgia de revascularização miocárdica com quatro enxertos há 17 anos e agora apresenta-se após oito horas de dor torácica subesternal com irradiação para a parte superior das costas.

O ritmo é sinusal e regular, a frequência cardíaca é normal (60-100 bpm) e os intervalos QRS são estreitos e normais. Não há evidência de bloqueios ou atrasos de condução.

PROCURANDO ELEVAÇÃO DO ST ÓBVIA

Não há elevação do segmento ST "óbvia" (≥ 1 mm) neste ECG.

PROCURANDO ELEVAÇÃO SUTIL DO ST

A derivação aVL apresenta uma elevação do segmento ST de aproximadamente 0,5 mm. Embora isso não atenda aos critérios de "STEMI", é significativo dentro do paradigma de IAM. O sinal de Jones também está presente na derivação aVL.

PROCURANDO ONDAS T HIPERAGUDAS

Não há ondas T hiperagudas neste ECG.

PROCURANDO DEPRESSÃO DO ST EM PADRÃO VASCULAR

Há depressão do segmento ST nas derivações II, III e aVF. Também parece haver alguma depressão sutil do segmento ST na derivação V3. Essas depressões do segmento ST agrupadas em um padrão territorial vascular não são devidas à isquemia subendocárdica. A isquemia subendocárdica não se apresenta em um padrão vascular preciso. (Consulte a seção "Definindo a Localização da Isquemia Subendocárdica" no final do Capítulo 2.)

PROCURANDO A ARTÉRIA CULPADA

Usando o Método de Eliminação de Jones, sabemos que a artéria circunflexa esquerda (ACx) é a artéria culpada porque uma oclusão da artéria coronária direita (ACD) nunca produz elevação do segmento ST na derivação aVL, e a artéria descendente anterior esquerda (ADA) nunca produz elevação do segmento ST na derivação aVL com depressão do segmento ST na derivação V3 (ou em qualquer uma das derivações V1 a V3).

ONDE NA ARTÉRIA ESTÁ LOCALIZADA A OCLUSÃO?

A artéria marginal obtusa (AMO) fornece circulação à parede basolateral; portanto, a oclusão deve estar antes da AMO ou proximalmente dentro da AMO. A ACx provavelmente não é dominante por vários motivos:

Ela é dominante em apenas 10 a 15% dos casos, então, estatisticamente falando, é improvável que seja a artéria dominante.

Quando não é dominante, não fornece circulação para a parede inferior do ventrículo esquerdo, mas pode suprir a parede inferolateral (anteriormente "posterior") e a parede basolateral. Quando a artéria coronária direita (ACD) não é dominante, geralmente perde a artéria descendente posterior e seus ramos posterolaterais. Quando a artéria circunflexa (ACx) não é dominante, perde apenas o ramo descendente posterior.

Há indícios de isquemia inferolateral, sugeridos pela depressão do segmento ST na derivação V3. Quando uma ACx dominante é ocluída, geralmente produz um infarto do miocárdio (IM) na parede inferior e um IM inferolateral.

Um IM isolado na parede inferolateral é quase sempre devido à oclusão de uma ACx não dominante. No entanto, uma oclusão isolada em um ramo posterolateral da ACD não é incomum (embora, reconhecidamente, bastante infrequente).

BUSCANDO POSSÍVEIS COMPLICAÇÕES

> **NOTA |** Como essas possíveis complicações se aplicam a TODOS os ECGs discutidos neste capítulo, irei apresentá-las apenas neste primeiro ECG. Retomarei essa discussão em relação aos demais ECGs apresentados neste capítulo.

Taquicardia Ventricular / Fibrilação Ventricular – A primeira complicação a surgir em muitos casos de isquemia transmural aguda é a taquicardia ventricular ou a fibrilação ventricular. É mais comum nas primeiras horas após o início da oclusão e, novamente, três ou quatro dias depois. Esteja preparado para isso, independentemente da artéria ocluída.

Colapso Cardiovascular Súbito – Isso é menos comum do que uma taquiarritmia ventricular. Ainda assim, pode ocorrer quando a oclusão envolve a artéria coronária esquerda principal ou a porção proximal de qualquer outra artéria coronária. Tais oclusões resultam em áreas muito extensas em risco. Outras complicações podem levar ao colapso cardiovascular. Na artéria circunflexa esquerda, isso pode incluir:

- Infarto do músculo papilar anterolateral – Mesmo quando não dominante, a artéria circunflexa esquerda irriga o músculo papilar anterolateral. No entanto, quando a artéria circunflexa esquerda é dominante, o músculo papilar posteromedial também pode sofrer infarto, pois recebe seu suprimento sanguíneo inteiramente da artéria descendente posterior. O infarto e a ruptura de um músculo papilar podem resultar em morte muito rapidamente, a menos que o paciente seja submetido a cirurgia com urgência. Mesmo hoje, com modalidades diagnósticas aprimoradas, a taxa de mortalidade imediata permanece em torno de 50% durante as primeiras 24 horas. A ruptura do músculo papilar geralmente ocorre cerca de três dias após o infarto, portanto, esteja especialmente atento aos pacientes que chegam em estado subagudo.

- Ruptura da parede livre do ventrículo esquerdo – Infrequente, geralmente ocorre de 4 a 7 dias após o evento.

- Ruptura septal – Em casos de oclusão da artéria circunflexa (LCx) dominante, e especialmente se houve oclusão prévia da artéria descendente anterior (LAD) proximal a S1, o septo também pode romper. Isso geralmente ocorre cerca de 4 a 5 dias após o evento. Não é tão dramático quanto uma ruptura do músculo papilar ou uma ruptura da parede livre, mas deve ser tratado imediatamente com consultas de cirurgia cardiovascular de urgência.

Bloqueios AV e Atrasos de Condução – Se a artéria circunflexa esquerda (LCx) for dominante, ela será a principal responsável pelo fornecimento de sangue ao nó AV (embora não necessariamente a única). Isso pode resultar em um novo bloqueio AV de primeiro grau, um bloqueio AV de Mobitz I ou um bloqueio AV de terceiro grau. O bloqueio AV de primeiro grau e o bloqueio de Mobitz I raramente são preocupantes. O bloqueio AV de terceiro grau geralmente é temporário, acompanhado por um ritmo de escape juncional, com duração de algumas horas a alguns dias. Alguns pacientes podem precisar de um marca-passo temporário até que o nó AV se recupere. Esteja ciente de que jovens e, em geral, pessoas saudáveis de todas as idades não apresentarão efeitos adversos decorrentes de um bloqueio AV de primeiro grau ou de um bloqueio AV de Mobitz I. Pacientes com reservas cardiopulmonares limitadas, no entanto, podem ficar angustiados devido à sobreposição da sístole atrial e ventricular durante um bloqueio AV de primeiro grau com taquicardia sinusal ou pausas frequentes ou longas durante um bloqueio AV de Mobitz I.

Danos ao nó SA e ao átrio direito – A artéria para o nó SA é fornecida pela artéria coronária direita (ACD) ou pela artéria circunflexa esquerda (ACx) – em cerca de 55% dos casos, a ACD fornece a artéria para o nó SA, e a ACx nos 45% restantes. O ramo está localizado muito proximalmente em ambas as artérias, portanto, apenas uma oclusão muito proximal terá algum efeito sobre a atividade do nó SA. A expressão "artéria para o nó SA" é um tanto inadequada: na verdade, ela fornece a maior parte da circulação para todo o átrio direito. Podem ocorrer disritmias atriais que variam da síndrome do nó sinusal à fibrilação atrial. A maioria dos casos envolvendo o nó AV são temporários, com a função normal retornando em horas ou alguns dias. Infelizmente, esse não é o caso quando a artéria do nó SA está comprometida. A perda do impulso atrial devido à fibrilação atrial pode ter consequências graves para um paciente que sofre um infarto agudo do miocárdio.

ANÁLISE FINAL COMPLETA DO ECG

O paciente apresentou discreta elevação do segmento ST nas derivações I e aVL e discreta depressão do segmento ST na derivação V3. Isso é característico de uma oclusão da artéria circunflexa esquerda proximal a ou proximalmente dentro de um ramo marginal obtuso. Durante o cateterismo, um enxerto venoso para o ramo marginal obtuso foi ocluído e recebeu um stent, com o retorno do fluxo TIMI 3. O paciente evoluiu bem.

ECG nº 2

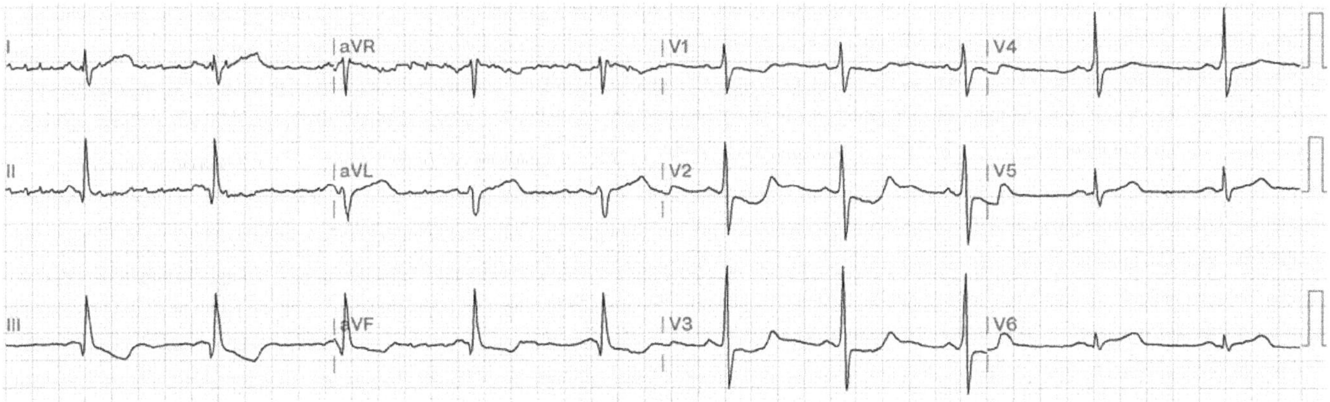

Figura 20-2

INFORMAÇÕES BÁSICAS

O paciente é um homem de 59 anos que se queixa de dor torácica subesternal, em aperto, irradiando para o braço esquerdo há uma hora, acompanhada de diaforese e leve dispneia. Ele é moderadamente obeso e tem histórico de hipertensão, diabetes tipo 2 e hiperlipidemia. É fumante de dois maços de cigarros por dia há 20 anos.

O ritmo parece ser uma taquicardia atrial com condução 2:1 (discutida mais adiante).

PROCURANDO ELEVAÇÃO DO ST ÓBVIA

Não há elevação óbvia do segmento ST que atenda aos critérios de STEMI de 1 mm.

PROCURANDO ELEVAÇÃO SUTIL DO ST

Há elevação sutil do segmento ST nas derivações I, aVL, V5 e V6, inferior a 1 mm. O sinal de Jones está presente nas derivações I e aVL e provavelmente na derivação V6.

PROCURANDO ONDAS T HIPERAGUDAS

As ondas T nas derivações I e aVL são hiperagudas. As ondas T nas derivações V5 e V6 também são hiperagudas, dado o tamanho das ondas T em relação ao tamanho dos complexos QRS precedentes.

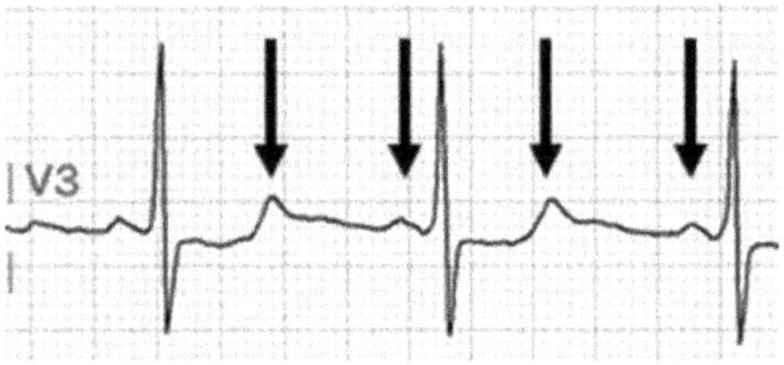

Figura 20-3

Este paciente está apresentando taquicardia atrial. Não conheço nenhuma razão específica para que ele esteja apresentando taquicardia atrial. Não sabemos se ela se desenvolveu durante o infarto do miocárdio ou se já estava presente. Não há mais informações sobre este paciente. Veja abaixo considerações mais detalhadas sobre essa arritmia.

ANÁLISE FINAL COMPLETA DO ECG

Embora nenhum achado neste ECG atenda aos critérios do paradigma STEMI, há informações suficientes para diagnosticar um infarto do miocárdio oclusivo (IMO) da artéria circunflexa esquerda (ACx) proximal à artéria circunflexa esquerda (ACx) ou localizado proximalmente dentro da artéria circunflexa esquerda (ACE). O diagnóstico poderia ser confirmado com um ou dois ECGs repetidos e um ecocardiograma de urgência. A questão que surge aqui é: "Este infarto do miocárdio é devido a uma oclusão completa (infarto do miocárdio tipo I) ou a uma estenose crítica na ACx exacerbada por uma demanda aumentada de O2 causada pela taquicardia atrial (infarto do miocárdio tipo II)?" Em vez de ser uma complicação do IAM, a taquicardia atrial pode, na verdade, tê-lo precipitado.

ECG nº 3

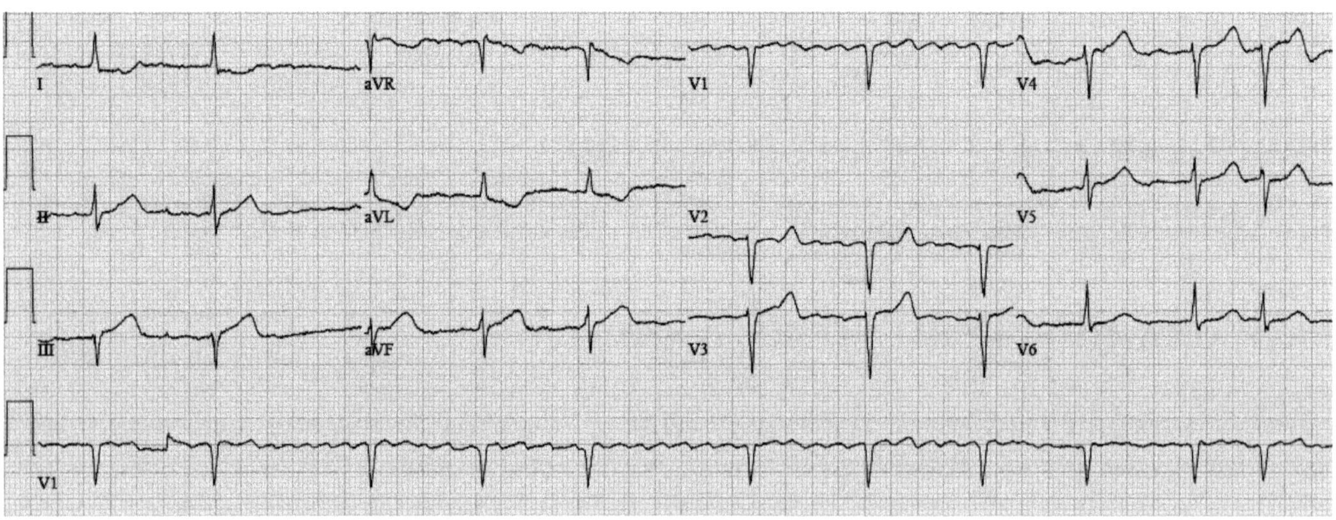

Figura 20-4

INFORMAÇÕES BÁSICAS

Não há histórico relevante neste ECG. O ritmo é fibrilação atrial, a frequência cardíaca está controlada (60-100 bpm) e os intervalos QRS são estreitos e normais. Não há evidência de bloqueios ou atrasos de condução.

PROCURANDO ELEVAÇÃO DO ST ÓBVIA

Ao ampliar o ECG (Figura 20-5), observa-se apenas 1 mm de elevação do segmento ST na derivação III.

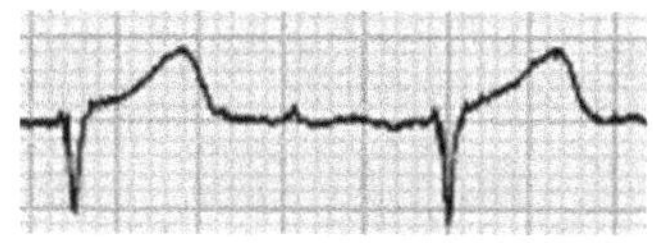

Figura 20-5

PROCURANDO ELEVAÇÃO SUTIL DO ST

Há – talvez – alguma elevação sutil do segmento ST nas derivações II e aVF. A linha de base na derivação aVF apresenta uma inclinação ascendente, dificultando a identificação da elevação do segmento ST. Os segmentos ST nessas derivações são retos do ponto J até o pico da onda T. Em minhas Masterclasses, isso é chamado de Sinal de Jones. No contexto apropriado, pode representar um segmento ST normal, côncavo para cima, durante sua transformação em um segmento ST convexo para cima, indicativo de isquemia transmural aguda. O registro do ECG captura fortuitamente o momento durante a transição em que o segmento ST está exatamente entre a concavidade e a convexidade e é muito reto.

Em eletrocardiografia, o contexto é tudo! Alguns sinais podem ter significados ou conotações muito diferentes dependendo do contexto em que estão sendo avaliados.

PROCURANDO ONDAS T HIPERAGUDAS

As derivações II, III e aVF apresentam ondas T hiperagudas. Embora apenas a derivação III apresente elevação do segmento ST suficiente para o diagnóstico de IAMCSST (Infarto Agudo do Miocárdio com Supradesnivelamento do Segmento ST), é fundamental monitorar atentamente as derivações II e aVF, especialmente na presença do sinal de Jones. É nessas derivações que provavelmente serão observados sinais de isquemia transmural aguda da parede inferior do ventrículo esquerdo (ou seja, elevação do segmento ST nas derivações II, III e aVF).

Também há algumas ondas T hiperagudas nas derivações V4 e V5. Essas ondas T não são extremamente grandes, mas são consideravelmente maiores em comparação com o tamanho dos complexos QRS.

DICA | Algumas derivações podem apresentar ondas T hiperagudas, mas nunca progredir para elevação do segmento ST. Isso ocorre porque a área avaliada por uma determinada derivação pode ter boa circulação colateral, suficiente para prevenir a isquemia transmural, e/ou a área pode ter sido submetida a pré-condicionamento isquêmico.

PROCURANDO DEPRESSÃO DO ST EM UM PADRÃO VASCULAR

Há depressão do segmento ST nas derivações I e (especialmente) aVL. Este é o padrão basolateral que age reciprocamente às alterações do segmento ST nas derivações inferiores (derivações II, III e aVF). Trata-se de uma alteração recíproca – não é isquemia subendocárdica basolateral! O primeiro corolário da Regra de Jones é: as alterações recíprocas de uma isquemia transmural aguda podem aparecer antes da elevação do segmento ST! Você deve planejar registrar ECGs seriados a cada 15 a 20 minutos.

PROCURANDO A ARTÉRIA CULPADA

Esta é uma determinação difícil. O que você deve aprender com este ECG é que, às vezes, a artéria culpada não pode ser determinada apenas com base no ECG. Isso pode ser isquemia devido à oclusão ou estenose de qualquer uma das três artérias coronárias: a DA, a CX ou a CD.

1. Há uma elevação do segmento ST de 1 mm na derivação III e ondas T hiperagudas em todas as três derivações inferiores. Isso é altamente sugestivo de isquemia aguda da parede inferior do ventrículo esquerdo. Também há alterações recíprocas óbvias nas derivações I e aVL. Qual das três artérias coronárias consideradas aqui pode causar isso? TODAS AS TRÊS!

2. Provavelmente há ondas T hiperagudas nas derivações V4 e V5. Qual das três artérias coronárias consideradas aqui pode causar isso? TODAS AS TRÊS!

3. Quando ocorre elevação do segmento ST nas derivações inferiores e nas derivações V4 a V6 (mas não nas derivações V1 a V3), a artéria culpada provavelmente é a artéria circunflexa esquerda (LCx) em vez da artéria descendente anterior esquerda (LAD), possivelmente eliminando a LAD como culpada.

4. Se a elevação do segmento ST na derivação III for maior que a elevação do segmento ST na derivação II, então a artéria coronária direita (RCA) é a artéria culpada. Se a elevação do segmento ST na derivação II for igual ou maior que a elevação do segmento ST na derivação III, então a artéria circunflexa esquerda (LCx) é a artéria culpada. A elevação do segmento ST na derivação III neste ECG é maior que a elevação do segmento ST na derivação II; portanto, a artéria coronária direita (RCA) é a artéria

culpada...

...exceto pelo fato de que uma angiografia tardia foi obtida (após um atraso de 28 horas porque os "critérios de IAMCSST não foram atendidos") e revelou uma oclusão de 100% da porção média a distal da LCx!

Há duas lições a serem aprendidas aqui:

1. As oclusões da LCx estão entre as mais difíceis de reconhecer.

2. Embora a regra que distingue a artéria circunflexa esquerda (LCx) da artéria coronária direita (RCA) como a artéria culpada seja muito boa (eu a utilizo frequentemente), ela não é 100% precisa. Os autores dessa regra nunca afirmaram que fosse. É importante compreender que as diversas regras que utilizamos na avaliação de eletrocardiogramas (ECGs) e em outras tarefas na medicina raramente – ou nunca! – são 100% precisas. Já vi outros exemplos em que essa regra falhou, mas continuo a utilizá-la porque funciona na maioria das vezes.

ONDE NA ARTÉRIA ESTÁ LOCALIZADA A OCLUSÃO?

Considerando que agora sabemos que a LCx é realmente a artéria culpada, onde está localizada a oclusão? Já que todas as três artérias (DAE, LCx e RCA) poderiam ter apresentado esse ECG, onde estaria a oclusão em cada uma delas?

Artéria Descendente Anterior Esquerda (DAE) – Isso teria que ser uma oclusão de uma DAE do tipo 3 ("envolvente") distal ao primeiro ramo diagonal. Somente uma LAD "envolvente" poderia afetar as derivações da parede inferior. A primeira diagonal é o ramo da LAD que fornece circulação para a área basolateral (derivações I e aVL). Se a oclusão fosse proximal a – ou localizada proximalmente dentro de – o primeiro ramo diagonal, haveria elevação do segmento ST nas derivações I e aVL. Mas as derivações I e aVL reagiram reciprocamente, manifestando depressão do segmento ST. Nenhuma das derivações poderia fazer isso se a área basolateral estivesse isquêmica devido ao envolvimento do primeiro ramo diagonal.

PÉROLA | Para que uma derivação aja reciprocamente à isquemia localizada oposta a ela, o miocárdio monitorado por essa derivação deve ser normal; não pode estar isquêmico! Se também estivesse isquêmico, teria sua própria corrente de lesão e haveria um cancelamento de forças – não uma reação recíproca.

Artéria Circunflexa Esquerda (ACx) – A artéria marginal obtusa é um ramo da ACx e irriga a área basolateral (derivações I e aVL). A oclusão de uma ACx dominante teria que ter ocorrido distalmente a essa artéria para que a área basolateral permanecesse não isquêmica, permitindo que reagisse reciprocamente. De fato, o relatório do cateterismo mencionou uma oclusão de 100% da porção média a distal da ACx, o que explica isso. Podemos talvez raciocinar um pouco mais. O(s) ramo(s) posterolateral(is) e o ramo descendente posterior são distais à artéria marginal obtusa. Uma oclusão proximal à artéria marginal obtusa pode, às vezes, resultar em um infarto do miocárdio inferolateral (anteriormente posterior). O ramo posterolateral também pode irrigar a área inferolateral, e sua oclusão também pode resultar em um infarto do miocárdio inferolateral. No entanto, este ECG (Figura 20-5) não mostra nenhuma indicação conclusiva ou confiável de que haja isquemia inferolateral.

Como o ramo descendente posterior da artéria circunflexa esquerda (LCx) sai do tronco principal após o ramo posterolateral, a oclusão deve ser distal a qualquer ramo cuja oclusão resultaria em um infarto do miocárdio inferolateral. Portanto, a oclusão provavelmente é distal ao ramo posterolateral. Obviamente, deve-se sempre considerar a presença de circulação colateral e/ou pré-condicionamento isquêmico. Consulte os diagramas no Capítulo 9, "Anatomia da Artéria Circunflexa Esquerda".

Artéria Coronária Direita (ACD) – Uma oclusão de uma ACD dominante distal à artéria marginal aguda poderia resultar neste ECG se o(s) ramo(s) posterolateral(is) fosse(m) longo(s) o suficiente para alcançar a área apicolateral do coração. Não é incomum que um infarto agudo do miocárdio inferior seja acompanhado por elevação do segmento ST nas derivações V5 e V6. A elevação do segmento ST na derivação V4 seria incomum... mas não inédita.

PROCURANDO POSSÍVEIS COMPLICAÇÕES

Consulte esta discussão no ECG nº 1.

ANÁLISE FINAL COMPLETA DO ECG

Infelizmente, este ECG não atendeu aos critérios de STEMI para cateterismo imediato. A demora de 28 horas para então constatar uma oclusão de 100% da artéria circunflexa esquerda (LCx), que teria se beneficiado enormemente de uma angioplastia coronária transluminal percutânea (ACTP) realizada em caráter de urgência, comprova a futilidade de se aderir rigidamente ao protocolo desatualizado de STEMI.

Há um infarto do miocárdio oculto (IMO) presente neste ECG. O fato de não ter sido possível determinar uma artéria culpada específica apenas com base no ECG não altera nada. Este paciente merecia um tratamento mais oportuno.

ECG nº 4

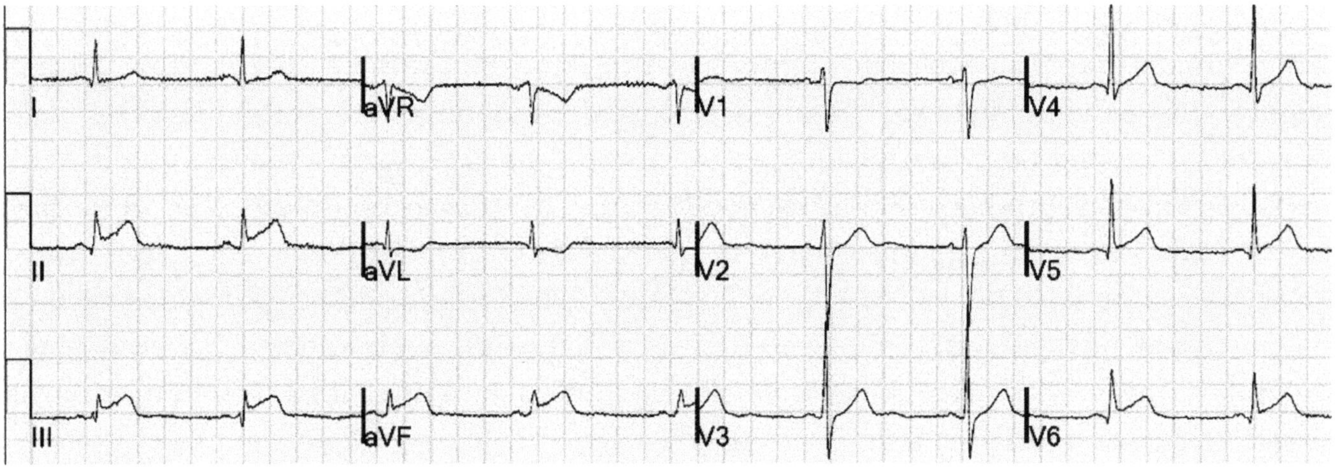

Figura 20-6

INFORMAÇÕES BÁSICAS

A única informação disponível sobre este paciente é: "homem de 35 anos, previamente saudável, com uma hora de dor no peito". O ritmo cardíaco é sinusal e regular, a frequência cardíaca é normal (60-100 bpm) e os intervalos QRS são estreitos e normais. Não há evidência de bloqueios ou atrasos de condução.

PROCURANDO ELEVAÇÃO DO ST ÓBVIA

Há elevação do segmento ST óbvia (≥ 1 mm) nas derivações II, III e aVF, e também nas derivações V5 e V6 (melhor visualizada quando ampliada).

PROCURANDO ELEVAÇÃO DO ST SUTIL

Embora a elevação do segmento ST nas derivações V5 e V6 seja de pelo menos 1 mm, é um tanto difícil de visualizar. Portanto, a elevação do segmento ST nas derivações V5 e V6 também pode ser considerada "sutil".

PROCURANDO ONDAS T HIPERAGUDAS

As ondas T nas derivações inferiores parecem hiperagudas e estão em transição para elevação do segmento ST.

Agora, aqui é onde você precisa ter cautela. Tente não "superdiagnosticar" ondas T hiperagudas. É fácil fazer isso; às vezes, eu ainda me pego fazendo. Observe as derivações V2 a V4. Elas também não parecem hiperagudas? Há apenas um problema (e vou dar um "alerta de spoiler"): embora a artéria circunflexa esquerda (LCx) possa fornecer sangue para a... As áreas do miocárdio visualizadas pelas derivações V4 a V6 não irrigam as áreas cobertas pelas derivações V1 a V3!

Ao observar a magnitude total dos complexos QRS nas derivações V2 a V4, as ondas T parecem ter um tamanho mais apropriado. Em teoria (e somente em teoria!), a repolarização deveria ser igual à despolarização; ou seja, deveria ser necessária a mesma quantidade de voltagem para repolarizar uma quantidade fixa de miocárdio do que para despolarizá-la. Acredite em mim quando digo que NÃO FUNCIONA ASSIM! Existem razões muito complexas para isso. Em vez disso, provavelmente deveríamos dizer: "A repolarização é proporcional à despolarização". Antes de tirar conclusões precipitadas sobre a presença de ondas T hiperagudas em áreas onde não há motivo para que elas existam, observe as despolarizações que as seguem.

PROCURANDO DEPRESSÃO DO ST EM UM PADRÃO VASCULAR

Há depressão do segmento ST na derivação aVL, mas não na outra derivação basolateral, a derivação I. Isso não é um problema: nosso foco principal está presente nas derivações III e aVL. Esta ainda é uma alteração recíproca.

PROCURANDO A ARTÉRIA CULPADA

Usando nossa regra (para a qual encontramos uma exceção no último ECG) referente à comparação da elevação do segmento ST nas derivações II e III, neste ECG, as duas derivações parecem ter a mesma quantidade de elevação do segmento ST. Nesses casos, a artéria circunflexa esquerda (LCx) é declarada a artéria culpada.

ONDE NA ARTÉRIA ESTÁ LOCALIZADA A OCLUSÃO?

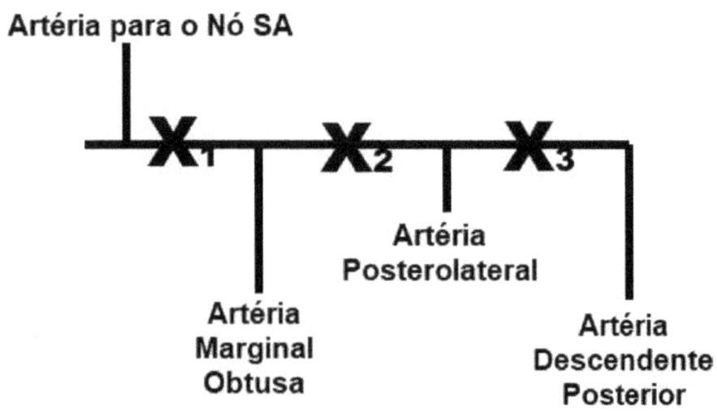

Figura 20-7

Agora, considere este diagrama esquemático muito básico de uma artéria circunflexa esquerda dominante (Figura 20-7).

Se houver uma oclusão proximal em X1, a área basolateral (derivações I e aVL), a área inferolateral (derivações V7 a V9) e as derivações inferiores (derivações II, III e aVF) apresentarão elevação do segmento ST. As derivações anteriores (V1 a V3) apresentarão depressão recíproca do segmento ST em relação às derivações V7 a V9.

Mas geralmente há um problema ao interpretar uma oclusão proximal da artéria circunflexa esquerda: o que acontece com a depressão recíproca do segmento ST nas derivações inferiores quando estas também apresentam elevação do segmento ST? Da mesma forma, o que acontece com a depressão recíproca do segmento ST nas derivações I e aVL quando elas também apresentam elevação do segmento ST? Pode ocorrer um cancelamento de forças e você pode não observar nenhuma alteração do segmento ST nas derivações do plano frontal. O mesmo acontece quando uma oclusão é proximal a D1 em uma artéria descendente anterior esquerda (ADA) do tipo 3 com padrão de "envoltório".

Se ocorrer uma oclusão em X2, a área basolateral (derivações I e aVL) estará normal e não isquêmica, mas haverá elevação do segmento ST na área inferolateral (derivações V7 a V9) e nas derivações inferiores (derivações II, III e aVF). Também haverá depressão recíproca do segmento ST nas derivações anteriores (derivações V1 a V3). Desta vez, porém, as derivações I e aVL poderão reagir reciprocamente. Lembre-se: uma derivação não pode reagir reciprocamente se também estiver isquêmica, pois manifestará sua própria corrente de lesão.

Se ocorrer uma oclusão em X3, somente as derivações inferiores (derivações II, III e aVF) apresentarão elevação do segmento ST – e as derivações I e aVL poderão reagir reciprocamente.

Um exemplo é essencialmente patognomônico para uma oclusão da artéria circunflexa esquerda (LCx): uma oclusão proximal da LCx não dominante. Isso produzirá elevação do segmento ST nas derivações I e aVL e depressão recíproca do segmento ST nas derivações anteriores (derivações V1 a V3). Como a artéria não é dominante, não haverá envolvimento da parede inferior do ventrículo esquerdo, portanto, as derivações inferiores não serão alteradas. Uma oclusão da artéria coronária direita (ACD) não pode produzir elevação do segmento ST na derivação aVL (ou na derivação I, aliás), e uma oclusão da artéria descendente anterior esquerda (ADA) não pode produzir elevação do segmento ST na derivação aVL MAIS depressão recíproca do segmento ST nas derivações V1 a V3.

PROCURANDO POSSÍVEIS COMPLICAÇÕES

Consulte esta discussão no ECG nº 1.

ANÁLISE FINAL COMPLETA DO ECG

Foi comprovado no cateterismo que se tratava de uma oclusão médio-distal da artéria circunflexa esquerda (ACx). Como a única área afetada parece ser a parede inferior do ventrículo esquerdo, a oclusão teve que ocorrer distalmente a todos os ramos, o que teria causado envolvimento das paredes basolateral ou inferolateral. Isso é perfeitamente possível com a artéria circunflexa esquerda (LCx). Uma lesão em X3 no diagrama (Figura 20-8) produzirá esses resultados.

ECG nº 5

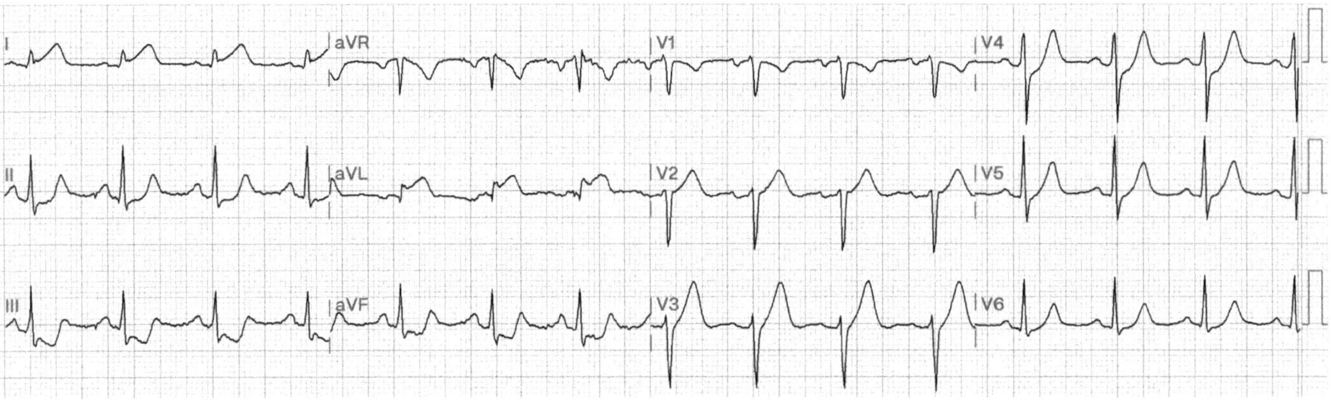

Figura 20-8

INFORMAÇÕES BÁSICAS

O paciente é um homem de 35 anos, previamente saudável, que começou a apresentar dor torácica subesternal.

O ritmo é sinusal e regular, a frequência cardíaca é normal (60-100 bpm) e os intervalos QRS são estreitos e normais. Não há evidência de bloqueios ou atrasos de condução.

PROCURANDO ELEVAÇÃO ÓBVIA DO ST

Há elevação óbvia do ST nas derivações I e aVL.

PROCURANDO UMA ELEVAÇÃO ST SUTIL

Não existe elevação ST sutil.

PROCURANDO ONDAS T HIPERAGUDAS

Não há ondas T hiperagudas neste ECG. As grandes ondas T nas derivações precordiais não parecem ter volume suficiente para serem consideradas hiperagudas.

PROCURANDO DEPRESSÃO DO ST EM UM PADRÃO VASCULAR

Há depressão do segmento ST nas derivações II, III e aVF.

PROCURANDO A ARTÉRIA CULPADA

Como há elevação do segmento ST nas derivações I e aVL, a artéria coronária direita (ACD) está descartada.

A artéria descendente anterior esquerda (ADA) é improvável. Se tivesse causado isquemia na região basolateral, também deveríamos observar elevação do segmento ST nas derivações precordiais.

A artéria circunflexa esquerda (ACx) é a artéria culpada.

ONDE NA ARTÉRIA ESTÁ LOCALIZADA A OCLUSÃO?

A oclusão provavelmente está na artéria marginal obtusa, visto que não há isquemia das paredes inferolateral ou inferior.

PROCURANDO POSSÍVEIS COMPLICAÇÕES

Consulte a discussão no ECG nº 1.

ANÁLISE FINAL COMPLETA DO ECG

Trata-se de uma oclusão da artéria marginal obtusa da ACx. Não é possível determinar pelo ECG se a ACx é dominante ou não. A isquemia da região basolateral e da região inferolateral, sem envolvimento da parede inferior do ventrículo esquerdo, seria patognomônica de uma oclusão da artéria circunflexa esquerda (LCx).

ECG nº 6

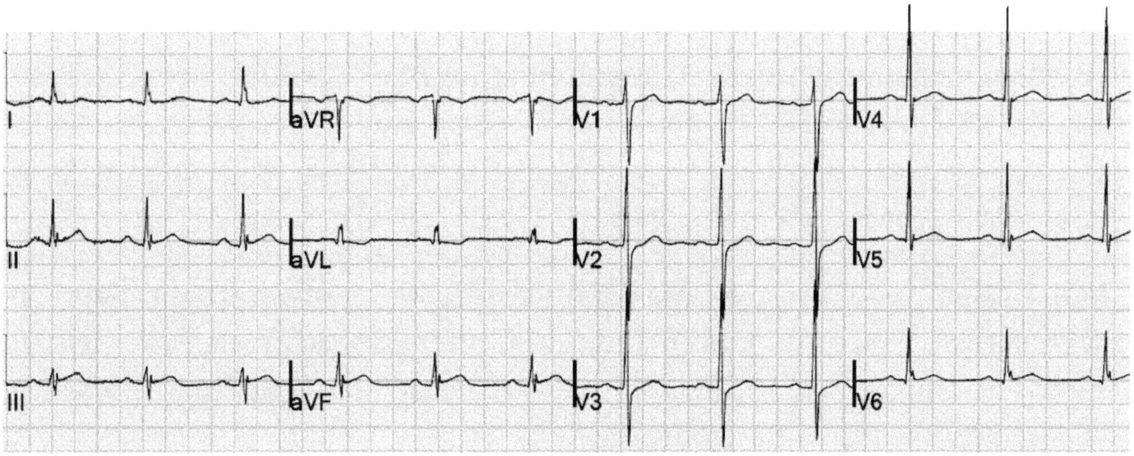

Figura 20-9

INFORMAÇÕES BÁSICAS

Um homem saudável na faixa dos 50 anos apresenta-se com uma hora de dor epigástrica e na parte inferior do tórax.

O ritmo é sinusal e regular, a frequência cardíaca é normal (60-100 bpm) e os intervalos QRS são estreitos e normais. Não há evidência de bloqueios ou atrasos de condução.

PROCURANDO ELEVAÇÃO DO ST ÓBVIA

Não há elevação do segmento ST evidente neste ECG. Um ECG realizado cerca de uma hora e meia depois, durante uma recorrência de dor torácica aguda, é mostrado na Figura 20-12. Esse ECG posterior será considerado a seguir (como ECG nº 7), portanto, não há necessidade de avançar.

PROCURANDO ELEVAÇÃO SUTIL DO ST

Não há elevação sutil do segmento ST neste ECG. Os intervalos QRS nas derivações inferiores parecem apresentar entalhes característicos de repolarização precoce ou variante normal. Trata-se de complexos QRS fragmentados – não evidência de repolarização precoce. Além disso, há um pequeno infradesnivelamento do segmento ST suspeito na derivação aVL.

PROCURANDO ONDAS T HIPERAGUDAS

Não há ondas T hiperagudas neste ECG. No entanto, eu ficaria de olho nas ondas T nas derivações inferiores. Parece que elas estão tentando se alargar.

PROCURANDO DEPRESSÃO DO ST EM PADRÃO VASCULAR

Há uma sutil depressão do segmento ST nas derivações aVL, V2 e V3. A derivação aVL faz parte do grupo basolateral (com a derivação I), e as derivações V2 e V3 fazem parte do grupo anterior (com a derivação V1), então "SIM!" a depressão do segmento ST está presente em um padrão vascular.

> **PÉROLA** | Nem todos os membros de um grupo precisam apresentar depressão do segmento ST para serem considerados uma alteração recíproca, e nem todos os membros de um grupo precisam apresentar elevação do segmento ST para serem considerados uma isquemia aguda.

PROCURANDO A ARTÉRIA CULPADA

O primeiro corolário da Regra de Jones é que a depressão do segmento ST de uma alteração recíproca pode aparecer antes da elevação do segmento ST da isquemia transmural. Com base nisso, devemos esperar elevação do segmento ST nas derivações II, III e aVF e nas derivações V7 a V9. Também esperaríamos uma depressão mais evidente do segmento ST nas derivações V1 a V3. Uma oclusão da artéria coronária direita (ACD) ou da artéria circunflexa (ACx) poderia produzir esse padrão. Ainda não temos informações suficientes para determinar qual artéria é a responsável.

ONDE NA ARTÉRIA ESTÁ LOCALIZADA A OCLUSÃO?

Não aplicável neste momento.

PROCURANDO POSSÍVEIS COMPLICAÇÕES

Consulte esta discussão no ECG nº 1.

ANÁLISE FINAL COMPLETA DO ECG

Continua com o próximo ECG (Figura 20-10).

ECG nº 7

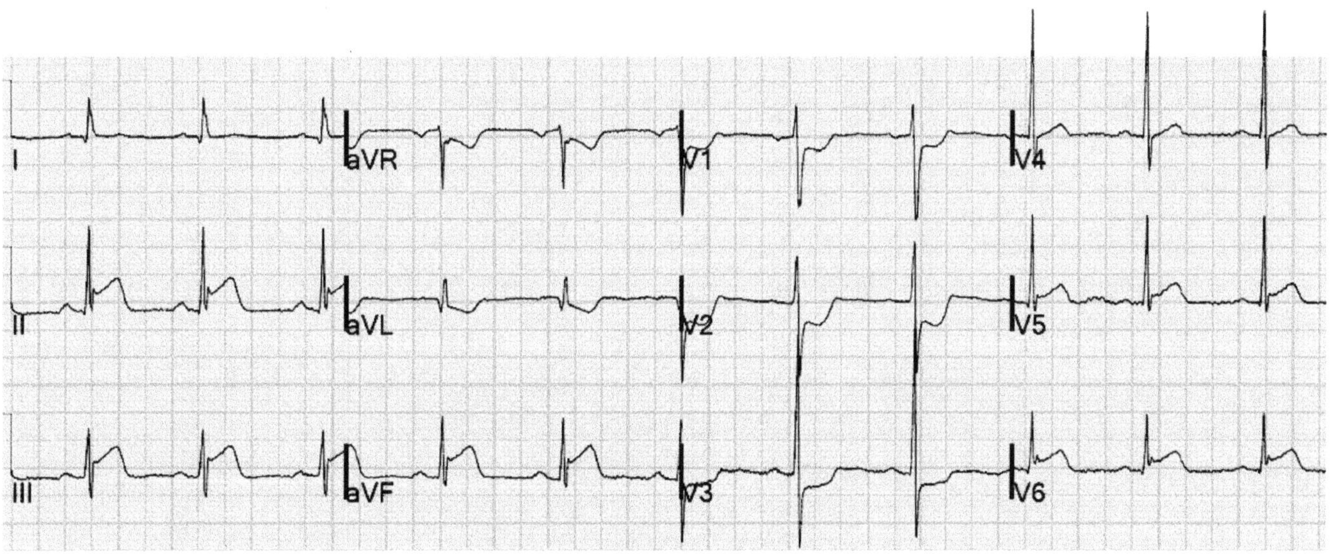

Figura 20-10

INFORMAÇÕES BÁSICAS

O mesmo paciente, da Figura 20-9, apresenta início súbito de dor torácica durante o atendimento no pronto-socorro, e outro ECG de 12 derivações é registrado (Figura 20-10). Continuação do ECG anterior.

O ritmo é sinusal e regular, a frequência cardíaca é normal (60-100 bpm) e os intervalos QRS são estreitos e normais. Não há evidência de bloqueios ou atrasos de condução.

PROCURANDO ELEVAÇÃO DO ST ÓBVIA

Há elevação do segmento ST óbvia (≥ 1 mm) nas derivações II, III, aVF, V5 e V6. As elevações do segmento ST nas derivações inferiores manifestam uma concavidade ascendente no ponto J, em vez da convexidade ascendente típica. Isso ocorre ocasionalmente. Smith et al. descreveram esse fenômeno nas derivações anteroapicais durante a oclusão da artéria descendente anterior esquerda (DAE).

PROCURANDO ELEVAÇÃO DO ST SUTIL

Nenhuma das elevações do segmento ST neste ECG é sutil.

PROCURANDO ONDAS T HIPERAGUDAS

As ondas T nas derivações inferiores (II, III e aVF) e nas derivações apicolaterais (V5 e V6) são hiperagudas e estão em transição para elevação do segmento ST.

PROCURANDO DEPRESSÃO DO ST EM UM PADRÃO VASCULAR

Há depressão do segmento ST na derivação aVR, provavelmente recíproca à elevação do segmento ST na derivação II (as derivações aVR e II estão a 150° de distância – o mesmo que as derivações aVL e III). Há depressão do segmento ST na derivação aVL e um segmento ST e onda T mais achatados na derivação I, recíprocos à elevação do segmento ST nas derivações inferiores. Agora há depressão do segmento ST nas derivações V1 a V3. Observe que as alterações que esperávamos com base no ECG da Figura 20-9 e no primeiro corolário da Regra de Jones ocorreram exatamente como previsto.

PROCURANDO A ARTÉRIA CULPADA

Tanto a artéria coronária direita (ACD) quanto a artéria circunflexa (ACx) podem produzir elevação do segmento ST nas derivações inferiores, alterações recíprocas nas derivações I e aVL, depressão do segmento ST nas derivações V1 a V3, que são recíprocas às elevações do segmento ST nas derivações V7 a V9 (não registradas), e elevação do segmento ST nas derivações V5 e V6. No entanto, a elevação do segmento ST na derivação II é igual ou maior (≥) que a elevação do segmento ST na derivação III. Isso é altamente sugestivo de oclusão na ACx. A artéria descendente anterior esquerda (ADA) foi descartada devido à elevação do segmento ST nas derivações inferiores concomitante com as depressões do segmento ST nas derivações V1 a V3.

ONDE NA ARTÉRIA ESTÁ LOCALIZADA A OCLUSÃO?

Primeiramente, deve ser uma ACx dominante, pois, caso contrário, não poderia produzir elevação do segmento ST nas derivações inferiores.

Como três das quatro áreas do coração que recebem suprimento sanguíneo da artéria circunflexa esquerda (paredes inferior, inferolateral, basolateral e apicolateral) foram afetadas pela oclusão, onde a oclusão poderia ter ocorrido?

Existem dois cenários possíveis...

1. A primeira opção é uma oclusão distal ao ramo da artéria marginal oblíqua (alerta de spoiler: havia uma artéria marginal oblíqua presente), o que pouparia a área basolateral. Com uma oclusão proximal às artérias marginais restantes (produzindo isquemia aguda na área apicolateral), ao ramo posterolateral (produzindo isquemia na área inferolateral e talvez também na área apicolateral) e à artéria descendente posterior (produzindo isquemia da parede inferior), poderíamos observar o padrão exibido neste ECG (Figura 20-10). No entanto, existe outra possibilidade que deve sempre ser considerada...

2. A oclusão pode ser proximal à artéria circunflexa (OMA), mas um primeiro ramo diagonal da artéria descendente anterior esquerda (ADA), talvez com um ramo intermediário, pode suprir todo o sangue necessário para a área basolateral evitar a isquemia. Quando várias áreas irrigadas pela artéria circunflexa esquerda (ACx) desenvolvem isquemia – mas a área basolateral (derivações I e aVL) permanece normal (e por "normal", quero dizer nenhuma alteração do segmento ST ou a depressão do segmento ST de uma alteração recíproca) – sempre suspeite que um primeiro ramo diagonal da ADA esteja protegendo a área basolateral. Suprir sangue para a área basolateral é uma das principais funções do primeiro ramo diagonal da ADA.

No laboratório de cateterismo, constatou-se que o paciente apresentava uma oclusão proximal à OMA, portanto, nosso segundo cenário estava correto.

PROCURANDO POSSÍVEIS COMPLICAÇÕES

Consulte esta discussão no ECG nº 1.

ANÁLISE FINAL COMPLETA DO ECG

A oclusão foi comprovada como proximal a OM1, porém a área basolateral do ventrículo esquerdo foi preservada. Sabemos disso porque a derivação aVL foi capaz de reagir reciprocamente. Isso não seria possível se a área basolateral também estivesse isquêmica. A razão mais provável para a preservação dessa área é a circulação colateral suficiente proveniente do ramo D1 da artéria descendente anterior esquerda (DAE) e, possivelmente, de uma artéria intermediária (presente em apenas 30% dos casos). O ramo intermediário abrange essencialmente a mesma área que D1. Uma grande área está em risco: a parede inferior, a parede inferolateral (anteriormente parede posterior) e a parede apicolateral (derivações V5 e V6).

DICA | Quando a elevação do segmento ST nas derivações II, III e aVF é acompanhada por elevação do segmento ST nas derivações V5 e V6, a artéria circunflexa esquerda (ACx) é quase sempre a artéria culpada.

Leitura recomendada

Birnbaum Y, et al. Acute myocardial infarction entailing ST-segment elevation in lead aVL: Electrocardiographic differentiation among occlusion of the left anterior descending, first diagonal, and first obtuse marginal coronary arteries. American Heart Journal. Volume 131, Number 1;January 1996: 38-42.

Birnbaum Y, et al. Common pitfalls in the interpretation of electrocardiograms from patients with acute coronary syndromes with narrow QRS: a consensus report. Journal of Electrocardiology 45 (2012) 463–475.

Chen HY. Sudden Cardiac Death in a Case of Non-Dominant Coronary Artery Obstruction Without Depressed Left Ventricular Function. Cardiol Res • 2013;4(3):121-125.

Dunn RF, Newman HN, Bernstein L, et al. The clinical features of isolated left circumflex coronary artery disease. Circulation. 1984;69:477-484.

Huey BL, Beller GA, Kaiser DL, et al. A comprehensive analysis of myocardial infarction due to left circumflex artery occlusion: Comparison with infarction due to right coronary artery and left anterior descending artery occlusion. J Am Coll Cardiol 1988;12:1156–1166.

Jim MH, Ho HH, Siu CW, et al. Value of ST-segment depression in lead V4R in predicting proximal against distal left circumflex artery occlusion in acute inferoposterior myocardial infarction. Clin Cardiol 2007;30(1):36–41.

Kontos MK, Kurdziel KA, Ornato JP, et al. A nonischemic electrocardiogram does not always predict a small myocardial infarction: Results with acute myocardial perfusion imaging. Am Heart J 2001;141(3):360–66.

Kuriya Y, et al. Electrocardiographic Diagnosis of Left Circumflex Artery Occlusion and the Occlusion Site. Internal Medicine Vol. 35, No. 4 (April 1996): 261-265.

Matetzky S, et al. Acute Myocardial Infarction With Isolated ST-Segment Elevation in Posterior Chest Leads V7–9. Journal of the American College of Cardiology Vol. 34, No. 3, 1999.

Metaxa S, et al. Concealed Myocardial Infarction Revealed by High Lateral and Posterior Electrocardiographic Leads. Hospital Chronicles 2011, 6(2): 91–95.

Stribling WK, et al. Clinical Outcomes in Patients with Acute Left Circumflex/Obtuse Marginal Occlusion Presenting with Myocardial Infarction. Journal of Interventional Cardiology. Vol. 24, No. 1, 2011: 27-33.

Stribling WK, et al. Myocardial infarctions involving acute left circumflex occlusion: are all occlusions created equally? Interv. Cardiol. (2010) 2(5), 695–704.

Reproduzido do blog de ECG do Dr. Smith

Os eletrocardiogramas a seguir foram reproduzidos com a gentil permissão do Dr. Stephen W. Smith. Você pode encontrar estes e outros casos muito interessantes e educativos em seu blog (Blog de ECG do Dr. Smith) em: https://hqmeded-ecg.blogspot.com/

Figura 20-1
De: Domingo, 4 de julho de 2010
"Inferior ST depression in ACS is reciprocal to ST elevation in aVL."

Figura 20-5
De: Segunda-feira, 12 de novembro de 2018
"Two cases texted to me for concern of inferior hyperacute T waves and a flipped T in aVL - do either, neither, or both need emergent reperfusion?"

Figuras 20-6 e 20-8
De: Segunda-feira, 4 de outubro de 2010
"Inferior STEMI: can we predict the infarct related artery?"

Figuras 20-9 e 20-10
De: Domingo, 6 de maio de 2018
"Is There a Delayed Activation Wave???"

21

Oclusão e suboclusão da artéria coronária principal esquerda (ACPE)

Algumas informações incorretas foram divulgadas em artigos científicos e, principalmente, na internet, a respeito de oclusões da artéria coronária principal esquerda (ACPE). Problemas na ACPE se apresentam de duas maneiras muito diferentes:

1. como uma oclusão total da artéria com elevações do segmento ST indicando os territórios vasculares afetados ou

2. como uma oclusão subtotal da artéria, caracterizada por cerca de oito ou nove derivações com infradesnivelamento do segmento ST, mas com elevação do segmento ST na derivação aVR.

Oclusão Subtotal

Na maioria dos casos, quando uma pessoa sofre uma oclusão total e súbita da ACPE, ela morre muito rapidamente – geralmente antes da chegada de assistência médica especializada e certamente antes de chegar a um centro médico. Os poucos que sobrevivem o tempo suficiente para chegar a um pronto-socorro geralmente desenvolveram circulação colateral significativa antes da oclusão completa. Frequentemente, eles apresentavam uma oclusão subtotal de longa duração que permitiu tempo e estímulo para o desenvolvimento de vasos colaterais. Eles também podem ter se beneficiado de uma artéria coronária direita (ACD) superdominante (também chamada de "megaartéria"), que fornece circulação às paredes inferior, lateral e inferolateral do ventrículo esquerdo.

Por muito tempo, a literatura nos disse que a oclusão da artéria coronária principal esquerda (ACPE) causava isquemia subendocárdica circunferencial com depressão do segmento ST em pelo menos oito derivações, acompanhada de elevação do segmento ST na derivação aVR maior do que qualquer elevação do segmento ST que pudesse estar presente na derivação V1. Isso não está correto. Isso descreve uma oclusão subtotal da ACPE – não uma oclusão completa. Oclusões subtotais da ACPE podem resultar em infartos do miocárdio, mesmo que não haja oclusão total do vaso. Vejamos uma oclusão subtotal da ACPE – um vaso muito estenótico, porém ainda pérvio...

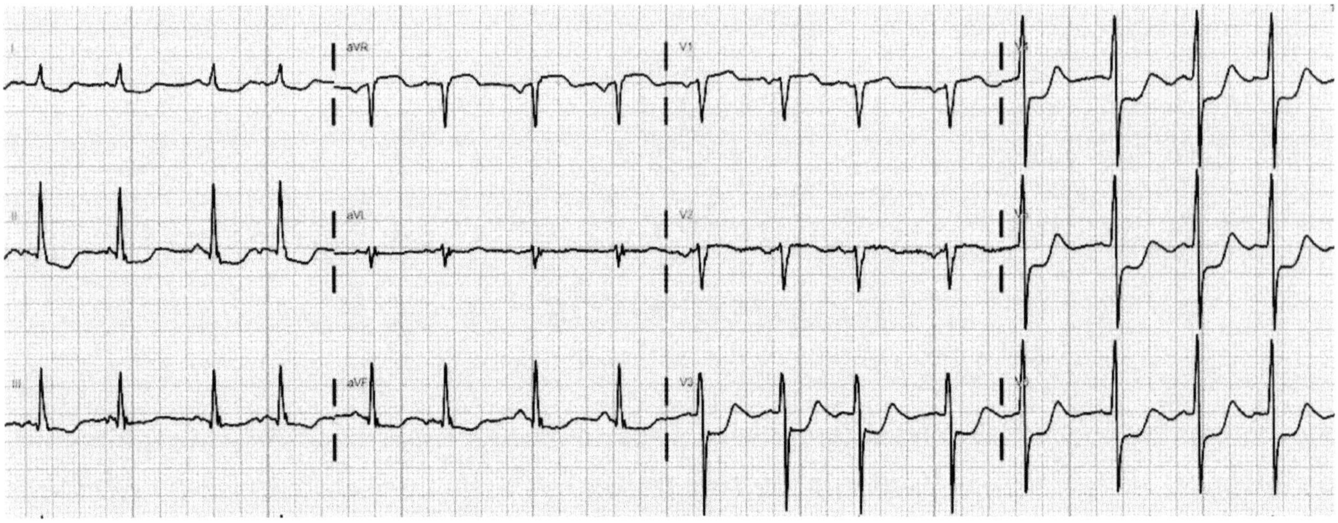

Figura 21-1

Como mostrado na Figura 21-1, há depressão do segmento ST em oito derivações. Há também elevação evidente do segmento ST nas derivações aVR e V1 e alguma elevação sutil do segmento ST na derivação V2. No caso de isquemia subendocárdica – que é o caso aqui – a elevação do segmento ST na derivação aVR é esperada, pois ela sempre detecta o vetor de lesão da isquemia subendocárdica vindo em sua direção. Não se trata de uma alteração "recíproca" (se necessário, consulte o Capítulo 2). Uma estenose crônica da artéria descendente anterior proximal poderia gerar um ECG muito semelhante? Sim, poderia. Uma doença de três vasos poderia produzir um ECG muito semelhante? Sim, poderia.

Quando pacientes chegam ao pronto-socorro, por exemplo, com dor no peito e apresentam ECGs semelhantes a este (Figura 21-1), é provável que estejam experimentando um desequilíbrio entre oferta e demanda. O corpo – e, em última análise, o coração – repentinamente necessita de mais circulação do que o coração consegue fornecer, mesmo para si próprio! Isso pode levar a um infarto do miocárdio tipo II – um IM causado não por uma oclusão súbita, mas sim pela incapacidade de fornecer sangue oxigenado suficiente aos tecidos... incluindo o miocárdio. O ECG pode continuar com a mesma aparência, mas os níveis de troponina começarão a subir – às vezes drasticamente – sinalizando um infarto do miocárdio. É por isso que os infartos subendocárdicos podem parecer iguais à isquemia subendocárdica. Esses são infartos do miocárdio tipo II – não tipo I, causados pela oclusão total (ou quase total) súbita como resultado da ruptura de uma placa ateromatosa com subsequente formação de trombo.

PÉROLA | Se você se deparar com um paciente que se queixa de dor no peito e falta de ar – e o ECG de 12 derivações dele for semelhante ao da Figura 21-1, é provável que ele esteja tendo um infarto do miocárdio tipo II. Não presuma que o paciente tenha "isquemia crônica" ou um "distúrbio eletrolítico" apenas porque não há elevação do segmento ST em um padrão vascular. Isquemia subendocárdica e infarto subendocárdico podem ser exatamente iguais! Infartos subendocárdicos são infartos do miocárdio do tipo II. Eles não são causados pela ruptura de uma placa aterosclerótica; em vez disso, são decorrentes de um desequilíbrio entre a demanda e a oferta de O_2.

Oclusão Completa

Uma oclusão completa da artéria coronária principal esquerda (ACPE) pode se assemelhar mais a uma oclusão proximal de uma artéria descendente anterior esquerda (ADA) do tipo III ("envolvente"). Como a oclusão também é proximal à origem da artéria circunflexa esquerda (ACx), elementos de uma oclusão da ACx podem se misturar com sinais de oclusão da ADA.

Isso pode gerar muita confusão, especialmente quando interações como o cancelamento de forças entram em jogo. Aqui está um exemplo de oclusão completa de 100% da artéria coronária principal esquerda (Figura 21-2):

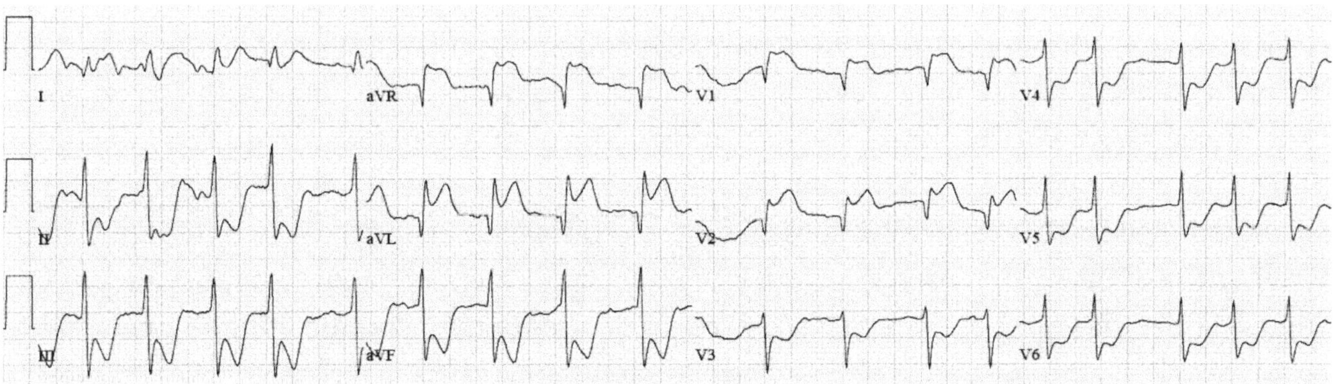

Figura 21-2

Continua a haver uma grande quantidade de infradesnivelamento do segmento ST neste ECG – em sete derivações, para ser exato. No entanto, também há supradesnivelamento do segmento ST com padrão vascular: derivações I, aVL, V1 e V2. Esse padrão é consistente com uma oclusão proximal da artéria descendente anterior esquerda (DAE)... mas essa oclusão é proximal à própria DAE.

Oclusões proximais da DAE e da artéria circunflexa esquerda (ACx) podem resultar em supradesnivelamento do segmento ST nas derivações I e aVL. A oclusão da DAE pode produzir supradesnivelamento do segmento ST nas derivações V1 e V2 (a oclusão da CXE não pode), mas a oclusão da CXE pode contribuir para o infradesnivelamento do segmento ST nas derivações V3 e V4.

PÉROLA | Para que uma oclusão do ACPE NÃO cause elevação do segmento ST na derivação aVL, o ACx deve originar-se do ACD. Esta é uma anomalia vascular infrequente, porém conhecida, do ACx.

Aqui está outra oclusão completa (Figura 21-3):

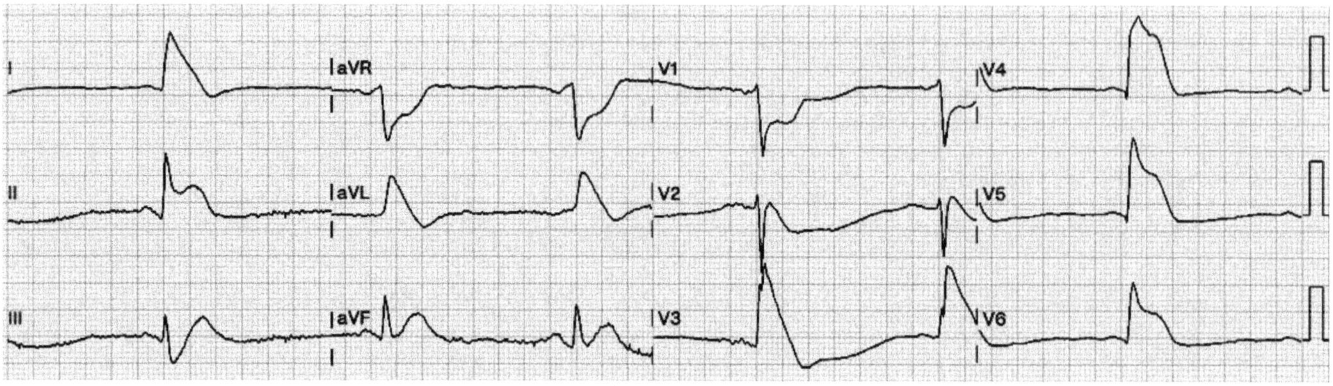

Figura 21-3

Há elevação acentuada do segmento ST nas derivações I, aVL e V3-V6, manifestando o padrão em "barbatana de tubarão" ou "lambda". Também há elevação evidente do segmento ST na derivação II e ondas T hiperagudas nas derivações III e aVF. A morfologia em barbatana de tubarão é um achado muito preocupante e está associada à fibrilação ventricular, choque cardiogênico e um prognóstico muito ruim, com alta mortalidade hospitalar. NÃO se trata de um "QRS alargado". É uma elevação profunda do segmento ST – uma fusão do complexo QRS, do segmento ST e da onda T. Tente localizar uma onda T separada em qualquer uma das derivações com padrão em "barbatana de tubarão". Não há nenhuma. A fase 2 do potencial de ação é encurtada, com diferentes durações de refratariedade ao longo da parede ventricular. Isso pode resultar em "reentrada na fase 2" e levar rapidamente à taquicardia/fibrilação ventricular e parada cardíaca. Este achado é frequentemente interpretado como hipercalemia, o que desvia a atenção do tratamento adequado e oportuno (reperfusão imediata) desta condição altamente letal.

A morfologia em barbatana de tubarão está associada a oclusões da artéria coronária principal esquerda (ACPE) e oclusões proximais da artéria descendente anterior esquerda (DAE). Também foi relatada na cardiomiopatia de Takotsubo e na dissecção aórtica aguda tipo A. O inverso de uma barbatana de tubarão se parece com uma barbatana de tubarão invertida, como na derivação aVR (Figura 21-3). A letalidade se deve à extensa isquemia transmural presente.

O que lembrar:

1. Uma oclusão subtotal (estenose de graus variáveis) da ACPE resulta principalmente em isquemia subendocárdica circunferencial, demonstrada por depressão do segmento ST em oito ou mais derivações, geralmente com elevação do segmento ST na derivação aVR, que atua como uma derivação intracavitária virtual. O desenvolvimento da estenose é lento, permitindo tempo para o desenvolvimento da circulação colateral.

2. Mesmo com uma oclusão subtotal, o infarto ainda pode ocorrer na forma de um infarto do miocárdio tipo II causado por um desequilíbrio entre a oferta e a demanda de O_2. Embora o nível de troponina aumente – o que é diagnóstico de infarto – o ECG pode continuar com a mesma aparência! É por isso que dizemos que a isquemia subendocárdica e o infarto subendocárdico têm a mesma aparência no ECG de 12 derivações. Apenas o subendocárdio sofre infarto – não toda a espessura da parede ventricular. Portanto, não há elevação do segmento ST na maioria das derivações.

3. Uma oclusão total (100%) da artéria coronária principal esquerda (ACPE) terá uma aparência muito diferente. Haverá elevação do segmento ST em um padrão vascular, como em outros infartos do miocárdio, mas a aparência do ECG pode ser complicada pela sobreposição de duas artérias coronárias separadas – a artéria descendente anterior esquerda (DAE) e a artéria circunflexa esquerda (ACx). Não é incomum ver elementos de ambos os infartos no ECG de 12 derivações com uma oclusão completa da ACPE.

Leitura recomendada

Almutairi AM, Alotaibi WS, Almuhana AH, Suliman I. Shark Fin Electrocardiogram: A Deadly Electrocardiogram Pattern in Takotsubo Cardiomyopathy During 15 Years of Follow-Up. Cureus. 2023 Mar 22;15(3)

Baek JY, Seo SM, Park HJ, Kim PJ, et al. Clinical outcomes and predictors of unprotected left main stem culprit lesions in patients with acute ST segment elevation myocardial infarction. Catheter Cardiovasc Interv. 2014;83:E243-E250.

Burgazli KM, Bilgin M, Soydan N, Chasan R, Erdogan A. Acute left main coronary artery occlusion. Pak J Med Sci. 2013 Jan;29(1):216-7.

Knotts RJ, Wilson JM, Kim E, Huang HD, Birnbaum Y. Diffuse ST depression with ST elevation in aVR: Is this pattern specific for global ischemia due to left main coronary artery disease? J Electrocardiol. 2013;46:240-248.

Prieto-Solís JA, et al. Electrocardiographic Diagnosis of Left Main Coronary Artery Obstruction Using ST-Segment and QRS-Complex Vector Analysis. Rev Esp Cardiol. 2008;61(2):137-45.

Smith SW. Updates on the electrocardiogram in acute coronary syndromes. Curr Emerg Hosp Med Rep. 2013;1:43-52.

Zhan Z-Q, et al. Different ECG patterns of left main coronary artery occlusion signifying varying degress of ischemic severity. Jousrnal of Electrocardiology. 60 (2000) 12-14.

Zweiker R, Stoschitzky K, Klein W. Occlusion of the left main coronary artery without myocardial infarction. Heart 2000;83:672.

Reproduzido do blog de ECG do Dr. Smith

Os eletrocardiogramas a seguir foram reproduzidos com a gentil permissão do Dr. Stephen W. Smith. Você pode encontrar estes e outros casos muito interessantes e educativos em seu blog (Blog de ECG do Dr. Smith) em: https://hqmeded-ecg.blogspot.com/

Figura 21-2 e Figura 21-3
De: sexta-feira, 9 de agosto de 2019
"How does Acute Total Left Main Coronary occlusion present on the ECG?"

22

Infartos do Ventrículo Direito

O infarto do ventrículo direito – juntamente com a hipertrofia ventricular direita – é uma daquelas entidades sobre as quais a maioria das pessoas ouve muito pouco, dedica pouco tempo a aprender e, consequentemente, sabe muito pouco. Este capítulo aborda os infartos do ventrículo direito, então relaxe, acomode-se e prepare-se para aprender coisas que irão surpreendê-lo! Vamos começar com um pequeno teste de uma pergunta:

Um infarto do ventrículo direito é causado pela oclusão de qual artéria coronária: DAE – ACD – ACx?

Se você disse "ACD", então PARABÉNS!! Você acertou 1/3!

Surpreso? Todas as três artérias coronárias podem causar um infarto do ventrículo direito, embora certamente a ACD seja a culpada que mais deve nos preocupar.

Quando a ACx é dominante, ela pode, em raras ocasiões, estender seu tronco principal além da origem da artéria descendente posterior e irrigar a região posterolateral do ventrículo direito. É raro – mas acontece!

Você se lembra dos 1 a 4 (aproximadamente) ramos diagonais que saem da artéria descendente anterior esquerda (DAE) e seguem para a esquerda para irrigar a parede do ventrículo anterolateral esquerdo? Claro que sim! Mas você sabia que também existem ramos diagonais orientados para a direita que irrigam a parede anterior do ventrículo direito? A DAE é uma importante fonte de sangue para a porção anterior do ventrículo direito. Ela também possui um ramo para a direita, chamado artéria moderadora, que irriga o ventrículo direito.

No entanto, uma oclusão da artéria circunflexa esquerda (ACx) ou da DAE não resultará em comprometimento hemodinâmico devido a um infarto do ventrículo direito. Uma oclusão proximal da artéria coronária direita (ACD), por outro lado, pode resultar em um colapso cardiovascular devastador, que pode representar um desafio bastante complexo em relação ao seu manejo.

Uma oclusão proximal da ACD produzirá um infarto do ventrículo direito, independentemente de a ACD ser dominante ou não dominante! O infarto é causado por uma oclusão proximal ou dentro da artéria marginal aguda (também conhecida como "artéria marginal" ou "marginal aguda").

ECG nº 1

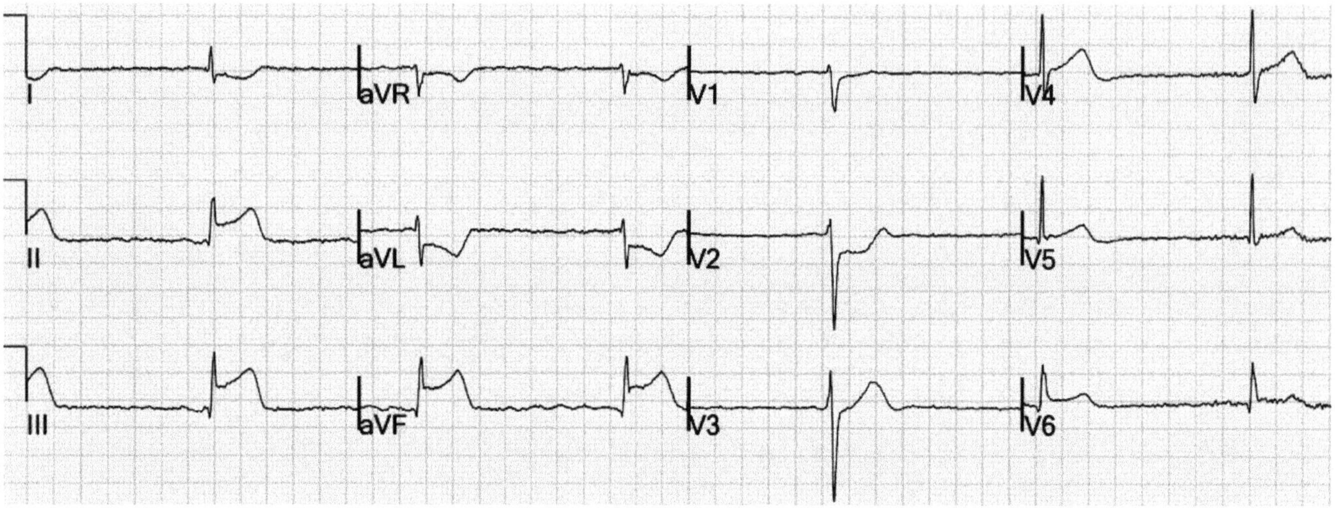

Figura 22-1

INFORMAÇÕES BÁSICAS

O paciente é um homem na faixa dos 50 anos que se apresenta em choque clínico (pálido, frio, diaforético, talvez um pouco confuso) com pressão arterial em torno de 108/56 mmHg.

Não há ondas P convincentes em nenhum ponto do ECG, porém o ritmo consiste em complexos QRS estreitos e bem formados, perfeitamente regulares. Há pelo menos duas possibilidades:

Fibrilação atrial fina com bloqueio AV de terceiro grau e marcapasso de escape juncional com frequência entre 30 e 40 bpm.

É possível haver fibrilação atrial e ritmo ventricular perfeitamente regular – mas também é necessário haver bloqueio AV de terceiro grau.

Parada sinusal e marcapasso de escape juncional com frequência entre 30 e 40 bpm (+ bloqueio AV retrógrado).

Não há bloqueios de ramo.

PROCURANDO ELEVAÇÃO DO ST EVIDENTE

Há elevação evidente do segmento ST nas derivações II, III e aVF. Há uma isquemia transmural aguda da parede inferior do ventrículo esquerdo (um "IAM inferior agudo"). Existe uma sutileza que sempre procuro quando vejo elevação do segmento ST nas derivações II, III e aVF: noto se a elevação do segmento ST na derivação III é significativamente menor do que a elevação do segmento ST nas derivações II e aVF. Se parecer significativamente menor, sempre suspeito de um cancelamento de forças entre as derivações III e aVL. Isso nem sempre acontece, mas reduz a chance de eu não perceber quando ocorre.

PÉROLA | Geralmente aprendemos que um infarto agudo do miocárdio é caracterizado por elevação do segmento ST com uma convexidade ascendente em forma de cúpula. Essa é certamente a apresentação clássica, mas observe atentamente a elevação do segmento ST nas derivações II, III e aVF. Na minha experiência, é isso que vejo com mais frequência na isquemia transmural aguda.

PROCURANDO POR ELEVAÇÃO SUTIL DO ST

Há uma elevação sutil do segmento ST na derivação V6.

PROCURANDO ONDAS T HIPERAGUDAS

Há "resquícios" de ondas T hiperagudas em todas as derivações inferiores; no entanto, elas estão em rápida transição para elevação do segmento ST. Ondas T hiperagudas também aparecem nas derivações V3 e V4. Mas por quê?

PROCURANDO DEPRESSÃO DO ST EM UM PADRÃO VASCULAR

A depressão do segmento ST está localizada no grupo basolateral – derivações I e aVL. Essa depressão do segmento ST é recíproca à elevação do segmento ST nas derivações inferiores. Há também uma depressão sutil do segmento ST na derivação V1, uma depressão evidente na derivação V2 e uma depressão muito sutil na derivação V3. As derivações V1 a V3 compõem o grupo anterior. Por que a depressão do segmento ST é tão evidente na derivação V2, mas não nas derivações V1 e V3?

PROCURANDO A ARTÉRIA CULPADA

A elevação do segmento ST na Derivação III é maior que a elevação do segmento ST na Derivação II; portanto, a artéria coronária direita (ACD) é a artéria culpada. As depressões visíveis do segmento ST no grupo anterior (Derivações V1 a V3) indicam uma isquemia transmural aguda da parede inferolateral (anteriormente "posterior") do ventrículo esquerdo. A elevação do segmento ST na Derivação V6 indica que o ramo posterolateral da ACD atingiu a parede apicolateral (anteriormente "lateral inferior") do ventrículo esquerdo e induziu alguma isquemia nessa região. A área apicolateral do ventrículo esquerdo é talvez a área mais bem perfundida do coração. Ela recebe circulação da artéria descendente anterior esquerda (DAE), da artéria circunflexa esquerda (ACx) e da ACD e, em cerca de 30% das pessoas, do ramo intermediário (um terceiro ramo ocasional da artéria coronária principal esquerda).

ONDE NA ARTÉRIA ESTÁ LOCALIZADA A OCLUSÃO?

Para encontrar a resposta, precisamos analisar mais detalhadamente as derivações V1 a V3. Por que as derivações V1 e V3 não apresentam maior depressão do segmento ST do que a derivação V2? Isso ocorre porque a depressão do segmento ST nessas derivações compete com a elevação do segmento ST característica de um infarto do ventrículo direito! Veja a ilustração (Figura 22-2):

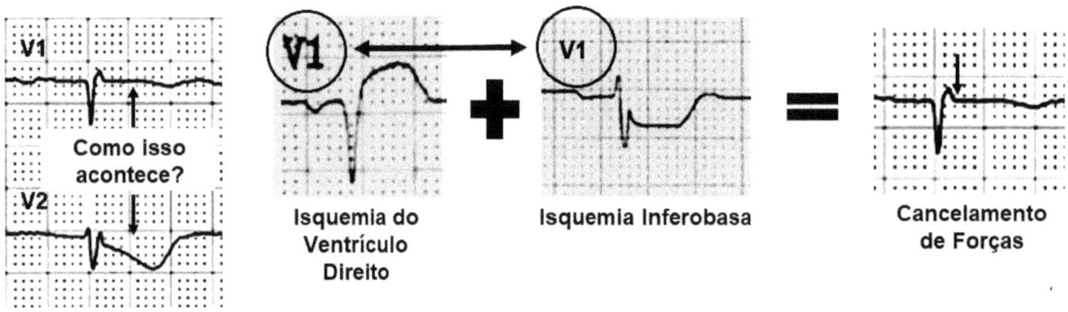

Figura 22-2

A isquemia transmural aguda do ventrículo direito – geralmente na região septal basilar – apresenta elevação do segmento ST na derivação V1. A elevação do segmento ST é máxima nas derivações V1 e V2, mas diminui rapidamente à medida que nos concentramos nas derivações V3 e V4. A elevação do segmento ST na derivação V4 geralmente será visivelmente menor do que nas derivações V1 ou V2 durante um infarto do ventrículo direito. Em contraste, a elevação do segmento ST durante a oclusão da artéria descendente anterior esquerda (DAE) aumentará até atingir o máximo nas derivações V4 ou V5.

O problema apresentado pelo infarto do ventrículo direito é ilustrado na Figura 22-2: a elevação do segmento ST do infarto do miocárdio do ventrículo direito e a depressão recíproca do segmento ST da isquemia inferolateral se cancelam mutuamente, e ficamos com uma derivação V1 normal – ou quase normal.

PÉROLA | Se houver evidência de isquemia inferolateral – especialmente se houver elevação do segmento ST nas derivações II, III e aVF – e a derivação V1 parecer relativamente normal, sempre suspeite de infarto do ventrículo direito e procure especificamente por ele! Registre um ECG com derivações direitas... o que deve ser feito em todos os casos de infarto agudo do miocárdio inferior. Mas mesmo que não haja elevação do segmento ST nas derivações inferiores – se o ECG permanecer inconclusivo, registre um ECG com derivações direitas mesmo assim. Até 5% de TODOS os infartos agudos do miocárdio são infartos do ventrículo direito causados por oclusão proximal da artéria coronária direita não dominante. Você deve isso ao paciente: continue investigando!

Há evidência de infarto do ventrículo direito neste ECG – juntamente com um infarto da parede inferior, um infarto inferolateral e, provavelmente, um infarto apicolateral. Isso indicaria uma oclusão proximal da artéria coronária direita superdominante. Para a artéria coronária direita (ACD), proximal refere-se a uma oclusão "proximal ao ramo marginal agudo", resultando em um infarto do ventrículo direito, seja a ACD dominante, não dominante... ou superdominante. Uma ACD superdominante é aquela em que uma oclusão terá efeitos de longo alcance, envolvendo todas as áreas possíveis para as quais a ACD possa enviar um ramo. Isso resulta em uma área muito grande em risco devido à oclusão de uma ACD grande e extensa.

Embora uma ACD "superdominante" possa ser muito problemática se ocluir, quando pérvia, pode ser muito benéfica se houver insuficiência da artéria descendente anterior esquerda (ADA), da artéria circunflexa esquerda (ACx) ou da artéria coronária principal esquerda (ACPE).

BUSCANDO POSSÍVEIS COMPLICAÇÕES

Um infarto do ventrículo direito é um infarto do miocárdio muito, muito perigoso. Não só é frequentemente difícil de diagnosticar (e, consequentemente, passa despercebido inicialmente), como também é capaz de causar um colapso cardiovascular súbito, devastador e dramático... e frequentemente sem aviso prévio! Quando o ventrículo direito se torna isquêmico, ele fica atordoado e essencialmente para de funcionar. Sua fração de ejeção é repentinamente reduzida de forma acentuada – às vezes a quase zero! Se permanecesse assim, não haveria débito ventricular esquerdo. Então, o que mantém o paciente vivo... pelo menos momentaneamente? Você se lembra daquele átrio direito pequeno e fraco, com paredes finas?

Em poucos minutos, o átrio direito se torna a bomba que move o sangue através do ventrículo direito, depois através dos pulmões e para o átrio esquerdo, fornecendo assim circulação para o resto do corpo. Isso seria relativamente fácil se o átrio direito tivesse algumas semanas para hipertrofiar em preparação. Mas não tem. Ele também foi pego de surpresa. Portanto, deve depender de um conceito chamado "Lei de Starling do Coração". Resumindo, essa lei afirma que quanto mais você estica o miocárdio, mais força ele exercerá ao se contrair. Em circunstâncias normais, o único momento em que o átrio direito se contrai significativamente é durante o "contração atrial", quando ele bombeia a última quantidade de sangue para o ventrículo direito antes da sístole ventricular. Agora, ele precisa se contrair por mais tempo e com mais força para bombear o sangue através do ventrículo direito para a circulação pulmonar e, em seguida, através dos pulmões para o átrio esquerdo.

O que você pode fazer para ajudar o pobre átrio direito? Você pode aumentar o retorno venoso para o átrio direito, aumentando ainda mais o estiramento das paredes atriais. Então, de acordo com a Lei de Starling, elas podem se contrair ainda mais e impulsionar o sangue através do ventrículo direito com mais eficiência. Isso é feito com bolus frequentes de soro fisiológico por via intravenosa, geralmente cerca de 500 ml de cada vez.

OK... então você administrou o fluido, o átrio direito se contrai com muito mais força e bombeia mais sangue através do ventrículo direito. Tudo está bem por enquanto... certo?

Desculpe, mas "NÃO!" A artéria coronária direita (ACD) é dominante em cerca de 80% dos casos. Se houve uma oclusão proximal de uma ACD dominante, resultando em um infarto do ventrículo direito, posso garantir que houve um infarto agudo da parede inferior do ventrículo esquerdo e possivelmente um infarto da parede inferolateral do ventrículo esquerdo e, dependendo do tamanho da ACD (e do estado das outras artérias coronárias), talvez até mesmo um infarto apicolateral do ventrículo esquerdo. Então, veja bem, levar esse sangue do átrio direito para o ventrículo esquerdo ainda não resolveu todos os seus problemas automaticamente! Você apenas conseguiu mover sangue de um ventrículo essencialmente não funcional para um que está muito doente e provavelmente com desempenho abaixo do esperado.

Agora, você entende por que digo que os infartos do ventrículo direito são muito, muito perigosos? Estima-se que até 50% de todos os infartos do miocárdio da parede inferior incluam um infarto do ventrículo direito – muitos dos quais não são reconhecidos inicialmente. A mortalidade hospitalar é muito alta. Até 30% dos pacientes que apresentam algum tipo de hipotensão ou choque não recebem alta do hospital com vida.

E não se esqueça: sempre existe a ameaça de uma taquiarritmia ventricular súbita, pois trata-se, afinal, de um infarto agudo do miocárdio.

DICA | Se um paciente chegar com queixa de dor no peito e o ECG indicar um infarto agudo do miocárdio (IAM) da parede inferior, registre imediatamente um ECG do lado direito do coração. Se o ECG sugerir um IAM do ventrículo direito, não administre nenhum medicamento (nitroglicerina, morfina) que possa expandir a capacitância venosa ou reduzir significativamente a pós-carga até que você tenha estabelecido dois acessos venosos periféricos de grosso calibre. Falo isso com base em quase 40 anos de experiência. Se um paciente apresentar um colapso cardiovascular súbito e profundo, você não conseguirá injetar fluido suficiente por um único cateter intravenoso de calibre 20 para ajudá-lo. Pergunte a qualquer enfermeiro o quão difícil é iniciar um acesso venoso em um paciente com colapso cardiovascular profundo. É claro que você desejará inserir um cateter venoso central, mas será muito mais fácil quando o paciente tiver um volume intravascular adequado.

ANÁLISE FINAL DO ECG

Há uma oclusão proximal da artéria coronária direita superdominante, resultando em isquemia transmural aguda da parede inferior do ventrículo esquerdo, da parede inferolateral do ventrículo esquerdo, da parede apicolateral do ventrículo esquerdo e do ventrículo direito. Trata-se de uma oclusão extremamente complexa, com altíssima morbidade e mortalidade.

ECG nº 2

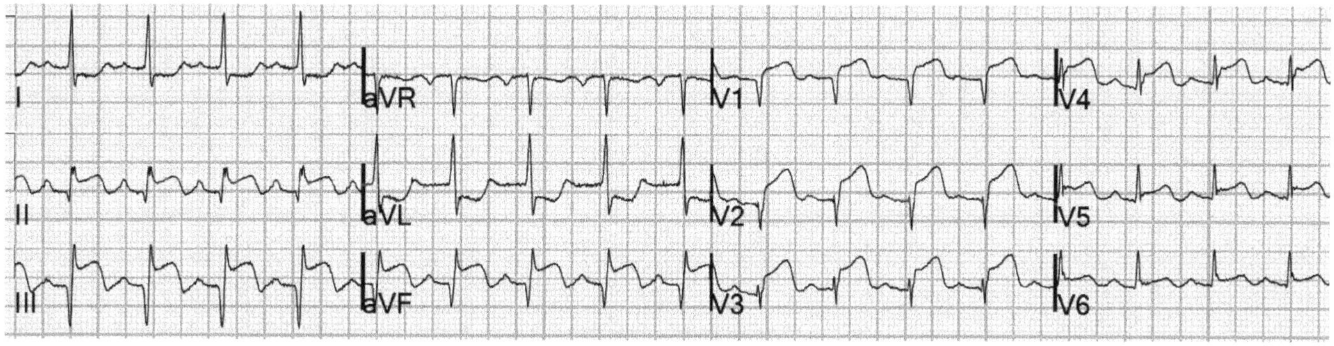

Figura 22-3

INFORMAÇÕES BÁSICAS

O ritmo (Figura 22-3) é taquicardia sinusal. Há um bloqueio AV de primeiro grau presente.

PROCURANDO ELEVAÇÃO DO ST ÓBVIA

Há elevação evidente do segmento ST nas derivações II, III e aVF, bem como nas derivações V1 a V5.

PROCURANDO ELEVAÇÃO SUTIL DO ST

Há elevação sutil do segmento ST na derivação V6.

PROCURANDO ONDAS T HIPERAGUDAS

Há ondas T hiperagudas nas derivações V1 a V4. Há outras derivações (derivações II, III, aVF, V5) que provavelmente apresentavam ondas T hiperagudas, mas que evoluíram para elevação do segmento ST.

PROCURANDO DEPRESSÃO DO ST EM UM PADRÃO VASCULAR

Há depressão do segmento ST no grupo basolateral (derivações I e aVL), que é recíproca à elevação do segmento ST nas derivações inferiores. Lembre-se: para que um eletrodo atue reciprocamente, ele deve estar sobre tecido normal e não isquêmico.

PROCURANDO A ARTÉRIA CULPADA

Usando o Método de Eliminação de Jones, sabemos que a artéria culpada não pode ser a artéria circunflexa (LCx), pois ela não causa elevação do segmento ST nas derivações V1 a V3. Isso nos deixa com a artéria coronária direita (RCA) ou a artéria descendente anterior esquerda (LAD) como candidatas à artéria culpada. Ambas as artérias, no entanto, podem causar elevação do segmento ST nas derivações inferiores, com elevação do segmento ST nas derivações precordiais anteriores. É aqui que VOCÊ avança de um nível intermediário para um nível avançado na interpretação de ECG...

Se fosse uma oclusão da LAD, teria que ser uma LAD do tipo 3 ("envolvente") para incluir as derivações II, III e aVF na isquemia. Isso deveria ser óbvio para um intérprete de nível intermediário. No entanto, uma oclusão nessa artéria descendente anterior esquerda (DAE) "envolvente" proximal a D1 resultaria em elevação do segmento ST nas derivações basolaterais (derivações I e aVL), o que cancelaria a elevação do segmento ST nas derivações inferiores. Qualquer elevação do segmento ST nessas derivações – se presente – seria mínima e a derivação aVL não seria capaz de reagir reciprocamente e de forma tão drástica. Uma artéria circunflexa esquerda poderia fornecer circulação suficiente para a área basolateral para prevenir isquemia, mas com elevação do segmento ST em todas as derivações, eu diria que ela não era capaz de fazê-lo.

Outro achado que aponta para longe da DAE como a culpada e mais para a artéria coronária direita (ACD) é o padrão de progressão da elevação do segmento ST nas derivações precordiais. Uma oclusão da DAE resulta em elevação máxima do segmento ST nas derivações do lado esquerdo (derivações V4 – V6), enquanto um infarto do ventrículo direito devido a uma oclusão proximal da ACD apresenta elevação máxima do segmento ST nas derivações precordiais do lado direito (V1 – V3). Este ECG demonstra o padrão da ACD. Segue um diagrama ilustrando as diferenças nos padrões de elevação do segmento ST nas derivações precordiais (V1 – V4) da artéria descendente anterior esquerda (ADA) e da artéria coronária direita (ACD):

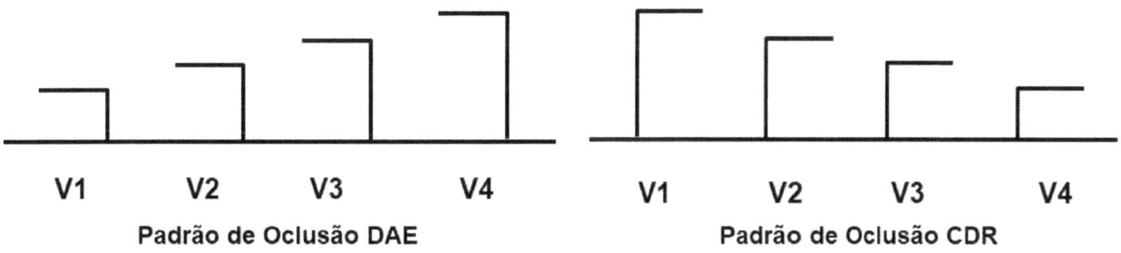

Figura 22-4

A artéria coronária direita (ACD) é a artéria culpada neste caso.

Você frequentemente lerá que a elevação do segmento ST nas derivações precordiais durante um infarto do ventrículo direito será máxima na derivação V1 e diminuirá gradualmente até atingir a derivação V4. Essa raramente tem sido minha experiência. O que observo com mais frequência é uma leve elevação do segmento ST na derivação V1, seguida por uma elevação máxima do segmento ST na derivação V2, diminuindo gradualmente – como no ECG acima (Figura 22-3).

> **PÉROLA** | A elevação do segmento ST nas derivações inferiores causada pela oclusão de uma artéria descendente anterior esquerda (ADA) do tipo "envolvente" geralmente é leve. Desvios do segmento ST tão acentuados seriam muito incomuns para uma oclusão de uma ADA do tipo 3.

ONDE NA ARTÉRIA ESTÁ LOCALIZADA A OCLUSÃO?

O padrão de elevação do segmento ST na ACD nas derivações precordiais direitas estabelece automaticamente que a oclusão da ACD está proximal ao ramo marginal agudo. O ramo marginal agudo é o último ramo da artéria coronária direita (ACD) completamente dedicado ao ventrículo direito – todos os ramos posteriores irrigam apenas o ventrículo esquerdo.

PROCURANDO POSSÍVEIS COMPLICAÇÕES

Revise "Procurando Possíveis Complicações" em ECG nº 1 no início deste capítulo.

ANÁLISE FINAL DO ECG

Elevações e depressões do segmento ST não são os únicos problemas neste ECG. Indiquei outros dois problemas na seção "BÁSICO" na apresentação deste ECG: a taquicardia sinusal e a sobreposição da onda P sobre a onda T causada por um bloqueio AV de primeiro grau.

A taquicardia sinusal nunca é um achado esperado durante um infarto agudo do miocárdio (IAM). Em vez disso, muitos IAMs manifestam bradicardia sinusal – especialmente IAMs de parede inferior. Sempre considere a taquicardia sinusal como um mecanismo compensatório para uma iminente crise cardiovascular hipotensiva.

Outro problema é a sobreposição do início da onda P com o término da onda T. Neste caso, o ECG está lhe dizendo algo: está lhe dizendo que a sístole atrial está ocorrendo ao mesmo tempo que a sístole ventricular. Isso significa que os átrios estão tentando se contrair contra as válvulas AV fechadas. O sangue no átrio esquerdo precisa ir para algum lugar, mas o fluxo para frente não parece ser uma opção neste caso!

O paciente apresentará regurgitação de sangue de volta para os pulmões, resultando em dispneia e hipóxia. O sangue no átrio direito retornará para as veias cavas e se apresentará como distensão venosa jugular (DVJ) e/ou fígado pulsátil. Quando a DVJ ocorre devido a um problema isolado no coração direito, os campos pulmonares estarão limpos; se houver estertores ou crepitações nos pulmões com DVJ, então há falência de ambos os ventrículos.

O ECG demonstra uma oclusão proximal da artéria coronária direita (ACD), manifestada por uma isquemia transmural aguda das paredes inferior, inferolateral e provavelmente apicolateral do ventrículo esquerdo. Além disso, há um infarto do ventrículo direito. É provável que este paciente já esteja sofrendo um colapso cardiovascular. Trata-se de um infarto agudo do miocárdio enorme! Com tratamento habilidoso, oportuno e adequado, este paciente tem no máximo 70% de chance de sobrevivência.

Ah... eu mencionei que as oclusões proximais de uma artéria coronária direita dominante são casos muito complexos e desafiadores? O que VOCÊ acha agora?

ECG nº 3

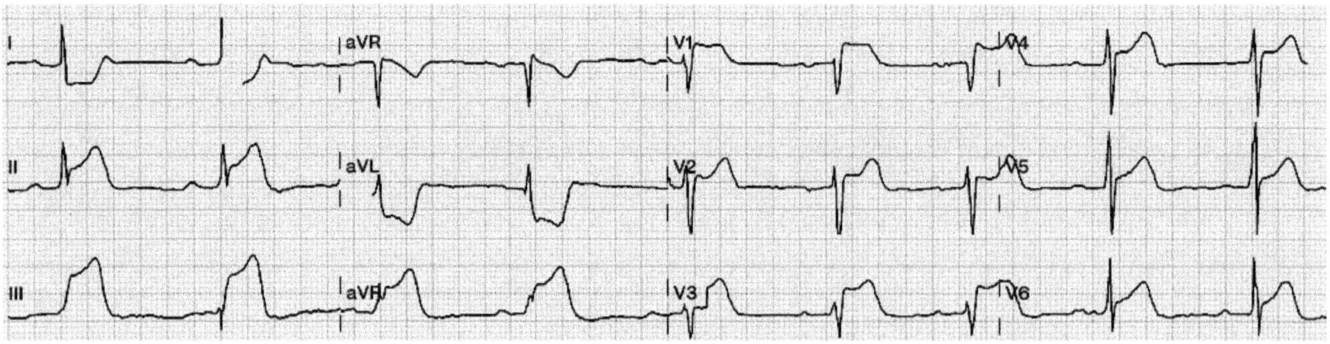

Figura 22-5

INFORMAÇÕES BÁSICAS

O paciente é um homem de 42 anos que teve uma convulsão após um esforço esportivo intenso. Os paramédicos foram chamados e o paciente foi encontrado pálido, diaforético e em choque.

O ritmo no primeiro ECG registrado é bradicardia sinusal com bloqueio AV de primeiro grau.

PROCURANDO ELEVAÇÃO DO ST ÓBVIA

Há elevação do segmento ST evidente nas derivações II, III, aVF e V1 a V6.

PROCURANDO ELEVAÇÃO DO ST SUTIL

Todas as elevações do segmento ST neste ECG são evidentes.

PROCURANDO ONDAS T HIPERAGUDAS

Ondas T hiperagudas estavam presentes nas derivações inferiores (derivações II, III e aVF) e nas derivações V1 a V4. No entanto, essas ondas T hiperagudas já evoluíram (ou estão em processo de evolução) para elevação do segmento ST. Ondas T hiperagudas permanecem nas derivações V5 e V6.

PROCURANDO DEPRESSÃO DO ST EM UM PADRÃO VASCULAR

Há depressão recíproca do segmento ST no grupo basolateral (derivações I e aVL).

PROCURANDO A ARTÉRIA CULPADA

A elevação do segmento ST na derivação III é visivelmente muito maior do que a elevação do segmento ST na derivação II; portanto, podemos presumir que a artéria coronária direita (ACD) seja a artéria culpada.

ONDE NA ARTÉRIA ESTÁ LOCALIZADA A OCLUSÃO?

Ao discutir o local da oclusão na ACD, apenas um marco anatômico nos preocupa: a artéria marginal aguda. Se a oclusão for proximal à artéria marginal aguda (ou seu ramo), haverá um infarto agudo do ventrículo direito, com todos os seus riscos, morbidade e mortalidade. Se a oclusão for distal ao ramo marginal agudo, não haverá infarto do ventrículo direito.

A elevação do segmento ST nas derivações precordiais no padrão da ACD sugere fortemente uma oclusão proximal ao ramo marginal agudo. Não parece haver isquemia inferolateral causando depressão do segmento ST nas derivações precordiais direitas que pudesse produzir qualquer força de cancelamento. Nenhuma derivação do lado direito (V3R ou V4R) foi registrada.

PROCURANDO POSSÍVEIS COMPLICAÇÕES

Este infarto do ventrículo direito ocorreu em uma artéria coronária direita dominante, visto que há elevação do segmento ST nas derivações inferiores. Há um bloqueio AV de primeiro grau, que pode representar isquemia leve do nó AV devido à oclusão, e há bradicardia sinusal que pode ser devido a uma oclusão proximal à artéria do nó SA (localizada bem proximalmente na artéria coronária direita). No entanto, ambos os achados são característicos de infartos agudos da parede inferior e induzidos por estimulação parassimpática, portanto, não presumo imediatamente que qualquer um deles seja resultado direto de isquemia do nó AV ou atrial.

Consulte o ECG nº 1 no início deste capítulo para uma discussão sobre as possíveis complicações usuais.

ANÁLISE FINAL DO ECG

Este ECG representa uma oclusão proximal aguda da artéria coronária direita (ACD). Há isquemia transmural aguda da parede inferior do ventrículo esquerdo e infarto do ventrículo direito. Este infarto agudo do miocárdio (IAM) manifestou-se inicialmente como uma "convulsão". Você verá isso ocasionalmente. Mas o que causou a "convulsão"? O primeiro ponto a considerar seria uma queda súbita da pressão arterial suficiente para causar perda de consciência. Isso não precisa ser abrupto – a hipotensão pode ter começado minutos antes e finalmente atingido um ponto em que a circulação cerebrovascular não conseguiu mais compensar.

Muito provavelmente, a hipotensão causou o colapso – mas o que causou a hipotensão? Pode ter sido devido a um colapso cardiovascular causado pelo IAM do ventrículo direito, ou pode ter sido causado por uma disritmia ventricular súbita (taquicardia/fibrilação ventricular). Lembre-se: este é um IAM agudo, e as taquiarritmias ventriculares são mais prováveis nas primeiras duas horas após o início da oclusão e cerca de três ou quatro dias depois. Observe as derivações V2 e V3. Há algo incomum nessas duas derivações? Embora o padrão RCA seja descrito como apresentando elevação máxima do segmento ST na derivação V1, com diminuição progressiva até a derivação V4, a elevação do segmento ST precordial neste ECG parece diminuir, depois aumentar e, em seguida, diminuir novamente. O padrão esperado estaria presente se trocássemos os eletrodos das derivações V2 e V3. A troca inadvertida dessas duas derivações é bastante comum.

ECG nº 4

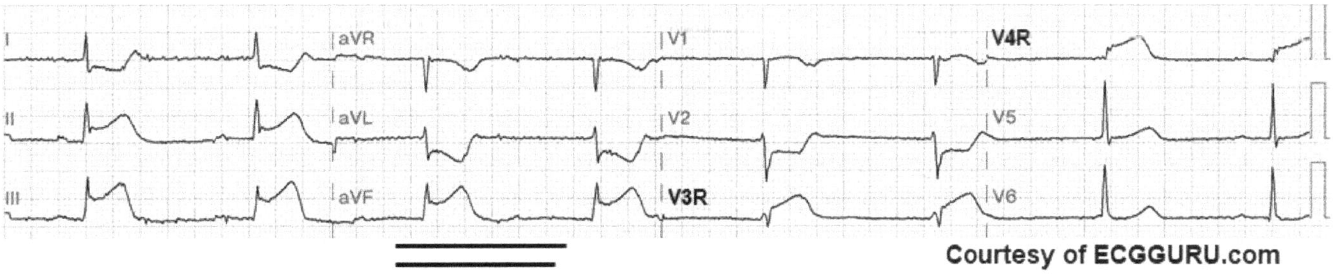

Figura 22-6

INFORMAÇÕES BÁSICAS

O único histórico desta paciente é que ela é uma idosa com dor no peito. O ECG foi registrado por paramédicos no local, que foram muito perspicazes e reconheceram a possibilidade de um infarto do miocárdio do ventrículo direito... daí as derivações direitas.

O ritmo é sinusal com provável bloqueio AV de terceiro grau. O ritmo de escape juncional é de 50 batimentos/minuto e a frequência sinusal é ligeiramente mais rápida.

PROCURANDO ELEVAÇÃO DO ST ÓBVIA

Há elevação do segmento ST evidente nas derivações II, III, aVF, V3R e V4R (e parabéns aos profissionais que registraram este ECG por indicarem a mudança de derivações, o que geralmente não é feito).

PROCURANDO ELEVAÇÃO SUTIL DO ST

Poderia haver elevação sutil do segmento ST na derivação V1? Neste caso específico... provavelmente. No entanto, ao interpretar as derivações V1 a V3, sempre surge a questão: devemos considerar a quantidade "normal" de elevação do segmento ST tipicamente presente nessas derivações – mesmo sem hipertrofia ventricular esquerda? A resposta é: se houver dor no peito, a situação mudou, a menos que um ECG recente anterior esteja disponível para comparação. Essa "quantidade normal de elevação do segmento ST" foi determinada a partir de homens saudáveis e normais, sem queixas cardiovasculares.

PROCURANDO ONDAS T HIPERAGUDAS

As derivações V3R e V4R exibem isquemia de grau 3 e ondas T hiperagudas que evoluíram para elevação do segmento ST. As derivações II, III e aVF apresentam ondas T hiperagudas que agora parecem estar evoluindo para elevação do segmento ST. Com a elevação do segmento ST, a presença ou ausência de ondas T hiperagudas torna-se irrelevante.

> **PÉROLA |** Ondas T hiperagudas são fenômenos subendocárdicos que indicam uma área do miocárdio na qual a isquemia está prestes a se tornar transmural – mas ainda não se tornou! A elevação do segmento ST indica isquemia transmural completa.

PROCURANDO DEPRESSÃO DO ST EM UM PADRÃO VASCULAR

Há depressão do segmento ST nas derivações I e aVL. Essas derivações formam o grupo basolateral e são recíprocas ao grupo inferior (derivações II, III e aVF).

Há também depressão do segmento ST na derivação V2. Superficialmente, esta pareceria ser uma derivação isolada, única... mas não é! Faz parte do grupo anterior (derivações V1 a V3). Você não consegue ver a depressão do segmento ST nas derivações V1 e V3 devido à sobreposição da elevação do segmento ST causada por um infarto do ventrículo direito concomitante.

Tipicamente, durante um infarto do miocárdio inferolateral (anteriormente "posterior"), a derivação V1 apresentará depressão do segmento ST leve a moderada, e a derivação V2 apresentará a maior depressão do segmento ST entre as três derivações. A derivação V3 demonstrará depressão do segmento ST igual ou ligeiramente maior que a depressão do segmento ST na derivação V1. Quando a elevação do segmento ST de um infarto do ventrículo direito se sobrepõe a essas depressões do segmento ST, a derivação V1 geralmente aparece isoelétrica, a derivação V2 continua a apresentar depressão do segmento ST, enquanto a derivação V3 pode apresentar depressão do segmento ST ou uma linha de base isoelétrica.

PROCURANDO A ARTÉRIA CULPADA

A questão é: a artéria culpada é a ACD... ou a CX? Já sabemos que há um infarto concomitante do ventrículo direito; em teoria, uma oclusão da CX pode resultar em um infarto do ventrículo direito, mas as chances de encontrarmos um são mínimas. Além disso, a elevação do segmento ST na Derivação III é visivelmente maior do que a elevação do segmento ST na Derivação II.

Embora esse achado não seja 100% preciso (como você viu anteriormente neste livro), ele continua sendo um indicador razoável da artéria culpada.

A artéria culpada é a ACD dominante.

ONDE NA ARTÉRIA ESTÁ LOCALIZADA A OCLUSÃO?

Para que uma oclusão da artéria coronária direita (ACD) resulte em um infarto do ventrículo direito, a oclusão deve ocorrer dentro da artéria marginal aguda ou proximal a ela. Quando há uma oclusão da ACD, é crucial determinar imediatamente se a oclusão ocorreu proximal ou distalmente à artéria marginal aguda. Se proximal, haverá um aumento significativo da morbidade e da mortalidade; se distal, a morbidade e a mortalidade serão menores.

É importante que, quando houver elevação do segmento ST em pelo menos duas das derivações inferiores (derivações II, III e aVF), um ECG do lado direito seja registrado imediatamente! Se seus técnicos de ECG forem treinados para reconhecer elevações do segmento ST no grupo inferior, estabeleça um protocolo que permita que eles registrem um ECG do lado direito imediatamente.

PÉROLA | Por que é tão importante registrar imediatamente um ECG do lado direito? Porque as paredes do ventrículo direito têm apenas cerca de um terço da espessura das paredes do ventrículo esquerdo. Uma isquemia transmural pode progredir para um infarto transmural muito mais rapidamente do que um infarto do ventrículo esquerdo. A elevação do segmento ST, diagnóstica de um infarto do ventrículo direito, desaparecerá quando isso ocorrer. Isso pode acontecer dentro de 8 a 12 horas após a oclusão.

PROCURANDO POSSÍVEIS COMPLICAÇÕES

Já existe um provável bloqueio AV de terceiro grau. Felizmente para este paciente, um ritmo de escape juncional produz um batimento cardíaco normal (sem bloqueio ou atraso de condução intraventricular, ou seja, sem bloqueio de ramo) em uma frequência suficiente (embora certamente não ideal) para manter a função dos órgãos vitais. Caso o ritmo de escape juncional seja perdido, o coração teria que depender de um ritmo de escape ventricular que pode ou não aparecer. Se um ritmo de escape ventricular aparecer, ele pode ou não persistir. E se persistir, pode ou não ser suficiente para manter a vida. Felizmente, os ritmos de escape juncional são mais confiáveis.

Consulte o ECG nº 1 para uma discussão sobre as possíveis complicações usuais.

ANÁLISE FINAL COMPLETA DO ECG

Este paciente sofreu uma oclusão da artéria coronária direita dominante proximal à artéria marginal aguda. Isso resultou em um infarto do miocárdio (IM) da parede inferior, um IM inferolateral e um IM do ventrículo direito. Uma das primeiras coisas que notamos neste ECG foi a aparente dissociação AV – porém, uma dissociação AV bastante incomum. Vamos analisá-la mais detalhadamente...

Normalmente, quando há uma dissociação AV simples, a frequência ventricular é mais rápida que a frequência atrial. Isso ocorre porque a maioria das dissociações AV – não associadas a bloqueio AV de terceiro grau – é causada por uma desaceleração do nó sinusal, longas pausas que ocorrem durante o ritmo sinusal ou um marcapasso juncional ou de escape ventricular anormalmente ativo. Durante o bloqueio AV de terceiro grau, a frequência atrial é tipicamente mais rápida que a frequência ventricular. Não há problemas com o ritmo sinusal, mas o bloqueio resultou em um ritmo de escape ventricular mais lento. Mas neste ECG, vemos uma bradicardia sinusal com um ritmo de escape juncional ainda mais lento. Como isso está acontecendo?

A primeira coisa a fazer é entender exatamente quais vasos são afetados pela oclusão proximal de uma artéria coronária direita dominante (sabemos que é dominante porque, caso contrário, não haveria uma elevação tão drástica do segmento ST nas derivações inferiores). Uma oclusão proximal também pode ser proximal à artéria do nó sinoatrial. A expressão "artéria do nó sinoatrial" é um pouco inadequada, pois ela também irriga a maior parte do átrio direito. Embora uma oclusão proximal a essa artéria possa, teoricamente, resultar em bradicardia sinusal moderada, é mais provável que cause arritmias atriais mais patológicas – pausas sinusais, vários bloqueios sinoatriais, parada sinusal ou fibrilação atrial. O que mais poderia resultar em bradicardia sinusal? A estimulação parassimpática pode deslocar o sítio de marca-passo dentro do nó sinoatrial para a parte inferior do nó, que é mais responsiva à entrada parassimpática e poderia resultar em bradicardia sinusal. As ondas P eventualmente desaparecem apenas para reaparecer no final do ECG. Portanto, mesmo que o ritmo sinusal seja muito lento e instável, o ritmo de escape juncional – também muito lento – ainda é mais rápido. E há dissociação AV com ondas P que deveriam ter sido conduzidas, mas não foram. Essa é a essência de um bloqueio AV de terceiro grau.

Uma oclusão proximal à artéria do nó AV (que é o caso aqui) pode resultar em isquemia do nó com atrasos de condução, bloqueio AV de primeiro grau, bloqueio AV de Mobitz I ou mesmo bloqueio AV de terceiro grau, que provavelmente será temporário.

ECG nº 5

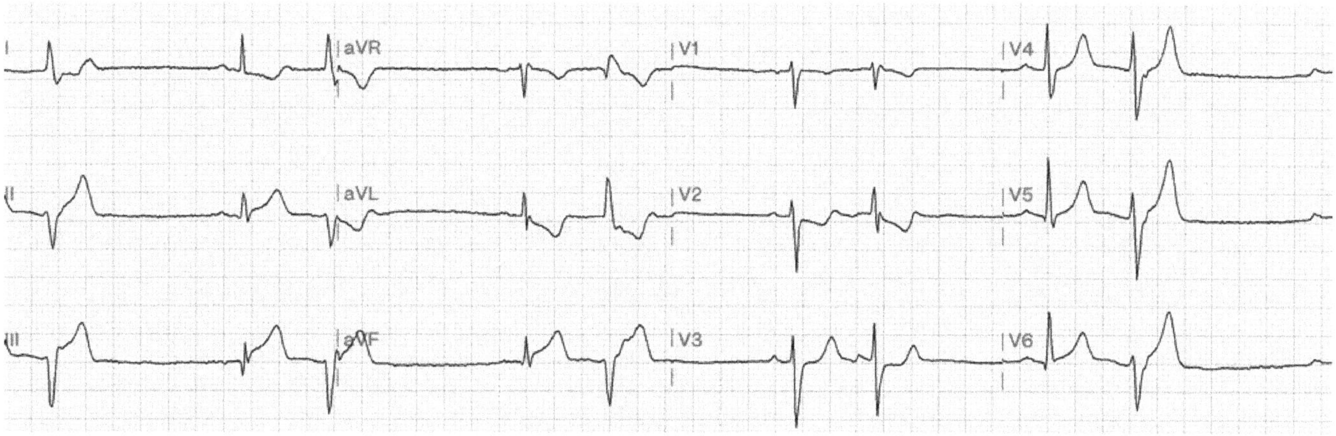

Figura 22-7

INFORMAÇÕES BÁSICAS

Este é um homem de 67 anos que se queixou de dor no peito. Ele foi transportado para o hospital por paramédicos, e os três eletrocardiogramas (ECGs) foram registrados durante o trajeto de 22 minutos. Menos de uma semana antes, ele havia sido submetido a um cateterismo cardíaco, angioplastia e colocação de stents (vasos com stents desconhecidos)! Muitas informações estão faltando: o cateterismo cardíaco foi realizado devido a uma oclusão ou foi um cateterismo eletivo para angina recorrente? Alguma oclusão foi desobstruída ou foram tratados stents em estenoses graves? Obviamente, gostaríamos de saber quais artérias receberam stents.

O ritmo cardíaco é bradicardia sinusal com bigeminismo ventricular. A maioria dos casos de bigeminismo ventricular – embora definitivamente anormal – geralmente não é motivo de alarme e hospitalização imediata. No entanto, quando ocorre no contexto de dor no peito e elevação do segmento ST, É algo que deve ser motivo de grande preocupação, como você verá.

PROCURANDO ELEVAÇÃO DO ST ÓBVIA

Há elevação evidente do segmento ST nas derivações II, III e aVF.

PROCURANDO ELEVAÇÃO SUTIL DO ST

Há elevação sutil do segmento ST nas derivações V5 e V6.

PROCURANDO ONDAS T HIPERAGUDAS

Ondas T hiperagudas nas derivações II, III e aVF estão em transição para elevação do segmento ST.

PROCURANDO DEPRESSÃO DO ST EM PADRÃO VASCULAR

Há depressão do segmento ST no grupo basolateral (derivações I e aVL), que é uma reação recíproca à elevação do segmento ST nas derivações inferiores. Há também depressão evidente do segmento ST na derivação V2 e depressão muito sutil na derivação V3. As derivações V2 e V3 representam duas das três derivações do grupo anterior. A derivação restante – V1 – não apresenta desvio do segmento ST. Com um segmento ST normal na derivação V1 e depressão evidente do segmento ST na derivação V2, temos informações suficientes para suspeitar fortemente de um infarto agudo do miocárdio do ventrículo direito.

PROCURANDO A ARTÉRIA CULPADA

Quando há múltiplos episódios de ectopia ventricular em um ECG – e, como neste caso, em todas as derivações – é preciso ter cuidado para entender quais complexos estão sendo usados para determinar a artéria culpada. Embora tanto os batimentos normais quanto os ectópicos possam fornecer informações valiosas, sempre comece examinando os batimentos normais. "Normal" refere-se aos complexos QRS produzidos por um impulso supraventricular sem qualquer atraso de condução intraventricular, ou seja, bloqueio de ramo. Ao observar os batimentos "normais", vemos que a elevação do segmento ST na Derivação III é maior do que a elevação do segmento ST na Derivação II. Isso torna muito mais provável que a artéria coronária direita (ACD) seja a artéria culpada. Embora esse método de diferenciação entre a ACD e a artéria circunflexa esquerda (ACx) não seja 100% preciso, é suficiente para nós (apenas não se surpreenda muito nos raros casos em que leva a uma suposição incorreta).

Os batimentos ectópicos ventriculares podem nos ajudar aqui? Muito provavelmente. Primeiramente, um pouco de contexto: os ECGs que registramos e interpretamos são chamados de levocardiogramas. Devido à preponderância do ventrículo esquerdo em relação ao direito em tamanho, a maior parte do que vemos no ECG reflete o ventrículo esquerdo, daí o prefixo "levo-". No entanto, quando ocorre um bloqueio de ramo ou uma extrassístole ventricular, podemos obter uma visão única do que acontece em cada ventrículo separadamente. O que um bloqueio de ramo e uma extrassístole ventricular têm em comum? Em ambos os casos, um ventrículo despolariza após o outro, em vez de despolarizar simultaneamente. Quando os ventrículos são ativados sucessivamente, às vezes podemos ver coisas que estariam ocultas ou obscurecidas se ambos os ventrículos fossem ativados simultaneamente. Observamos elevação evidente do segmento ST nas derivações II, III e aVF nos batimentos ectópicos e normais. Em outros ECGs, os batimentos normais podem não apresentar desvio do segmento ST, enquanto um complexo ventricular prematuro pode revelar um desvio isquêmico agudo do segmento ST. Sempre verifique os batimentos ectópicos em busca de pistas.

ONDE NA ARTÉRIA ESTÁ LOCALIZADA A OCLUSÃO?

Há um infarto agudo do miocárdio (IAM) no ventrículo direito, portanto a oclusão deve estar proximal à artéria marginal aguda.

PROCURANDO POSSÍVEIS COMPLICAÇÕES

Em vez de apenas discutir possíveis complicações, mostrarei algumas.

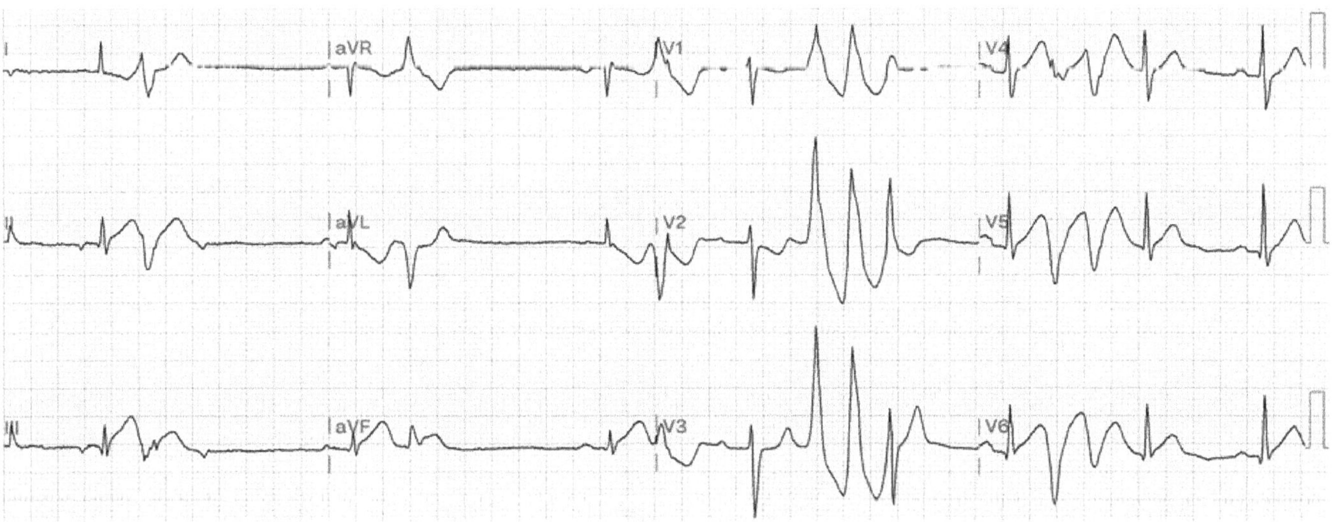

Figura 22-8

Como eu disse, sempre fique atento quando observar extrassístoles ventriculares no ECG de um paciente com dor no peito. Este paciente começou a apresentar episódios curtos de taquicardia ventricular. Essa situação, muito perigosa, pode evoluir para taquicardia ventricular sustentada ou fibrilação ventricular a qualquer momento. Além disso, quero que você compare os intervalos de acoplamento na Figura 22-8 com os da Figura 22-7. (O intervalo de acoplamento é o intervalo entre o início de um complexo QRS normal e o início de um complexo QRS ectópico subsequente. Os intervalos de acoplamento na Figura 22-8 tornaram-se muito mais curtos. Observe onde os batimentos ectópicos estão aparecendo agora – na descida da onda T anterior! Este é um ambiente perfeito para torsades de pointes.

O breve episódio de taquicardia ventricular, no entanto, não é torsades de pointes. Este episódio começa durante a fase 4, após o final da onda T. A torsades de pointes começará durante a Fase 2 do potencial de ação (o segmento ST) ou a Fase 3 (a onda T). Para mais informações sobre este tópico, leia meu livro "Getting Acquained With Wide Complex Tachycardias – A Workbook for the Electrocardiographically Confused!".

Outra perturbação do ritmo também está se manifestando neste momento. Observando as derivações II e III, você verá um par de ondas P negativas e invertidas. Essas ondas P retrógradas não estão consistentemente presentes – mesmo nessas derivações. Focando ainda mais de perto agora, Na derivação V3, você verá duas ondas P distintas. Isso provavelmente representa um marca-passo atrial errante, que às vezes ocorre quando há excesso de atividade parassimpática, o que não é incomum com uma oclusão da artéria coronária direita (ACD). No entanto, três morfologias diferentes de onda P devem aparecer na mesma derivação para diagnosticar corretamente um marca-passo atrial errante. Essa disritmia geralmente é reconhecida em uma tira de ritmo, mas não há nenhuma neste traçado de ECG porque o aparelho usado foi um gravador de ECG de três canais. Portanto, podemos apenas suspeitar de um marca-passo atrial errante. Infelizmente, não podemos ter certeza da frequência sinusal devido à interferência das pausas pós-ectópicas e à falta de duas ondas P consecutivas da mesma morfologia sem uma pausa intermediária.

ANÁLISE FINAL COMPLETA DO ECG

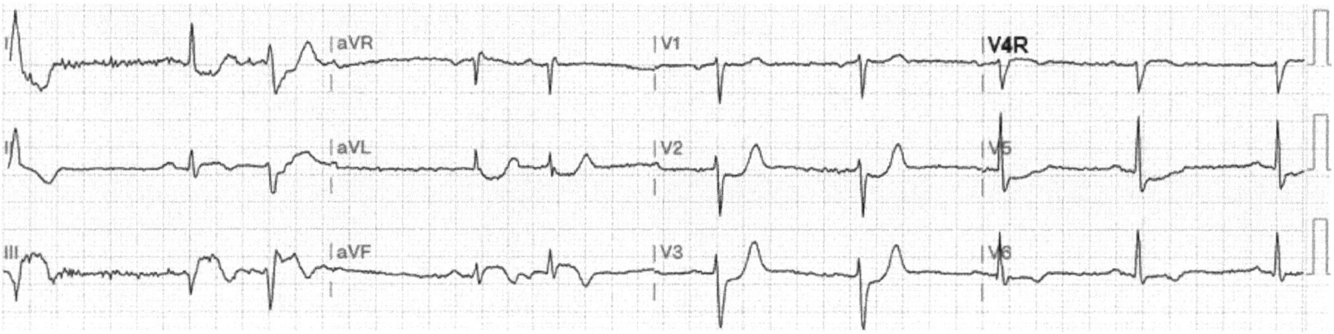

Figura 22-9

Neste ECG, registrado do mesmo paciente durante o transporte, vemos o início da resolução do desequilíbrio entre oferta e demanda de O2. Os segmentos ST ainda estão elevados, mas as ondas T estão começando a inverter. Há também uma onda Q com aparência patológica na derivação III. A depressão "sutil" do segmento ST na derivação V3 que vimos no primeiro ECG (Figura 22-) agora é bastante óbvia. A derivação V4R confirma o IAM do ventrículo direito com elevação muito leve do segmento ST (sugerindo que a isquemia aguda está quase terminada no ventrículo direito). Se você observar o grupo anterior (derivações V1 a V3), verá o padrão clássico que indica um IAM do ventrículo direito sobreposto a um IAM inferolateral: um segmento ST isoelétrico na derivação V1 com depressões do segmento ST nas derivações V2 e V3 (mas mais consistentemente na derivação V2). Não se esqueça desse padrão – ele sugere fortemente a presença de três áreas isquêmicas: o ventrículo direito, a região inferolateral e a parede inferior do ventrículo esquerdo.

Então... como essa isquemia está terminando? O paciente ainda não chegou ao hospital e não recebeu nenhum trombolítico. A isquemia progrediu para infarto? É por isso que a derivação III tem uma onda Q? Este ECG (Figura 22-) foi registrado cerca de 20 minutos após o primeiro contato médico. Isso seria muito rápido para completar um infarto do miocárdio. Observe que antes eu me referi a uma "resolução do desequilíbrio entre oferta e demanda de O2". Eu não disse "infarto".

Aprendemos nos últimos anos – e especialmente desde o artigo clássico de Wellens sobre o que agora chamamos de "Síndrome de Wellens" – que o início da isquemia aguda nem sempre progride inexoravelmente para o infarto. A artéria culpada pode sofrer uma ou mais reperfusões espontâneas antes que um infarto finalmente ocorra. É exatamente isso que acontece durante a Síndrome de Wellens, e é provável que tenha sido o que ocorreu aqui. Cerca de 20 minutos é muito rápido para progredir da isquemia para um infarto completo. Quando alguém sofre uma oclusão súbita e completa de uma artéria coronária principal, como a artéria coronária esquerda principal ou a artéria descendente anterior proximal, e morre imediatamente, essa pessoa não morreu de infarto! A morte foi causada por fibrilação ventricular súbita. De qualquer forma, não foi causada por um infarto transmural completo que ocorre em segundos ou minutos.

E quanto às ondas Q? Minha resposta é: "E daí? Devo me preocupar? Nessas circunstâncias, não... de jeito nenhum!" Vários estudos mostraram que mais de 50% dos pacientes que fazem um ECG dentro de uma hora após o início dos sintomas já apresentam ondas Q. Essas não são ondas Q de infarto. São ondas Q causadas pela condução lenta através do miocárdio isquêmico (mas ainda viável). Sem tratamento, procure por ondas Q de infarto cerca de 10 a 12 horas após o início dos sintomas.

Ultimamente, tem havido muita discussão na literatura sobre a confiabilidade da lembrança do paciente quanto ao horário de início dos sintomas. Em geral, eu diria que é confiável... mas a natureza às vezes pode enganar o paciente. Um paciente que vem apresentando angina instável com frequência e intensidade crescentes pode confundir o episódio de angina com o início da isquemia transmural – um erro compreensível. Deixe o ECG mostrar a gravidade da isquemia.

Leitura recomendada

Cecconi A, Bartol EG, Bastante T, et al. Anterior ST-segment elevation secondary to right coronary occlusion: the sheep in wolf's clothing. J Electrocardiol. 2018;51:935–937.

Cohn, J N,MD, et al. Right Ventricular Infarction – Clinical and Hemodynamic Features. The American Journal of Cardiology. February 1974; Volume 33, 209 – 214.

Devitt, P, Gaine, S, Magdy, J. et al. Nondominant Right Coronary Artery Occlusion: Small Vessel, Dramatic Sequelae. J Am Coll Cardiol Case Rep. 2022 Feb, 4 (3) 156–160.https://doi.org/10.1016/j.jaccas.2021.12.017

Fiol M, Cygankiewicz I, Carrillo A, et al. Value of electrocardiographic algorithm based on "ups and downs" of ST in assessment of a culprit artery in evolving inferior wall acute myocardial infarction. Am J Cardiol. 2004;94(6):709-714.

Forman MB, et al. Electrocardiographic Changes Associated With Isolated Right Ventricular Infarction. JACC Vol. 4. No.3; September 1984: 640-3.

García-Niebla J, et al. Letter to the Editor: Electrocardiographic Diagnosis of Right Ventricular Infarction by Proximal Occlusion of a Very Dominant Right Coronary Artery. The American Journal of Medicine, Vol 129, No 6, June 2016.

Kakouros N, Cokkinos DV. Right ventricular myocardial infarction: pathophysiology, diagnosis, and management. Postgrad Med J. 2010;86:719–728.

Kim SE, Lee JH, Park DG, Han KR, Oh DJ. Acute Myocardial Infarction by Right Coronary Artery Occlusion Presenting as Precordial ST Elevation on Electrocardiography. Korean Circ J. 2010 Oct;40(10):536-8.

Kinch JW, Ryan TJ. Right ventricular infarction. N Engl J Med. 1994;330:1211–1217.

Nagam MR, Vinson DR, Levis JT. ECG diagnosis: Right ventricular myocardial infarction. Perm J 2017;21:16-105. DOI: https://doi.org/10.7812/TPP/16-105.

Robalino BD, et al. Electrocardiographic manifestations of right ventricular infarction. American Heart Journal; July, 1989; Vol118(1); 138-144.

Wong C-K, et al. Prognostic Value of Lead V1 ST Elevation During Acute Inferior Myocardial Infarction. Circulation. 2010;122: 463-469.

Woo JW, et al. Isolated right ventricle infarction. Singapore Med J. 2019; 60:3; 124-129.

Zheng J, Lin J, Shen N, Qu B. Proximal complete occlusion of right coronary artery presenting with precordial ST-segment elevation: A case report. Medicine (Baltimore). 2016 Oct;95(41):e5113.

Reproduzido do blog de ECG do Dr. Smith

Os eletrocardiogramas a seguir foram reproduzidos com a gentil permissão do Dr. Stephen W. Smith. Você pode encontrar estes e outros casos muito interessantes e educativos em seu blog (Blog de ECG do Dr. Smith) em: https://hqmeded-ecg.blogspot.com/

Figura 22-1
De: terça-feira, 30 de maio de 2023
"Chest pain and shock: Is there a right ventricular OMI on this ECG? And should he undergo transcutaneous pacing?"

Figura 22-3
De: sábado, 6 de junho de 2020
"50-something with STEMI and hypotension: What is the infarct artery?"

Figura 22-4
De: segunda-feira, 7 de outubro de 2019
"A 40-Something male with a "Seizure," Hypotension, and Bradycardia"

23

A problemática isquemia e o infarto

Truques cruéis que o coração pode pregar em você!

O coração pode pregar peças cruéis em quem tenta interpretar eletrocardiogramas. Vou mostrar algumas delas para que você não seja levado a um diagnóstico incorreto. Essas artimanhas podem envolver esconder informações, criar distrações e violar regras que geralmente consideramos confiáveis. Vamos começar!

Truque nº 1

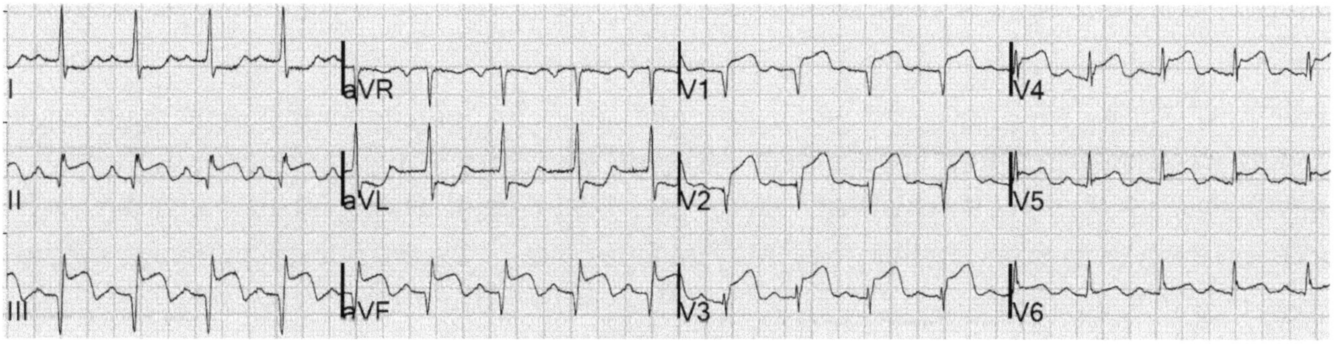

Figura 23-1

Este ECG (Figura 23-1) foi registrado de uma mulher na faixa dos 50 anos que se apresentou com dor torácica na região mesosternal. O que aconteceu aqui?

Há uma taquicardia sinusal leve com um bloqueio AV de primeiro grau muito proeminente.

> **PÉROLA** | Sempre fique atento a uma taquicardia sinusal com bloqueio AV de primeiro grau. Primeiro, se a frequência cardíaca aumentar ou o intervalo PR se alargar ainda mais, a onda P pode desaparecer na onda T e desencadear uma série de batimentos não conduzidos e perturbações do ritmo que podem causar muita dor de cabeça ao tentar decifrar o que está acontecendo. Uma das arritmias mais difíceis que já tentei diagnosticar acabou sendo nada mais do que um bloqueio AV de primeiro grau com taquicardia sinusal. Segundo, se o paciente tiver reservas cardiopulmonares limitadas, a sobreposição da sístole atrial à sístole ventricular pode resultar em insuficiência respiratória muito significativa.

Há elevação do segmento ST nas derivações II, III e aVF e nas derivações V1 a V6. Há infradesnivelamento recíproco do segmento ST nas derivações I e aVL, o que seria esperado dada a elevação do segmento ST nas derivações inferiores. Não foram registradas derivações posteriores, portanto não sabemos se há alterações recíprocas nas derivações V7 a V9, embora eu esperasse essas alterações. A elevação do segmento ST nas derivações precordiais é máxima em V1 a V3 e diminui rapidamente em V4 a V6. Em instantes, pedirei um diagnóstico, mas primeiro, quero mostrar outro ECG:

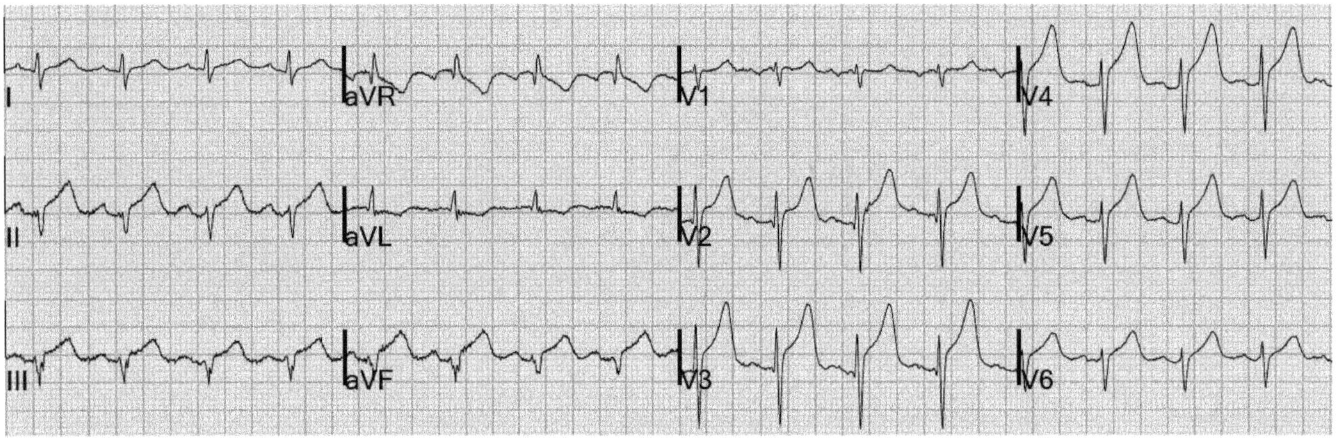

Figura 23-2

Este ECG (Figura 23-2) foi registrado de um homem de 54 anos que acordou de madrugada com dor no peito. Este ECG apresenta elevação do segmento ST nas derivações II, III e aVF e nas derivações V2 a V6. Há depressão do segmento ST com alteração recíproca na derivação aVL. Este ECG é muito semelhante ao ECG da Figura 23-1... exceto por uma diferença muito importante! Você consegue vê-la?

Observe a progressão da elevação do segmento ST nas derivações precordiais em cada ECG. Na Figura 23-1, a predominância da elevação do segmento ST nas derivações precordiais direitas é muito marcante, enquanto na Figura 23-2, a progressão da elevação do segmento ST para a esquerda é igualmente marcante. Qual é a diferença aqui? A diferença é que um ECG demonstra uma oclusão proximal da artéria coronária direita (ACD), enquanto o outro manifesta uma oclusão da artéria descendente anterior esquerda (ADA) logo distal ao primeiro ramo diagonal (D1).

A oclusão da artéria coronária direita (ACD) resultou em um infarto do ventrículo direito, manifestado por elevação do segmento ST nas derivações inferiores e elevação do segmento ST nas derivações precordiais direitas. O fato de haver elevação do segmento ST nas derivações inferiores indica que se trata de uma ACD dominante. No entanto, uma oclusão proximal da ACD causará um infarto do ventrículo direito, independentemente de a ACD ser dominante ou não. Mesmo quando a ACD não é dominante, uma oclusão ainda pode resultar em alguma elevação do segmento ST nas derivações inferiores, porque a parede livre (anterolateral) do ventrículo direito fica na superfície do diafragma. (Se a ACD não for dominante, TODAS as oclusões são "proximais".) Na vida "real", a artéria marginal aguda corre para baixo e ao longo da parte inferior do coração (veja o Capítulo 8, Figura 8-2). Portanto, ainda é possível que haja uma corrente de lesão viajando inferiormente em direção ao eletrodo do pé esquerdo, resultando em elevação do segmento ST nas derivações inferiores.

A oclusão da artéria descendente anterior esquerda (ADA) do tipo 3 causou isquemia anterolateral e isquemia inferior, resultando em elevação do segmento ST nas derivações inferiores e nas derivações V2 a V6. Como a oclusão foi distal a D1, que serve à área basolateral supervisionada pelas derivações I e aVL, a derivação aVL foi capaz de reagir reciprocamente à isquemia inferior. Você pode querer revisar o conceito de Cancelamento de Forças no Capítulo 12, página 96. Se a oclusão tivesse sido proximal a D1, a área basolateral também teria ficado isquêmica e incapaz de reagir reciprocamente. Isso ocorre porque as correntes de lesão das paredes inferior e basolateral apontariam em direções opostas. Em vez de agirem reciprocamente, as forças se cancelariam mutuamente.

PÉROLA | Considere o seguinte: 75 a 80% de todas as artérias descendentes anteriores esquerdas são artérias "envolventes", irrigando a parede anterolateral do ventrículo esquerdo e 25% ou mais de sua parede inferior. O que acontece quando uma dessas artérias descendentes anteriores esquerdas é ocluída proximalmente ao ramo D1, produzindo isquemia nas paredes basolateral e inferior? Novamente, as duas áreas produzirão vetores de lesão apontando em direções opostas. Agora, aqui está a parte importante: uma oclusão da artéria descendente anterior esquerda proximal a D1 criará uma área de risco muito grande, mas... os vetores de lesão viajando em direções opostas podem se cancelar completamente, de modo que praticamente não haverá elevação do segmento ST nas derivações inferiores e pouca ou nenhuma elevação do segmento ST nas derivações basolaterais. Assim, ocorrerá um infarto do miocárdio muito perigoso e letal com pouquíssima evidência eletrocardiográfica de sua presença. E não se esqueça: a artéria descendente anterior esquerda "envolvente" é, de longe, o tipo mais comum de artéria descendente anterior esquerda!

Costuma-se dizer que, quando há elevação do segmento ST nas derivações inferiores com depressão do segmento ST na derivação aVL, a alteração recíproca na derivação aVL confirma o diagnóstico de oclusão da artéria coronária direita (ACD). Vemos isso na Figura 23-1. Mas o ECG na Figura 23-2 também apresenta elevação do segmento ST em todas as derivações inferiores com depressão recíproca do segmento ST na derivação aVL... causada por uma oclusão da artéria descendente anterior esquerda (ADA) do tipo 3 "envolvente" distal a D1. Portanto, essa "regra" não é 100% confiável.

Agora, compare a elevação do segmento ST nas derivações inferiores em ambos os ECGs. Embora a ADA ocluída manifeste elevação do segmento ST nas derivações inferiores, essa elevação geralmente é de amplitude leve a moderada devido às forças opostas nas derivações anterolaterais quando a oclusão é proximal a D1 e ao fato de que uma menor quantidade da parede inferior está envolvida. Portanto, uma oclusão da artéria coronária direita (ACD) geralmente resulta em elevações do segmento ST de maior amplitude do que as causadas por uma oclusão da artéria descendente anterior esquerda (ADA) com padrão de "envoltório".

PÉROLA | Se você quiser observar as derivações do ECG agindo reciprocamente às derivações V1 a V3, registre as derivações V7 a V9. Essas são as derivações recíprocas às derivações V1 a V3!

Os conceitos de reciprocidade e cancelamento de forças são gerados inteiramente dentro do aparelho de ECG – não no coração. Eles se baseiam em planos conceituais e idealizados dentro do coração. Não tente relacioná-los às paredes reais do coração.

Quando houver elevação do segmento ST nas derivações inferiores e precordiais, procure um padrão ou distribuição que indique se a elevação do segmento ST precordial é devida a uma oclusão da artéria descendente anterior esquerda (DAE) ou de uma artéria coronária direita (ACD) proximal (ou seja, proximal à artéria marginal aguda). As oclusões da ACD manifestam elevação do segmento ST que diminui de V1 para V4. As oclusões da DAE manifestam elevação do segmento ST que aumenta de V1 para V4. Você frequentemente notará maior elevação do segmento ST entre as derivações V1 a V4 em casos de oclusão da artéria coronária direita (ACD) e maior elevação do segmento ST entre as derivações V3 e V6 em casos de oclusão da artéria descendente anterior esquerda (ADA). Observe novamente os dois ECGs nesta seção.

PÉROLA | Em minha experiência, constatei que, em casos de infarto do ventrículo direito, a elevação máxima do segmento ST ocorre na derivação V2, e não na V1. Muitas vezes, é mais fácil comparar a elevação do segmento ST na derivação V2 com a da derivação V4. Em casos de infarto do ventrículo direito, V2 > V4. Em casos de oclusão da ADA, V4 > V2.

OK... só mais um truque cruel aqui. Observe este ECG (Figura 23-3):

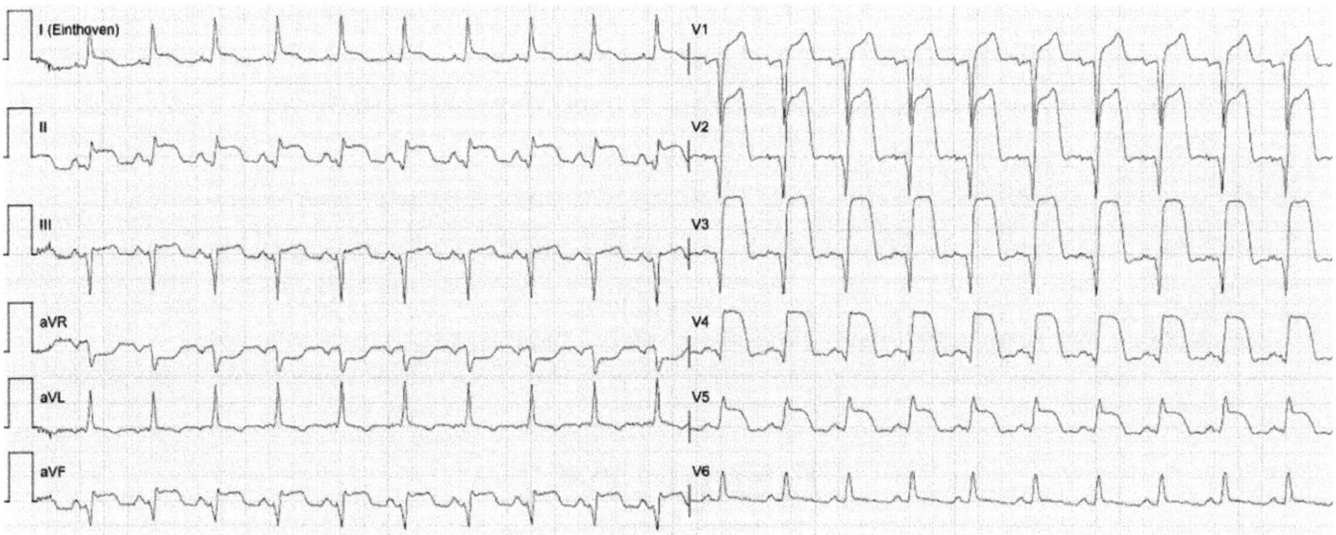

Figura 23-3

Elevação do segmento ST muito impressionante nas derivações precordiais! Lembrando do que acabei de lhe dizer sobre a progressão precordial do padrão de elevação do segmento ST em oclusões da artéria coronária direita (ACD) e da artéria descendente anterior esquerda (ADA)... qual artéria coronária está ocluída aqui (compare as derivações V2 e V4)? Qual padrão é sugerido? Se você disse o padrão de oclusão proximal da ACD – parabéns! Você está correto! Esse é exatamente o padrão neste ECG... exceto que não é uma oclusão da ACD. Este ECG demonstra uma oclusão de um ECG do tipo 3 "envolvente" proximal a D1. Obviamente... a progressão da elevação do segmento ST nem sempre é 100% confiável. E isso significa que você terá que usar seu cérebro para entender POR QUE esta é uma oclusão da ADA e NÃO uma oclusão da ACD.

Você poderia se debater e se angustiar sobre como provar que esta é uma oclusão da ADA do tipo 3 "envolvente" e não uma oclusão proximal da ACD, ou você poderia resolver o problema em 2 ou 3 segundos usando o Método de Eliminação de Diagnóstico de Jones. Como nosso diagnóstico diferencial se limita a oclusão da artéria coronária direita (ACD) e oclusão da artéria descendente anterior esquerda (ADA), existe algum achado neste ECG que eliminaria um desses diagnósticos? Sim! Há uma sutil elevação do segmento ST na derivação aVL e uma elevação muito evidente na derivação D1. Nenhuma oclusão da ACD produzirá elevação do segmento ST em nenhuma dessas derivações. Portanto, uma oclusão da ACD é eliminada da nossa lista, restando a oclusão da ADA como a artéria culpada. Além disso, nunca vi, em toda a minha carreira, elevações do segmento ST como as observadas em um infarto agudo do miocárdio (IAM) do ventrículo direito. A elevação do segmento ST em um IAM do ventrículo direito normalmente varia de sutil a moderada.

PÉROLA | Alguém disse certa vez que "regras são feitas para serem quebradas", o que certamente parece ser o caso aqui. No entanto, prefiro o antigo ditado médico:

"Na medicina, nunca diga nunca; nunca diga sempre". A ideia de que a depressão do segmento ST na derivação aVL indica uma oclusão da ACD obviamente não se sustenta quando comparada a uma oclusão da ADA distal à D1. Além disso, a ideia de que a elevação do segmento ST diminui para a esquerda em oclusões proximais da artéria coronária direita (ACD) e aumenta para a esquerda em oclusões da artéria descendente anterior esquerda (ADA) também nem sempre é verdadeira. Para fins didáticos, é melhor aprender primeiro os conceitos gerais e depois as exceções, pois tentar aprender tudo de uma vez pode ser muito complexo!

Truque nº 2

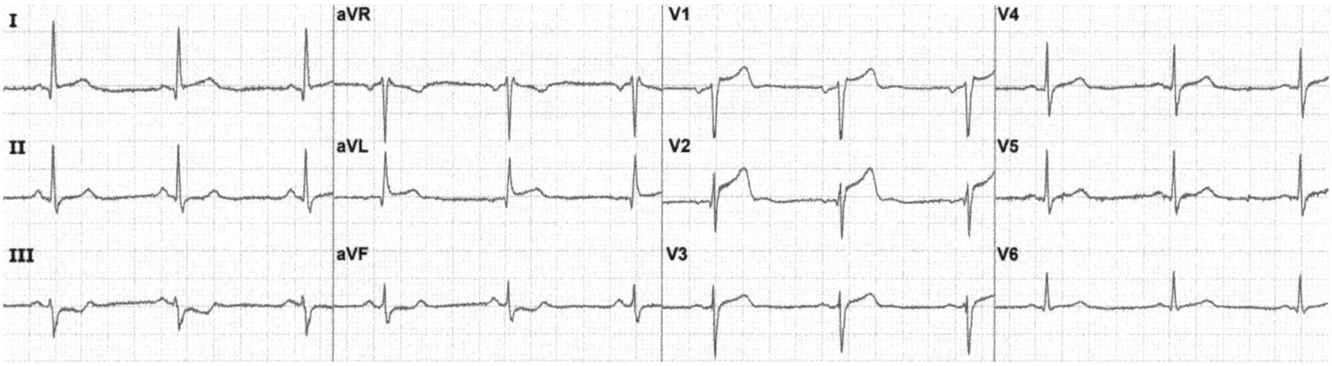

Figura 23-4

Este ECG (Figura 23-4) foi registrado de um homem de pouco mais de 40 anos que vinha sentindo dor no peito há 24 horas. O que você observa neste ECG?

Não deveria ter sido difícil notar a elevação do segmento ST nas derivações I e aVL e a depressão recíproca do segmento ST nas derivações III e aVF, além de uma depressão sutil na derivação II. Na derivação aVL, a elevação do segmento ST é evidente, enquanto na derivação I é sutil. Há também uma elevação de 2,5 mm do segmento ST na derivação V2, que atende aos critérios de IAMCSST (Infarto Agudo do Miocárdio com Supradesnivelamento do Segmento ST) quando acompanhada pela elevação de 1,0 mm do segmento ST na derivação V1. Há também uma elevação muito sutil do segmento ST na derivação V3. Observando as derivações I, aVL e V3, você pode ver um exemplo do Sinal de Jones – o segmento ST reto e ascendente do ponto J até o pico da onda T. Este sinal é conhecido há muitos anos e, no contexto correto, é muito sugestivo de um segmento ST registrado durante sua transição da concavidade ascendente normal para a convexidade ascendente isquêmica. Alguns alunos acrescentaram o epônimo "Jones" durante uma das minhas Masterclasses em Eletrocardiografia Avançada.

Então, temos isquemia aguda da parede basolateral (derivações I e aVL) manifestada por elevação do segmento ST na derivação aVL, sugestão de elevação iminente do segmento ST na derivação I e depressão recíproca na derivação III. Mas por que há elevação do segmento

ST nas derivações V1 e V2 – especialmente na derivação V2? A elevação do segmento ST na derivação V2 sugere uma oclusão de um vaso colateral – um ramo da artéria descendente anterior esquerda (DAE). Neste caso, trata-se do primeiro ramo diagonal, D1.

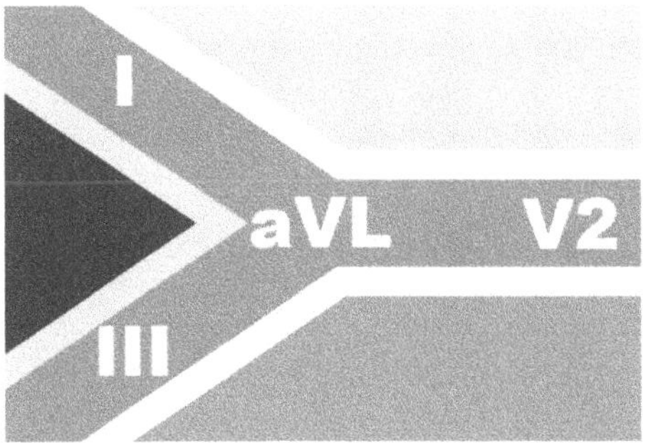

Figura 23-5

A oclusão do ramo D1 produz o que tem sido chamado de sinal da bandeira sul-africana (Figura 23-5) devido ao alinhamento das derivações diagnósticas I, aVL, III e V2.

Agora, para a segunda artimanha cruel do coração: com uma oclusão isolada do ramo D1, não deveria haver outras elevações do segmento ST nas derivações precordiais. Claro, há elevação do segmento ST nas derivações basolaterais, I e aVL, que estão no plano frontal. Mas será que esse é o caso com as derivações precordiais aqui? NÃO! Há elevação do segmento ST na derivação V1 e alguma elevação sutil do segmento ST com sinal de Jones na derivação V3. Isso é mais do que apenas uma oclusão isolada do ramo D1. A artimanha usada aqui é o que eu chamo de "jogar um osso para você". Se você precisasse passar por um cachorro rosnando e ameaçador, você poderia distraí-lo jogando um osso para ele e, enquanto ele estivesse ocupado com o osso, você poderia continuar seu caminho. Essa é a artimanha cruel que nos pregam aqui. Recebemos o diagnóstico de oclusão do ramo D1 para nos distrair de uma oclusão proximal – e separada – mais grave da artéria descendente anterior esquerda (DAE). A angiografia revelou uma oclusão da DAE proximal com oclusão embólica do D1.

PÉROLA | Não pare de investigar só porque você conseguiu fazer um diagnóstico. Não existe nenhuma regra que diga que só pode haver um diagnóstico por ECG.

OUTRA PÉROLA | Apenas duas artérias coronárias causarão elevação do segmento ST nas derivações basolaterais (derivações I e aVL) quando ocluídas: a artéria descendente anterior esquerda (DAE) e a artéria circunflexa esquerda (ACx). A isquemia basolateral é mais frequentemente causada pela oclusão da DAE. Mas você precisa entender que nem sempre é o tronco principal da DAE (ou seja, a própria DAE) que produz a isquemia basolateral – pode ser apenas o primeiro ramo diagonal (D1) que irriga essa área. Portanto, uma oclusão da artéria descendente anterior esquerda (DAE) proximal à origem do ramo D1 causará isquemia basolateral, mas uma oclusão dentro do próprio ramo D1, sem qualquer envolvimento da DAE, também produzirá isquemia basolateral com elevação do segmento ST nas derivações I e aVL. Uma oclusão da artéria coronária direita (ACD) nunca produz elevação do segmento ST nas derivações I ou aVL.

Truque nº 3

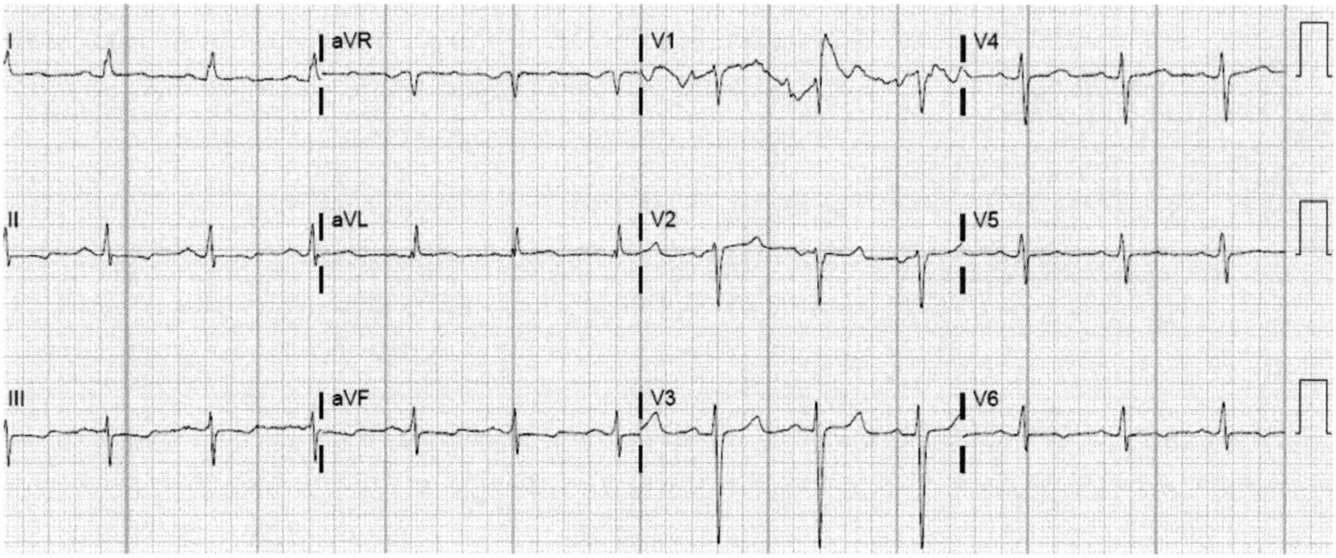

Figura 23-6

Este ECG (Figura 23-6) foi registrado de um homem de 61 anos com dor torácica subesternal irradiando para ambos os braços por aproximadamente uma hora.

Essa cruel artimanha é o que eu chamo de "colocar os bois na frente da carroça". Em outras palavras, a ordem esperada das coisas é invertida. Observando as derivações II, III e aVF, podemos ver uma depressão do segmento ST sutil, mas definida. Não há outra alteração do segmento ST no ECG. Então, o que é essa depressão do segmento ST? É isquemia subendocárdica?

PÉROLA | Lembre-se sempre da Regra de Jones e seus dois corolários: Qualquer depressão do segmento ST no ECG de um paciente com dor torácica compatível com uma síndrome coronariana aguda (SCA) deve ser considerada uma alteração recíproca de uma isquemia transmural aguda até que se prove o contrário. Corolário nº 1: A alteração recíproca pode aparecer antes da alteração indicativa de elevação do segmento ST. Corolário nº 2: Mesmo quando a elevação do segmento ST e a alteração recíproca estão presentes, a alteração recíproca pode parecer muito mais impressionante. NÃO SE DEIXE ENGANAR! A elevação do segmento ST é o problema!

Neste ECG, a pegadinha é que a depressão do segmento ST, resultante de uma alteração recíproca nas derivações II, III e aVF, apareceu antes de qualquer elevação diagnóstica do segmento ST nas derivações basolaterais – especialmente na derivação aVL. O perigo aqui seria confundir a depressão do segmento ST com isquemia subendocárdica crônica e dar alta ao paciente. Por algum motivo que me escapa, muitos profissionais de saúde parecem considerar a elevação do segmento ST como aguda e a depressão do segmento ST como crônica. Ambas podem ser agudas. Ambas podem ser crônicas.

Truque nº 4

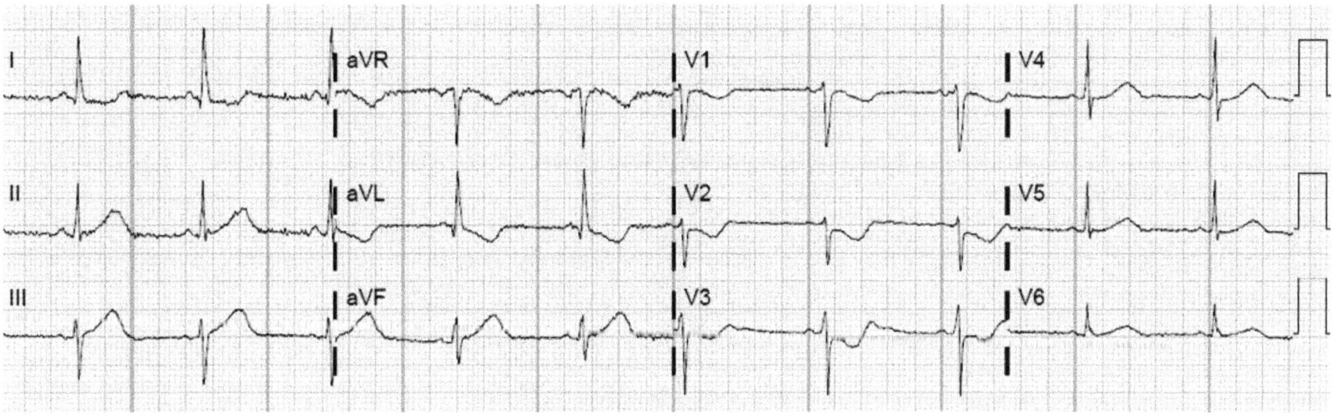

Figura 23-7

Este ECG (Figura 23-7) foi registrado de uma mulher de 67 anos que se queixava de dor torácica subesternal irradiando para o braço esquerdo e mandíbula por cerca de 45 minutos.

O ritmo é sinusal, sem bloqueios ou anormalidades de condução. Há uma sutil elevação do segmento ST (menos de 1,0 mm) nas derivações inferiores, com depressão do segmento ST mais evidente nas derivações I e aVL e depressão do segmento ST muito evidente nas derivações V1 a V3. O que mais chama a atenção neste ECG?

Espero que você tenha dito as ondas T hiperagudas nas derivações inferiores! A maioria dos livros introdutórios de interpretação de ECG e cursos online leva a crer que todas as ondas T hiperagudas são muito altas e se parecem com ondas T hipercalêmicas. A maioria delas é alta, mas lembre-se da definição da palavra "maioria" – significa "nem todas!". Não tente medir ondas T hiperagudas consultando uma referência de altura padrão. Compare o tamanho da onda T hiperaguda com o complexo QRS que a precede.

A característica mais confiável das ondas T hiperagudas é a sua largura – não a sua altura! Essa cruel artimanha do coração consistia em fazer você ignorar as ondas T hiperagudas óbvias porque elas não são particularmente altas. Mas veja como elas são largas!

> **PÉROLA |** Quando você estiver atendendo um paciente com dor torácica plausível (ou seja, dor típica de uma síndrome coronariana aguda) e observar que as ondas T em uma região vascular específica parecem começar no ponto J sem um segmento ST intermediário... sempre considere a possibilidade de que as ondas T sejam hiper-

agudas. A largura na linha de base é a medida adequada das ondas T hiperagudas – não a sua altura! E lembre-se sempre de que as ondas T hiperagudas podem ser invertidas.

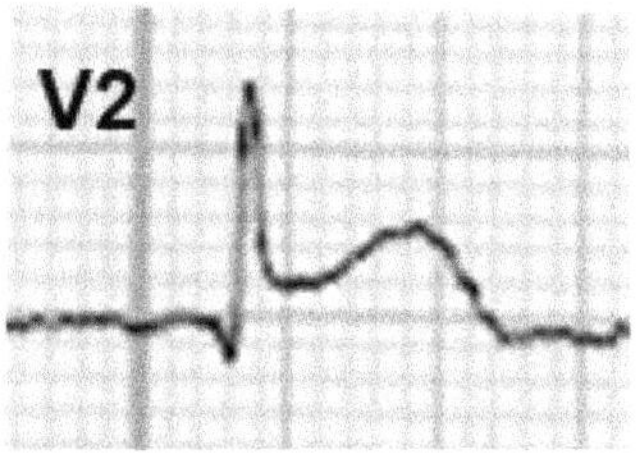

Figura 23-8

Aqui está a derivação V2 invertida (Figura 23-8). Parece mais uma onda T hiperaguda em transição para elevação do segmento ST?

Agora vamos considerar as derivações V1 a V3. Não há dúvida de que todas as três manifestam depressão do segmento ST com inversão da onda T (embora a derivação V3 esteja começando a revelar uma mudança na terminação de sua onda T). O que isso significa? Significa que você pode ser vítima de outra armadilha cruel do coração se não tomar cuidado! As depressões do segmento ST nas derivações V1 a V3 não são sinais de isquemia subendocárdica anterior – elas indicam isquemia transmural aguda da parede inferolateral do ventrículo esquerdo. Costumávamos chamar isso de "infarto do miocárdio posterior", mas os tempos mudaram, assim como o léxico de muitos achados eletrocardiográficos.

Em 1964, o Dr. Joseph K. Perloff escreveu seu artigo inovador, "O reconhecimento do infarto do miocárdio estritamente posterior por eletrocardiografia escalar convencional", que nos ensinou que diagnosticar um IM "posterior" a partir de um ECG de 12 derivações era possível. Até então, ninguém acreditava que isso fosse possível. Naquela época, o que hoje chamamos de IM inferior era chamado de IM posterior. Sim, a elevação do segmento ST nas derivações II, III e aVF era um "IM posterior". Após o artigo de Perloff, os IMs inferiores foram renomeados como IMs "diafragmáticos" e os IMs "posteriores" foram chamados de IMs "verdadeiros posteriores". Hoje, sabemos que o que Perloff chamou de IM "posterior" é, na verdade, uma isquemia transmural da parede lateral do ventrículo esquerdo. A eletrocardiografia escalar convencional é o que hoje chamamos de ECG.

Agora, tenho certeza de que a maioria de vocês que está lendo este livro está muito familiarizada com os IMs inferolaterais, mas aqui está o truque cruel: Perloff descreveu o IM "posterior" como tendo uma onda R alta, depressão do segmento ST e uma onda T positiva – e é isso que muitas pessoas procuram para diagnosticar um IM inferolateral. No entanto, a única parte de sua definição que vemos neste ECG é a depressão do segmento ST. Como isso pode realmente representar um IM inferolateral ("posterior")? Porque Perloff descreveu um infarto completo – não uma isquemia transmural antes do infarto. A onda R alta representava uma grande onda Q nas derivações posteriores V7 a V9, e a onda T positiva representava uma onda T pós-reperfusão. O que você está vendo aqui é uma parede inferolateral que ainda está isquêmica – não infartada. Claro, é isso que queremos ver, porque significa que o miocárdio da parede inferolateral ainda é recuperável.

PÉROLA | As ondas T são positivas durante a isquemia transmural. Elas só se invertem após a reperfusão. Nesse ponto, a isquemia foi resolvida, a oferta e a demanda de O2 estão novamente em equilíbrio e o paciente está sem dor. Lembre-se: as ondas T não se invertem até que a reperfusão ocorra. Tudo é oposto nas derivações precordiais direitas quando elas refletem alterações no lado oposto do ventrículo.

Truque nº 5

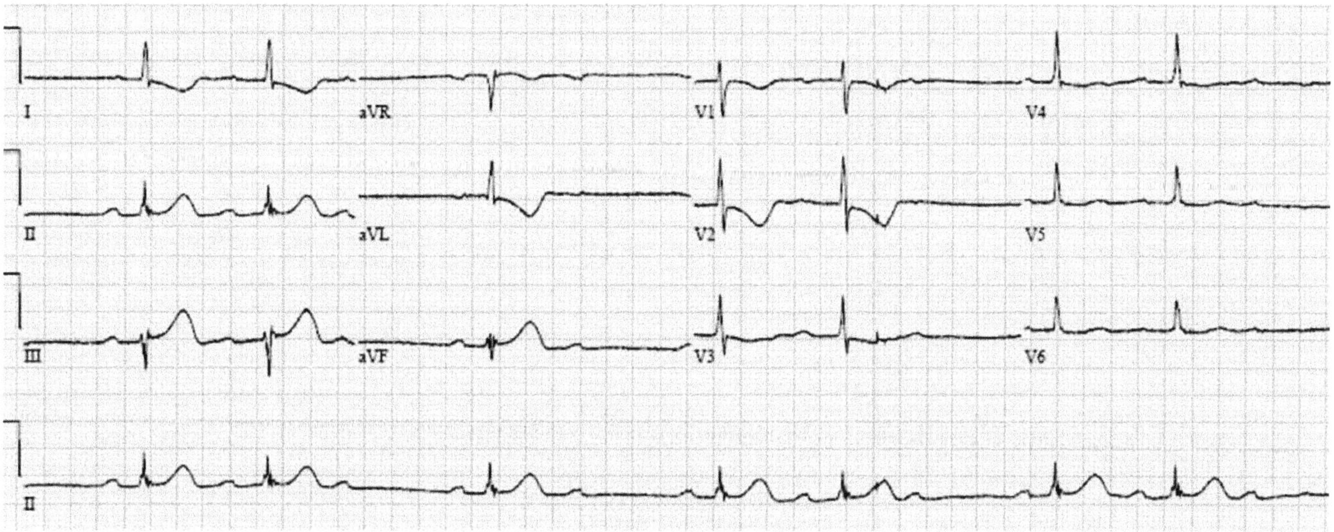

Figura 23-9

Este ECG (Figura 23-9) foi registrado de um homem de 48 anos, fumante inveterado com histórico de hipertensão.

Lembra-se da dica cruel nº 2, em que o ECG estava "lhe dando uma pista"? Tenha muito cuidado aqui! Qual é o problema com este ECG?

Se você apontou imediatamente o ritmo irregular, vá para o canto! O problema são as múltiplas áreas de isquemia aguda neste ECG!

Claro, este paciente não está aqui agora, então temos tempo para analisar tudo. Se você tivesse participado de alguma das minhas Masterclasses, teria notado o bloqueio AV de Mobitz I imediatamente... e então passado para a próxima etapa. O ritmo é sinusal, mas por que há um bloqueio AV de Mobitz I presente?

Há ondas T hiperagudas nas derivações II, III e aVF. Elas são altas? Não... mas não precisam ser! Elas só precisam ser largas. Não há elevação do segmento ST definida. Conheço vários colegas que apontam para elevações do segmento ST menores que 0,25 mm e discutem seu significado. Minha resposta: "Bem, faça outro ECG em 20 minutos e me diga qual é a elevação do segmento ST!" Se a elevação do segmento ST for tão minúscula que haverá discussão sobre se ela está presente ou não, como pode ser considerada um achado confiável? Verifique novamente em alguns minutos.

Há alterações recíprocas óbvias nas derivações I, aVL, V1 e V2. Há uma depressão do segmento ST muito sutil na derivação V3. Vamos nos concentrar nas derivações I, aVL e V2. Essas são alterações que poderiam ser vistas do outro lado da sala! Você se lembra do segundo corolário da Regra de Jones? Ele destaca que a alteração recíproca pode ser muito mais impressionante do que a alteração primária (neste ECG, as ondas T hiperagudas). E esse certamente é o caso aqui. Mas a cruel artimanha do coração consistiu em "dar uma pista" – o bloqueio AV de Mobitz I. Muitas pessoas teriam parado após diagnosticar o bloqueio e não teriam investigado mais a fundo. Muitos não teriam ficado impressionados com as ondas T porque "elas não são altas".

Este paciente está desenvolvendo infartos transmurais inferiores e inferolaterais. Como a oclusão provavelmente é proximal à artéria do nó AV, o bloqueio Mobitz I se deve à isquemia temporária do nó AV. O nó AV tem mais de um suprimento sanguíneo, portanto, raramente sofre infarto durante uma oclusão coronária. Um bloqueio AV Mobitz I é um acompanhamento muito frequente de IAMs inferiores.

PÉROLA | Sempre se disse que você não verá um bloqueio AV Mobitz I e um bloqueio AV Mobitz II no mesmo ECG. Embora não seja completamente impossível, é extremamente improvável. Por quê? Porque requer duas lesões separadas – uma no nó AV (Mobitz I) e a outra infranodal ou mesmo infrahisiana (Mobitz II).

Leitura recomendada

Ghani AR, Mughal MS, Kumar S, Muskula P, Abo-Salem E. Wrapped Left Anterior Descending Artery Presenting As Inferior Myocardial Infarction: Case Report and Review of the Literature. Cureus. 2021 Feb 15;13(2):e13358.

Kobayashi N, Maehara A. Left anterior descending artery wrapping around the left ventricular apex predicts additional risk of future events after anterior myocardial infarction. Anatol J Cardiol. 2019 Apr;21(5):259-260.

Littmann L. South African flag sign: a teaching tool for easier ECG recognition of high lateral infarct. Am J Emerg Med 2016; 34:107–9.

Nabeel Jafri A, Ali Salem Al Shehri M, Ahmed Anwar M, Said Abdelmonem M. Acute Inferior ST-Elevation Myocardial Infarction Due to Wraparound Left Anterior Descending Artery. Cureus. 2021 Oct 12;13(10):e18701.

Rajendran G, Mahalingam S, Kagne R, Nathan B. The South African flag sign—an electrocardiographic sign to predict the culprit artery, QJM: An International Journal of Medicine, Volume 114, Issue 9, September 2021, Pages 665–666.

Reproduzido do blog de ECG do Dr. Smith

Os eletrocardiogramas a seguir foram reproduzidos com a gentil permissão do Dr. Stephen W. Smith. Você pode encontrar estes e outros casos muito interessantes e educativos em seu blog (Blog de ECG do Dr. Smith) em: https://hqmeded-ecg.blogspot.com/

Figura 23-1
De: sábado, 6 de junho de 2020
"50-something with STEMI and hypotension: What is the infarct artery?"

Figura 23-2
De: terça-feira, 28 de junho de 2011
"Would you activate the cath lab prehospital?"

Figura 23-3
De: terça-feira, 23 de maio de 2023
"A man in his early 40s with chest pain a 'normal ECG' by computer algorithm. Should we avoid interrupting a physician to interpret his ECG?"

24

Isquemia e seus simuladores

Inúmeras condições podem mimetizar a isquemia/infarto epicárdico agudo. Algumas podem mimetizá-la exatamente, enquanto outras podem parecer suficientemente semelhantes para confundir aqueles que não são intérpretes avançados de ECG.

> **Pense nisso!** | Você consegue citar um achado no ECG que seja patognomônico para isquemia ou infarto agudo do miocárdio?

Patognomônico significa que um achado diagnostica automaticamente uma condição de forma inequívoca quando presente no ECG de 12 derivações. Um achado patognomônico não é encontrado em nenhuma outra condição além daquela que sua presença define.

E quanto às ondas Q? Não, a maioria das ondas Q não tem nada a ver com isquemia.

E quanto à elevação do segmento ST? Variante normal (repolarização precoce), miocardite, pericardite, hipercalemia, hipercalcemia, aneurisma ventricular (elevação persistente do segmento ST), cardiomiopatia de Takotsubo e pericardite pós-infarto precoce (EPIP) são apenas algumas das condições que podem resultar em elevação do segmento ST. Miocardite aguda e cardiomiopatia de Takotsubo podem mimetizar perfeitamente a isquemia miocárdica aguda! Miocardite, pericardite e variante normal (repolarização precoce) são abordadas com mais detalhes no Capítulo 26, "Isquemia Aguda, Pericardite Aguda, Miocardite Aguda e Variante Normal".

E quanto à depressão do segmento ST? Hipocalemia, uso de digitálicos, alterações recíprocas, bloqueio de ramo, hipotermia e taquicardia são apenas algumas das entidades, além da isquemia aguda, que podem resultar em depressão do segmento ST.

Simulador nº 1 – Hipercalemia

Uma das simulações diagnósticas mais letais de isquemia/infarto agudo é a hipercalemia. Geralmente, não será difícil para o eletrocardiografista de nível intermediário ou avançado reconhecer esse padrão de hipercalemia como uma simulação, e não como uma isquemia miocárdica aguda. Mas com o que mais ela poderia ser confundida?

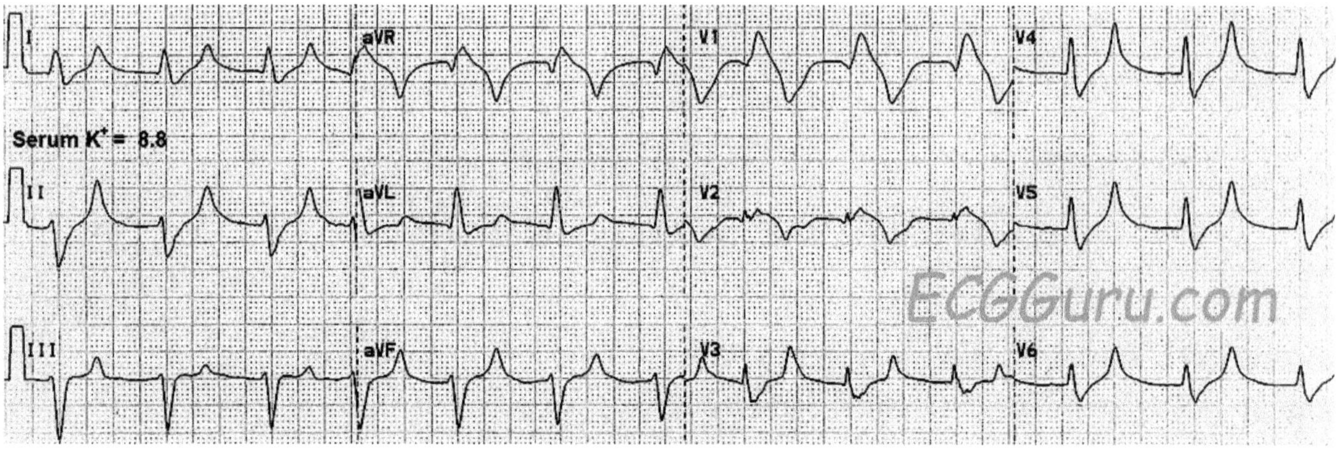

Figura 24-1

Observando as derivações V1 e V2 na Figura 24-1 (e até mesmo a derivação aVR), isso não parece mais um padrão de Brugada (uma fenocópia de Brugada) do que um infarto agudo do miocárdio? As ondas T altas, estreitas e pontiagudas nas derivações laterais devem direcioná-lo rapidamente para o diagnóstico correto. Este é um ECG que você não pode ignorar. As pessoas podem sobreviver a um IAM sem qualquer tratamento, mas ninguém sobrevive à hipercalemia sem tratamento oportuno e adequado!

Aqui está outro caso de hipercalemia como um simulador de IAMCSST (Figura 24-2):

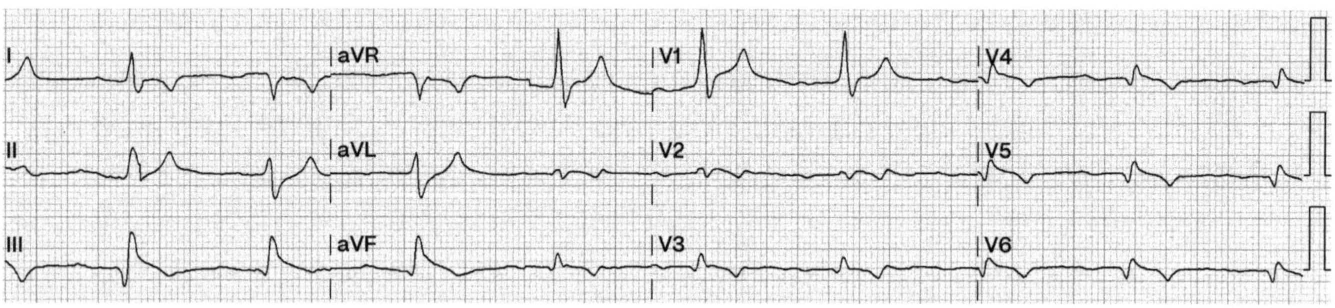

Figura 24-2

Neste caso, a elevação do segmento ST deslocou-se para as derivações inferiores no plano frontal e agora assemelha-se mais a uma verdadeira isquemia transmural aguda. Parece haver até mesmo alguma alteração recíproca. Um intérprete de ECG experiente teria notado as ondas T peculiares, pequenas, mas com rápida afilamento e ponta acentuada, e pensado imediatamente em hipercalemia. O paciente era um homem de 70 anos que se queixava apenas de fraqueza – sem dor no peito.

PÉROLA | A fraqueza é uma das apresentações atípicas de uma oclusão miocárdica aguda e é mais comum em diabéticos e idosos.

Estas (Figura 24-2) não são as ondas T hipercalêmicas clássicas que aprendemos a reconhecer. Observe-as atentamente e memorize-as – não porque sejam clássicas, mas porque não são! Vamos comparar as ondas T hiperagudas com as ondas T hipercalêmicas (Figura 24-3)...

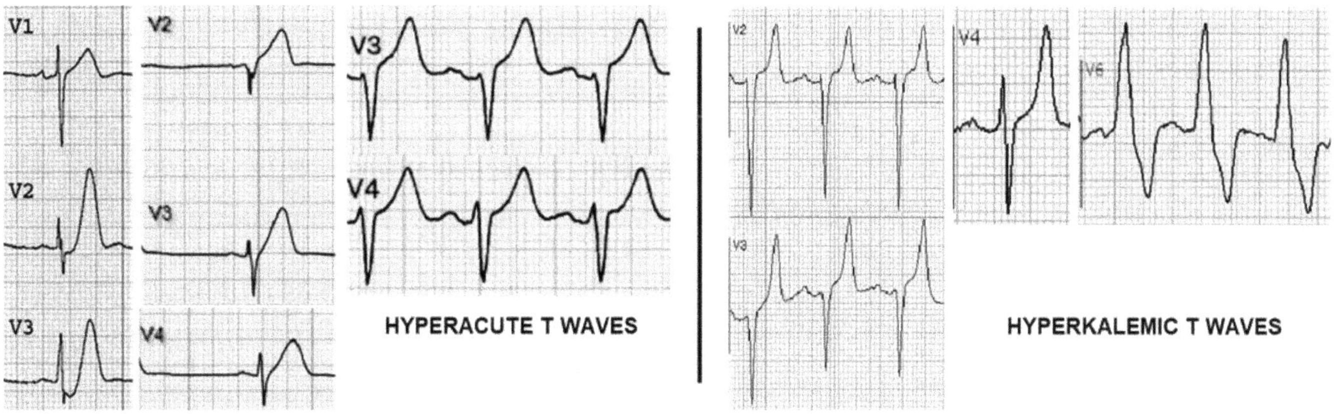

Figura 24-3A

Independentemente da altura, as ondas T hiperagudas (Figura 24-3A, à esquerda) apresentam uma base muito ampla. Isso também se aplica às ondas T hiperagudas invertidas. Elas não precisam ser altas, mas devem ser amplas! Em contraste, observe a morfologia das ondas T hipercalêmicas (Figura 24-3A, à direita). Elas são altas, mais finas que as ondas T hiperagudas e terminam em uma ponta muito mais aguda. Observe que as ondas T hipercalêmicas invertidas foram incluídas na Figura 24-3A. Não perca um diagnóstico muito importante por estar olhando para o lado errado da linha de base! Veja a Figura 24-3B.

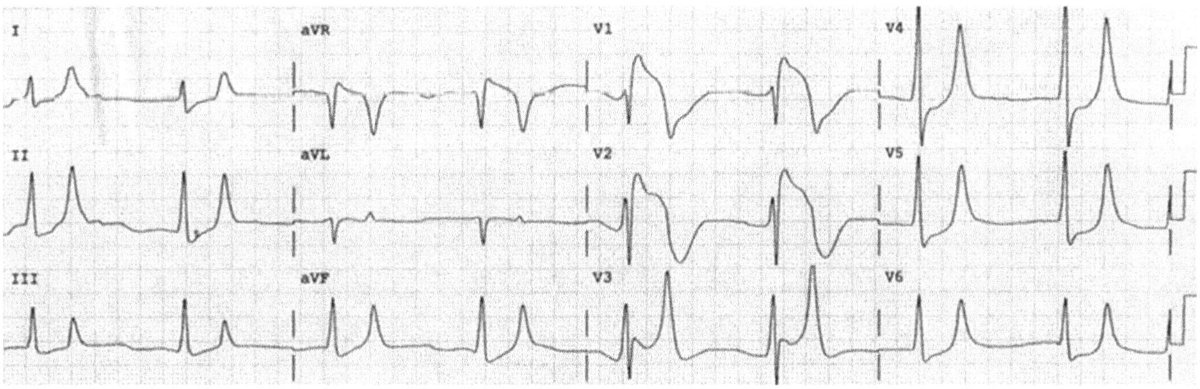

Figura 24-3B

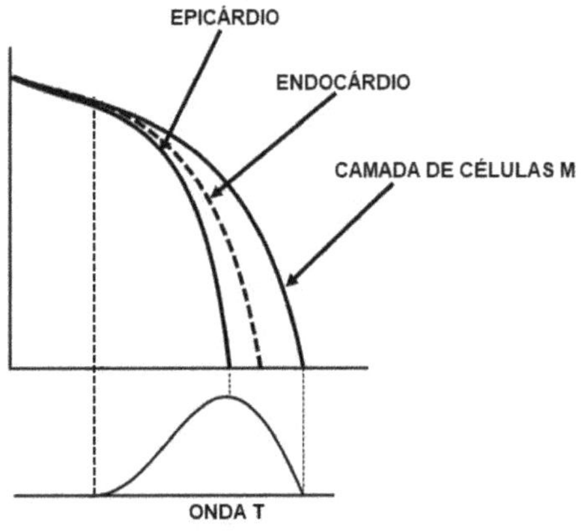

Figura 24-4

OK... Admito que pode ser difícil diferenciar as duas morfologias da onda T em raras ocasiões – mas, como eu disse, isso acontecerá apenas raramente. Você já se perguntou por que as ondas T hiperagudas e hipercalêmicas parecem tão semelhantes? Na verdade, é porque ambas se originam do mesmo problema – hipercalemia! A diferença é que as ondas T hiperagudas resultam da hipercalemia *localizada* devido à isquemia *localizada*, enquanto as ondas T hipercalêmicas são devidas à hipercalemia *generalizada em todo o corpo*.

A parede ventricular é dividida em três camadas: a camada endocárdica (incluindo o subendocárdio), a camada de células M (localizada na parede ventricular média, às vezes chamada de "subendocárdio profundo") e a camada epicárdica (incluindo o subepicárdio) (Figura 24-4). A camada epicárdica é normalmente a primeira a iniciar a repolarização, fazendo com que sua representação (linha) no registro do potencial de ação desça primeiro para o potencial de membrana de repouso. A separação da camada epicárdica da Fase 2 marca o início da onda T. O ponto em que ela atinge seu potencial de membrana em repouso (PMR) marca o pico da onda T. O ponto em que a camada de células M (a última camada a iniciar a Fase 3) atinge o PMR marca o fim da onda T.

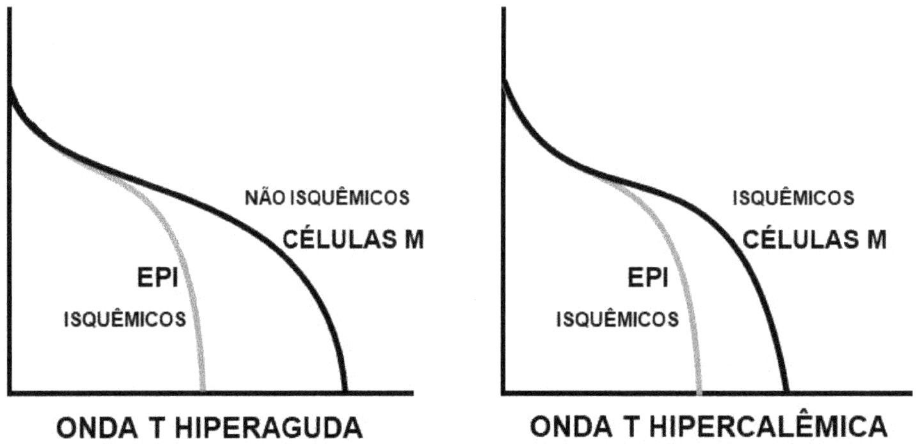

Figura 24-5

Como pode ser observado na Figura 24-5, em ambas as condições – isquemia (ondas T hiperagudas) e hipercalemia (ondas T hipercalêmicas) – o epicárdio (linha cinza) se separa precocemente das outras camadas e inicia sua repolarização primeiro. Essa repolarização precoce da camada epicárdica marca o início da onda T – que ocorre em condições normais, isquêmicas e hipercalêmicas. No entanto, durante a isquemia, as camadas de células M que não estão isquêmicas repolarizam em seu tempo normal, sendo a última parte do ventrículo a repolarizar. Portanto, um início precoce, mas um término normal, produzirá uma onda T ampla e hiperaguda. Durante a hipercalemia generalizada, nenhuma área do coração escapa dos efeitos do potássio elevado. Consequentemente, a camada de células M, que normalmente apresenta a maior duração do potencial de ação, também repolarizará muito mais cedo do que o normal. Isso cria um início precoce e um término anormalmente precoce da onda T. Portanto, a onda T estreita da hipercalemia aparece no ECG. Isso pode ser visto na Figura 24-5.

PÉROLA | Apenas 22% de todos os casos de hipercalemia apresentarão alterações reconhecíveis da onda T no ECG – o que significa que, em 78% das vezes, você terá que reconhecer a hipercalemia sem o benefício de ondas T altas e pontiagudas.

Aqui estão alguns pontos a serem lembrados sobre a hipercalemia como uma simulação de isquemia miocárdica:

1. Embora possa causar elevação do segmento ST, geralmente se assemelha a uma fenocópia da síndrome de Brugada em vez de um IAMCSST clássico. (fenocópia – assemelhando-se a outra entidade)

2. A elevação do segmento ST causada pela hipercalemia não se limita às derivações precordiais direitas.

3. Quando a elevação do segmento ST da hipercalemia aparece nas derivações inferiores, pode ser mais facilmente confundida com a elevação isquêmica do segmento ST.

4. Fraqueza pode ou não ser uma queixa concomitante. Dor torácica subesternal não é uma queixa incomum se o paciente também estiver em diálise.

PÉROLA | A hipercalemia manifestará, inicialmente, suas ondas T características, estreitas, altas e pontiagudas. À medida que o nível de potássio (K+) aumenta, todas as deflexões se alargam e diminuem de altura, incluindo as ondas T. Se houver elevação do segmento ST, as ondas T características podem auxiliar no diagnóstico. Não é necessário um diagnóstico definitivo de hipercalemia por meio de um ECG – basta haver suspeita. Essa suspeita deve ser suficiente para iniciar imediatamente uma investigação e o tratamento.

Simulador nº 2 – Hipertrofia Ventricular Esquerda (HVE)

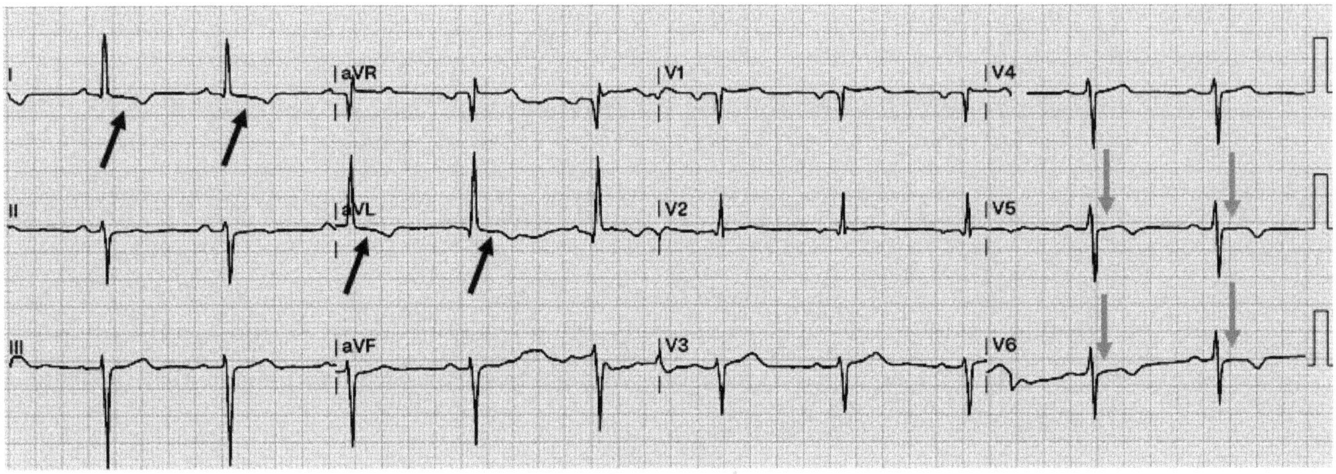

Figura 24-6

O primeiro ECG (Figura 24-6) com HVE que quero mostrar é um que muitas vezes passa despercebido. Gosto dele porque demonstra ambos os tipos de anormalidades de repolarização. Para diagnosticar HVE neste ECG, você precisará usar as derivações dos membros. O único método que funciona com as derivações precordiais é o método de Peguero-Lopresti, que sempre usa a derivação V4; pode ou não usar uma das derivações dos membros. A onda R na derivação aVL é > (NÃO "≥") 11 mm. Há outro método que usa apenas as derivações dos membros que você deve conhecer: a onda R na derivação I + a onda S na derivação III > (NÃO "≥") 24 mm (funciona aqui – experimente!).

ANORMALIDADE PRIMÁRIA DE REPOLARIZAÇÃO – devido à patologia intracelular causada por isquemia, hipóxia, acidose, distúrbios hereditários, medicamentos ou toxicidade de drogas.

ANORMALIDADE SECUNDÁRIA DA REPOLARIZAÇÃO – devido a condições extracelulares causadas por um redirecionamento da transmissão do impulso: cicatrizes fibróticas (infartos antigos, fibrose do envelhecimento), origem ectópica do impulso, hipertrofia ventricular, processos extracelulares (sarcoidose, doenças do tecido conjuntivo, amiloidose, tumor). Anormalidades secundárias da repolarização são esperadas após bloqueios de ramo e extrassístoles ventriculares. Elas podem ou não acompanhar a hipertrofia ventricular.

PÉROLA | Critérios baseados apenas nas derivações dos membros (I, II, III, aVR, aVL, aVF) podem ser usadosem pacientes de qualquer idade. Critérios que utilizam apenas as derivações precordiais são limitados a pessoas com mais de 40 anos.

Devido à baixa sensibilidade da maioria dos métodos, a ecocardiografia é o método preferido para o diagnóstico definitivo.

Você notou algo incomum nas derivações V1 a V3 na Figura 24-6? Como a derivação V2 se compara às derivações V1 e V3? Parece um pouco fora de lugar, não é? Será que foi um erro, uma troca de fio? Essa irregularidade na progressão da relação R/S nas derivações precordiais deve-se a um ligeiro deslocamento do eletrodo V2, que fez com que a derivação V2 se comportasse mais como uma derivação do plano frontal. Verificar o posicionamento do eletrodo V2 e corrigir qualquer deslocamento geralmente resolve o problema. Consulte o artigo muito interessante do Dr. Lazlo Littmann em "Leituras Recomendadas" no final deste capítulo.

As setas pretas apontando para cima (Figura 24-6) indicam anormalidades de repolarização secundárias e as setas cinzas apontando para baixo indicam anormalidades de repolarização primárias. Nas derivações V5 e V6, observe o platô da linha de base do segmento ST antes da onda T invertida. Essas são anormalidades de repolarização primárias. As anormalidades de repolarização secundárias iniciam a descida do segmento ST precisamente no ponto J.

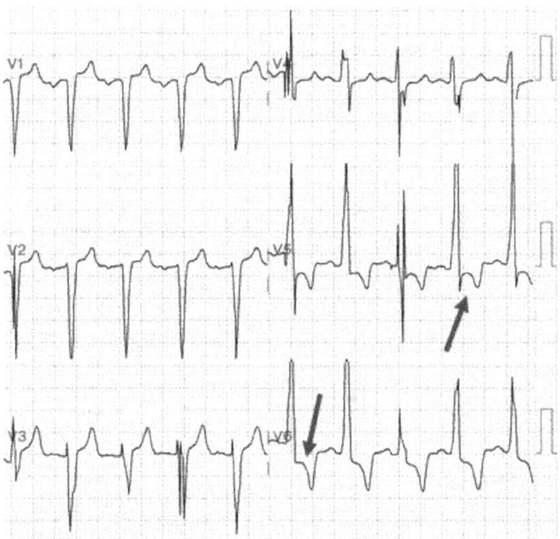

Figura 24-7

Três anormalidades primárias de repolarização são facilmente confundidas com as anormalidades secundárias de repolarização esperadas. A primeira é semelhante às alterações de repolarização nas derivações V5 e V6 (Figura 24-6) – um segmento ST que permanece na linha de base até a onda T invertida, sem iniciar sua descida a partir do ponto J. A segunda e a terceira são representadas nas derivações precordiais deste ECG (Figura 24-7):

A seta apontando para baixo indica uma anormalidade secundária de repolarização com aparência normal – exceto pelo fato de que ela se origina 2 mm abaixo da linha de base. Isso NÃO é uma anormalidade secundária de repolarização normal – é uma alteração primária. A seta apontando para cima indica uma onda T invertida que começa a partir de uma onda S antes de poder retornar à linha de base. Essa é uma alteração primária.

PÉROLA | Sempre suspeite de isquemia quando encontrar uma onda S seguida por uma onda T invertida.

Na Figura 24-8, vemos exemplos clássicos da anormalidade secundária de repolarização nas derivações laterais esquerdas:

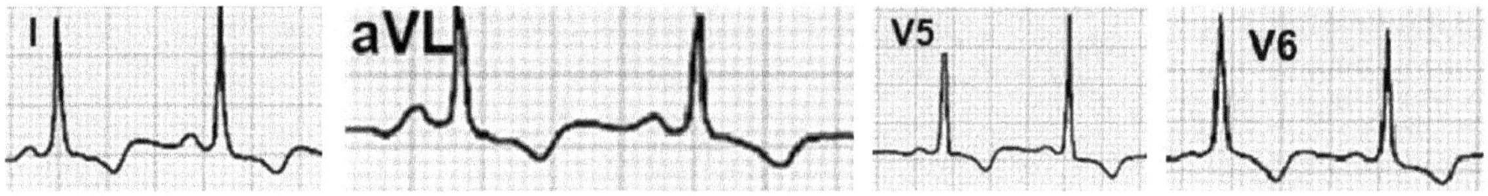

Figura 24-8

Uma verdadeira anomalia de repolarização secundária tem uma aparência muito específica e característica. As derivações com polos positivos sobrejacentes ao ventrículo hipertrofiado apresentarão ondas R – geralmente muito altas, mas ocasionalmente, a amplitude pode não ser muito impressionante. Como mostrado na Figura 24-8, a anomalia de repolarização secundária começa no ponto J e na linha de base. Ocasionalmente, pode começar até 1 mm abaixo da linha de base, mas não mais do que isso. Se o ponto J estiver deprimido mais de 1 mm, deve-se considerar a presença concomitante de isquemia miocárdica.

O ponto J é seguido por uma inclinação descendente gradual do segmento ST em direção a uma onda T invertida. Agora, observe atentamente o segmento ST. Você deverá ver uma convexidade ascendente muito sutil entre o ponto J e o nadir da onda T, dando a impressão de alguma força empurrando para cima o segmento ST médio. Essa convexidade sutil é muito característica da anomalia de repolarização secundária. A repolarização termina com uma onda T invertida, na qual o ramo ascendente retorna abruptamente à linha de base. A inclinação gradual em direção à onda T invertida e o retorno abrupto à linha de base criam uma onda T assimétrica.

Aqui está o que você deve lembrar: embora cada ocorrência de um bloqueio completo do ramo e cada PVC seja acompanhada por uma anormalidade secundária da repolarização – a hipertrofia ventricular esquerda não é necessária para apresentar uma anormalidade secundária da repolarização! E muitos casos de HVE não a apresentam, como neste ECG (Figura 24-9):

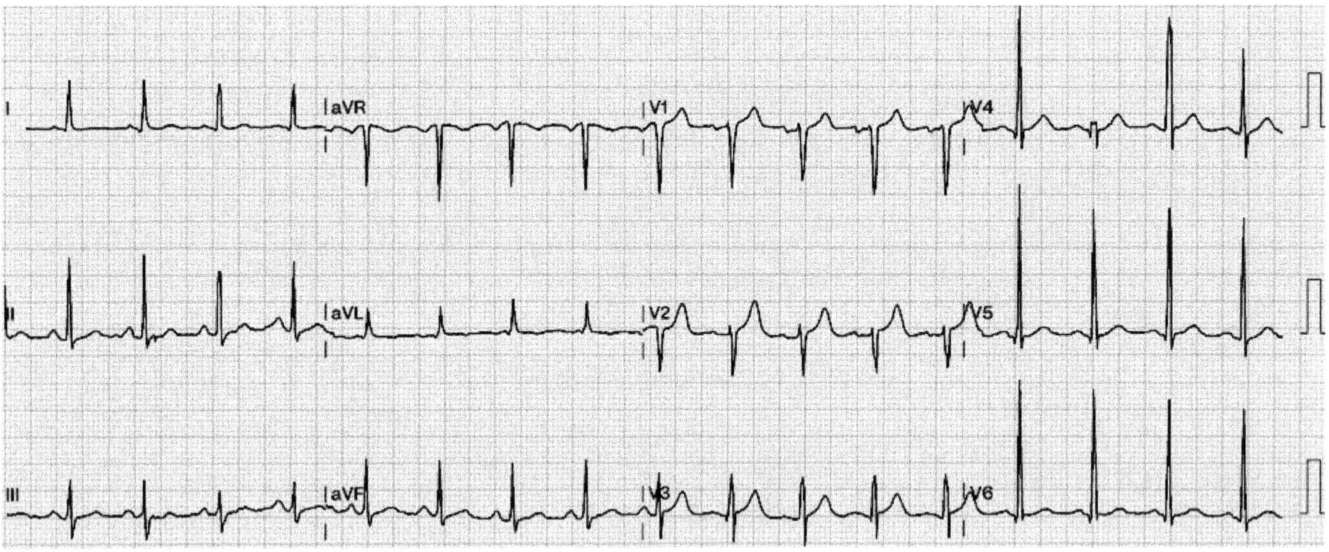

Figura 24-9

O ECG na Figura 24-9 atende aos critérios para HVE (Sokolow-Lyon), mas não apresenta nenhuma anormalidade de repolarização secundária. Uma anormalidade de repolarização secundária é um achado muito específico, com origem e significado específicos. NÃO é apenas qualquer depressão do segmento ST ou inversão da onda T!

O perigo surge quando uma repolarização que NÃO é uma anormalidade de repolarização secundária é erroneamente rotulada como tal simplesmente porque há HVE, e um problema mais sério é ignorado. Vejamos este ECG (Figura 24-10) com HVE:

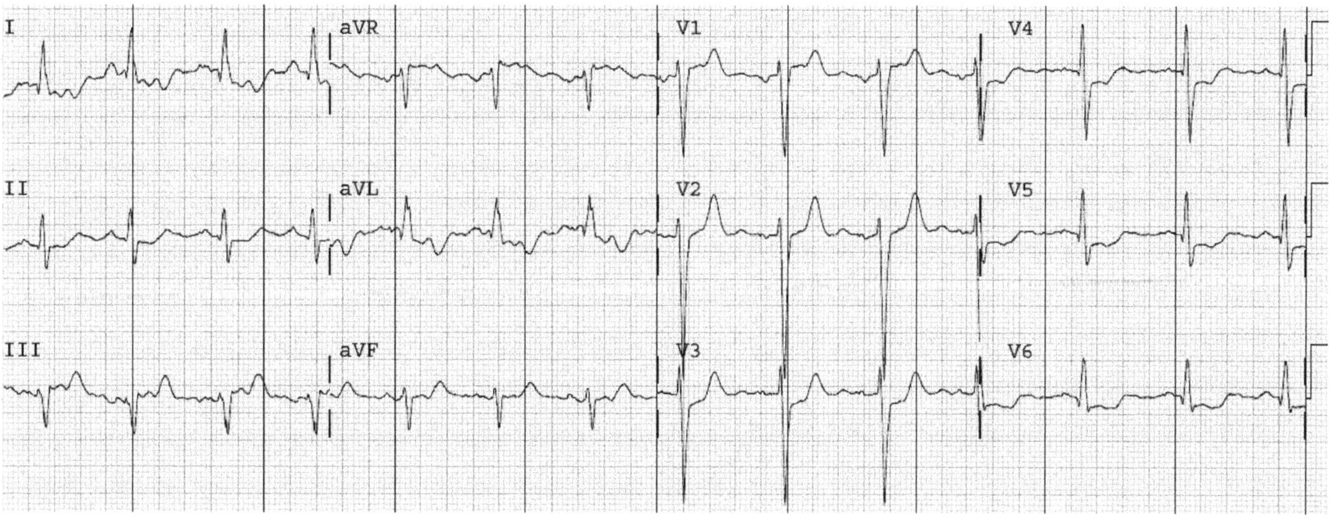

Figura 24-10

A hipertrofia ventricular esquerda está presente aqui (critérios de Peguero-Lo Presti), e há depressão do segmento ST nas derivações esquerdas – mas essas depressões do segmento ST NÃO são anormalidades secundárias da repolarização. Elas representam algo muito mais sério – isquemia miocárdica!

Você NÃO é obrigado a diagnosticar uma anormalidade secundária da repolarização apenas porque a HVE está presente no ECG. A HVE não é acompanhada inicialmente por uma anormalidade secundária da repolarização. Observe atentamente a repolarização na Figura 24-11:

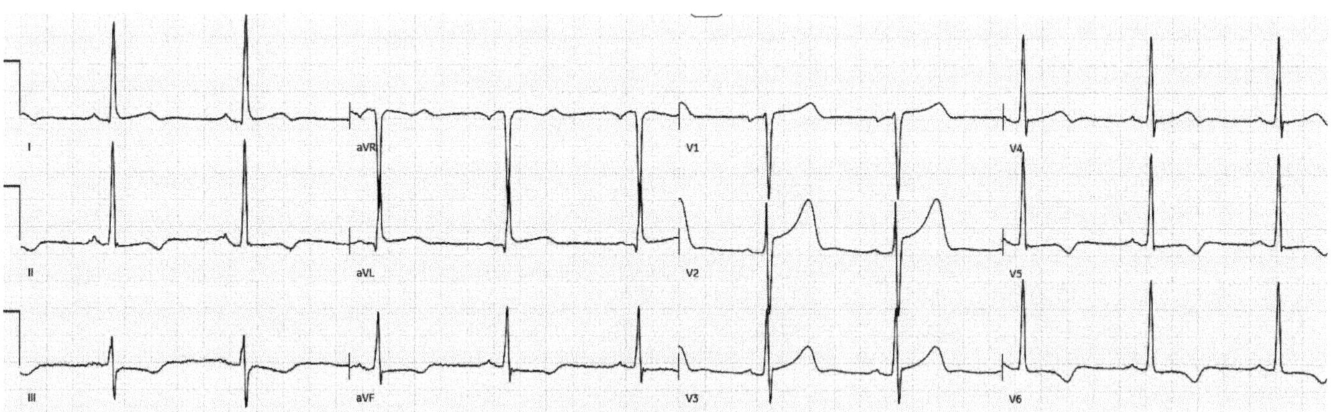

Figura 24-11

Os segmentos ST nas derivações V5 e V6 são isoelétricos por cerca de 200 ms antes do aparecimento da onda T. Isso NÃO é uma anormalidade secundária da repolarização. Nenhuma das derivações do lado esquerdo (derivações I, aVL, V5 e V6) demonstra anormalidade da repolarização. O que você observa NÃO é uma anormalidade secundária da repolarização. Sim, isso É hipertrofia ventricular esquerda. Não, não há anormalidade secundária da repolarização. A repolarização certamente está anormal, mas devemos considerar outra causa para a anormalidade.

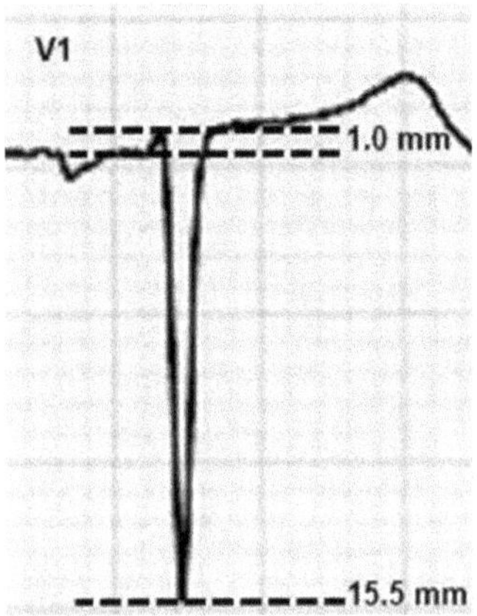

Figura 24-12

Geralmente, quando a isquemia aguda afeta a parede inferior ou basolateral (anteriormente denominada "lateral alta"), não deve haver dificuldade em reconhecer as alterações características da repolarização na isquemia/infarto agudo do miocárdio. Então, existe alguma maneira de distinguir entre as alterações da hipertrofia ventricular esquerda (HVE) isolada e da HVE associada a infarto do miocárdio (IM)?

Aslanger, Meyers e Smith sugeriram em seu excelente artigo de 2021 (ver "Leitura Recomendada") que, se a amplitude da elevação do segmento ST for maior que um sexto (> 0,17) da amplitude da onda S em qualquer uma das derivações V1 a V3, deve-se suspeitar fortemente de IM associado a HVE. Armstrong et al. também sugeriram a mesma proporção, mas utilizaram 0,25 como ponto de corte entre HVE isolada e HVE associada a IM. Alguns especialistas acreditam que o uso de 0,25 leva a uma perda de sensibilidade.

Na Figura 24-12, a elevação do segmento ST na derivação V1 é de 1,0 mm e a profundidade da onda S da linha de base ao nadir é de 15,5 mm. A relação 1,0/15,5 é 0,06. Isso é menos de 1/6 (0,17) da elevação do segmento ST/onda S, indicando HVE sem IAM. No entanto, se calcularmos a relação usando a derivação V2 do mesmo ECG (Figura 24-13), o resultado é 0,30, o que torna muito suspeito que este ECG manifeste HVE e IAM. O importante é lembrar que basta um resultado positivo entre as derivações V1 a V3 para fazer o diagnóstico. E essa derivação nem sempre será a primeira que você analisar!

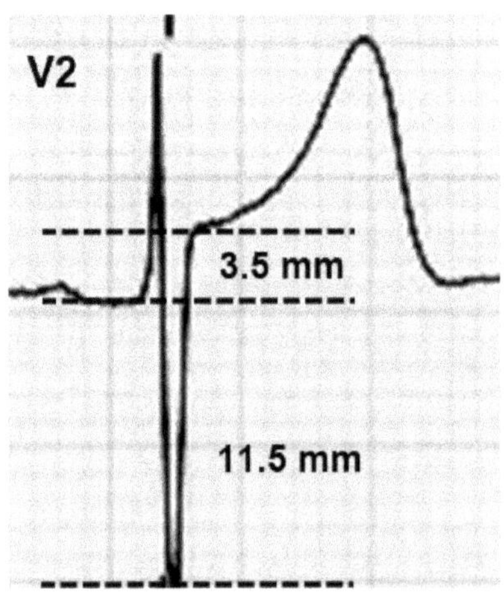

Figura 24-13

"Uma coisa que eu hipotetizei com base na minha experiência, e que de fato estamos constatando em nossos dados, é que quando há HVE no ECG com grande amplitude da onda S, o paciente quase nunca tem um IAMCSST! Isso porque aqueles que têm HVE com grande amplitude da onda S perdem essa amplitude quando a DA é ocluída!!!" – Stephen Smith, MD

Aqui estão algumas coisas para lembrar:

1. Nem todo ECG que manifesta HVE terá anormalidades secundárias de repolarização.

2. Nem todo ECG que manifesta HVE com repolarização anormal será devido a anormalidades secundárias de repolarização.

3. Sinais de HVE nas derivações dos membros: 1) Onda R na derivação aVL > (NÃO "≥") 11 mm ou 2) Onda R na derivação I + onda S na derivação III > (NÃO "≥") 24 mm

PÉROLA | Como os critérios de derivações precordiais para HVE são muito dependentes da idade, você deve conhecer alguns critérios de derivações dos membros que não são. Incluí os dois critérios mais úteis no número 3 (acima). Além disso, muitos desses critérios variam entre "maior que" (>) ou "igual a ou maior que" (≥). Recomendo fortemente que você aprenda todos os que pretende usar como estritamente "maior que" (>) ou "igual a ou maior que" (≥). Você terá que ajustar o valor específico dos critérios para que estejam corretamente de acordo com a designação ("">" ou "≥") que você escolheu. Os dois critérios no número 3 acima são ambos "maior que" ("">") e foram retirados diretamente do artigo clássico de Sokolow e Lyon. Esses critérios são frequentemente listados incorretamente em muitos sites. Sempre que possível, tente basear seu conhecimento na fonte.

Simulador nº 3 – Cardiomiopatia de Takotsubo (CT)

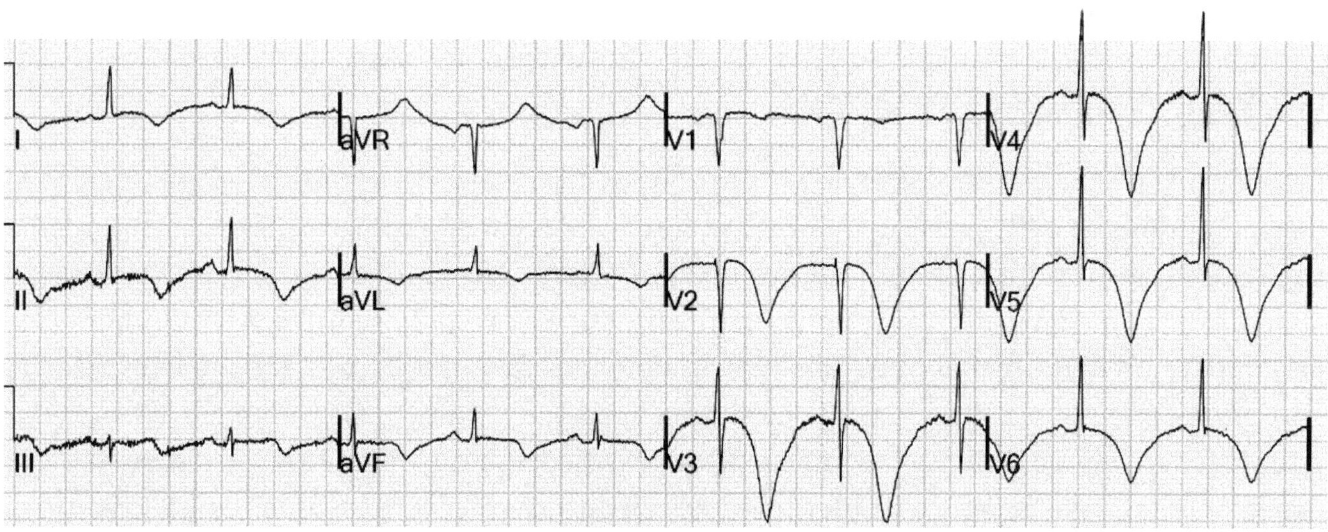

Figura 24-14

Este capítulo não se trata de uma revisão exaustiva das condições discutidas – trata-se de distinguir esses simuladores de IM da verdadeira isquemia/infarto do miocárdio. A Figura

24-14 demonstra ondas T grandes, profundas e com aparência bizarra. As bases alargadas resultam em um intervalo QT muito prolongado. Essa é uma apresentação da TC. A segunda apresentação é com elevação do segmento ST no ECG de admissão.

A cardiomiopatia de Takotsubo geralmente se apresenta clinicamente com dor torácica e/ou dispneia. A dor torácica pode ser muito atípica (aguda, em pontada, pior com a tosse) ou semelhante à dor torácica experimentada durante uma síndrome coronariana aguda (central, subesternal, apertada, compressiva). Também pode irradiar para os braços, pescoço ou mandíbula – assim como na isquemia do miocárdio. Pode haver palidez e/ou diaforese. Em resumo, a TC pode se apresentar clinicamente exatamente como uma isquemia/infarto agudo do miocárdio.

A cardiomiopatia de Takotsubo segue a mesma progressão de alterações de repolarização no ECG que a pericardite aguda, embora não estejam relacionadas.

1. Inicialmente, apresenta-se com elevação do segmento ST.

2. A elevação do segmento ST retorna à linha de base.

3. As ondas T invertem-se – geralmente de forma muito profunda e com intervalo QT prolongado.

4. As ondas T retornam à posição normal (na maioria dos casos).

Cerca de 70% dos casos de TC se apresentarão durante a Fase 3 com inversões da onda T. As Fases 1 e 2 podem ser relativamente assintomáticas para o paciente ou, pelo menos, não problemáticas o suficiente para justificar a busca por atendimento médico. As duas primeiras fases também podem ser muito curtas. Vamos analisar mais detalhadamente...

Ondas T Amplas e Invertidas

Essa forma de TC ocorre em cerca de 2/3 de todos os casos, sendo a apresentação mais comum da cardiomiopatia de Takotsubo. Também pode causar confusão com um infarto do miocárdio subagudo reperfundido. Em um infarto do miocárdio reperfundido, as ondas T invertidas aparecem nas mesmas derivações que manifestaram elevação do segmento ST. Embora isso geralmente envolva um único território vascular no ECG de 12 derivações, todas as três artérias coronárias podem envolver mais de uma área vascular. Assim, mais de uma área vascular pode estar envolvida durante um infarto do miocárdio, embora apenas uma artéria coronária esteja ocluída. Isso se aplica às elevações iniciais do segmento ST e às ondas T invertidas após a reperfusão. As inversões acentuadas da onda T na cardiomiopatia de Takotsubo são geralmente mais difusas e ocupam mais de uma área vascular no ECG. Também é evidente na Figura 24-14 que as ondas T da TC podem ser invertidas muito mais profundamente do que as observadas em um IM reperfundido – mas esse nem sempre é o caso. As ondas T na Figura 24-14 certamente se assemelham às ondas T observadas após uma hemorragia intracraniana.

PÉROLA | Se a TC se apresentar com inversões da onda T, ela já progrediu pelas fases 1 e 2 para a fase 3. Há um perigo real na fase 3 porque o intervalo QT geralmente está consideravelmente prolongado. A torsade de pointes pode ocorrer, degenerando em fibrilação ventricular e morte súbita cardíaca.

Essa variação da cardiomiopatia de Takotsubo também pode ser confundida com as ondas T amplas e invertidas observadas após hemorragia intracraniana (acidente vascular cerebral hemorrágico, hemorragia subaracnoide) ou cardiomiopatia hipertrófica apical.

Elevação do segmento ST

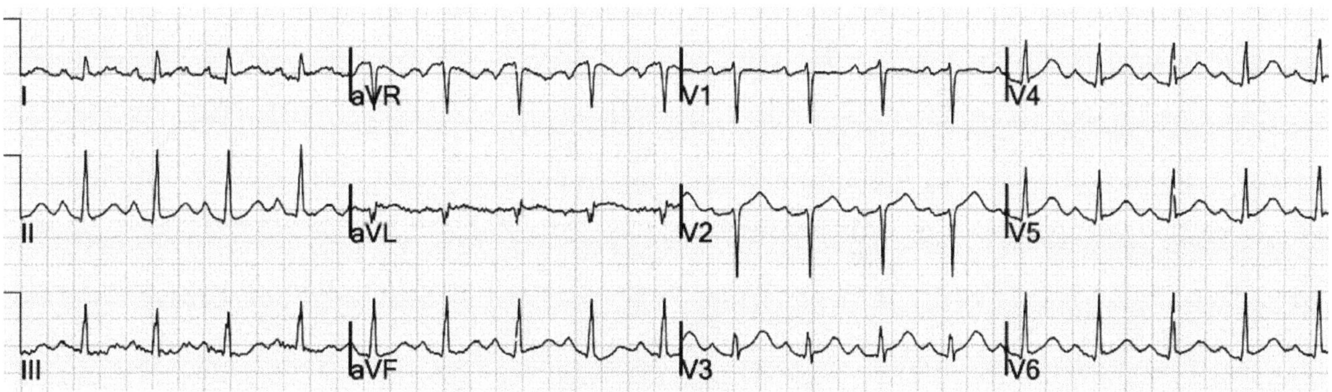

Figura 24-15

O ECG da Figura 24-15 foi registrado em uma mulher na faixa dos 40 anos. Ela se queixava de dispneia de início súbito. Observamos elevação do segmento ST nas derivações V2 a V5. Note que, embora haja infradesnivelamento do segmento ST na derivação aVR, não há infradesnivelamento do segmento ST na derivação V1 (isso é importante! – lembre-se disso para mais tarde). Há infradesnivelamento do segmento ST nas derivações III e aVF, que parece ser recíproco à elevação do segmento ST na derivação aVL. Isso parece indicar uma oclusão proximal da artéria descendente anterior esquerda (DAE)... exceto que não é. Foi comprovado que se tratava de cardiomiopatia de Takotsubo. Quando a cardiomiopatia de Takotsubo se apresenta com elevação do segmento ST (fase 1), pode mimetizar exatamente um infarto agudo do miocárdio (IAM), portanto, a angiografia coronária frequentemente se torna inevitável. É semelhante às quatro fases da pericardite aguda – embora as duas doenças não tenham associação conhecida. Se o primeiro ECG registrado do paciente apresentar inversão da onda T, seria perigoso diagnosticar cardiomiopatia de Takotsubo com base em um único ECG e em um único atendimento em um pronto-socorro. Se o paciente estiver presente tempo suficiente para realizar ECGs seriados, pode-se começar a observar a progressão para as fases 2 e 3.

PÉROLA | Um paciente com cardiomiopatia de Takotsubo apresentando-se inicialmente na Fase 2 é mais uma causa de um paciente com dor torácica clássica e um ECG "normal".

Aqui está um ECG repetido do mesmo paciente no dia seguinte:

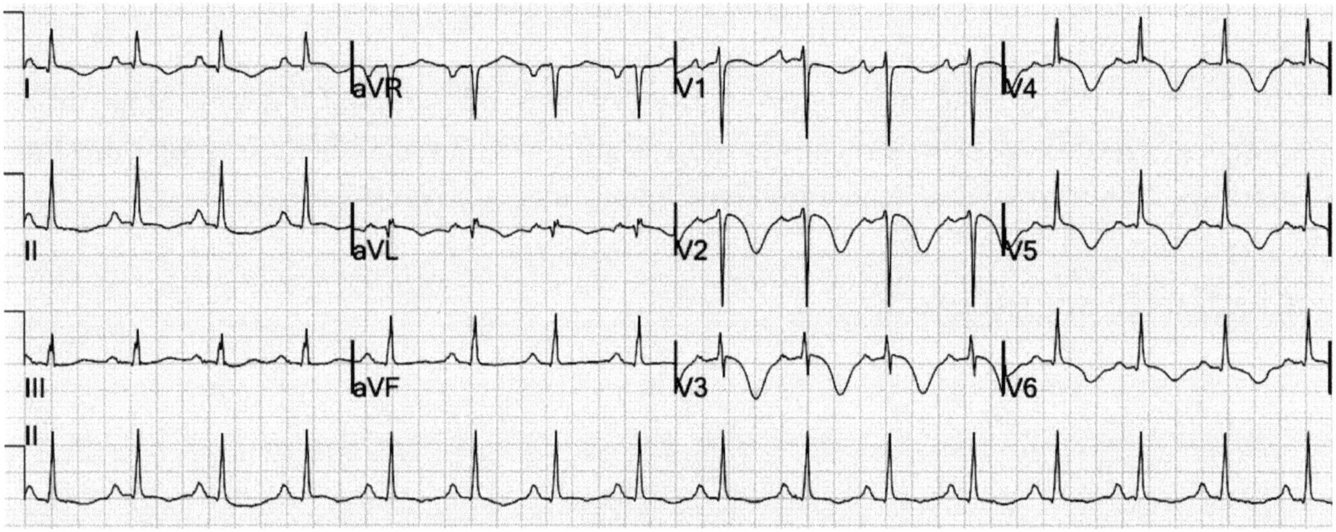

Figura 24-16

Este ECG (Figura 24-16) assemelha-se a um IAM reperfundido. As inversões da onda T certamente poderiam ser confundidas com ondas T de reperfusão. É muito importante realizar um ecocardiograma nesses pacientes, procurando pela acinesia ou hipocinesia clássica das paredes apical e periapical do ventrículo esquerdo com hipercinesia na base. As paredes hipocinéticas inferior, anterior, lateral e apical criarão um efeito de balonamento da parte inferior do coração, assemelhando-se a uma armadilha japonesa para polvos (takotsubo).

Mas há um problema aqui também. Assim como uma única lesão em uma artéria coronária pode resultar em elevação do segmento ST em mais de um território vascular do ECG, uma oclusão proximal de uma DA do tipo 3 ("envolvente") também pode afetar as paredes inferior, lateral e apical do ventrículo esquerdo, resultando em um padrão de balonamento de takotsubo semelhante na ecocardiografia.

PÉROLA | A cardiomiopatia de Takotsubo apresenta dois problemas que a diferenciam de um infarto agudo do miocárdio: a fase inicial de elevação do segmento ST e a fase de inversão da onda T. Durante a fase inicial de elevação do segmento ST, a cardiomiopatia de Takotsubo pode mimetizar exatamente um infarto agudo do miocárdio, e somente uma angiografia coronária (ou possivelmente um ecocardiograma) será capaz de distingui-las em tempo hábil. Durante a fase 3, as inversões da onda T da cardiomiopatia de Takotsubo (quando menores e menos acentuadas) podem ser confundidas com as ondas T de reperfusão de um infarto agudo do miocárdio. É importante fazer essa distinção porque – dependendo do que pode ter precipitado a cardiomiopatia de Takotsubo – pode ser necessário suspender os anticoagulantes até que uma hemorragia intracraniana, traumatismo cranioencefálico ou hemorragia gastrointestinal sejam descartados.

Vamos analisar outro caso de cardiomiopatia de Takotsubo e ver o que podemos encontrar para nos ajudar a suspeitar dela:

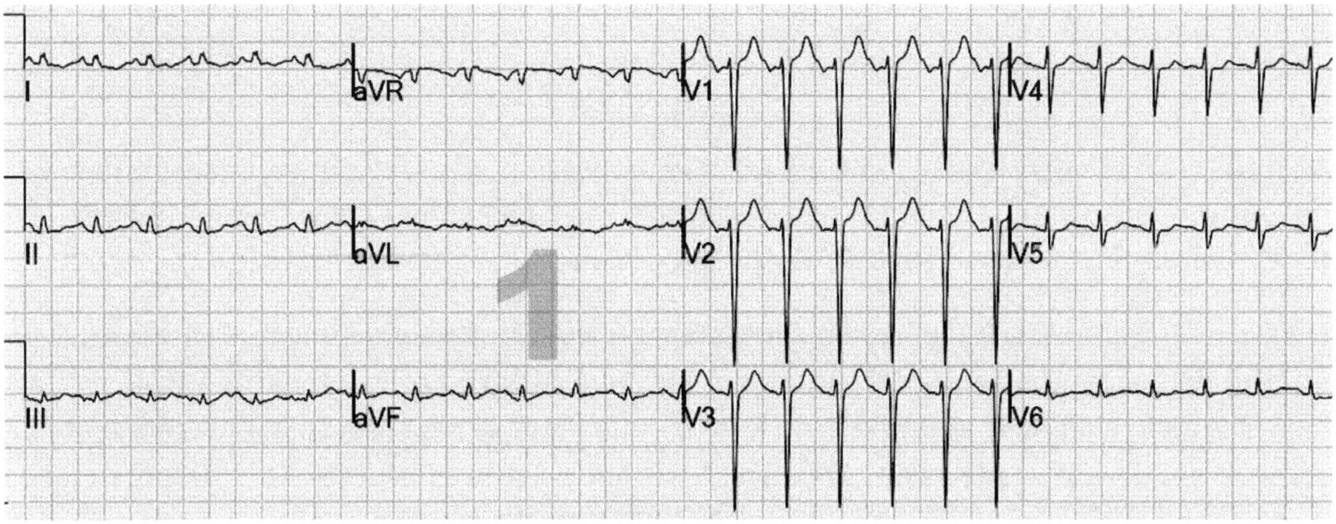

Figura 24-17

O ECG nº 1 (Figura 24-17) foi registrado de uma mulher (idade desconhecida) sem histórico cardíaco que apresentou edema pulmonar agudo. Ela apresenta taquicardia sinusal (esperada), mas sem alterações patológicas do segmento ST-T. Observe o tamanho das ondas T no ECG nº 1 – elas parecem um pouco grandes para você?

PÉROLA | Ao decidir se uma onda T parece ou não aumentada, não se esqueça de considerar a amplitude do intervalo QRS que a precede!

Agora, vamos analisar o ECG nº 2, realizado 2 a 3 horas depois:

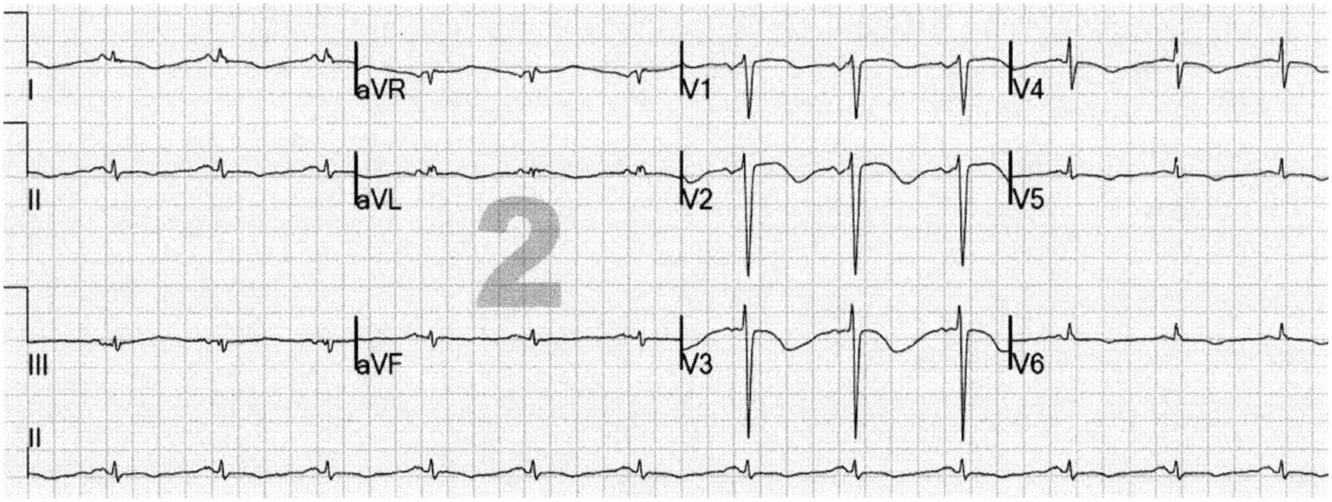

Figura 24-18

As ondas T nas derivações I, aVL e V2 a V5 começaram a inverter com bases largas. E o que sempre procuramos quando vemos ondas T com bases largas (positivas ou invertidas)? Procuramos por prolongamento do intervalo QT! Está lá!

O ECG nº 1 (Figura 24-17) foi registrado durante a fase 2, após os segmentos ST retornarem à linha de base, ou as ondas T são ondas T hiperagudas, o que colocaria o ECG nº 1 na fase 1? Eu não chamaria as ondas T no ECG nº 1 de hiperagudas devido à alta voltagem nos complexos QRS que as precedem. Lembre-se: a repolarização é proporcional à despolarização (em circunstâncias normais). Um ECG foi registrado no dia seguinte:

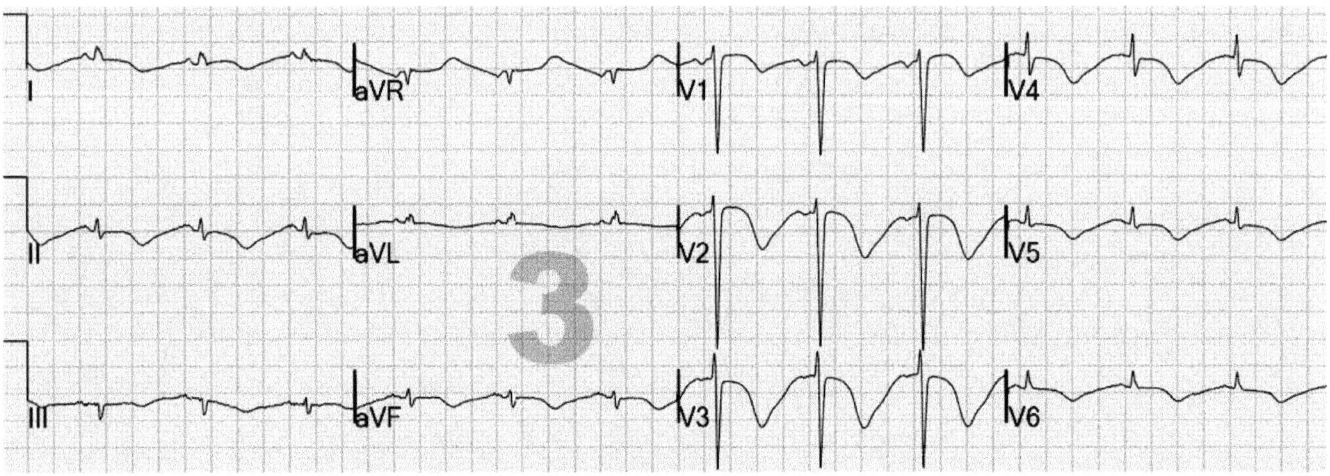

Figura 24-19

As ondas T no ECG nº 3 (Figura 24-19) aprofundaram-se e alargaram-se ainda mais. Vamos compará-las com um padrão de Wellens verdadeiro (Figura 24-20):

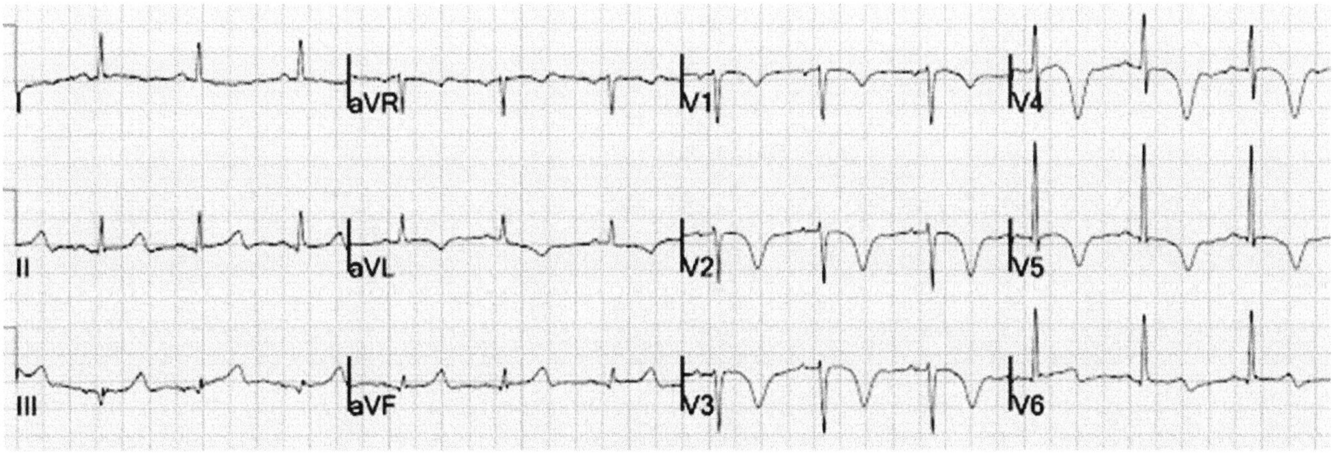

Figura 24-20

As ondas T invertidas da síndrome de Wellens são ondas T regulares que se inverteram devido à reperfusão. Não são ondas T hiperagudas invertidas. Quaisquer ondas T hiperagudas teriam se resolvido logo após o início da isquemia. Neste exemplo, as ondas T invertidas são mais estreitas e mais assimétricas. As ondas T de Wellens também estão tipicamente associadas a uma progressão normal da onda R, sem perda da altura da onda R. A natureza transitória da oclusão coronária não resulta em nenhuma perda miocárdica significativa.

Três achados no ECG foram sugeridos como forma de diferenciar a cardiomiopatia de Takotsubo de um infarto agudo do miocárdio:

1. Depressão do segmento ST na derivação aVR sem elevação do segmento ST na derivação V1 (especificidade de 96%, sensibilidade de 91%, acurácia preditiva de 95% – Scafa-Udriste, A. et al.)

2. Ondas T positivas na derivação aVR sem ondas T invertidas na derivação V1 ("fortemente sugestivo" – Kosuge, M et al.)

3. Elevação do segmento ST nas derivações V4-V6 > elevação do segmento ST nas derivações V1-V3 – Ogura, R. et al.

Ao pesquisar mais sobre a cardiomiopatia de Takotsubo, você encontrará muitas opiniões e resultados de pesquisas divergentes. Isso deve torná-lo cauteloso com quaisquer "regras" para distinguir a cardiomiopatia de Takotsubo de isquemia aguda ou subaguda. Para um diagnóstico mais preciso, será necessário mais do que apenas um eletrocardiograma.

Simulador nº 4 – Embolia Pulmonar Aguda

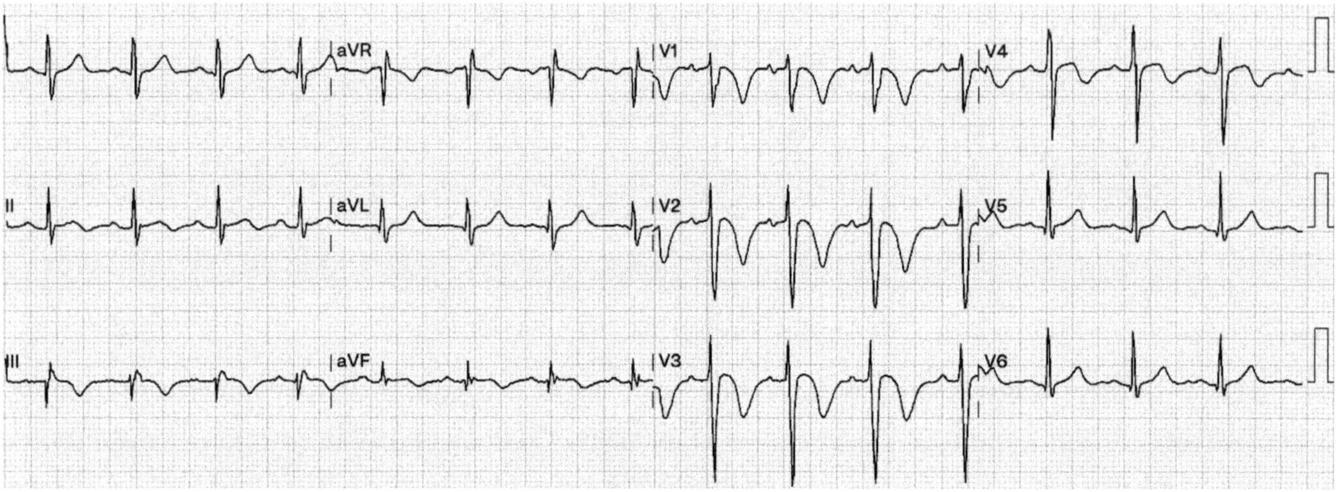

Figura 24-21

A embolia pulmonar aguda geralmente apresenta um ECG com sinais de sobrecarga aguda do ventrículo direito; na Figura 24-21, isso é representado por inversões da onda T nas derivações III, aVF e V1-V4. Este é um caso clássico! É importante concentrar-se especialmente nas derivações III e V1. No contexto clínico apropriado, a inversão da onda T nessas duas derivações é praticamente diagnóstica de sobrecarga aguda do ventrículo direito, ou seja, embolia pulmonar aguda (EP). Mas existe outra forma pela qual uma EP aguda pode se apresentar:

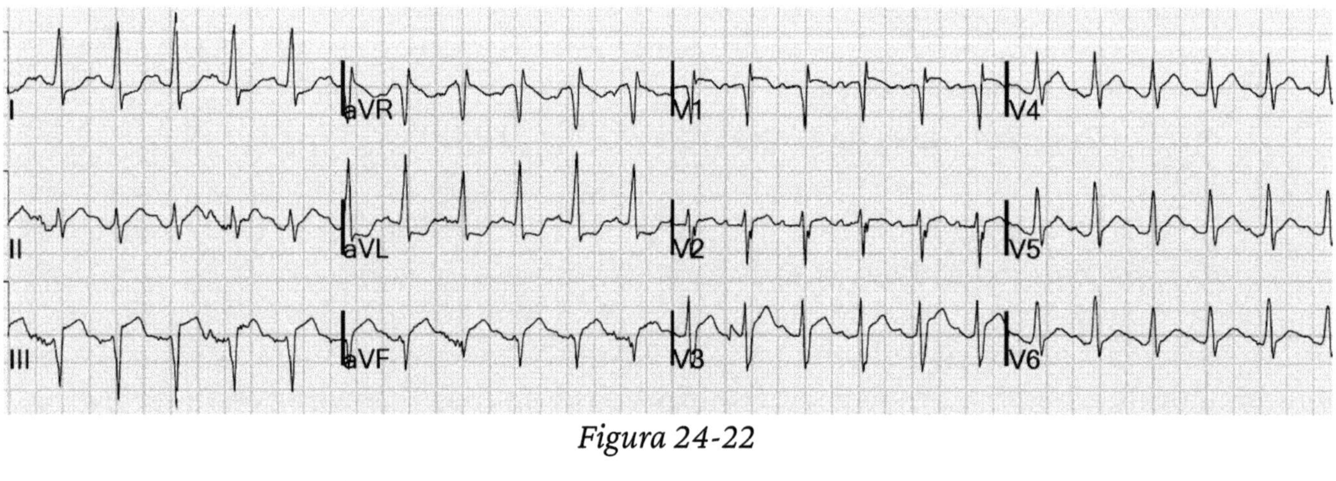

Figura 24-22

Este ECG (Figura 24-22) pode inicialmente parecer uma oclusão da artéria coronária direita proximal, resultando em isquemia/infarto do ventrículo direito devido à elevação do segmento ST nas derivações II, III, aVF e V1-V3. Há também infradesnivelamento do segmento ST nas derivações I e aVL, atuando reciprocamente à elevação do segmento ST nas derivações inferiores – particularmente na derivação III. Trata-se, de fato, de uma oclusão que resulta em isquemia miocárdica aguda. Então, o que este ECG está fazendo em um capítulo intitulado "Isquemia e suas Simulações"? Este capítulo visa distinguir entre um infarto do miocárdio oclusivo (IMO) e condições médicas que se assemelham a um IMO. A oclusão que produziu esta isquemia ventricular direita aguda não ocorreu na artéria coronária direita, mas em um ramo da artéria pulmonar. Este é um ECG registrado de um paciente com embolia pulmonar aguda que, infelizmente, não sobreviveu. A razão pela qual uma embolia pulmonar aguda pode mimetizar um IAM com tanta precisão é porque ela É uma isquemia/infarto do miocárdio – mas não devido à oclusão de um vaso coronário. A sobrecarga no ventrículo direito torna-se intensa e ocorre um desequilíbrio acentuado entre a oferta e a demanda de O2, levando à isquemia aguda.

> **PÉROLA |** Se você observar o ECG com mais atenção, verá que as ondas P estão desaparecendo na parte descendente das ondas T. Isso indica que a sístole atrial está muito próxima da sístole ventricular. Só isso já pode prejudicar significativamente o débito cardíaco, porque o sangue atrial precisa ir para algum lugar, e parece que o fluxo sanguíneo para frente está se tornando cada vez menos viável!

Como sempre digo, "Em eletrocardiografia, o contexto é tudo!" Seu primeiro indício de que está diante de uma simulação de IAM provavelmente será o contexto em que o paciente se apresenta: durante esforço físico, após um trauma emocional ou físico recente ou após um longo voo internacional.

Simulador nº 5 – Hemorragia Intracraniana

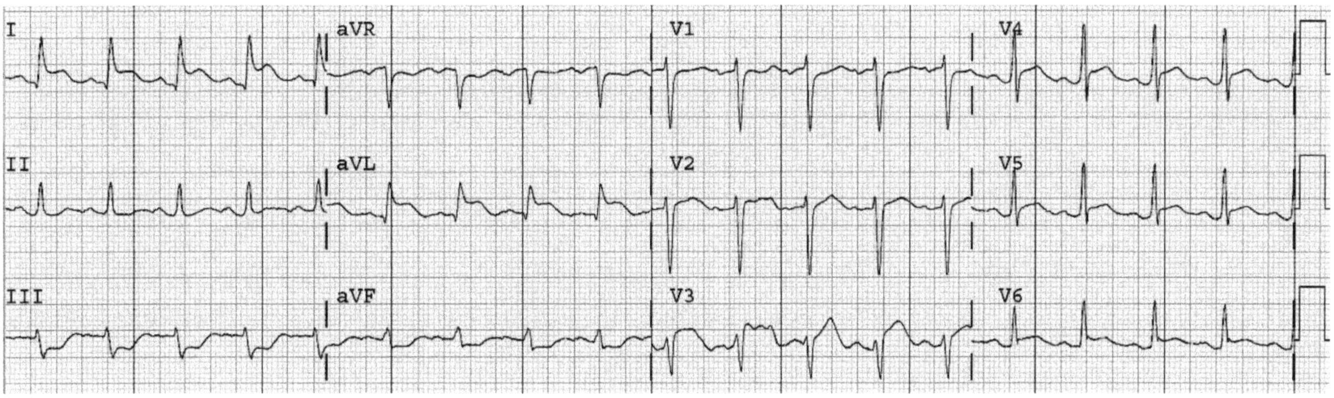

Figura 24-23

Parece uma oclusão proximal da artéria descendente anterior esquerda (DAE), não é? Mas não é! Este ECG (Figura 24-23) foi registrado de uma mulher de meia-idade que esperava calmamente um ônibus quando, de repente, gritou e desmaiou. Ela recebeu RCP (ressuscitação cardiopulmonar) de um transeunte competente e, posteriormente, foi revertida por cardioversão devido à taquicardia ventricular. Ela permaneceu em coma profundo e nunca recuperou a consciência. Uma tomografia computadorizada realizada antes de seu falecimento revelou uma grande hemorragia subaracnoide. É provável que esta paciente não tenha sofrido um infarto do miocárdio oblíquo (IMO), que causou o colapso. O sangramento intracraniano provavelmente causou as alterações no ECG. Pelo que aprendemos sobre a cardiomiopatia de Takotsubo, sabemos que perturbações cerebrais podem resultar em elevação do segmento ST com inversões da onda T. Este não é um caso isolado. Poderia ser um caso de cardiomiopatia de Takotsubo? Eu diria que é extremamente improvável. Nunca ouvi falar de um caso de cardiomiopatia de Takotsubo em que o estressor emocional ou físico tenha ocorrido simultaneamente com a lesão miocárdica.

PÉROLA | Se um paciente desmaiar subitamente e permanecer em coma profundo, apesar do pulso palpável, deve-se considerar imediatamente a possibilidade de hemorragia intracraniana como fator desencadeante.

Simulador nº 6 – Síndrome de Brugada

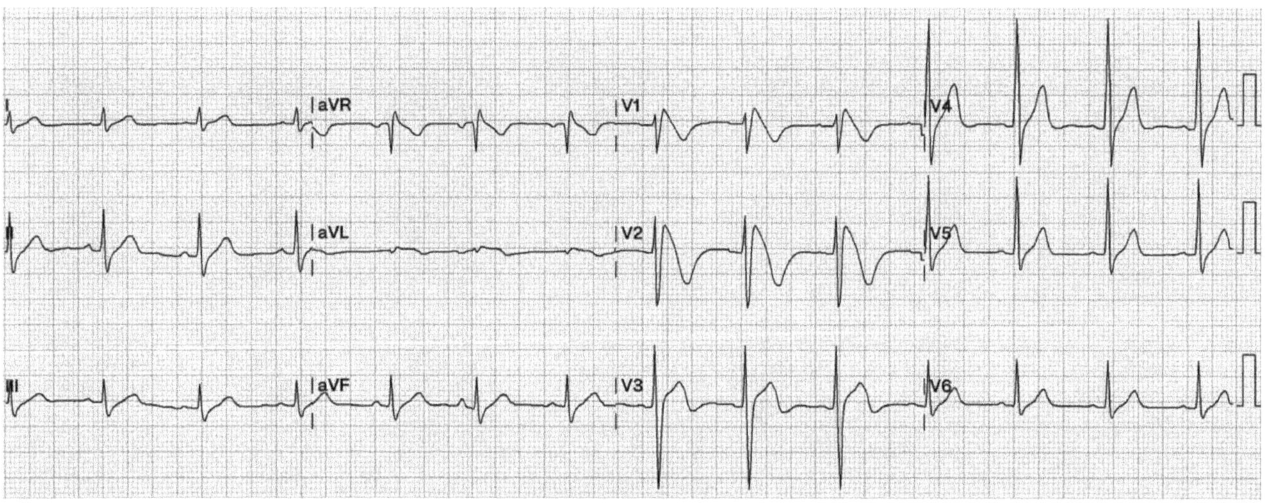

Figura 24-24

Você não deve ter problemas em confundir um padrão Brugada Tipo 1 com uma isquemia/infarto agudo do miocárdio anteroapical. Ainda assim, sempre há tantas dúvidas sobre eles que, aparentemente, isso acontece. Vamos examinar um padrão Brugada Tipo 1 autêntico (Figura 24-24).

Inicialmente, pensava-se que se tratava de outra forma de bloqueio do ramo direito, e os primeiros artigos científicos sobre esse padrão frequentemente se referiam a ele como "bloqueio do ramo direito". Deixe-me ser bem claro: isso NÃO é bloqueio do ramo direito! Aquela onda terminal ampla e positiva é uma onda J. Ela NÃO representa elevação do segmento ST! Se você observar – tanto nas derivações V1 quanto V2 – a onda J termina em uma onda T bastante invertida. Esse padrão também se estende parcialmente à derivação V3. Admito que a repolarização na derivação V3 pode ser confundida com isquemia miocárdica aguda, mas as derivações V1 e V2 nunca devem ser confundidas com isquemia aguda. Esse é um padrão Brugada Tipo 1 clássico. Vejamos um ECG que demonstra uma isquemia/infarto anteroapical agudo típico (anteriormente anterosseptal):

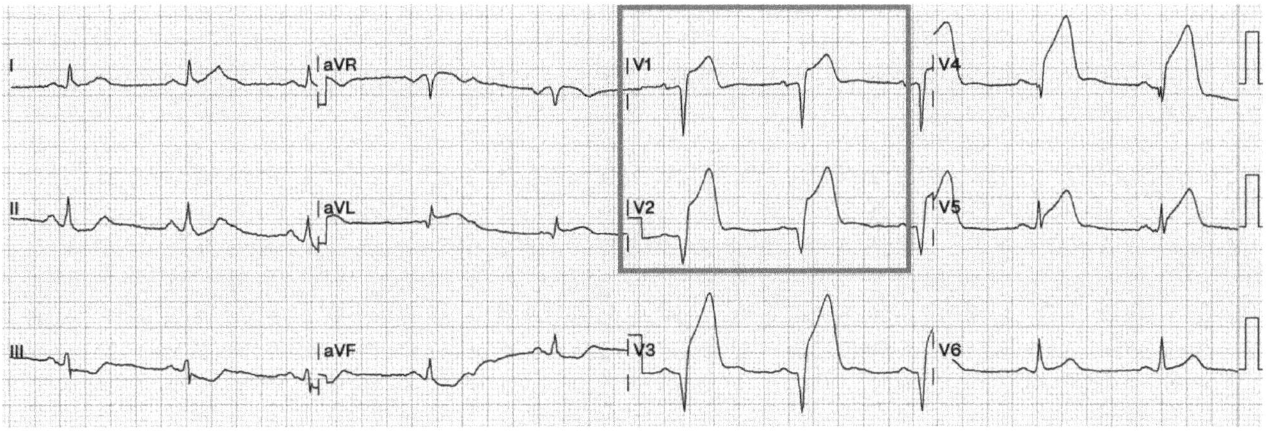

Figura 24-25

Observamos uma diferença óbvia ao comparar as derivações V1 e V2 com o ECG nas Figuras 24-24 e 24-25. Primeiro, as ondas T durante a isquemia miocárdica aguda (Figura 24-25) não se invertem até depois da reperfusão (ou pelo menos da restauração do desequilíbrio entre oferta e demanda). No entanto, na síndrome de Brugada tipo 1, as ondas T profundamente invertidas estão sempre presentes – fazem parte da morfologia. Na isquemia aguda, a elevação do segmento ST raramente se limita às derivações V1 e V2; observe o envolvimento das outras derivações na Figura 24-25. Compare isso com a síndrome de Brugada tipo 1 na Figura 24-24.

Ambas as condições são potencialmente letais, mas seu tratamento é drasticamente diferente.

Simulador nº 7 – Aneurisma Ventricular (Elevação Persistente do Segmento ST)

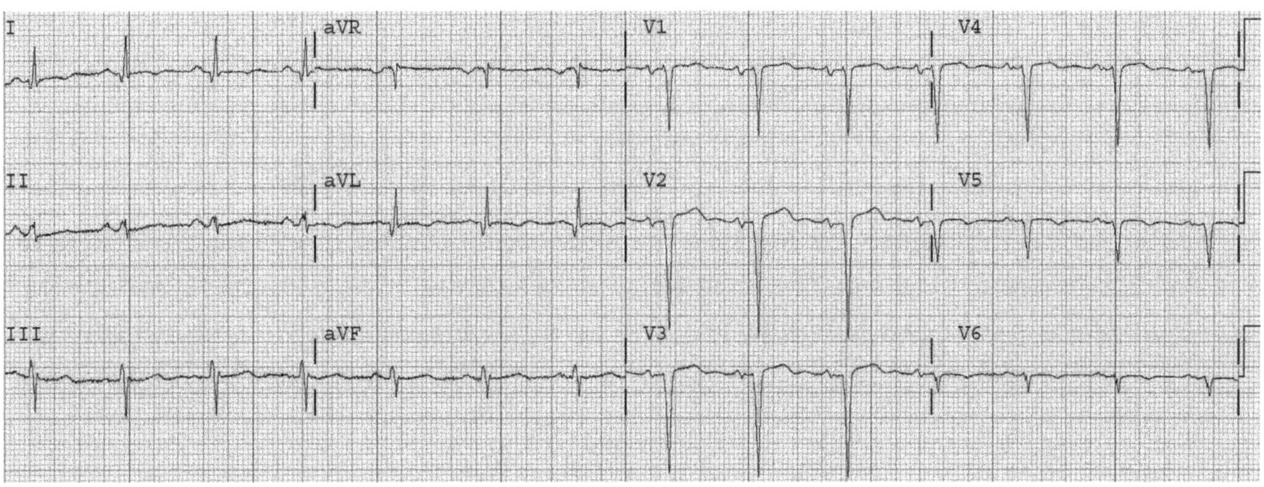

Figura 24-26

O simples fato de um paciente ter sofrido um infarto do miocárdio completo não significa que ele não possa ter outro. Infelizmente, isso acontece com muitas pessoas todos os dias. Quando há sinais persistentes do infarto do miocárdio anterior misturados com os sinais de uma nova isquemia miocárdica aguda, um diagnóstico preciso pode se tornar problemático. Vamos analisar atentamente o ECG na Figura 24-26. Este foi registrado de um homem de 46 anos com histórico de oclusão da artéria descendente anterior esquerda (DAE) que se queixava de dor no peito. Há um aneurisma ventricular esquerdo documentado.

Há ritmo sinusal com frequência cardíaca normal. Os intervalos QRS são todos estreitos e têm duração normal. Sei que a maioria das pessoas procura por elevação persistente do segmento ST ao diagnosticar um aneurisma ventricular, mas sempre fico muito mais impressionado com os complexos QS presentes nas derivações precordiais. É isso que me chama a atenção primeiro. Como pode ser observado neste ECG, todas as derivações precordiais exibem complexos QS, exceto a derivação V6, que apresenta uma onda r muito sutil. A elevação persistente do segmento ST característica é muito sutil neste ECG, embora possa ser mais impressionante em alguns casos. Ela está presente nas derivações V2 e V3, é questionável nas derivações V1 e V4 e está ausente nas derivações V5 e V6. Notavelmente, há ondas q nas derivações I e aVL, mas ambas as derivações apresentam uma onda R significativa. Não há elevação do ponto J na derivação I ou na derivação aVL, mas ambas apresentam pequenas ondas T invertidas. As ondas R substanciais nas derivações basolaterais indicam que o aneurisma não está nessa área, mas provavelmente na região anterior e em direção ao ápice.

As elevações do segmento ST são a causa da simulação de infarto do miocárdio. Suponho que se possa chamar isso de "pseudo-simulação", já que, de fato, representa um verdadeiro infarto do miocárdio – porém, um infarto antigo, não uma isquemia aguda. Permita-me apresentar três "critérios" para o diagnóstico de aneurismas ventriculares e, em seguida, veremos o quão bem este ECG se enquadra nesses critérios:

1. Onda R alta na derivação aVR (sinal de Goldberger)
   Embora haja uma onda r terminal na derivação aVR, eu certamente não a chamaria de "alta".

2. Elevação persistente do segmento ST com inversões da onda T
   Há elevação persistente do segmento ST nas derivações V2 e V3, mas sem inversão da onda T. Há uma "ilusão" de inversão terminal da onda T nessas derivações; no entanto, a onda T não fica abaixo da linha de base, e a ilusão provavelmente se deve ao início da onda U positiva após a onda T.

3. Ondas r pequenas nas derivações que cobrem a parede do ventrículo esquerdo
   Há uma onda r microscópica na derivação V6, mas as ondas R nas derivações I e aVL (também derivações do lado esquerdo) certamente não são pequenas!

Como você provavelmente já percebeu, não considero esses critérios regras absolutas. O que é mais impressionante neste ECG: as ondas QS no precórdio ou a elevação do segmento ST?

Os aneurismas ventriculares nem sempre manifestam elevação persistente do segmento ST, embora a maioria apresente algum grau de elevação. No entanto, como você pode ver neste ECG (Figura 24-26), a elevação do segmento ST pode ser muito sutil.

Importância da Amplitude das Ondas T

Outra característica importante dos aneurismas ventriculares é a amplitude das ondas T. Vamos discutir isso para que você entenda melhor o que está acontecendo no ECG.

O que representam esses complexos QS profundos? Eles não representam tecido morto ou infartado – representam miocárdio saudável, viável e condutor... no lado oposto do ventrículo! As ondas T que você vê nas derivações afetadas, no entanto, representam a repolarização da área abaixo do eletrodo de registro. Devido ao infarto, a despolarização abaixo dos eletrodos de registro sobrejacentes ao aneurisma ventricular será muito lenta. Assim, a despolarização da parede ventricular oposta será registrada primeiro como um complexo QS. Se os eletrodos registrassem as ondas T associadas a esses complexos QS profundos, elas provavelmente seriam maiores.

Infartos transmurais geralmente contêm alguns remanescentes de miocárdio viável, embora frequentemente não o suficiente para produzir uma onda r. A onda T do miocárdio saudável do outro lado do ventrículo deve produzir uma onda T com amplitude proporcional ao seu complexo QRS. As ondas T nas derivações afetadas pelo aneurisma são devidas à repolarização dos remanescentes de miocárdio viável que permanecem dentro e ao redor da área infartada. Essas ondas T serão pequenas – geralmente desproporcionalmente pequenas em comparação com os complexos QS ou Qr nessas derivações. Isso contrasta com as ondas T da isquemia/infarto transmural agudo, que geralmente são muito maiores.

> **PÉROLA** | As ondas T nas derivações afetadas não representam a repolarização na parede oposta como os complexos QS. Se assim fosse, elas seriam invertidas porque os eletrodos sobrejacentes à área infartada veriam a cabeça negativa do vetor de repolarização viajando em sua direção.

Vejamos outro exemplo de um aneurisma ventricular simples que parece estar escondendo um IOM...

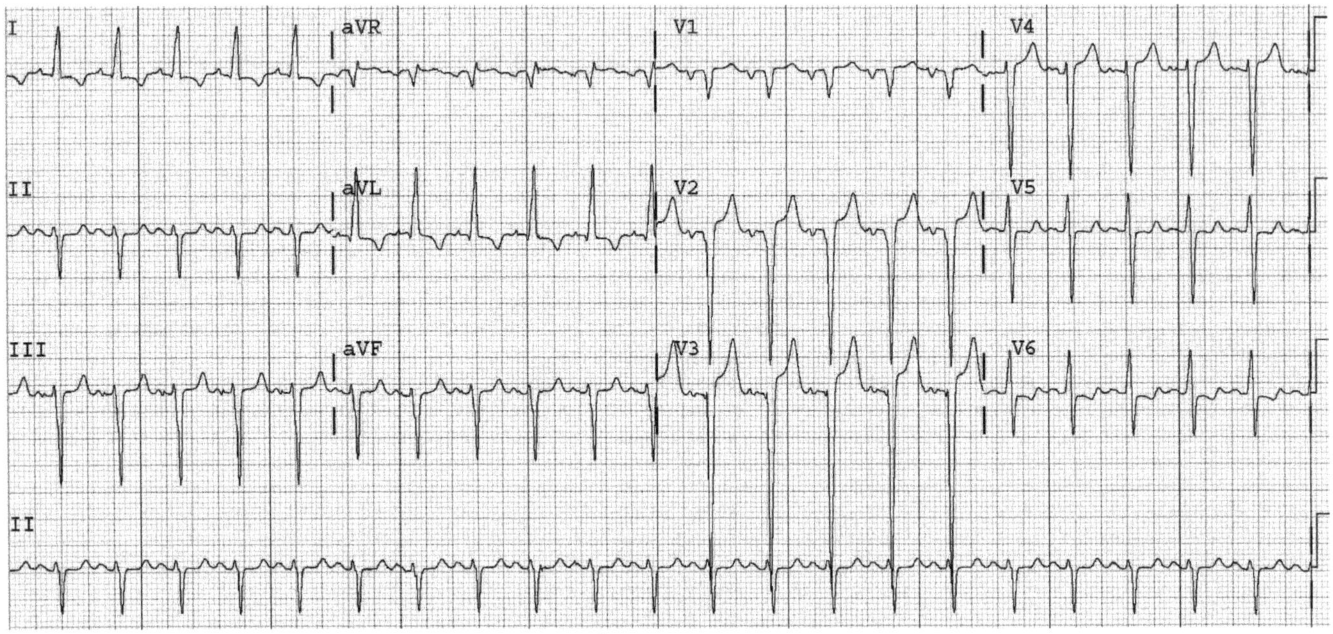

Figura 24-27

Essa elevação do segmento ST é impressionante. Poderia estar mascarando um infarto agudo do miocárdio oclusivo (IAM)? Para complicar um pouco as coisas, há hipertrofia ventricular esquerda com base nos critérios das derivações precordiais e dos membros. Duas fórmulas foram desenvolvidas por Smith et al. para ajudar a detectar se um IAM está realmente presente. Ambas as fórmulas comparam a altura da onda T com a amplitude total do complexo QRS (do pico da onda R ao nadir da onda S).

PRIMEIRO MÉTODO

Este método compara a razão entre a amplitude da onda T e a amplitude do complexo QRS, medida a partir da linha de base. Se a razão entre a amplitude da onda T e a amplitude do complexo QRS em qualquer derivação de V1 a V4 (inclusive) for IGUAL OU MAIOR QUE (≥) 0,36, então há um IAM (sensibilidade = 91,5%; especificidade = 81,3%). Se for menor, trata-se simplesmente de um aneurisma ventricular (AVP).

SEGUNDO MÉTODO

Um segundo método utiliza a SOMA das amplitudes da onda T em V1 a V4 (inclusive) e divide esse valor pela SOMA das amplitudes do complexo QRS em todas as derivações de V1 a V4. Se a razão for MAIOR QUE (>) 0,22, prevê-se um IAM agudo (sensibilidade = 91,5%; especificidade = 68,8%).

Utilizando ambas as fórmulas, os resultados indicam a presença de um IAM.

Mas você notou algo mais? O paciente apresenta taquicardia leve! A taquicardia pode alterar o segmento ST, fazendo com que elevações prévias do ST se tornem ainda mais acentuadas.

Curiosamente, a taquicardia tem o efeito oposto na repolarização precoce, reduzindo a elevação do ST. No entanto, NÃO realize um teste de esforço nesses pacientes se houver suspeita de aneurisma ventricular. Vejamos um ECG anterior, sem taquicardia, deste paciente:

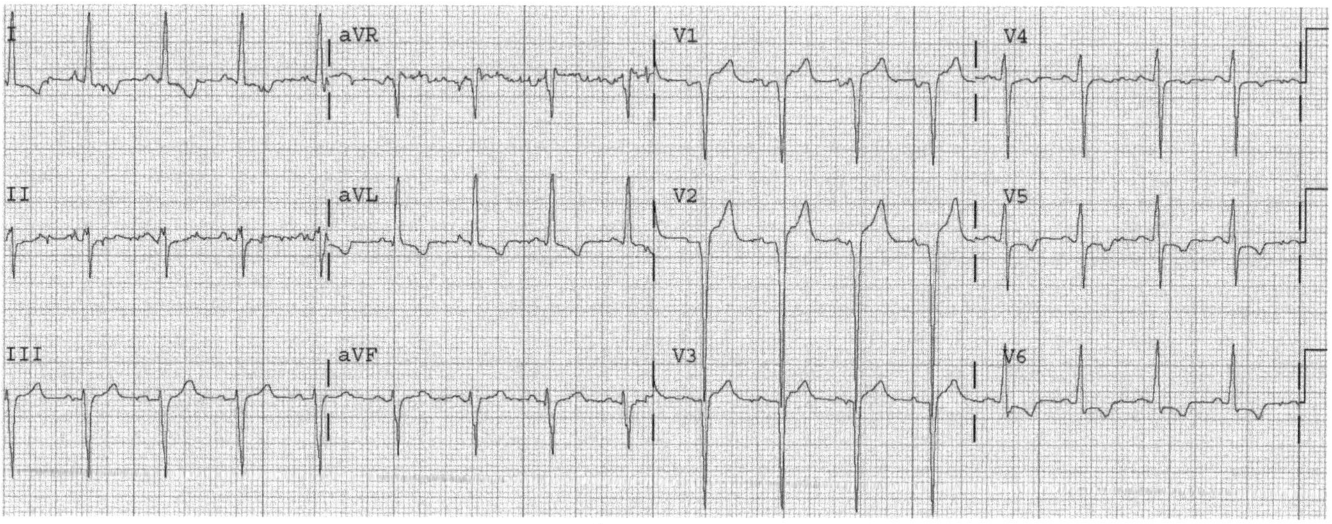

Figura 24-28

Este ECG revela um aneurisma ventricular que não se qualifica como um IAM quando as fórmulas acima são aplicadas. O que você notou primeiro – a elevação do segmento ST ou as ondas QS profundas nas derivações V1 a V3? No entanto, este ECG apresenta vários outros achados que você deve reconhecer.

Primeiro, há hipertrofia ventricular esquerda. As derivações I e aVL demonstram anormalidades clássicas de repolarização secundária. No entanto, observe as derivações V5 e V6. Ambos os complexos QRS terminam com uma onda S que imediatamente se torna um segmento ST deprimido com uma onda T invertida. Esta não é uma anormalidade clássica de repolarização secundária – esta é uma anormalidade de repolarização primária. Este paciente já teve um IAM e um aneurisma ventricular. O fato de ele estar apresentando alguma isquemia não é surpreendente!

DICA | Normalmente, NÃO é a elevação do segmento ST que alerta para a presença de um aneurisma ventricular. A elevação do segmento ST geralmente não é muito impressionante. A presença de ondas QS em uma distribuição vascular é geralmente o atributo mais notável.

Pontos importantes a lembrar:

1. Não é necessário haver elevação do segmento ST quando há um aneurisma ventricular; portanto, o termo "elevação persistente do segmento ST" só é apropriado quando HÁ pelo menos alguma elevação do segmento ST.

2. As ondas R "altas" na derivação aVR nem sempre estão presentes. Não dependa delas para o diagnóstico.

3. As ondas T podem ser positivas ou negativas. Elas NÃO são "sempre negativas".

4. Você deve usar um paquímetro digital ou físico para medir a voltagem da onda T e do complexo QRS. Não basta apenas olhar e estimar.

Simulador nº 8 – Cardiomiopatia Hipertrófica

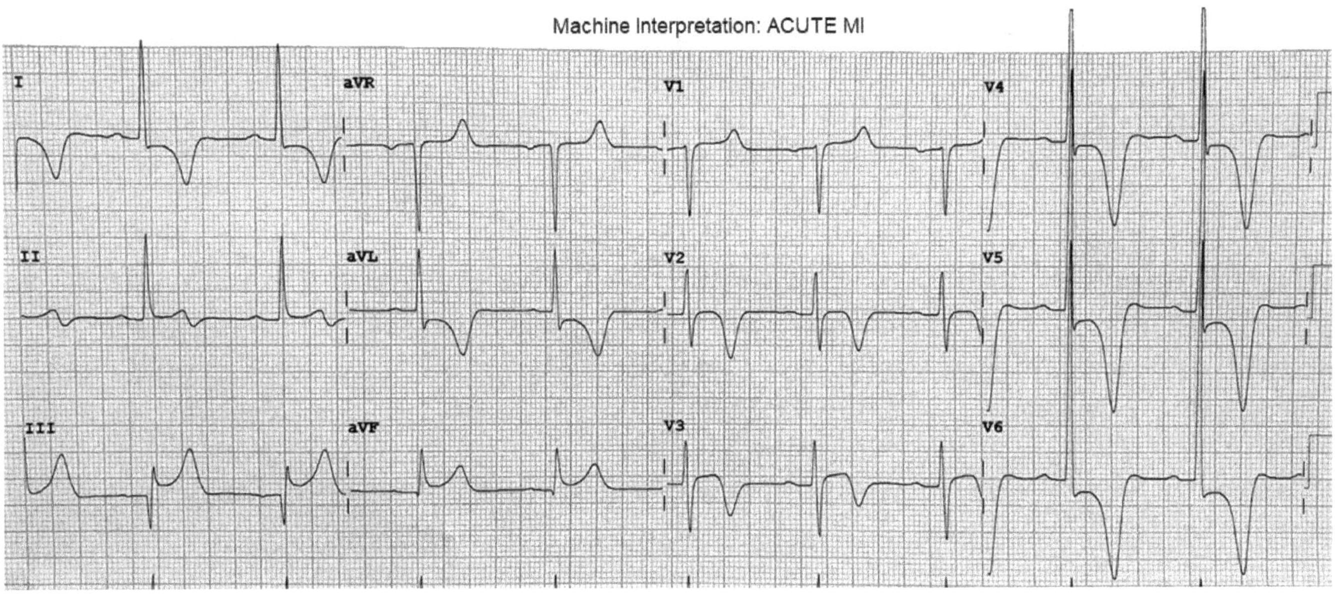

Figura 24-29

Este é um homem na faixa dos 50 anos que se queixa de dor abdominal. Um ECG de 12 derivações foi registrado.

Não se trata da síndrome de Wellens – ele não tinha dor no peito e não está sem dor. Ele está alerta, com nível de consciência normal e sem cefaleia.

Ele não se encaixa no perfil de alguém com cardiomiopatia de Takotsubo. Trata-se de uma cardiomiopatia hipertrófica apical clássica, a que tem maior probabilidade de ser confundida com um infarto do miocárdio subagudo pós-reperfusão. Observe a hipertrofia ventricular esquerda acentuada.

Não procure por hipertensão ou estenose aórtica. Trata-se de uma cardiomiopatia! A hipertrofia ocorre sem nenhum fator causal. Há um desarranjo acentuado das miofibrilas intercaladas com excesso de tecido fibrótico. Este é um substrato ideal para arritmias ventriculares letais, como taquicardia ventricular que evolui rapidamente para fibrilação ventricular.

Simulador nº 9 – Jovem atleta saudável do sexo masculino

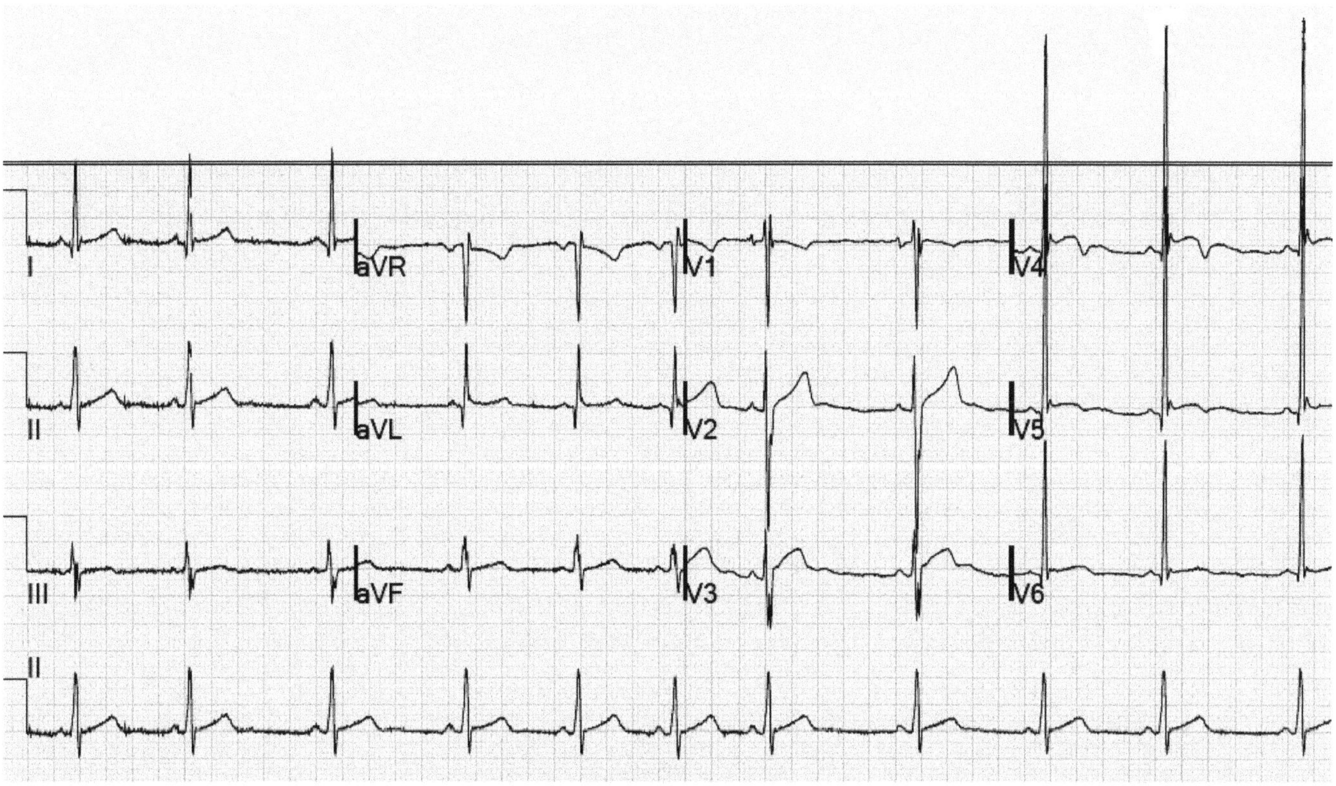

Figura 24-30

Este ECG é de um atleta afro-americano de 15 anos. Foi registrado como acompanhamento de um exame de rotina antes do início de um programa atlético.

As derivações V2 e V3 apresentam ondas T amplas com alguma elevação do segmento ST. As derivações V5 e V6 apresentam elevação do segmento ST. Este ECG é anormal? Antes de responder imediatamente, há mais um detalhe importante: há um histórico familiar de morte súbita. Certo... e agora, o que você acha?

Os Drs. Stephen Smith e K. Wang estudaram esse fenômeno. Aqui estão alguns achados a serem observados antes de se chegar a um diagnóstico:

1. O paciente é assintomático.

2. As inversões da onda T apresentam entalhes no ponto J.

3. As inversões da onda T são estáveise não evoluem (ao longo de 24 horas, por exemplo).

4. As derivações com inversões da onda T apresentam alguma elevação do segmento ST.

5. As ondas T invertidas nas derivações V4 a V6 são precedidas por ondas R altas e ondas s mínimas (ou ausentes).

6. O complexo QRS tem duração normal – não está alargado.

7. As derivações inferiores (derivações II, III e aVF) também podem apresentar inversões da onda T.

A verdadeira questão em um jovem como este é: "Ele tem cardiomiopatia hipertrófica?" O ideal é realizar um ecocardiograma antes de iniciar uma investigação extensa e causar estresse e ansiedade desnecessários aos pais.

Leitura recomendada

Abarca E, MD, Baddi A, MD, Manrique R, MD. ECG manifestations in submassive and massive pulmonary embolism. Report of 4 cases and review of literature. Journal of Electrocardiology 47 2014) 75 – 79

Andrade, AA., Stainback, RF. Takotsubo Cardiomyopathy. Texas Heart Institute Journal. Vol. 41(3); 2014.

Armstrong, EJ et al. Electrocardiographic Criteria for ST-Elevation Myocardial Infarction in Patients With Left Ventricular Hypertrophy. Am J Cardiol. 2012; 110(7): 977-983.

Arvan S, Varat MA. Persistent ST-segment elevation and left ventricular wall abnormalities: a two-dimensional echocardiographic study. Am J Cardiol 1984;53(11):1542-6.

Aslanger, E MD, Meyers, HP MD, Smith, SW, MD. Recognizing electrocardiographically subtle occlusion myocardial infarction and differentiating it from mimics: Ten steps to or away from cath lab. Turk Kardiyol Dern Ars. 2021; 49(6): 488-500.

Beeman W. Shroff G. Smith SW. T/QRS Amplitude Ratio Is Significantly Higher In Acute Anterior ST Elevation Myocardial Infarction Than In Previous Myocardial Infarction With Persistent ST Elevation (left Ventricular Aneurysm Morphology): A Validation (abstract 371). Annals of EM Oct 2011 Suppl 58(4): S302.

Bybee KA, et al. Electrocardiography cannot reliably differentiate transient left ventricular apical ballooning syndrome from anterior ST-segment elevation myocardial infarction. Journal of Electrocardiology 40 (2007) 38.e1 – 38.e6.

Cohen, R. et al. Electrocardiogram manifestations in hyperkalemia. World Journal of Cardiovascular Diseases 2, 57-63; 2012,

Cokkinos DV, et al. Electrocardiographic criteria of left ventricular hypertrophy in left bundle-branch block. British Heart Journal, 1978, 40, 320-324.

de Chazal, HM. et al. Stress Cardiomyopathy Diagnosis and Treatment. JACC. Vol. 72(16); 2018.

"Dr. Smith's ECG Blog" (Friday, January 30, 2015 - "Diffuse ST Elevation with Apical Ballooning: is it Takotsubo Stress Cardiomyopathy?").

Imazio M., Gaita F., & LeWinter M. Evaluation and treatment of pericarditis: a systematic review. JAMA, 2015 Oct 13. 314 (14): 1498-506.

Jhamnani S, Fuisz A, Lindsay J. The spectrum of electrocardiographic manifestations of acute myocarditis: An expanded understanding. Journal of Electrocardiology 47 (2014) 941–947.

Klein, LR et al. Electrocardiographic criteria to differentiate acute anterior ST-elevation myocardial infarction from left ventricular aneurysm. Am J of Emerg Med. Volume 33, Issue 6, June 2015, Pages 786-790.

Kosuge, M et al. Differences in Negative T Waves Between Takotsubo Cardiomyopathy and Reperfused Anterior Acute Myocardial Infarction. Circulation J. Vol. 76; 2012.

Levis JT. ECG Diagnosis: Apical Hypertrophic Cardiomyopathy. Perm J 2013 Spring;17(2):84.

Littmann L. A new electrocardiographic concept: V1–V2–V3 are not only horizontal, but also frontal plane leads. Journal of Electrocardiology. 66 (2021) 62-68.

Manne JRR. Atrial Repolarization Waves (Ta) Mimicking Inferior Wall ST Segment Elevation Myocardial Infarction in a Patient with Ectopic Atrial Rhythm. Case Reports in Medicine. Volume 2018.

Miller DH, Kligfield P, Schreiber TL, Borer JS. Relationship of prior myocardial infarction to false-positive electrocardiographic diagnosis of acute injury in patients with chest pain. Arch Intern Med 1987;147:257-61.

Miranda DF, et al. New Insights Into the Use of the 12-Lead Electrocardiogram for Diagnosing Acute Myocardial Infarction in the Emergency Department. Canadian Journal of Cardiology. 34 (2018) 132-145.

Parham, WA. Hyperkalemia Revisited. THI Journal. 2006; 33(1): 40-47

Peguero JG, Lo Presti S, et al. Electrocardiographic Criteria for the Diagnosis of Left Ventricular Hypertrophy. JACC. Vol. 69, No. 13, 2017.

Raghav, KPS et al. A Review of Electrocardiography in Pulmonary Embolism: Recognizing Pulmonary Embolus Masquerading as ST Elevation Myocardial Infarction. Rev Cardiovasc Med. 2011;12(3):157-163

Ravi S, et al. Diagnosis of Left Ventricular Hypertrophy in the Presence of Left Anterior Fascicular Block: A Reexamination of the 2009 AHA/ACCF/HRS Guidelines. Ann Noninvasive Electrocardiol 2013;18(1):21–28.

Scafa-Udriste, A. et al. Diagnostic challenges between takotsubo cardiomyopathy and acute myocardial infarction – where is the emergency?: a literature review. Intl J of Emerg Med. 2024; 17(22)

Schocken, DD. Electrocardiographic left ventricular strain pattern: Everything old is new again. Journal of Electrocardiology 47 (2014) 595–598.

Sokolow, M., Lyon, TP. The Ventricular Complex in Left Ventricular Hypertrophy as Obtained by Unipolar and Precordial Limb Leads. Am Heart J. 37(2); 1949.

Weiss, JN et al. Electrophysiology of Hypokalemia and Hyperkalemia. Circulation: Arrhythmia and Electrophysiology. Volume 10(31); 2017.

Reproduzido do blog de ECG do Dr. Smith

Os eletrocardiogramas a seguir foram reproduzidos com a gentil permissão do Dr. Stephen W. Smith. Você pode encontrar estes e outros casos muito interessantes e educativos em seu blog (Blog de ECG do Dr. Smith) em: https://hqmeded-ecg.blogspot.com/

Figura 24-2
De: sábado, 15 de junho de 2013
"A Tragic Case, related to the last post"

Figura 24-6
De: Domingo, 24 de julho de 2016
"ST Elevation. What is it?"

Figura 24-7
De: Quarta-feira, 8 de fevereiro de 2012
"The LAD occlusion formula did not work here. Why?"

Figura 24-10
De: sábado, 2 de janeiro de 2016
"Is this Acute Ischemia? More on LVH."

Figura 24-11
De: segunda-feira, 20 de junho de 2022
"LVH and Anterior ST Elevation: is it OMI and would you activate the cath lab?"

Figura 24-12 e Figura 24-13
De: sexta-feira, 29 de julho de 2022
"Two patients with chest pain and LVH: Neither STEMI criteria, nor Armstrong criteria, can identify occlusion or reperfusion"

Figura 24-14
De: segunda-feira, 19 de setembro de 2022
"This ECG is nearly pathognomonic. What is it? (hint: it's not Wellens')"

Figuras 24-15 e Figura 24-16
De: Quarta-feira, 12 de abril de 2023
"A 40-something woman with acute pulmonary edema -- see the Speckle Tracking echocardiogram."

Figuras 24-17 a 24-19
De: segunda-feira, 20 de dezembro de 2010
"Takotsubo Stress Cardiomyopathy, with Echocardiogram"

Figura 24-20
De: sexta-feira, 12 de agosto de 2022
"Inferior ST Elevation and Hyperacute T-waves, but Patient is Pain Free. What is going on?"

Figura 24-22
De: sábado, 22 de agosto de 2015
"Sudden Severe SOB and ST Segment Elevation: What is the Diagnosis and Treatment?"

Figura 24-23
Segunda-feira, 20 de dezembro de 2021
"Collapse, Ventricular Tachycardia, Cardioverted, Comatose on Arrival. OMI is a clinical diagnosis."

Figura 24-26
De: Quarta-feira, 26 de agosto de 2009
"Persistent ST elevation after previous MI, otherwise known as "LV aneurysm" morphology"

Figuras 24-26 a 24-28
De: Quarta-feira, 13 de abril de 2022
"A man in his 50s with acute chest pain and history of prior MI"

Figuras 27-9 e 27-30
De: sábado, 8 de janeiro de 2022
"A man in his 50s with abdominal pain and a computer read of ***Acute MI ***"

25

As Isquemias Epônimas

Três padrões de isquemia miocárdica aguda podem ser muito confusos para quem não está familiarizado com eles. A falta de compreensão do que está acontecendo durante essas isquemias pode levar a resultados muito ruins.

As isquemias epônimas receberam o nome de um grupo internacional de cardiologistas:

1. Dr. Hein J. J. Wellens, da Holanda

2. Dr. Robbert de Winter, da Holanda

3. Dr. Emre Aslanger, da Turquia

Vamos analisar cada uma delas detalhadamente...

Síndrome de Wellens

Essa síndrome recebeu o nome do cardiologista que a descreveu pela primeira vez, Dr. Hein J. J. Wellens, da Holanda.

> **PÉROLA |** Observe que "Síndrome de Wellens" não tem apóstrofo – seu sobrenome termina com "s". NÃO é "Síndrome de Wellens".

A Síndrome de Wellens combina um histórico da doença atual com achados no ECG. Ambos precisam estar presentes para que seja diagnosticada como Síndrome de Wellens.

Um caso típico é o de uma paciente (digamos, uma mulher de 58 anos) que repentinamente apresenta dor torácica subesternal clássica, característica de uma síndrome coronariana aguda. Uma ambulância é chamada imediatamente. Ao chegar ao pronto-socorro, ela está completamente sem dor! Naturalmente, um eletrocardiograma (ECG) é registrado (lembre-se: a paciente deve estar sem dor durante o registro do ECG – isso é importante!). O ECG se parece com isto:

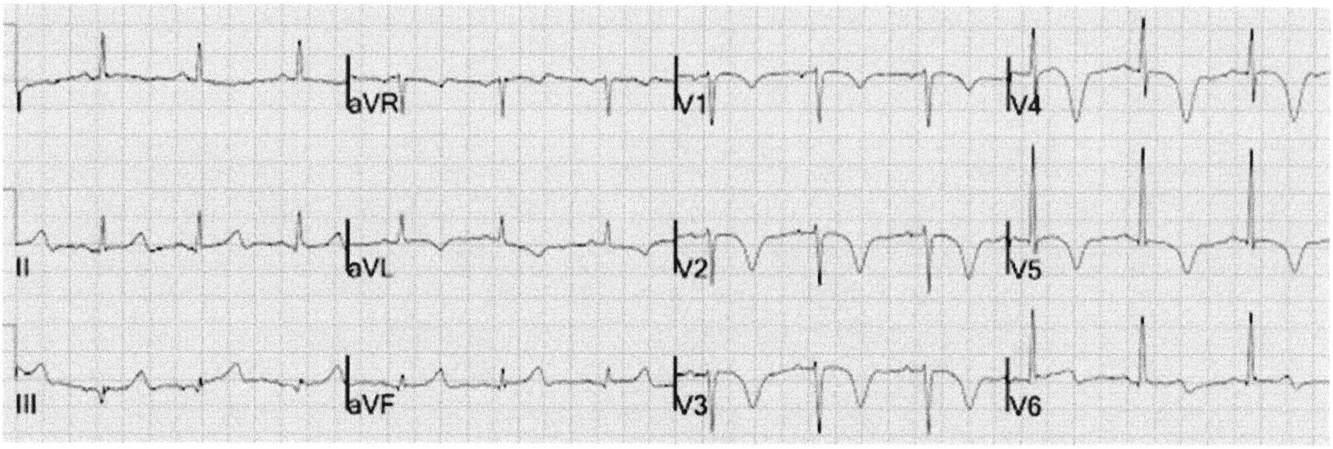

Figura 25-1

Como você pode ver, o ritmo é sinusal e não há bloqueios. Não há elevação do segmento ST, mas há ondas T profundamente invertidas e simétricas nas derivações precordiais médias.

PÉROLA | Considero "precordial média" da derivação V2 à derivação V4.

Agora, pensando no histórico da paciente que ocorreu literalmente minutos antes do ECG no pronto-socorro, o que você acha que aconteceu?

Considere primeiro as ondas T. Uma paciente tem uma dor no peito tão intensa que chama uma ambulância. Agora, o primeiro ECG tem ondas T invertidas. Que tipo de ondas T elas poderiam representar? São ondas T de reperfusão. Mas por que a paciente teria ondas T de reperfusão? Ela ainda não teve um infarto do miocárdio... ou teve?

Primeiro, você pode me dizer como seria o ECG se um tivesse sido registrado antes do transporte dela – ou mesmo durante o transporte? NÃO... claro que não. Então, se você não consegue me dizer exatamente como seria o ECG antes dela sair de casa ou durante o transporte de ambulância para o hospital, como pode me dizer que não houve oclusão de uma artéria coronária? Deixe-me explicar o que representa a síndrome de Wellens...

Há uma oclusão súbita da artéria descendente anterior proximal (DA). A paciente sente dor no peito e chama uma ambulância. A caminho do hospital, o coágulo que causou a oclusão se desintegra espontaneamente, permitindo a reperfusão do vaso ocluído. A paciente fica sem dor. Quando o ECG é registrado no pronto-socorro, ondas T de reperfusão já se formaram, mas não há elevação do segmento ST em nenhuma derivação. Há três conceitos importantes aqui:

Os coágulos podem se desintegrar espontaneamente, permitindo que a reperfusão ocorra sem intervenção direta.

A elevação do segmento ST não faz parte da síndrome de Wellens. Isso não ocorre porque a elevação do segmento ST se resolve rapidamente (pode ou não), mas porque não precisa haver nenhuma elevação do segmento ST. Pode ter havido apenas ondas T hiperagudas que desaparecem rapidamente.

Não se engane – nossa paciente não está "segura" agora que a dor passou e há evidências de reperfusão no ECG. Ela acabou de sofrer uma oclusão da artéria descendente anterior proximal e teve a sorte de apresentar reperfusão espontânea. Uma oclusão completa da artéria descendente anterior proximal pode ocorrer novamente a qualquer momento – e desta vez, de forma permanente. Nossa paciente precisa ser encaminhada para o laboratório de cateterismo cardíaco, embora não necessariamente em caráter de emergência.

Existe outro padrão de ECG da síndrome de Wellens que você deve reconhecer:

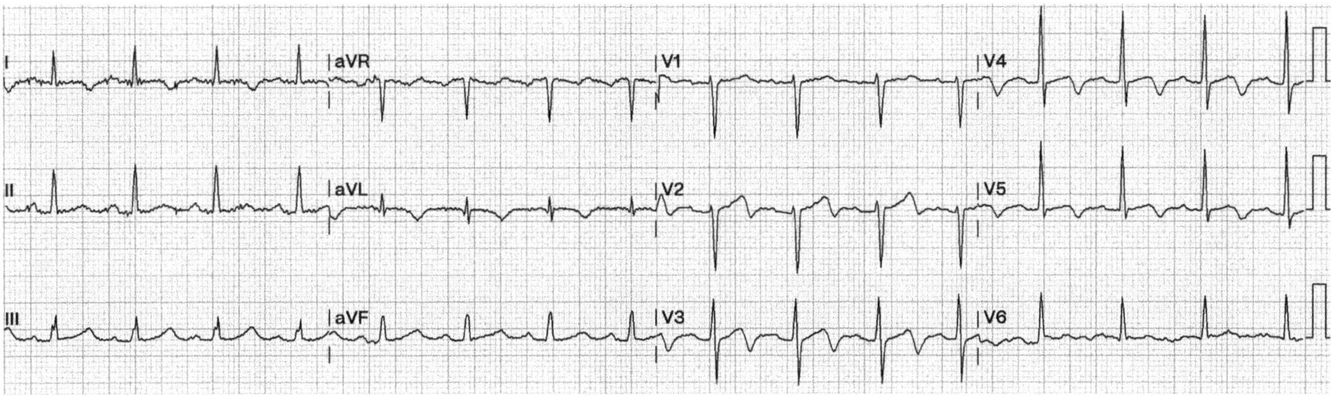

Figura 25-2

Neste exemplo de síndrome de Wellens, as ondas T de reperfusão são bifásicas positivas/negativas. As duas morfologias das inversões da onda T sofreram algumas mudanças de nome. Não me preocupo se vejo um padrão de Wellens Tipo A ou Tipo B. Não há diferença em significado, tratamento ou prognóstico! Ambas são ondas T de reperfusão, e isso é tudo o que alguém precisa saber. Se você registrar um ECG com o padrão bifásico das ondas T, você acabou de registrar o miocárdio antes que as ondas T tivessem tempo de se inverter completamente.

Você deve entender duas precauções antes de diagnosticar a síndrome de Wellens.

1. A síndrome de Wellens NÃO é apenas um diagnóstico de ECG – é um diagnóstico que envolve a história clínica do paciente e o ECG. Se você estiver analisando qualquer um desses ECGs, mas o paciente relatar uma história clínica muito diferente, NÃO se trata de síndrome de Wellens. A história clínica do paciente é tão importante quanto as alterações no ECG.

2. A história clínica necessária é que o paciente apresente dor no peito compatível com uma síndrome coronariana aguda. A dor no peito se resolve espontaneamente (embora possa ter sido aliviada pela nitroglicerina), e o paciente está completamente sem dor quando o ECG é registrado. Sem o histórico apropriado, você poderia se referir às alterações no ECG como um padrão de Wellens – mas não pode chamá-las de

síndrome de Wellens.

As alterações no ECG da síndrome de Wellens representam um processo dinâmico. Ou o ECG melhorará muito em breve, ou piorará. A única coisa que ele NÃO fará é permanecer o mesmo!

Ondas T de De Winter

Ao discutir as ondas T de De Winter, não estamos falando apenas de ondas T – estamos falando de uma oclusão proximal da artéria descendente anterior esquerda manifestada por alterações de repolarização que não sejam elevações do segmento ST. De Winter et al. descreveram as ondas T como começando abaixo da linha de base ("depressão do segmento ST ascendente") com um segmento ST ascendente que se funde imperceptivelmente com a inclinação ascendente de uma onda T alta e relativamente larga. Essas ondas T descrevem um fenômeno semelhante chamado isquemia subendocárdica regional – depressão do segmento ST com ondas T positivas. Alguns autores suspeitam que as ondas T de De Winter representem uma forma de isquemia subendocárdica regional, mas isso não importa. Sabemos que dor no peito e ondas T de De Winter indicam oclusão aguda da artéria descendente anterior proximal! Não se trata de um infarto do miocárdio que vai acontecer – ele está acontecendo enquanto você observa essas ondas T. Aqui estão alguns exemplos típicos de ondas T de De Winter:

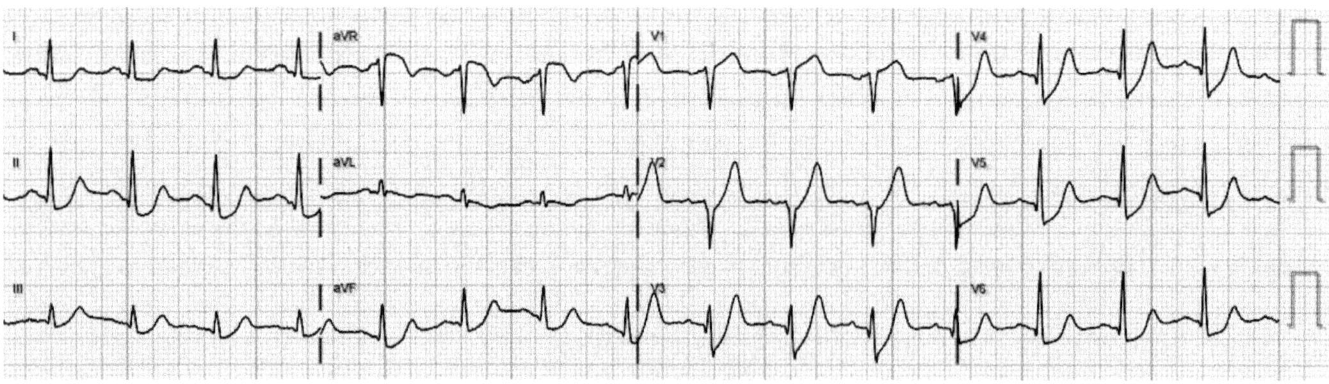

Figura 25-3

As derivações V3 a V6 demonstram a morfologia clássica da onda T de De Winter. Não se trata apenas de isquemia subendocárdica, mas sim de isquemia transmural devido à oclusão proximal da artéria descendente anterior esquerda (DAE). Como pode ser observado, há elevação do segmento ST nas derivações aVR e V1. A elevação do segmento ST na derivação aVR faz parte do fenômeno da onda T de De Winter. Além da elevação do segmento ST na derivação aVR (Figura 25-3), as demais derivações dos membros (plano frontal) manifestam depressão do segmento ST (embora a derivação aVL esteja um pouco incerta devido a uma linha de base instável).

Lembre-se: a elevação do segmento ST na derivação aVR – de qualquer magnitude – quando a artéria descendente anterior esquerda (ADA) está envolvida, indica uma oclusão proximal a S1. Então... é a morfologia das ondas T de de Winter que indica a oclusão proximal ou é realmente a elevação do segmento ST na derivação aVR?

Este paciente precisa ser submetido a um cateterismo cardíaco imediatamente. Este não é um ECG para ser repetido a cada 30 minutos até que satisfaça os critérios de STEMI. É provável que nunca satisfaça os critérios de STEMI. Em sua carta ao editor do NEJM, o Dr. de Winter afirmou categoricamente que esse padrão era ESTÁTICO! Ele NÃO evoluiu. A morfologia do QRS-T foi a mesma durante o cateterismo e no primeiro atendimento. Há artigos publicados que parecem contestar essa afirmação. Eles alegam ver o ECG alternando entre ondas T de de Winter e ondas T de Winter. ondas para elevação do segmento ST. Eu não vi isso e me pergunto se alguns estão confundindo ondas T hiperagudas com ondas T de Winter. Também vejo pessoas chamando QUALQUER onda T positiva com qualquer grau e tipo de depressão do segmento ST de "ondas T de Winter". As ondas T de Winter indicam uma oclusão proximal da artéria descendente anterior esquerda (DAE). Morfologias semelhantes podem ocorrer durante um infarto do miocárdio oclusivo, mas isso não as torna automaticamente ondas T de Winter.

O fato de alguns médicos terem esperado tempo suficiente para observar o padrão de Winter se transformar em elevação do segmento ST me faz questionar se eles realmente entendem a gravidade dessa morfologia! Duvido... eles estavam apenas esperando que o ECG se enquadrasse no protocolo STEMI.

O Padrão de Aslanger

O padrão de Aslanger é o mais complexo desses três padrões epônimos de se entender. Felizmente para você, estou aqui para explicá-lo. Usarei a grade de referência hexaaxial (HRG) para explicar isso. Aqui está um ECG demonstrando o padrão de Aslanger:

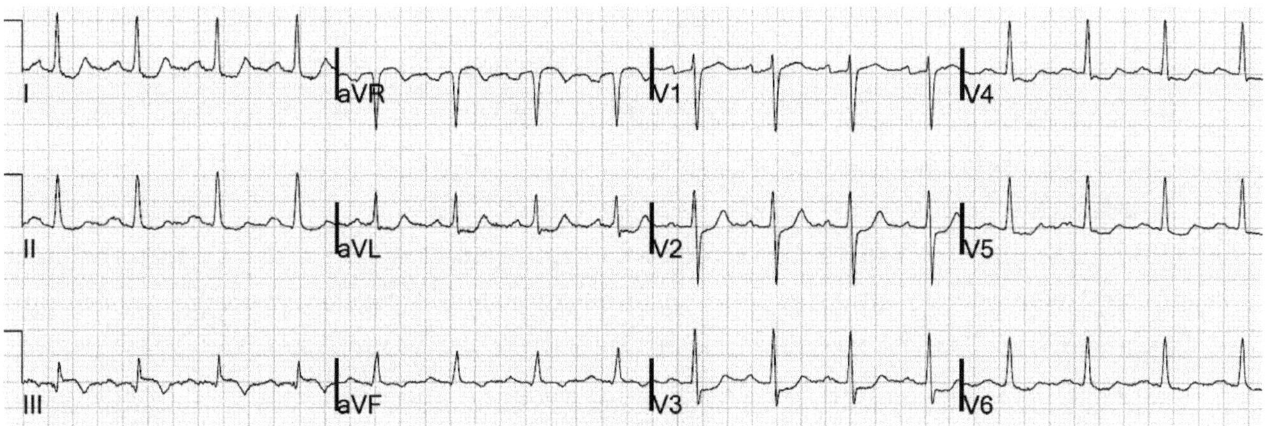

Figura 25-4

O padrão de Aslanger é único porque representa um infarto agudo do miocárdio (IAM) da parede inferior, mas apenas uma das derivações inferiores (Derivação III) apresenta elevação do segmento ST. Embora certamente viole os critérios de IAMCSST (infarto agudo do miocárdio com supradesnivelamento do segmento ST) de elevação do segmento ST em "duas derivações contíguas", ainda se trata de uma oclusão completa que requer intervenção coronária percutânea (ICP) imediata. Como isso acontece?

A Figura 25-4 mostra um IAM subagudo da parede inferior. Há elevação do segmento ST na Derivação III – a única das derivações inferiores a apresentar elevação do segmento ST – além da depressão do segmento ST devido à alteração recíproca nas Derivações I e aVL. A alteração recíproca permanecerá enquanto houver elevação do segmento ST. Há também depressão do segmento ST nas Derivações V2 a V6. E há elevação do segmento ST nas Derivações aVR e V1.

Antes de discutirmos as alterações apenas na Derivação III, vamos abordar a questão da depressão generalizada do segmento ST nas derivações precordiais. A depressão do segmento ST em todas as derivações é causada pelo mesmo fator – ou podem estar envolvidos fatores diferentes? Vamos analisar as possibilidades (assumindo que todas as alterações do segmento ST sejam novas):

1. Se essa área não tivesse outra fonte de circulação, essas derivações deveriam apresentar elevação do segmento ST! Mas não é isso que está acontecendo aqui. A região apicolateral é a área mais bem perfundida do ventrículo esquerdo. Ela pode receber circulação do primeiro ramo diagonal da artéria descendente anterior esquerda (DAE) (e de outras diagonais também), do ramo marginal obtuso da artéria circunflexa esquerda (CXE), do ramo intermediário (se presente) e, claro, do(s) ramo(s) posterolateral(is) da artéria coronária direita (ACD).

2. Na maioria das oclusões da ACD, não há alteração do segmento ST nas derivações V5 e V6. Isso significa que ou os ramos posterolaterais nunca irrigaram a área, ou as outras artérias conseguiram compensar completamente a falta de circulação da ACD. Em ambos os casos, não haveria alteração do segmento ST.

3. Mas há depressão do segmento ST nas derivações V4 a V6. Ao analisar um ECG que demonstra uma oclusão aguda de qualquer artéria coronária, se houver elevação do segmento ST, a depressão do segmento ST será uma alteração recíproca – e não uma isquemia subendocárdica aguda causada pela oclusão do vaso culpado. No entanto, a isquemia subendocárdica nessa área só se manifestaria se a artéria coronária direita (ACD) fosse apenas uma das duas artérias responsáveis pela circulação nessa região. Digamos que a ACD e a artéria descendente anterior esquerda (ADA) sejam as únicas responsáveis pela circulação da área apicolateral (o que é frequente). E digamos que a ADA esteja doente e só possa contribuir com 25% da circulação necessária, enquanto

a ACD contribui com os 75% restantes. Nesse caso, a ACD está ocluída e não contribui com nada. A ADA pode fornecer sangue suficiente para manter a área apicolateral viável, mas não sem causar isquemia.

Quando há oclusão da artéria coronária direita (ACD) ou da artéria circunflexa esquerda (ACx) e surge um novo infradesnivelamento do segmento ST nas derivações V5 e V6, isso se deve à artéria descendente anterior esquerda (ADA) doente, que passa a ser responsável por fornecer a circulação para essa área. Quando há oclusão da ACD ou da ACx e surge uma nova elevação do segmento ST nas derivações apicolaterais, isso se deve ao aumento do território irrigado pela artéria ocluída – provavelmente uma artéria superdominante.

O infradesnivelamento do segmento ST nas derivações V2 a V4 provavelmente se deve ao envolvimento da parede inferolateral. O infradesnivelamento do segmento ST nas derivações V5 e V6 provavelmente se deve à ADA doente tentando suprir essa área após a interrupção abrupta da circulação da ACD. A elevação do segmento ST na derivação V1 provavelmente indica envolvimento do ventrículo direito.

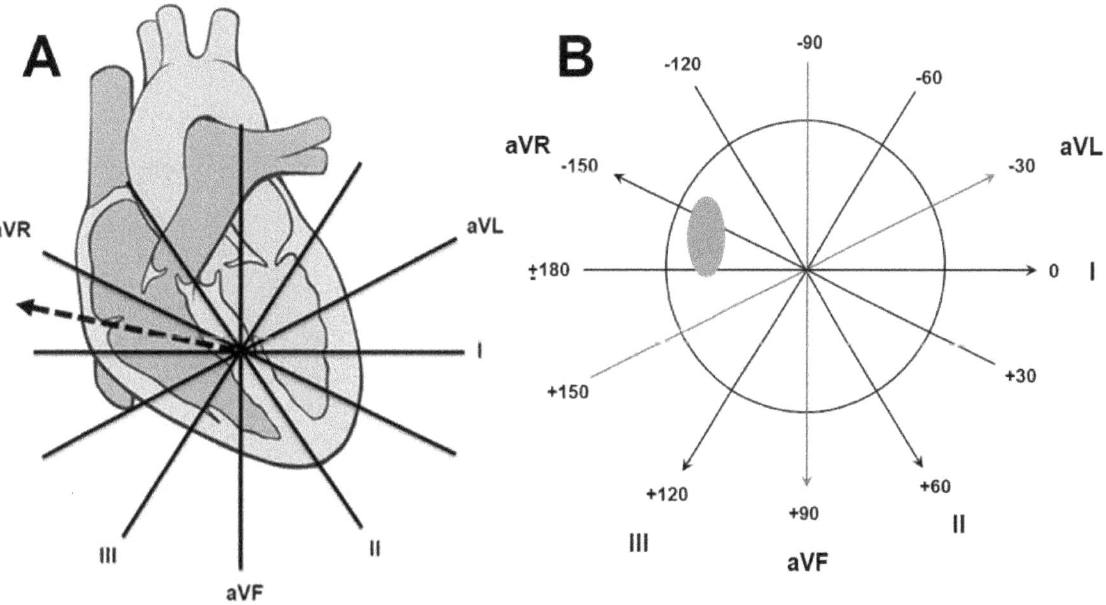

Figura 25-5

A seta pontilhada na Figura 25-5A representa o vetor de corrente de lesão para isquemia miocárdica aguda no padrão de Aslanger. Ele se encontra dentro das áreas positivas das derivações III e aVR, mas fora das áreas positivas das derivações II e aVF. Em teoria, deveria refletir depressão do segmento ST nessas derivações, mas, se você observar atentamente, verá que a corrente de lesão é quase perpendicular a essas duas derivações. Um vetor perpendicular ao eixo de uma derivação é basicamente invisível para essa derivação; portanto, embora você veja elevação do segmento ST nas derivações III e aVR, não verá muita alteração nas derivações II e aVF. A Figura 25-4 mostra uma depressão do segmento ST muito leve na derivação II e nenhuma alteração discernível do segmento ST na derivação aVF.

Para entender melhor o desenvolvimento do padrão de Aslanger, observe a Figura 25-5B. A elipse cinza representa a área de isquemia aguda. Para que um vetor de corrente de lesão produza elevação do segmento ST em uma determinada derivação, a área isquêmica deve estar dentro da área positiva dessa derivação.

Vamos analisar a Derivação II no HRG. Para determinar a área positiva de uma derivação,

1. você precisa saber onde está localizado o polo positivo dessa derivação (nesta ilustração, os nomes das derivações estão todos localizados nos polos positivos). OK... localize o polo positivo da Derivação II.

2. Em seguida, você precisa saber qual eixo da derivação é perpendicular à Derivação II (cada linha na grade é um eixo da derivação – o numeral romano "II" está localizado na extremidade positiva do eixo da Derivação II). O eixo da derivação perpendicular ao eixo da Derivação II é a Derivação aVL (você já deve saber disso!).

Por que o eixo perpendicular? O eixo perpendicular da Derivação aVL divide a Derivação II em duas metades – uma metade (ou área) positiva e uma negativa. Aqui está uma Grade de Referência Hexaaxial ilustrando as áreas positiva e negativa de uma derivação (neste caso, a Derivação II):

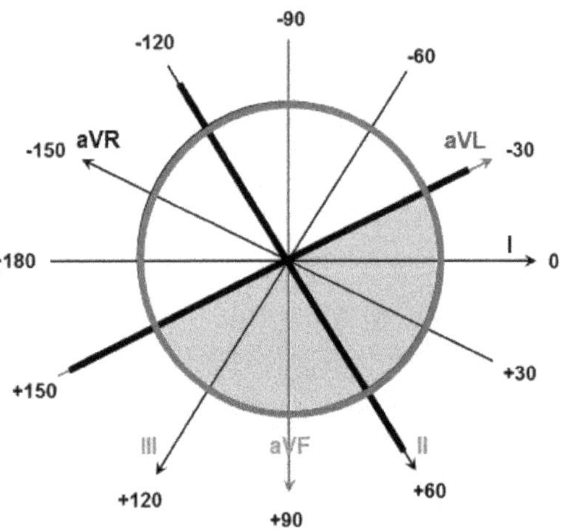

Figura 25-6

A área positiva (cinza) está do mesmo lado que o polo positivo da Derivação II, e a área negativa (branca) está do lado oposto. Qualquer vetor apontando para o lado positivo inscreverá uma deflexão positiva nessa derivação; qualquer vetor apontando para o lado negativo inscreverá uma deflexão negativa. Um segmento ST é considerado uma deflexão. A presença de uma corrente de lesão altera as coisas, modificando a voltagem e adicionando um vetor, portanto, o vetor da corrente de lesão é responsável pelo desvio do segmento ST durante a isquemia transmural.

Agora, observe a elipse cinza na Figura 25-5B. Ela representa a área de isquemia epicárdica aguda. Em quais derivações ela aparecerá como elevação do segmento ST? Para que apareça como elevação do segmento ST na Derivação II, pelo menos parte da área isquêmica deve estar no lado positivo do eixo da Derivação II. Está? Não, não está. A área isquêmica está completamente no lado negativo da Derivação II, portanto, qualquer desvio do segmento ST deve ser negativo, ou seja, depressão do segmento ST. Observe o ECG na Figura 25-4. Aí está – a depressão do segmento ST esperada.

Agora observe a derivação aVF. O eixo da derivação I é perpendicular à derivação aVF, portanto, se alguma parte da área isquêmica estiver abaixo do eixo da derivação I, ela estará na área positiva da derivação aVF. Há uma quantidade muito pequena de isquemia na área positiva da derivação aVF. Isso manifesta alguma elevação do segmento ST na derivação aVF? Na verdade, não, então a quantidade de isquemia nessa área deve ser muito pequena para registrar qualquer elevação visível do segmento ST.

OK, vamos observar a derivação III. Como o eixo da derivação aVR é perpendicular à derivação III, qualquer isquemia no mesmo lado do polo positivo da derivação III produzirá uma corrente de lesão, resultando em elevação do segmento ST. O que vemos quando observamos a derivação III na Figura 25-4? Aí está – elevação do segmento ST! Esta é uma área de isquemia localizada de forma muito excêntrica na parede inferior do ventrículo esquerdo que produz elevação do segmento ST apenas na derivação III (e, claro, na derivação aVR, como você pode ver facilmente).

Mais uma vez, temos um caso de isquemia/infarto agudo do miocárdio que não atende aos critérios de STEMI, a menos que as derivações III e aVR possam ser consideradas contíguas. Assim como nas ondas T de De Winter, esses pacientes devem ser encaminhados imediatamente para cateterismo cardíaco. Quantos desses infartos deixaram de ser revascularizados por não atenderem aos critérios de STEMI?

PÉROLA IMPORTANTE | Os critérios de STEMI utilizam a elevação do segmento ST como um marcador substituto para oclusão vascular coronariana aguda. Isso significa que, se não houver uma elevação do segmento ST especificamente definida, não pode haver oclusão. Para validação, a pesquisa original utilizou a elevação de um biomarcador (CK-MB) para diagnosticar uma oclusão aguda. Os diagnósticos não foram verificados por meio de dados angiográficos. É por isso que o paradigma do STEMI ignora tantas oclusões coronarianas agudas que requerem procedimentos de revascularização, simplesmente porque elas não atendem aos critérios de STEMI. Você ainda utiliza um ensaio de CK-MB para diagnosticar um infarto agudo do miocárdio? Deixe-me responder por você... sim, se você utiliza os critérios de STEMI!

Leitura recomendada

de Winter, RJ, Verouden, NJW, Wellens, HJJ, Wilde, AAM. "A New ECG Sign of Proximal LAD Occlusion." N Engl J Med 2008;359:2071-2073.

de Zwaan C, Bar FW, Janssen JH, Cheriex EC, Dassen WR, Brugada P, et al.: Angiographic and clinical characteristics of patients with unstable angina showing an ECG pattern indicating critical narrowing of the proximal LAD coronary artery. Am Heart J 1989; 117: 657 – 665.

Grandjean T, Degrauwe S, Tessitore E, Iglesias JF. "The 'de Winter' electrocardiogram pattern as a ST-elevation myocardial infarction equivalent: a case report." European Heart Journal - Case Reports. 2019.

Mahajan K, Batra A, Gupta A. de Winter sign-A STEMI Equivalent. Indian Heart J. 2018 Sep-Oct;70(5):761-764.

Prasad RM et al. The rare presentation of the de Winter's pattern: Case report and literature review, American Heart Journal Plus: Cardiology Research and Practice. Volume 3, 2021.

Tsuchida K, et al. Acute coronary syndrome with simultaneous two-vessel occlusion De Winter ST-segment depression or reciprocal change?, Journal of Electrocardiology, Volume 81: 70-74, 2023.

Reproduzido do blog de ECG do Dr. Smith

Os eletrocardiogramas a seguir foram reproduzidos com a gentil permissão do Dr. Stephen W. Smith. Você pode encontrar estes e outros casos muito interessantes e educativos em seu blog (Blog de ECG do Dr. Smith) em: https://hqmeded-ecg.blogspot.com/

Figura 25-1
De: segunda-feira, 22 de abril de 2024
"Chest pain, resolved. Does it need emergent cath lab activation (some controversy here)? And much much more."

Figura 25-3
De: segunda-feira, 11 de julho de 2022
"Instant easy save if you understand OMI, but incredibly dangerous if you only know STEMI. Readers of this blog will instantly understand this and save lives!"

Figura 25-4
De: Quarta-feira, 2 de abril de 2014
"A Non STEMI that needs the cath lab now."

Figura 25-5
De: Quarta-feira, 2 de abril de 2014
"A Non STEMI that needs the cath lab now."

26

Isquemia aguda, pericardite aguda, miocardite aguda e variante normal

Existem quatro condições, ou diagnósticos, que todo eletrocardiografista eventualmente terá que distinguir: isquemia aguda, pericardite aguda, miocardite aguda e variante normal. Cada uma tem seu próprio tratamento (ou não tratamento) e seu próprio prognóstico. Um diagnóstico errado não só leva a um tratamento inadequado, como também pode ser fatal! Muitas vezes, esses diagnósticos são apresentados no nível introdutório e recebem uma abordagem de "receita de bolo": se você vir isso, então o diagnóstico é este! Isso dá a impressão incorreta de que essas condições são fáceis de diagnosticar com base em sinais de ECG que você logo descobrirá que não são úteis. Tal conselho pode levar a resultados desastrosos.

Estou discutindo esses diagnósticos separadamente dos "imitadores" de isquemia porque há momentos em que pelo menos dois desses diagnósticos podem ser completamente indistinguíveis em um ECG de doze derivações sem um cateterismo cardíaco - mesmo por especialistas em eletrocardiografia e mesmo utilizando ecocardiogramas e dosagens de troponina. Acompanhe-me enquanto apresento essas condições e você entenderá por que o Dr. Stephen Smith diz: "Diagnosticar pericardite é um risco enorme!"

Isquemia Aguda

Como você aprendeu mais sobre o paradigma do Infarto Agudo do Miocárdio (IAM), sabe que detectamos isquemia aguda pela história da doença atual, histórico médico e social, exame físico, biomarcadores cardíacos, ecocardiograma, presença de alterações no ECG (por meio de registros iniciais e repetidos) e outras modalidades. A elevação do segmento ST é apenas um fator a ser considerado ao seguir o paradigma do IAM.

Aqui estão alguns achados únicos que devem ser procurados ao diagnosticar um episódio isquêmico agudo, distinguindo-o de pericardite aguda, miocardite aguda ou elevação do segmento ST variante normal:

Alterações recíprocas não estarão presentes na pericardite aguda (pós-viral), mas podem estar presentes na miocardite, embora com menos frequência do que nos casos de isquemia transmural aguda. A presença de uma alteração recíproca essencialmente descarta pericardite aguda e elevação do segmento ST variante normal. Também favorece a isquemia aguda e torna a miocardite aguda menos provável – mas não a exclui! A ausência de alterações recíprocas também não exclui isquemia/infarto agudo. Você verá um exemplo disso mais adiante.

As ondas T de reperfusão começarão com a inversão da onda T terminal no final do episódio isquêmico agudo, enquanto a elevação do segmento ST ainda estiver presente. A inversão da onda T na pericardite aguda normalmente ocorre após o retorno do segmento ST à linha de base. As ondas T da miocardite podem ser indistinguíveis da progressão durante a isquemia aguda.

As ondas Q geralmente aparecem no início de um episódio isquêmico agudo, mas não devido a infarto. Não há ondas Q durante a pericardite aguda (a menos que estivessem presentes antes do início da pericardite), mas as ondas Q podem estar presentes na miocardite.

Pericardite Aguda

Nos países desenvolvidos do Ocidente, a maioria dos casos de pericardite aguda é causada por uma síndrome viral precedente, ou seja, pericardite aguda pós-viral; em outras partes do mundo, a tuberculose é uma causa frequente de pericardite aguda. Considere que, ao mencionar pericardite aguda, estou me referindo à pericardite aguda pós-viral, a menos que seja especificamente indicado o contrário. Ao final desta seção, você aprenderá sobre um tipo diferente de pericardite aguda que segue regras diferentes e pode apresentar achados que a pericardite pós-viral não apresenta.

PÉROLA | Embora a pericardite aguda pós-viral seja a forma mais comum, ela ainda é infrequente. Lembre-se sempre de que os infartos agudos do miocárdio ocorrem com muito mais frequência do que a pericardite aguda! Nos países em desenvolvimento, a tuberculose ainda é uma das principais causas de pericardite aguda. O histórico médico do paciente é sempre uma boa fonte de informações sobre a causa da pericardite aguda: doença renal em estágio terminal, doenças avançadas do tecido conjuntivo, neoplasia maligna, radioterapia para tratamento de neoplasia maligna e infecção viral recente (do trato respiratório superior ou gastrointestinal).

Qual é a primeira coisa que você aprende a procurar ao diagnosticar pericardite aguda? Todo livro introdutório ou site que aborda o assunto instrui a procurar por elevação do segmento ST em mais de um território ou área vascular coronária. E isso é verdade! Mas o que eles não dizem é o quão pouco diagnóstico esse achado é! Vejamos um ECG com pericardite aguda pós-viral real e documentada:

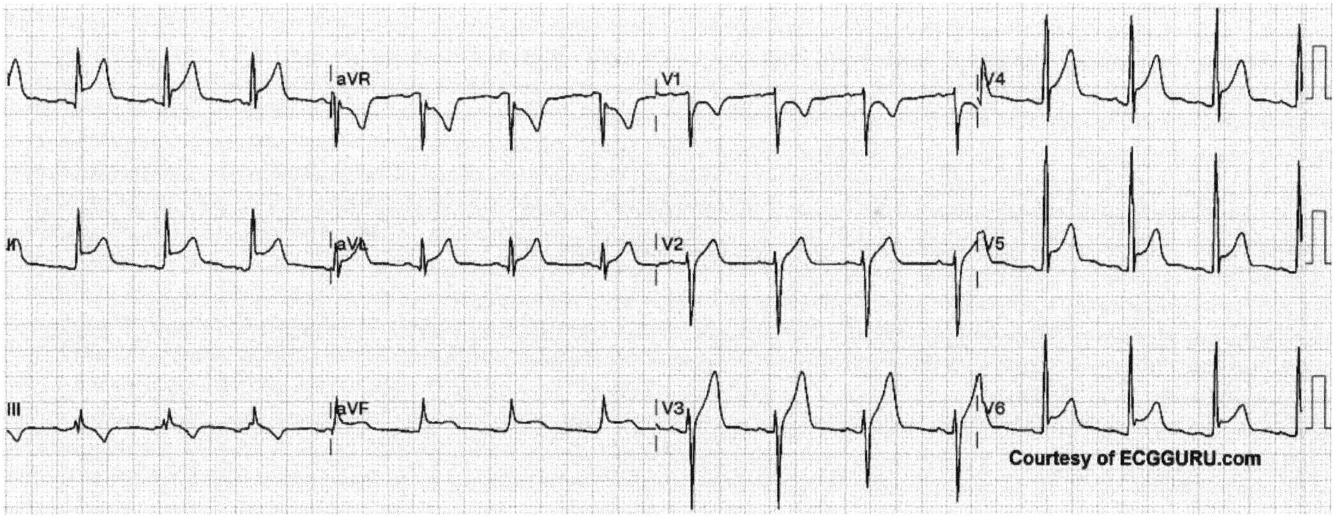

Figura 26-1

Como você pode ver, há elevação do segmento ST nas derivações II, III e aVF (inferior – artéria coronária direita, artéria circunflexa esquerda ou artéria descendente anterior esquerda), nas derivações I e aVL (basolateral – artéria descendente anterior esquerda ou artéria circunflexa esquerda), nas derivações V2 e V3 (anteroapical – artéria descendente anterior esquerda ou artéria coronária direita) e nas derivações V4-V6 (apicolateral – artéria descendente anterior esquerda, artéria circunflexa esquerda ou artéria coronária direita). Isso certamente se qualifica como elevação do segmento ST em mais de uma área vascular coronária. Existem várias outras indicações de pericardite aguda, que abordarei em breve. Vejamos outro ECG semelhante:

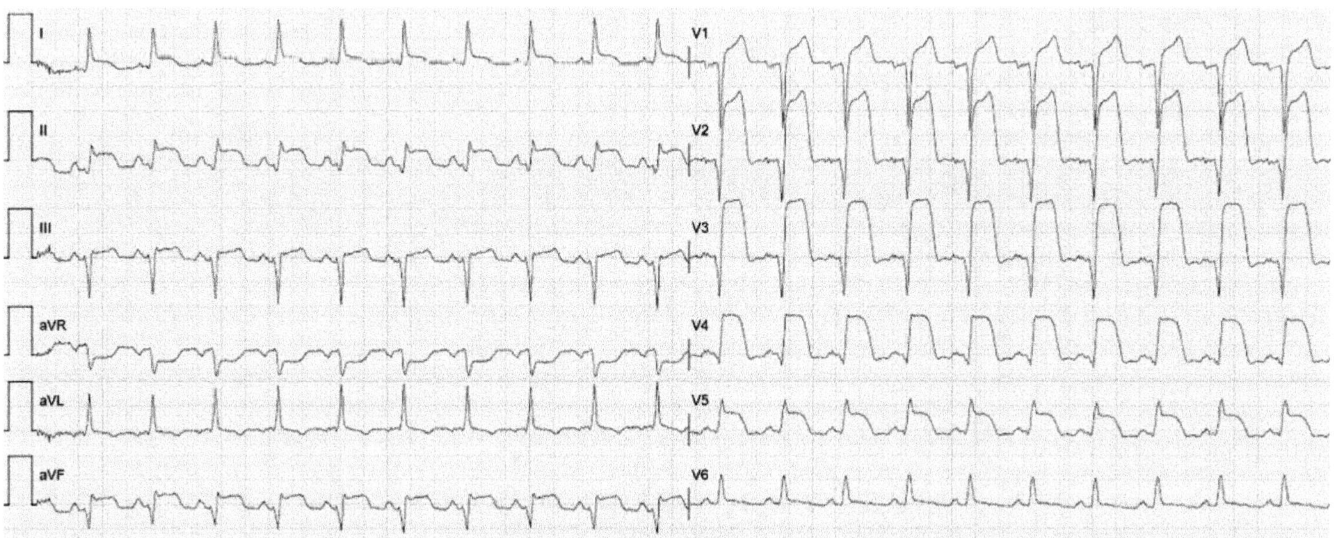

Figura 26-2

Assim como o ECG na Figura 26-1, este ECG demonstra elevação do segmento ST em mais de um território vascular coronário: inferior (derivações II, III e aVF), basolateral (derivações I e aVL), anteroapical (derivações V1 a V3) e apicolateral (derivações V4 a V6). Há apenas um problema: este ECG representa uma oclusão proximal de uma artéria descendente anterior esquerda (ADA) do tipo 3 ("envolvente")! E para enfatizar os perigos de confundir uma com a outra, diagnosticar erroneamente pericardite como uma oclusão coronária aguda e, por exemplo, optar por administrar trombolíticos pode resultar em um hemopericárdio desastroso e potencialmente fatal com tamponamento cardíaco, que pode ser muito difícil de controlar. Por outro lado, iniciar o tratamento de um paciente com oclusão proximal de uma ADA do tipo 3 com uma área muito grande em risco com um regime de AINEs e colchicina e depois mandá-lo para casa pode ser igualmente desastroso!

O diagnóstico de pericardite aguda é apresentado como simples e fácil na maioria dos livros introdutórios e cursos online. Deixe-me assegurar-lhe: NÃO É! Como os dois exemplos que acabei de apresentar ilustram tão claramente, o tratamento para pericardite aguda – quando aplicado a uma de suas condições semelhantes – pode resultar em um desastre... e vice-versa!

PÉROLA | O diagnóstico de pericardite aguda não é rápido e fácil. Existe, no entanto, um único sinal patognomônico – mas não está no ECG. Trata-se de um atrito pericárdico, que só pode ser auscultado com um estetoscópio.

Portanto, precisamos ir além da simples elevação do segmento ST em mais de uma área vascular coronária. Vamos analisar novamente o ECG na Figura 26-1.

Dados Demográficos, Histórico e Contexto

O que você deve notar imediatamente nem está no ECG: é o fato de o paciente ser um homem de 20 anos! Lembre-se: quanto mais jovem o paciente, maior a probabilidade de a causa da elevação do segmento ST ser outra que não uma placa ateromatosa rompida com trombose.

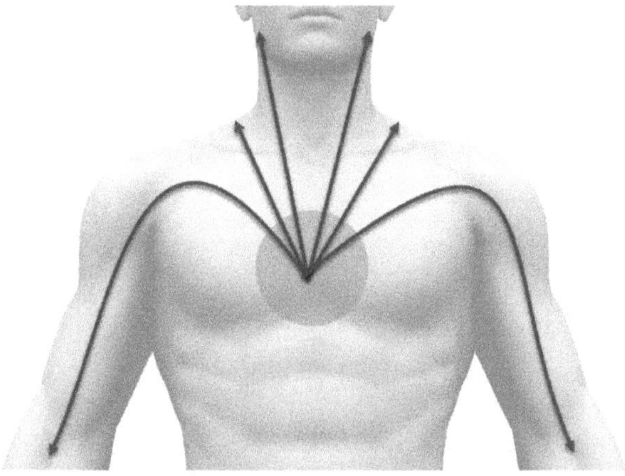

Figura 26-3 | Irradiação da dor pericárdica

A ausência de fatores de risco para um infarto agudo do miocárdio sugere pericardite aguda em vez de infarto agudo do miocárdio: não fumante, ativo, sem histórico de doença cardíaca, sem histórico familiar de doença cardíaca (ou doença cardíaca antes dos 40 anos), estilo de vida saudável, sem obesidade, etc. Além disso, a qualidade da dor torácica pode ser característica: pleurítica e localizada retroesternalmente, pior ao deitar, aliviada ao sentar e inclinar-se para a frente, não responsiva a nitratos e irradiando para o pescoço, braços ou (especialmente) para as cristas trapézios de ambos os lados (Figura 26-3).

Atenção! | Não se fixe na descrição clássica da dor pericárdica – ela também foi descrita como uma sensação de pressão e aperto. As pessoas vivenciarão – e descreverão – sua dor de maneiras únicas e inesperadas.

ECG: Segmentos de Relações Públicas

Concentre-se nos segmentos PR – não nos intervalos PR. O segmento PR estende-se do final da onda P até o início da primeira deflexão do complexo QRS. Comece observando a derivação aVR: você deve esperar ver um segmento PR elevado ou com inclinação ascendente. Você não encontrará um exemplo mais clássico disso do que na derivação aVR na Figura 26-1 (ampliada na Figura 26-4). Estude-a atentamente. Aprenda-a. Você deve ser capaz de reconhecê-la imediatamente.

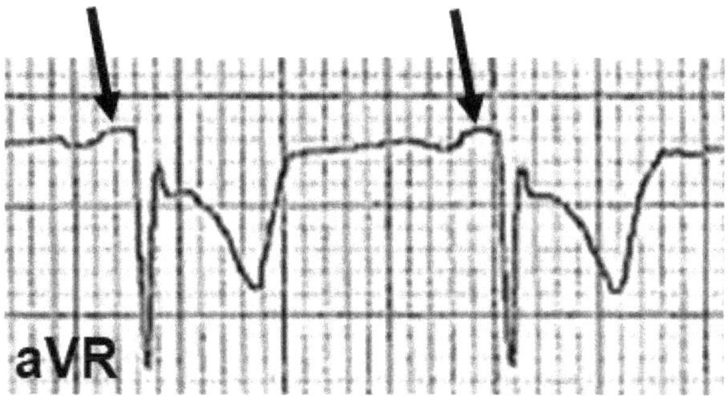

Figura 26-4

PÉROLA | Muitas vezes, o segmento PR na derivação aVR parece elevado quando não está. O término da onda P invertida (ou seja, o início do segmento PR) deve ser mais alto do que o início da onda P em sua junção com a linha de base. Veja a Figura 26-20 para um segmento PR que parece elevado... mas não está.

Observe atentamente os segmentos PR nas derivações I, II, aVL, V5 e V6 (Figura 26-1). (Você consegue ver o que essas derivações têm em comum? Todas são derivações do lado esquerdo. A derivação II é inferior e do lado esquerdo!) Esses são segmentos PR com inclinação descendente, típicos de todas as derivações, exceto a derivação aVR. Neste ECG (Figura 26-1), a derivação V1 parece ter inclinação ascendente, como a derivação aVR. Não confie nisso para diagnosticar pericardite aguda, pois ela pode não estar sempre presente.

Cuidado! Existem outras causas relativamente comuns de desvios do segmento PR. Se houver uma onda Ta visível (a onda T atrial), pode dar a impressão de um segmento PR com inclinação descendente. Se houver uma onda P' retrógrada, a onda Ta (onda T atrial) pode resultar na ilusão de elevação do segmento ST. A elevação do intervalo PR também pode indicar um infarto atrial. Os infartos atriais são sempre uma extensão de uma oclusão coronária aguda com isquemia ventricular... mais alguns motivos pelos quais este é um diagnóstico para um intérprete de ECG experiente e avançado!

PÉROLA | Embora seja (obviamente) possível registrar um infarto agudo do miocárdio por oclusão (IAM) sem a depressão do segmento ST de uma alteração recíproca, isso ainda é muito incomum (embora haja um exemplo neste livro). Com elevação do segmento ST e sem alterações recíprocas, eu certamente consideraria outros diagnósticos... mesmo que eventualmente eu optasse por um diagnóstico de isquemia aguda/IAM.

Segmentos TP descendentes

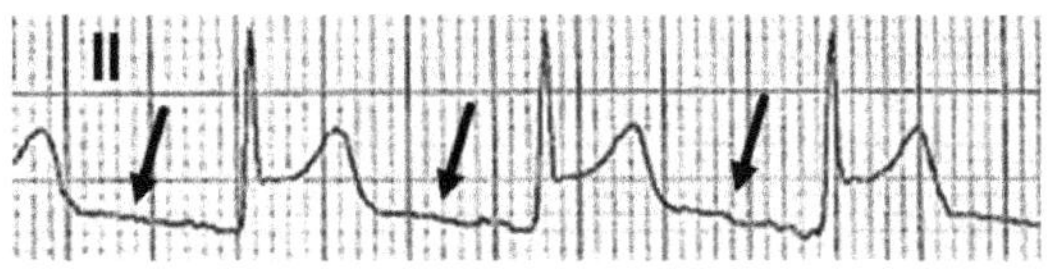

Figura 26-5

Observe os segmentos T-P descendentes (do final da onda T ao início da onda P). Isso é chamado de sinal de Spodick, em homenagem a David Spodick, MD, que estudou extensivamente doenças pericárdicas e nos forneceu grande parte do nosso conhecimento sobre o assunto. O sinal de Spodick é evidente nas derivações I, II, aVF e V4-V6. É caracteristicamente mais visível na derivação II e nas derivações laterais. Há sinais de Spodick sutis nas derivações aVL e C3 (V3).

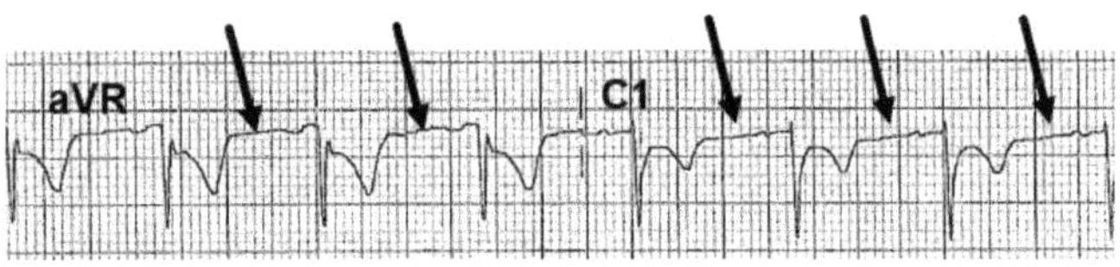

Figura 26-6

Na Figura 26-6, as derivações aVR e C1 (V1) reagem reciprocamente às outras alterações T-P, manifestando segmentos T-P com inclinação ascendente (sinal de Spodick invertido). A inclinação é um tanto sutil, portanto, é necessário praticar o reconhecimento desses sinais quando estiverem presentes.

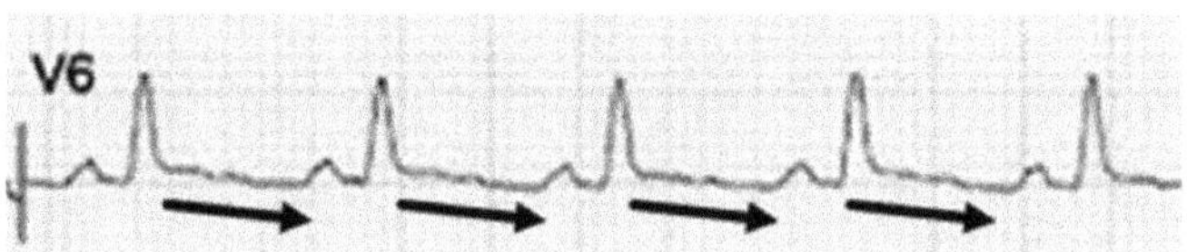

Figura 26-7

Diz-se que o sinal de Spodick é observado em cerca de 80% dos casos de pericardite aguda. No entanto, estudos posteriores sugerem que a frequência se aproxima de 30%, portanto, entenda que sua ausência não exclui a pericardite aguda. É mais evidente em frequências cardíacas mais lentas, que resultam em um segmento TP longo o suficiente para demonstrar a linha de base descendente.

O sinal de Spodick, no entanto, também pode ser observado em ECGs não associados à pericardite aguda. A derivação V6 na Figura 26-7 foi obtida do ECG na Figura 26-2 (o infarto agudo do miocárdio anterior). Observe os segmentos TP descendentes. Curiosamente, o Dr. Spodick nunca mencionou seu sinal homônimo em seus escritos.

Morfologia dos Segmentos ST

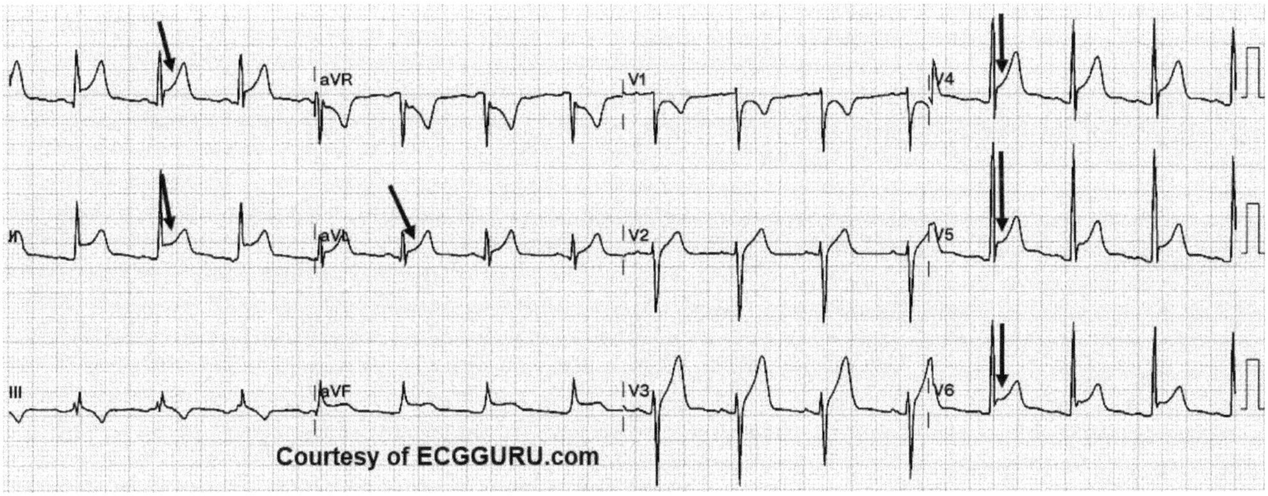

Figura 26-8

Observe atentamente a morfologia dos segmentos ST da pericardite (Figura 26-8). É claro que deve haver elevação do segmento ST em mais de uma distribuição vascular coronária, mas eu já mostrei que tais achados não são patognomônicos para pericardite aguda e podem ocorrer em oclusões coronárias agudas (OMI). Os segmentos ST elevados devem apresentar uma concavidade ascendente semelhante à repolarização precoce. No entanto, você deve entender que uma concavidade ascendente pode ser óbvia ou sutil. Observe na Figura 26-8 que apenas as derivações II, V5 e V6 apresentam concavidades ascendentes óbvias. (A Figura 26-8 é o mesmo ECG da Figura 26-1 com algumas anotações adicionadas.) As outras setas indicam concavidades ascendentes que são muito mais sutis, mas ainda assim concavidades ascendentes! O ECG na Figura 26-8 não demonstra nenhuma incisura do ponto J. Incisuras do ponto J – características da repolarização precoce – não aparecem na pericardite aguda. Segmentos ST com convexidade para cima devem levantar a questão de um diagnóstico diferente de pericardite aguda.

E justamente quando você pensa ter encontrado características confiáveis de pericardite aguda para auxiliar no diagnóstico...

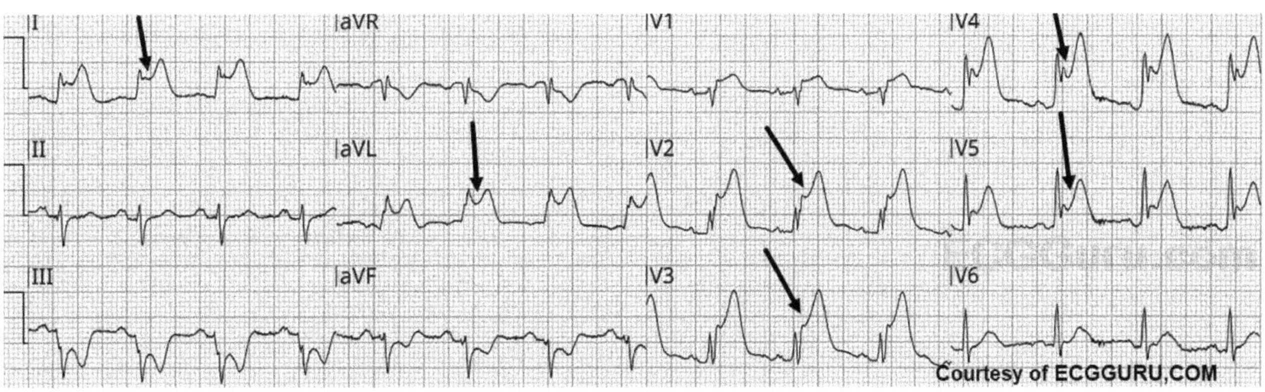

Figura 26-9

...você aprende que mais de 40% dos infartos agudos do miocárdio anteriores também podem apresentar elevação do segmento ST com concavidade para cima. O ECG na Figura 26-9 é um registro de uma isquemia transmural aguda do miocárdio anterior (um IAM agudo). Ele também exibe elevações do segmento ST com concavidades para cima, algumas sutis (derivações V2 e V3) e outras óbvias (derivações I, aVL, V4 e V5). Não confunda a cúpula de uma onda T hiperaguda positiva com uma convexidade para cima.

Agora, vamos falar sobre a depressão do segmento ST, porque isso é igualmente importante. Também podemos usar o Método Diagnóstico de Eliminação de Jones para nos ajudar a decidir se o ECG mostra uma oclusão aguda ou pericardite aguda.

> **Método Diagnóstico de Eliminação de Jones** | Um método de diagnóstico que se concentra nos achados que eliminam doenças da lista de diagnósticos diferenciais, em vez de procurar evidências e achados que apoiem um diagnóstico específico.

Vamos analisar outro ECG...

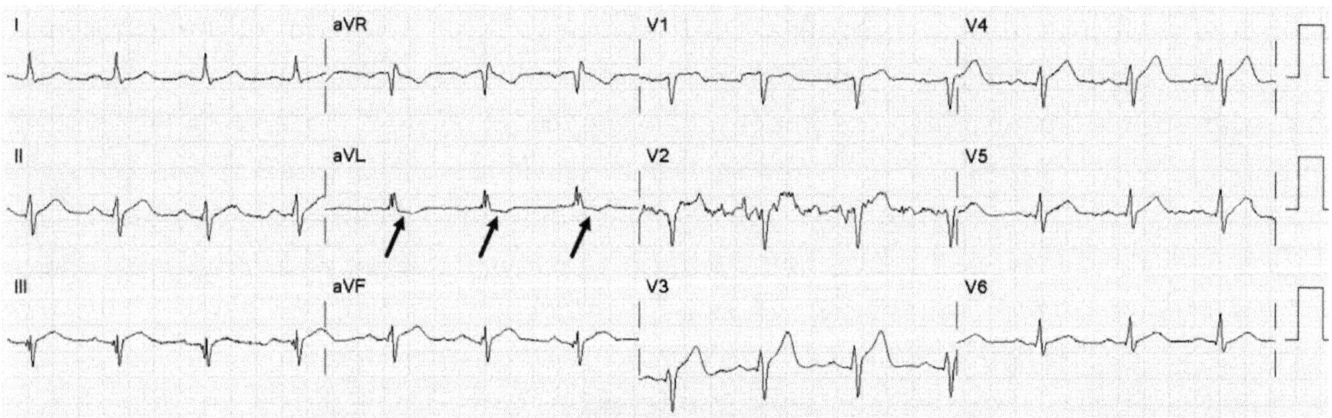

Figura 26-10

Embora possa haver elevação do segmento ST em muitas derivações, apenas duas podem apresentar depressão do segmento ST e ainda serem consideradas típicas de pericardite aguda: as derivações aVR e V1. A derivação aVR interpreta a corrente da lesão do pericárdio (as elevações do segmento ST) como se estivesse se propagando a partir do seu polo positivo, registrando, portanto, depressão do segmento ST. Isso é esperado durante a pericardite aguda. A derivação V1 pode – ou, como no ECG da Figura 26-10 – não apresentar depressão do segmento ST. Concentrar-se na derivação aVR é o mais indicado, pois ela é mais confiável e previsível. Mas o que vemos na derivação aVL... Depressão do segmento ST! (setas pequenas) A depressão do segmento ST em outras derivações além de aVR e V1 é indicativa de uma alteração recíproca que ocorre durante uma oclusão coronariana aguda (OMI). A única alteração recíproca permitida na pericardite aguda é nas derivações aVR e V1. Neste ponto, não precisamos mais procurar sinais para confirmar o diagnóstico de pericardite aguda –

acabamos de descartá-la ao observar a depressão do segmento ST na derivação aVL! Essa é mais uma aplicação do Método de Eliminação de Diagnóstico de Jones!

PÉROLA | Embora as derivações aVR e V1 possam apresentar depressão do segmento ST durante a pericardite aguda, nenhuma outra derivação pode fazê-lo! Se houver depressão do segmento ST em qualquer derivação que não seja aVR e V1, considere que se trata de uma alteração recíproca da isquemia transmural aguda localizada em outro local... eliminando, assim, a pericardite aguda do diagnóstico diferencial.

Alterações Recíprocas

Procure por alterações recíprocas nas elevações do segmento ST. Na pericardite pós-viral aguda, NÃO HÁ! Esse é um ponto muito importante. Portanto, encontrar elevação difusa do segmento ST não consistente com a distribuição vascular de uma única artéria coronária, sem alterações recíprocas indicativas de isquemia aguda devido à oclusão de uma artéria coronária, deveria facilitar o diagnóstico... certo? Observe o ECG (Figura 26-1) do paciente com pericardite aguda documentada e veja se consegue encontrar alguma alteração recíproca nas elevações do segmento ST. Você não verá, porque não há alterações recíprocas (já que se trata de pericardite aguda). Isso comprova o diagnóstico de pericardite aguda? Se você acha que sim, observe o ECG (Figura 26-2) com a oclusão proximal da artéria descendente anterior esquerda (DAE) do tipo 3 ("envolvente"). Você vê alguma alteração recíproca ali? Não, você não vê. Portanto, deve ficar claro que a ausência de alterações recíprocas não é 100% confiável para o diagnóstico. Felizmente, ainda é muito útil – especialmente quando combinada com outros achados.

PÉROLA | Você sempre pode registrar mais de 12 derivações! Encontrar depressão recíproca do segmento ST nas derivações V7 a V9 certamente ajudaria a eliminar a pericardite aguda do diagnóstico diferencial.

Morfologia da Onda T

As ondas T precisam ser mencionadas, embora geralmente sejam de pouca ajuda diagnóstica. O problema com as ondas T é que elas podem, ocasionalmente, imitar a morfologia das ondas T hiperagudas observadas em oclusões coronárias agudas. Observe as ondas T de V2 a V4 na Figura 26-1. Elas são essencialmente indistinguíveis das ondas T hiperagudas. A pericardite, no entanto, geralmente se apresenta com ondas T de tamanho bastante normal.

Razão ST / T

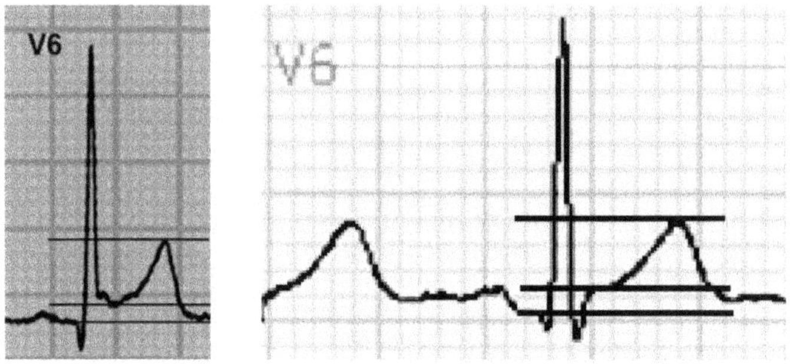

Variante Normal | Pericardite Aguda

0.22 | 0.25

Figura 26-11

PÉROLA | Podemos usar a amplitude da elevação do segmento ST dividida pela amplitude da onda T na derivação V6 (Figura 26-11) como uma razão que pode nos fornecer mais informações sobre pericardite aguda versus variante normal (repolarização precoce). Se a razão ST/T em V6 for ≥ 0,25, a pericardite aguda é mais provável... caso contrário, se for < 0,25, a variante normal é mais provável. Por quê? Quanto mais alta a onda T, maior o denominador e, portanto, menor a fração. As ondas T de uma variante normal são geralmente mais altas do que as da pericardite aguda.

Há duas coisas que você precisa entender sobre essa razão ST/T:

1. Seja muito cuidadoso ao calcular a razão ST/T. Suas medições devem ser exatas – você não pode medir esses deslocamentos simplesmente olhando para eles. Um pequeno erro na medição pode resultar em uma razão muito enganosa.

2. A razão distingue a pericardite aguda da variante normal (repolarização precoce)... mas, mais importante. Não distingue pericardite aguda de um infarto agudo do miocárdio.

A maioria dos casos de pericardite é pós-viral ou idiopática, mas existem algumas outras causas que, quando presentes, podem direcioná-lo para o diagnóstico correto. Esteja atento a pacientes com doença renal em estágio terminal que recebem hemodiálise, pois eles certamente podem apresentar pericardite aguda. Pacientes com neoplasias malignas podem desenvolver pericardite devido à infiltração pela própria neoplasia ou pela radioterapia administrada para o tratamento da doença. E há mais uma causa de pericardite aguda que reforça a ideia de que o diagnóstico pode ser muito complicado...

Infarto (Sub)Agudo do Miocárdio

Dois tipos de pericardite podem se desenvolver após um infarto:

1. Pericardite peri-infarto precoce (EPIP), anteriormente chamada de pericardite regional pós-infarto (PIRP) e

2. Síndrome pós-infarto do miocárdio (Síndrome de Dressler).

A pericardite precoce pós-infarto do miocárdio (peri-infarto) geralmente se manifesta nos primeiros 5 a 7 dias após uma oclusão coronária aguda. A gravidade da síndrome está relacionada ao tamanho da área infartada, o que significa que também está relacionada à duração entre o início da oclusão e quaisquer manobras de reperfusão (ou seja, quanto menor o atraso até a reperfusão, menor o infarto). A maioria dos casos é benigna, mas esse tipo específico de pericardite pós-infarto às vezes leva a rupturas septais ou da parede livre devastadoras com morte súbita.

A síndrome de Dressler é uma reação autoimune que ocorre após um período de atraso – geralmente de duas semanas a dois meses após a oclusão coronária aguda (embora possa ocorrer mais cedo). É considerada uma complicação benigna, sendo a recuperação completa e sem intercorrências o resultado normal e esperado. Com o advento da era do "tempo é miocárdio" e da reperfusão intervencionista precoce, a síndrome de Dressler praticamente desapareceu. Provavelmente, está sendo subdiagnosticada, mas é tão rara atualmente que é quase uma doença de notificação obrigatória.

Vamos falar sobre EPIP. Esta pode ser bastante difícil de diagnosticar porque muitas das alterações no ECG devido à oclusão coronária ainda estão presentes no ECG. Por que você consideraria EPIP como um diagnóstico? O que o levaria a suspeitar dela?

Primeiro, o paciente geralmente se reperfundiu – espontaneamente ou, mais provavelmente, devido à administração de trombolíticos ou intervenção direta com angioplastia e colocação de stent. Agora ele está sem dor. No segundo ou terceiro dia, o paciente desenvolve mais dor – retroesternal, pior com uma respiração profunda ou ao deitar. O paciente pode querer permanecer sentado e inclinado para a frente para diminuir a dor. A nitroglicerina não ajuda agora, enquanto ajudou durante o evento inicial. O paciente pode reclamar de falta de ar e/ou tosse seca e relatar sensação de febre. O que você faz agora?

Enquanto a enfermeira verifica os sinais vitais e a saturação de oxigênio, você deverá auscultar o atrito pericárdico. Onde auscultar? Ao longo da borda esternal esquerda – em toda a extensão do esterno. O atrito pericárdico terá um som agudo, semelhante ao rangido de um par de sapatos novos. Pode haver até três componentes, mas considere-se com muita sorte se ouvir pelo menos um. Os atritos pericárdicos são muito transitórios e intermitentes. Pode ser necessário auscultar várias vezes em intervalos regulares. Por que o atrito pericárdico é tão importante? Porque é verdadeiramente patognomônico da pericardite aguda – de qualquer tipo!

Um ecocardiograma (ECO) é essencial. Este tipo de pericardite pós-infarto é propenso a desenvolver rupturas septais ou da parede livre com morte súbita! Mesmo que o paciente tenha tido uma boa evolução após o infarto do miocárdio e a revascularização, ele ainda pode morrer devido à pericardite pós-infarto (EPIP). Felizmente, a maioria se recupera completamente e sem intercorrências. Como reconhecer a EPIP no ECG? Duas progressões atípicas da onda T são muito características e diagnósticas:

As ondas T não se invertem como esperado após a reperfusão. A área do coração afetada pela EPIP pode ser regional e não difusa. Por exemplo, se houver uma oclusão média de uma artéria descendente anterior esquerda (ADA) do tipo 3 com elevação do segmento ST nas derivações II, III, aVF e V4 a V6, que é então reperfundida, talvez apenas as ondas T nas derivações inferiores se invertam após a reperfusão, enquanto as ondas T nas derivações V4 a V6 permaneçam positivas. Isso seria uma indicação significativa de pericardite regional localizada sobre a parede apicolateral do ventrículo esquerdo.

Todas as ondas T podem se inverter na reperfusão, como esperado, mas dentro de 5 a 7 dias, pelo menos algumas ondas T sofrem pseudonormalização e retornam à sua orientação positiva. Embora geralmente consideremos a pseudonormalização das ondas T após um infarto agudo do miocárdio como um sinal de isquemia recorrente, ela também pode sugerir pericardite intersticial pós-infarto (PIPI).

A PIPI costumava ser chamada (e ainda é chamada por muitas pessoas) de pericardite regional pós-infarto (PIRP). A palavra "regional" é muito importante aqui. Esse tipo de pericardite pode se desenvolver apenas sobre a área (ou uma das áreas) do infarto, tornando-a focal. ou regional em vez de difusa, como a pericardite aguda pós-viral mais típica. Isso significa que uma EPIP pode se apresentar com elevação do segmento ST em uma área vascular específica no ECG e manifestar uma alteração recíproca apropriada em uma derivação oposta. Assim, ela se junta à isquemia/infarto agudo do miocárdio e à miocardite aguda como uma condição que pode produzir elevação do segmento ST com uma alteração recíproca.

O que pode ajudar a distinguir isso de um IAM e de uma miocardite aguda? Embora possa parecer muito com miocardite aguda, a EPIP ocorre de 5 a 7 dias após um IAM. Também foi relatada após cirurgia abdominal e invasão tumoral do pericárdio (ocorrências extremamente raras). A incidência de EPIP (PIRP) está diminuindo (felizmente) nesta era de intervenção de reperfusão rápida após oclusão coronária aguda. O tempo não é apenas miocárdio – o tempo também é pericárdio!

PÉROLA | Um ecocardiograma é essencial na investigação da pericardite aguda e deve ser registrado inicialmente. Ele pode ajudar a descartar um IAM. (ausência de anormalidade regional do movimento da parede) ou tornar o diagnóstico de pericardite mais provável (derrame pericárdico). Mas, mais importante ainda, também pode detectar uma anormalidade que talvez não tenha sido considerada.

Visite o blog do Dr. Smith sobre ECG (https://hqmeded-ecg.blogspot.com/) e localize a postagem de sexta-feira, 13 de dezembro de 2019, intitulada "Pericardite ataca novamente". Ela discute em detalhes gráficos o que pode acontecer quando se fixa no diagnóstico de pericardite enquanto se ignora uma condição muito mais grave. Você entenderá por que o Dr. Smith adverte seus leitores, dizendo: "Diagnosticar pericardite é um risco que você corre". Você também verá o benefício de realizar um ecocardiograma no início da investigação de pericardite aguda!

OUTRA PÉROLA | Lembre-se: embora a pericardite induzida por eletrocardiograma (EPIP) possa parecer exatamente como um caso de miocardite aguda ou mesmo de infarto agudo do miocárdio (IAM), ela ocorre vários dias após um IAM. A miocardite aguda não tem associação direta com um IAM. Embora a EPIP em si não resulte em anormalidades regionais da motilidade da parede (ARMP), o fato de ocorrer tão de perto após um IAM agudo pode causar confusão devido a qualquer ARMP residual causada pela oclusão coronária precedente. A miocardite aguda pode ou Pode não apresentar uma alteração da motilidade da parede regional (AMPR). A confusão também pode surgir se o paciente suportar e sobreviver ao infarto agudo do miocárdio em casa sem procurar atendimento médico (talvez um infarto silencioso), mas manifestar-se posteriormente quando a dor pleurítica da EPIP começar a interferir na respiração.

Miocardite Aguda

Na maioria dos casos na civilização ocidental, a miocardite é uma inflamação pós-viral do miocárdio. Sua progressão geralmente ocorre nas seguintes três fases:

Invasão dos miócitos pelo vírus, com destruição e morte de alguns deles. Esta fase costuma ser clinicamente silenciosa, pois o sistema imunológico do corpo entra em ação e limita danos maiores.

O dano ocorre durante a Fase 2, quando o mesmo sistema imunológico que limitou a destruição causada pelo vírus invasor torna-se sensibilizado às proteínas miocárdicas liberadas durante a Fase 1, voltando-se agora contra o miocárdio e iniciando um ataque autoimune.

O resultado final, em muitos casos, é uma cardiomiopatia dilatada não isquêmica.

A distinção entre miocardite e isquemia miocárdica é um dos diagnósticos diferenciais mais difíceis que qualquer médico terá que resolver. Permita-me começar explicando como a miocardite aguda pode se apresentar:

Primeiro, o início da dor pode ser súbito, muitas vezes despertando os pacientes durante o sono. Geralmente ocorre em repouso, mas também pode ocorrer durante exercícios ou esforço. Embora possa ser relatada como pleurítica e posicional, também pode ser relatada como uma sensação de pressão, aperto ou compressão. Pode irradiar para o braço, pescoço ou mandíbula, e o paciente pode relatar náuseas e sudorese. Em resumo, pode se apresentar exatamente como uma oclusão coronária aguda!

Em segundo lugar, a elevação do segmento ST pode ser limitada a um único território vascular, acompanhada por uma alteração recíproca apropriada. Se mais de um território vascular estiver envolvido, ainda pode ser semelhante a oclusões das principais artérias coronárias, que frequentemente irrigam mais de uma área vascular.

Em terceiro lugar, pode haver elevação das troponinas cardíacas. Níveis elevados de troponina ocorrem em pouco mais de 30% dos pacientes com miocardite aguda. Em alguns casos, os níveis podem ficar bastante altos, portanto, não há vantagem diagnóstica em observar o nível específico. Níveis muito baixos provavelmente não representam isquemia aguda. No entanto, na miocardite aguda, os níveis de troponina não têm valor prognóstico, ao contrário das síndromes coronárias agudas.

Em quarto lugar, a ecocardiografia pode ou não demonstrar uma anormalidade regional do movimento da parede (ARMP). Um verdadeiro infarto do miocárdio sempre demonstrará uma ARMP, mas a miocardite pode ou não fazê-lo. Se uma anormalidade regional do movimento da parede estiver presente, ela não acrescenta nada ao diagnóstico. É somente quando não há ARMP presente no ecocardiograma que se pode fazer uma distinção entre miocardite aguda e isquemia/infarto agudo do miocárdio.

Em quinto lugar, a miocardite aguda pode progredir para hipotensão e, em última instância, choque cardiogênico. Também pode ser complicada por arritmias atriais e ventriculares, incluindo fibrilação atrial, taquicardia ventricular e/ou fibrilação.

Pacientes com miocardite aguda que se apresentam sem insuficiência cardíaca e com função ventricular esquerda preservada têm excelentes resultados.

Ao avaliar o ECG com pericardite aguda, miocardite aguda, infarto agudo do miocárdio e variante normal (repolarização precoce) no diagnóstico diferencial, é útil lembrar o Método de Eliminação de Jones:

1. A presença de uma alteração recíproca em uma derivação diferente de aVR exclui pericardite pós-viral aguda e variante normal.

2. Um ecocardiograma que não demonstra anormalidade na motilidade da parede exclui isquemia aguda, mas não exclui miocardite aguda, pericardite aguda, EPIP ou variante normal.

3. Um nível muito elevado de troponina exclui pericardite aguda e variante normal como diagnósticos primários. Embora os níveis de troponina na isquemia aguda pareçam estar mais elevados do que na miocardite aguda, nenhum estudo específico distingue os dois diagnósticos com base no nível de troponina. Provavelmente há muita sobreposição para que a diferença seja aplicada em casos individuais.

4. A EPIP sempre ocorrerá – por definição – após um infarto agudo do miocárdio em até sete dias, às vezes já em 24 horas.

5. Costuma-se dizer que as ondas Q não aparecem na pericardite aguda ou em variantes normais. Essa afirmação precisa de esclarecimento: as ondas Q não se desenvolvem como resultado de pericardite aguda ou variantes normais, mas certamente podem ser encontradas nessas condições se já estivessem presentes! Não existe nenhuma regra que impeça uma pessoa com histórico de infarto do miocárdio de desenvolver pericardite aguda pós-viral ou apresentar uma variante normal.

Esta seção não trata da fisiopatologia, epidemiologia ou tratamento da miocardite aguda. Ela aborda como reconhecer a miocardite aguda em um ECG de 12 derivações. Infelizmente, preciso ser brutalmente franco: não há sinais em um ECG de 12 derivações que indiquem especificamente miocardite aguda! É um diagnóstico de exclusão. O diagnóstico de miocardite aguda baseia-se no histórico da doença atual do paciente (extremamente importante – certifique-se de fazer todas as perguntas apropriadas!) e na sua capacidade de descartar outros fatores de confusão (IAM, pericardite aguda, variante normal) observando achados que sejam, ou não, compatíveis com esses diagnósticos no ECG de 12 derivações. Isso nem sempre será possível e, frequentemente, será necessário realizar um cateterismo cardíaco. Não se frustre quando o angiograma indicar artérias coronárias normais. O cateterismo costuma ser a única maneira de diferenciar entre um IAM e uma miocardite aguda.

PÉROLA | A miocardite aguda é um diagnóstico de exclusão. Nada no ECG é patognomônico para essa doença. Uma ressonância magnética cardíaca pode ser o exame não invasivo mais seguro e discriminatório se houver preservação subendocárdica. Mesmo uma biópsia endomiocárdica (BEM) – que é o "padrão ouro" para o diagnóstico – tem sensibilidade muito baixa e risco aumentado.

Segue um diagrama (Figura 26-12) para acompanhar a importantíssima PÉROLA ao lado:

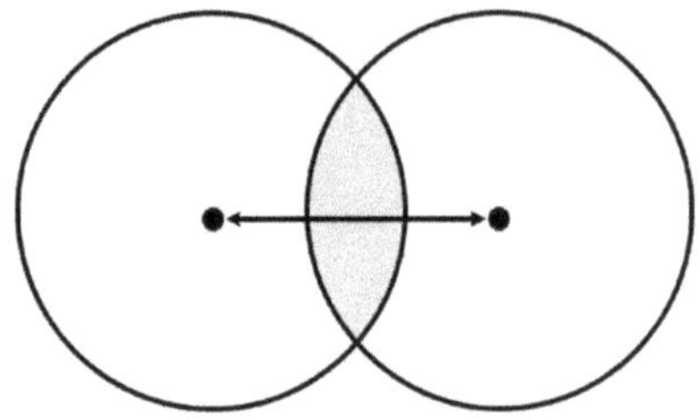

Figura 26-12

PÉROLA | Muitos resultados ou medições estatísticas podem demonstrar uma diferença muito significativa nos valores médios, o que pode sugerir a possibilidade de diferenciar facilmente dois achados eletrocardiográficos semelhantes. Por exemplo, pode haver uma diferença significativa nas amplitudes médias da onda T entre miocardite aguda e isquemia miocárdica aguda. No entanto, lembre-se sempre de que uma diferença nos valores médios é mais pertinente para determinar a presença de duas condições em uma determinada população, mas é muito inútil no caso clínico individual. Isso ocorre porque duas médias amplamente separadas com significância estatística ainda podem apresentar uma sobreposição considerável de valores, como ilustrado na Figura 26-12.

Aqui está um ECG de um paciente com miocardite aguda:

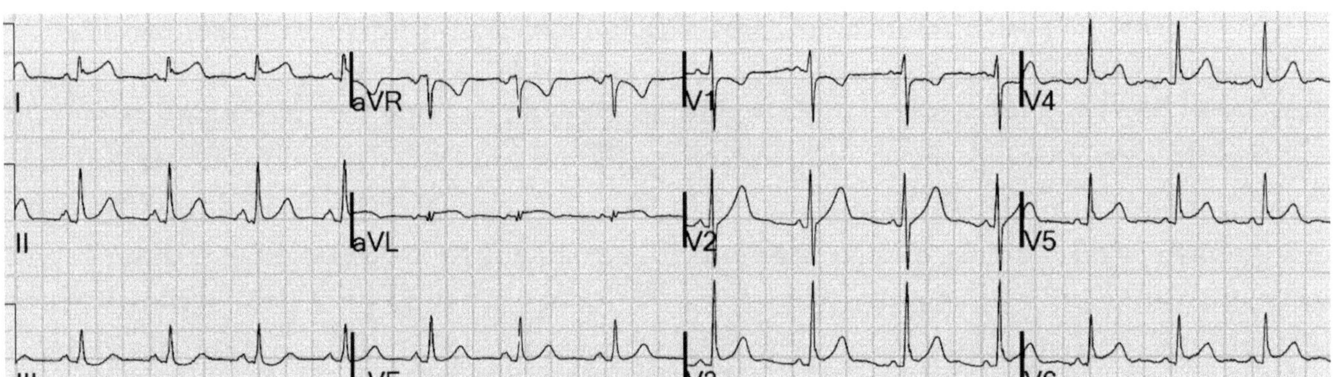

Figura 26-13

Isso é típico dos processos de decisão que você deve utilizar para distinguir entre infarto agudo do miocárdio e miocardite aguda. Este ECG (Figura 26-13) foi registrado de uma jovem de 20 e poucos anos, fumante inveterada, que se queixava de quatro dias de dores torácicas intermitentes (não agudas, não pleuríticas), que irradiavam para o pescoço e ambos os ombros.

Há elevação evidente do segmento ST nas derivações I e aVL, com depressão recíproca do segmento ST na derivação III. Há também elevação do segmento ST anterolateralmente nas derivações V3-V6. A troponina I inicial foi de 18,9 ng/mL. Um ecocardiograma de alta definição revelou uma anormalidade na movimentação da parede lateral.

No cateterismo, a angiografia coronária foi completamente normal. Todas as artérias coronárias estavam totalmente pérvias. No entanto, ao contrário de muitos casos que terminam com uma angiografia normal, o diagnóstico foi aprofundado com uma ressonância magnética cardíaca (RMC), que revelou inflamação miocárdica da parede lateral do ventrículo esquerdo com preservação da camada subendocárdica – um achado focal – que corroborou fortemente o diagnóstico de miocardite aguda. A miocardite tipicamente envolve a camada subepicárdica.

PÉROLA | A preservação do subendocárdio (um endocárdio sem isquemia) é um achado muito informativo e distintivo na RMC. A isquemia miocárdica sempre começa no subendocárdio, portanto, na presença de isquemia, o subendocárdio também estaria envolvido. A RMC tornou-se um excelente método para detectar a inflamação da miocardite aguda.

O que você deve aprender com este caso é que a miocardite aguda pode se apresentar exatamente como um infarto agudo do miocárdio – exatamente! Muitas vezes, a única maneira de distinguir as duas patologias é por meio de cateterismo cardíaco. Vamos analisar mais de perto:

1. Idade da Paciente – A paciente é uma mulher na faixa dos vinte anos. Isso sugere fortemente uma patologia diferente de uma oclusão coronária aguda – mas não se engane! Oclusões coronárias agudas devido à ruptura de placas ateroscleróticas com trombose ocorrem em pacientes na adolescência, na faixa dos vinte e trinta anos. Sim, é muito incomum – mas acontece. Nessa faixa etária, você também deve considerar uma origem anômala da artéria descendente anterior esquerda (DAE) ou dissecção espontânea da artéria coronária (DEAC). Você não quer ser conhecido como o médico cuja paciente muito jovem morreu de uma condição facilmente diagnosticável e tratável porque você não se preocupou em considerar todas as possibilidades.

2. Elevação do Segmento ST em um Território Vascular – A elevação do segmento ST nas derivações I, aVL e V3-V6 é específica para isquemia lateral aguda – talvez até anterolateral. Essa não é uma apresentação incomum de infarto agudo do miocárdio. Infelizmente, não é 100% específica.

3. Alteração Recíproca nas Derivações dos Membros – Há uma depressão recíproca do segmento ST na derivação III. Isso é apropriado e esperado em casos de isquemia basolateral aguda (derivações I e aVL). Isso descarta pericardite pós-viral e variante normal (repolarização precoce). Não descarta miocardite aguda ou isquemia miocárdica

aguda.

4. Troponina I Elevada – A troponina I estava elevada. A magnitude da elevação da troponina não pode ser usada para distinguir miocardite aguda de isquemia aguda devido à sobreposição de valores (lembre-se da nossa discussão sobre a Figura 26-12).

5. Anormalidade da Motilidade da Parede no Ecocardiograma – Foi constatada uma anormalidade localizada da motilidade da parede lateral neste paciente, tanto no ecocardiograma quanto na ventriculografia (durante o cateterismo). A ausência de anormalidade da motilidade da parede poderia ter descartado um infarto agudo do miocárdio, embora não diferenciasse a miocardite aguda de outros fatores de confusão.

Dois pontos que eu gostaria especialmente de enfatizar são:

1. A idade da paciente, neste caso, não foi o único fator que levou à suspeita de miocardite aguda; na verdade, um ecocardiograma inicial realizado à beira do leito pelo médico do pronto-socorro não apresentou "nenhuma anormalidade na movimentação da parede", o que provavelmente reforçou a suspeita de miocardite. Se a paciente tivesse 50 anos e as artérias coronárias estivessem normais durante o cateterismo, ela provavelmente teria recebido o diagnóstico de "IAMSEST" (infarto agudo do miocárdio sem supradesnivelamento do segmento ST), e os achados do ECG teriam sido atribuídos a vasoespasmo coronário ou reperfusão após lise espontânea de um trombo.

2. Como a miocardite aguda pode se apresentar exatamente como um infarto agudo do miocárdio, uma ida ao laboratório de cateterismo cardíaco frequentemente será inevitável. Não baseie seu diagnóstico em suposições.

PÉROLA | Não existem exceções* quando a vida de alguém está em perigo iminente. Dizer que adolescentes (ou adultos muito jovens) não morrem de ataques cardíacos parece – superficialmente – bastante plausível. Mas e se substituirmos a palavra "adolescentes" por "adolescentes com dor no peito e elevação do segmento ST nas derivações I e aVL, com alterações recíprocas na derivação III, anormalidade da motilidade da parede lateral no ecocardiograma e troponina I muito elevada"?

Você ainda se sentiria confortável em fazer essa afirmação? Claro, você nunca saberia desses achados se não os procurasse! E, para sermos bem claros, pessoas morrem de miocardite aguda. Pode ser uma doença letal – a curto ou longo prazo. Aqueles que não morrem durante o evento agudo frequentemente desenvolvem cardiomiopatias dilatadas não isquêmicas (CMD), levando à insuficiência cardíaca ou transplantes de coração.

*Zebra é frequentemente usada para representar uma condição ou achado raro. Eu cursei medicina em San Antonio, Texas, e nos disseram: "No Texas, se você ouvir cascos, procure cavalos – não zebras!" O ditado deveria terminar com "...primeiro procure os cavalos, depois as zebras!"

PÉROLA | Sempre que você elimina um diagnóstico comum ou mais frequente, um diagnóstico raro sobe na lista.

Variante Normal ou Repolarização Precoce

Pode-se pensar que este seria um diagnóstico fácil. Deveria ser, mas a literatura sobre o assunto criou muitas definições confusas. Além disso, há muita desinformação na internet e em diversas publicações (também encontradas online).

Vamos começar com a variante normal (repolarização precoce).

VARIANTE NORMAL | Inicialmente, ela era definida como elevação do segmento ST ≥ 1 mm nas derivações precordiais médias. Era considerada benigna. Pode haver ou não uma incisura no ponto J. Se houver, o diagnóstico é muito mais preciso.

Devemos chamar isso de variante normal, já que repolarização precoce não é mais o termo preferido e, sim, o que descrevi como variante normal ainda é benigno. Abordaremos a fibrilação ventricular idiopática em breve.

DICA | "Variante normal" é o nome de um achado eletrocardiográfico específico, como "elevação do segmento ST" ou "inversão da onda T". O termo às vezes é usado para se referir a outros tópicos, o que pode causar confusão. Se você usar o termo "variante normal", certifique-se de que seu ouvinte ou leitor entenda o contexto em que você o utiliza.

Aqui está um exemplo de repolarização precoce (variante normal). Vejamos o que podemos (ou não) encontrar neste ECG:

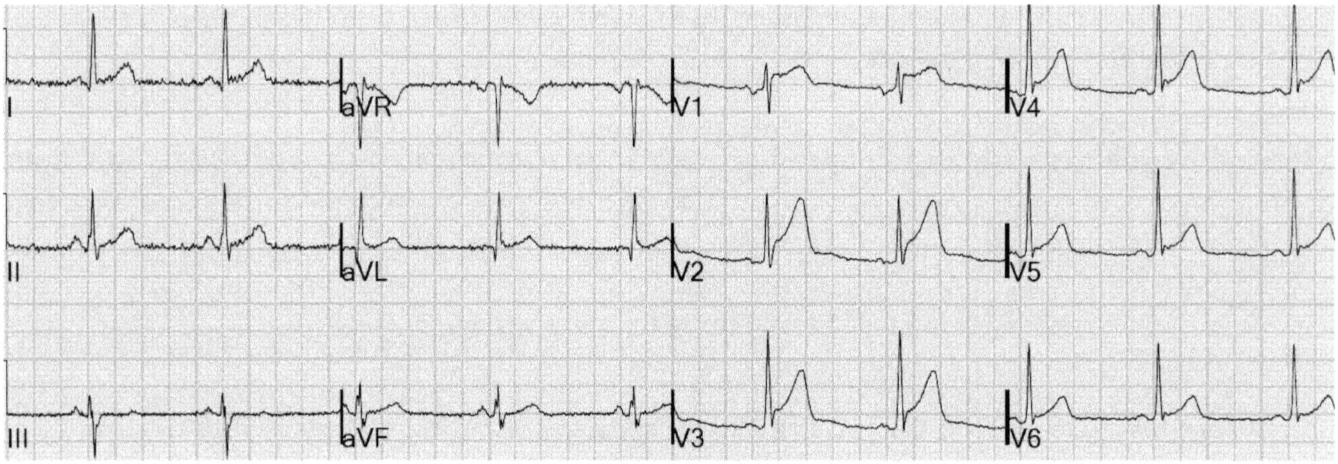

Figura 26-14

Claro, vamos começar pelo óbvio: onde está localizada a elevação do segmento ST? Há elevação do segmento ST em todas as derivações precordiais, V1 a V6. Anteriormente, eu o aconselhei a procurar a variante normal nas derivações precordiais médias. Defino as derivações precordiais médias como V2 a V4. Esteja ciente de que este não é um mundo perfeito e a variante normal pode aparecer fora dessas derivações (em V1 ou V5/V6).

MINHA OPINIÃO | Se, no entanto, não houver elevação do segmento ST em nenhuma das derivações V2 a V4 ou apenas nas derivações V4 a V6, então você está vendo um tipo de elevação do segmento ST que não é uma variante normal. Em vez de variante normal, eu recorreria à antiga terminologia de repolarização precoce (embora não repolarização precoce benigna), ou consideraria um diagnóstico diferente.

Falamos sobre elevação do segmento ST, mas e a depressão do segmento ST? A depressão do segmento ST nunca faz parte de uma variante normal. Mas pode haver depressão do segmento ST em uma variante normal?

Bem, sim, pode haver... mas, nesse caso, a variante normal seria um diagnóstico secundário, e eu me preocuparia mais com uma síndrome coronariana aguda em um paciente com variante normal.

PÉROLA | Se o paciente apresentar todos os sinais de uma variante normal, mas com depressão do segmento ST, considere a variante normal como um diagnóstico secundário e comece a procurar outro diagnóstico que deva ter prioridade!

Observando a Figura 26-14 mais atentamente, vemos uma incisura no ponto J nas derivações V4 a V6. Essa incisura é praticamente patognomônica tanto para variante normal quanto para repolarização precoce. Como temos elevação do segmento ST nas derivações precordiais médias, ainda podemos chamar isso de variante normal.

Agora, vamos concentrar nossa atenção nas derivações V2 e V3. Observe as ondas T nessas derivações: elas são altas e ligeiramente assimétricas, e a inclinação ascendente apresenta uma leve concavidade para cima. Essas são ondas T típicas, características de uma variante normal. As ondas T de uma variante normal ou repolarização precoce (que discutiremos mais adiante) são mais altas do que as da pericardite aguda.

Um método confiável para distinguir entre variante normal e pericardite aguda (mencionado anteriormente na seção Pericardite Aguda) é a relação entre a elevação do segmento ST no ponto J e a amplitude da onda T na derivação V6:

Relação ST/T

$$\frac{\text{Elevação do Segmento ST (V6)}}{\text{Amplitude da Onda T (V6)}}$$

≥ 0.25	Pericardite Aguda
< 0.25	Variante Normal

Figura 26-15

Como as ondas T em uma variante normal tendem a ter maior amplitude do que na pericardite aguda (e também na isquemia aguda), o denominador será maior, resultando em uma fração (razão) menor. Assim, a razão da variante normal será menor que 0,25. Como mencionado anteriormente neste capítulo, essa razão distingue a variante normal da pericardite aguda. Existe outra fórmula para distinguir a variante normal da isquemia miocárdica aguda/IAM.

Vamos considerar os complexos QRS neste momento. As ondas R nas derivações precordiais são altas – muito mais altas do que esperamos na pericardite aguda ou isquemia. Há algo mais sobre os complexos QRS neste ECG (Figura 26-14): há uma transição precoce nas derivações precordiais. Outra maneira de dizer isso é que há uma rotação anti-horária. Neste ECG, a transição ocorre entre as derivações V1 e V2. Esta é uma transição abrupta: não há aumento gradual na amplitude da onda R ao longo de três ou quatro derivações.

PÉROLA | A transição vai de um complexo negativo para um complexo marcadamente positivo em apenas uma derivação!

Você pode ter lido sobre o eixo QRS médio no plano frontal (ÂQRS) ser vertical na variante normal e horizontal na pericardite aguda. Nunca achei isso útil clinicamente ou para o diagnóstico. Se você observar nosso exemplo de variante normal na Figura 26-14, verá que o ÂQRS é bastante horizontal – em vez de vertical.

Vamos analisar mais um ECG antes de passarmos para a forma mais letal de repolarização precoce:

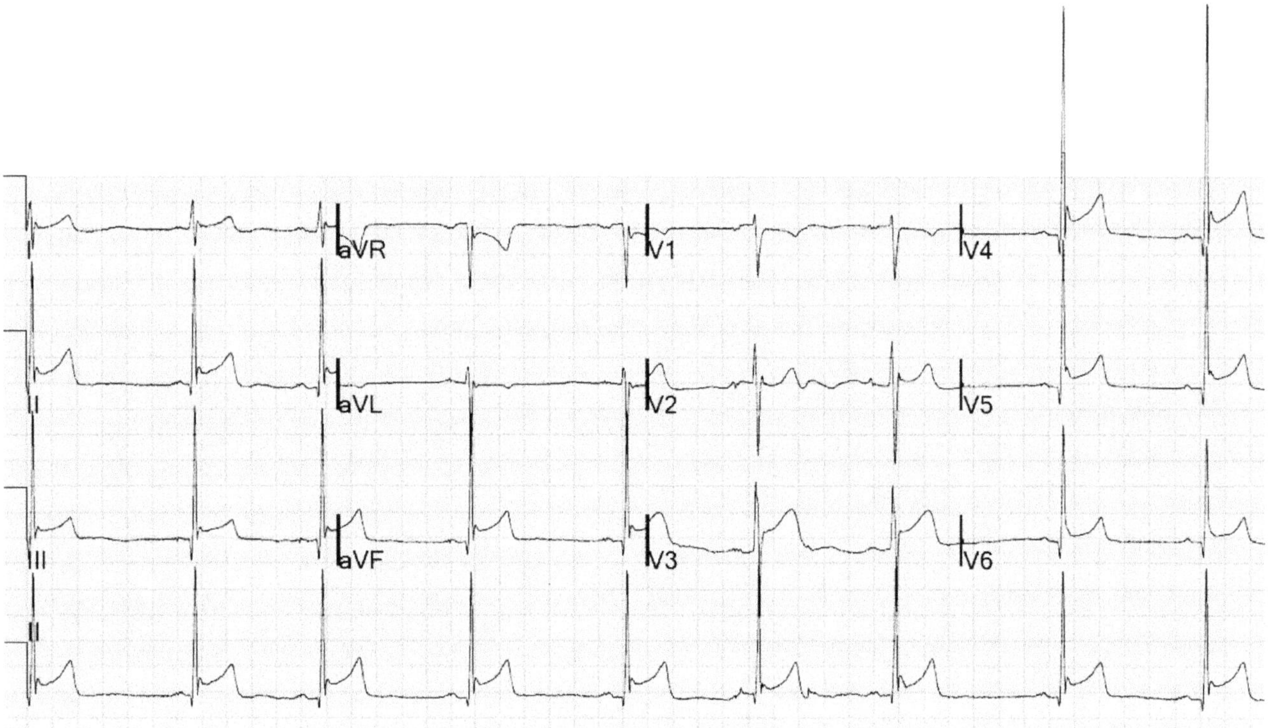

Figura 26-16

O ECG da Figura 26-16 foi registrado de uma jovem de dezoito anos que apresentou alteração do estado mental após o uso de drogas recreativas. Ela negou dor no peito (presumo que tenha sido quando ficou mais alerta). Vamos analisar o que temos aqui...

1. A paciente tem 18 anos. Isso torna um infarto do miocárdio tipo 1 (ruptura de placa com trombose coronária) extremamente improvável. Ainda assim, poderia ser devido a um problema na artéria coronária? SIM! Nunca se esqueça de uma origem anômala de uma artéria coronária ou de uma dissecção espontânea da artéria coronária (DEAC) nessa faixa etária – mas mesmo esses casos são raros! Portanto, eliminamos um diagnóstico da lista, mas restam três.

2. Há elevação do segmento ST em mais de um território vascular. E daí? Como isso diferencia alguma das condições examinadas neste capítulo das outras? Não diferencia! A presença de elevação do segmento ST em mais de um território vascular é frequentemente usada como justificativa para um diagnóstico de pericardite aguda (muitas vezes de forma inadequada e incorreta). Na verdade, como achado diagnóstico diferencial, é praticamente inútil! Nenhum diagnóstico é descartado com base nessa descoberta!

3. Os complexos QRS são muito altos. Essa é uma característica de uma variante normal, mas não de pericardite aguda, miocardite aguda ou infarto agudo do miocárdio, a menos que também haja hipertrofia ventricular esquerda (HVE). A paciente é jovem e jovens tendem a ter complexos QRS com maior amplitude. Os critérios de voltagem

precordial para HVE não são válidos nem mesmo para menores de 40 anos. Além disso, ela tem usado drogas recreativas, o que pode afetar a amplitude do QRS (embora eu esperasse uma frequência cardíaca mais rápida se alguma delas fosse simpatomimética).

4. A onda T na derivação V3 é maior do que o esperado. No entanto, dada a amplitude das ondas R nas derivações V4 a V6, seria de se esperar ondas T altas ou proeminentes seguindo essas ondas R. Mas aqui está a parte importante: não vamos comparar a altura das ondas T com a altura das ondas R – vamos comparar as ondas T com a elevação do ponto J nas derivações V4 a V6 (e especialmente na derivação V6)! Medimos a elevação do segmento ST no ponto J.

5. E há entalhe no ponto J. Ele está presente em todas as derivações com elevação do segmento ST, exceto nas derivações V3 e V6. Está presente de forma muito sutil na derivação V5. O entalhe no ponto J é patognomônico da variante normal. O entalhe não aparece na pericardite aguda, miocardite aguda ou isquemia aguda. Assim, o entalhe confirma o diagnóstico de variante normal.

6. **Há, sim, uma alteração recíproca presente!** Provavelmente já lhe disseram que não pode haver alterações recíprocas em um padrão de elevação do segmento ST da variante normal (repolarização precoce). Isso NÃO é verdade. No entanto, a única derivação que pode apresentar uma alteração recíproca com um padrão de variante normal é a derivação aVR. A derivação aVR pode apresentar uma depressão recíproca do segmento ST durante uma variante normal ou repolarização precoce. E lá está ela... bem ali na derivação aVR!

A ausência de uma alteração recíproca razoável na derivação aVL (a pequena inversão da onda T sem depressão do segmento ST não ajuda neste caso) permite-nos eliminar a isquemia/infarto agudo do nosso diagnóstico diferencial. As incisuras do ponto J também eliminam a pericardite aguda e a miocardite aguda do diagnóstico diferencial, restando apenas a variante normal.

Claro que isso também eliminaria a isquemia/infarto agudo sem um padrão de variante normal. Este ECG exibe um padrão de variante normal.

PÉROLA | Ao utilizar o Método de Eliminação Diagnóstica de Jones, chegamos rapidamente ao diagnóstico correto, não tanto procurando por achados positivos que o sustentassem, mas sim observando os achados incompatíveis com um determinado diagnóstico.

Repolarização Precoce e Fibrilação Ventricular Idiopática

Em 2008, Michel Haïssaguerre, MD e outros publicaram um artigo muito importante no New England Journal of Medicine que mudou para sempre a forma como víamos a repolarização precoce. Eles analisaram 206 pessoas que haviam sido reanimadas após fibrilação ventricular idiopática e as compararam a um grupo controle pareado de 412 indivíduos sem doença cardíaca. Eles descobriram que aqueles que sofreram uma parada cardíaca apresentavam uma prevalência muito maior de repolarização precoce do que aqueles no grupo controle – 31% contra apenas 5%!

Eles definiram "repolarização precoce" como "uma elevação da junção QRS-ST (ponto J) em pelo menos duas derivações..." "A amplitude da elevação do ponto J tinha que ser de pelo menos 1 mm (0,1 mV) acima do nível basal, seja como um achatamento do QRS (uma transição suave do segmento QRS para o segmento ST) ou entalhe (uma deflexão J positiva inscrita na onda S) na derivação inferior (II, III e aVF), derivação lateral (I, aVL e V4 – V6), ou ambas." As derivações V1 – V3 foram excluídas da análise.

O padrão irregular (Figura 26-17) e o entalhe demonstraram ser fenômenos de repolarização e não ocorreram durante a despolarização. Os indivíduos afetados eram mais propensos a serem do sexo masculino, com histórico de síncope inexplicada ou parada cardíaca súbita durante o sono. (Como alguém pode ter um histórico de parada cardíaca súbita durante o sono?) É importante ressaltar que eles também apresentaram um intervalo QTc mais curto do que o grupo controle.

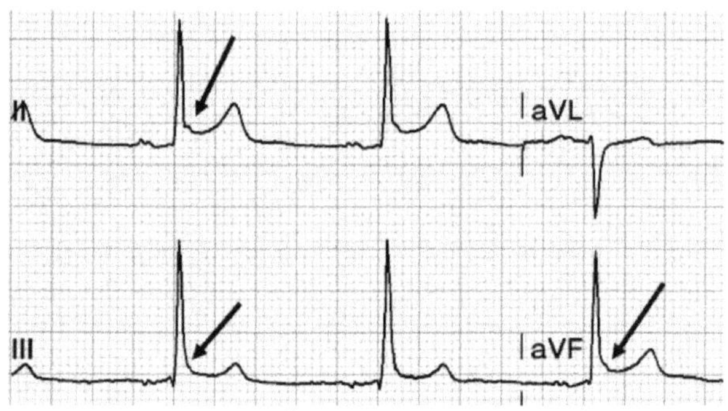

Figura 26-17 | Empastamento da porção terminal da onda R

A literatura indica algo diferente sobre a repolarização precoce descrita e avaliada por Haïssaguerre et al. Inicialmente, a definição de repolarização precoce era limitada principalmente às derivações precordiais médias, sem muita atenção à presença ou não de entalhe no ponto J. O ECG na Figura 26-16 é compatível com a descrição de Haïssaguerre de repolarização precoce levando à fibrilação ventricular idiopática. Aqui está meu conselho sobre a variante normal e a repolarização precoce que pode predispor a taquiarritmias ventriculares idiopáticas (e este é estritamente MEU conselho):

Em um paciente que apresenta...

1. variante normal ou alterações sugestivas de repolarização precoce que podem predispor a uma taquiarritmia ventricular,

2. que não tem histórico de síncope ou pré-síncope frequente (pessoal ou familiar) e

3. sem histórico de parada cardíaca súbita,

...eu não faria nenhum exame ou investigação adicional. No entanto, eu o informaria de que ele tem uma variante normal. Eu também lhe forneceria uma cópia do ECG que demonstra esse achado, o que poderia ser muito útil para outros médicos ou profissionais de saúde.

Por outro lado, se o paciente...

1. tiver histórico recente de síncope ou pré-síncope,

2. morte súbita cardíaca (morte inesperada que ocorre dentro de uma hora após o início dos sintomas),

3. histórico familiar de ressuscitação por parada cardíaca súbita ou síncope, ou

4. a elevação do segmento ST envolver mais do que apenas as derivações precordiais médias,

...eu recomendaria consulta com um cardiologista.

Certo... vamos analisar um ECG:

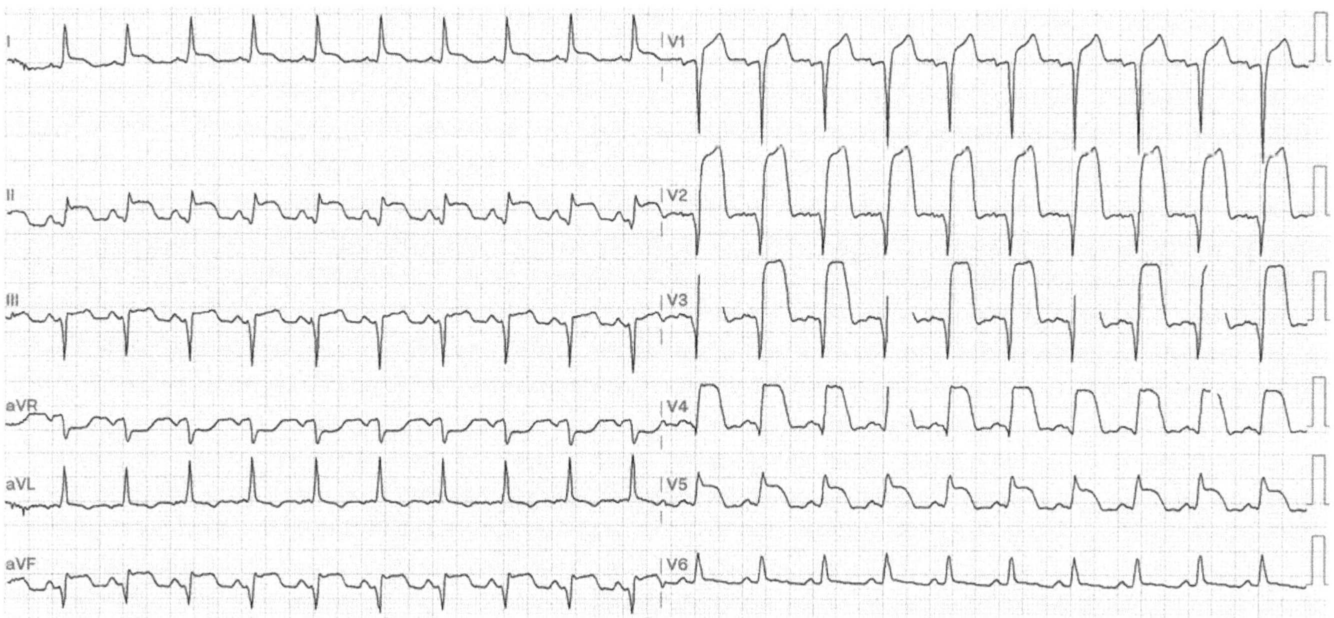

Figura 26-18

Este é um homem de 62 anos que se queixa de dor torácica subesternal, em pressão, há duas horas. Ele está diaforético e com leve dispneia. Teve um infarto do miocárdio (IM) há nove anos e recebeu um stent (artéria desconhecida). Afirma que a dor piorou. Teve uma sinusite há cerca de 10 dias.

Qual é o seu diagnóstico? Você deve decidir se é uma isquemia aguda/IM, uma pericardite aguda, uma miocardite aguda ou uma variante normal. Justifique seu diagnóstico e também justifique por que você eliminou os outros diagnósticos. A discussão está nas páginas seguintes.

Há elevação do segmento ST em mais de um território vascular?

Há elevação do segmento ST em todas as derivações, exceto nas derivações aVR e aVL. Qual das nossas quatro opções isso elimina? Isso mesmo – NENHUMA! Todos os quatro diagnósticos podem manifestar elevação do segmento ST em mais de um território vascular. Uma oclusão proximal de um ECG do tipo 3 "envolvente" pode resultar em isquemia em mais de um território vascular. Uma oclusão proximal da artéria circunflexa (LCx) dominante também pode causar isso... assim como uma oclusão proximal da artéria coronária direita (RCA) dominante. É claro que a miocardite pode se apresentar com elevação do segmento ST em mais de uma área vascular. Pericardite aguda e variantes normais também podem causar o mesmo. Nenhuma informação útil aqui.

A idade do paciente certamente torna um infarto do miocárdio tipo 1 (devido à ruptura de uma placa com trombose intravascular) mais provável. No entanto, isso não exclui os outros três diagnósticos. Portanto, também não há muita ajuda aqui.

Há segmentos PR deprimidos em alguma derivação ou um segmento PR elevado na derivação aVR?

Vamos dar uma olhada na derivação II, ampliada:

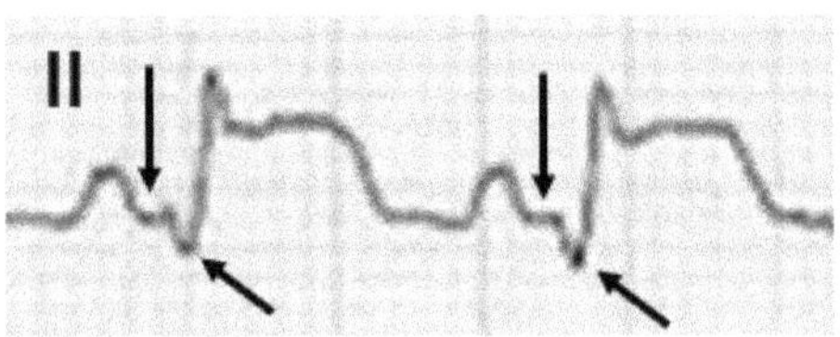

Figura 26-19

O que inicialmente pode parecer um segmento PR descendente é, na verdade, um segmento PR curto na linha de base, seguido por uma onda q. (Não confunda um segmento PR curto com um intervalo PR curto. As implicações são diferentes!) Certo... e quanto à elevação do segmento PR na derivação aVR? Vamos analisar a derivação aVR mais de perto...

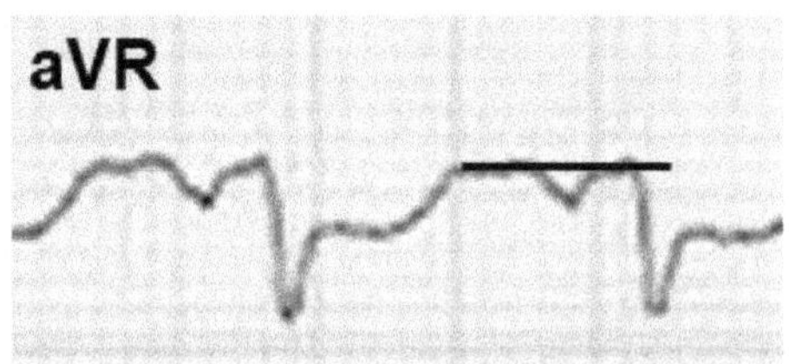

Figura 26-20

Embora o segmento PR ascendente na derivação aVR possa ser confundido com elevação do segmento PR, uma olhada no outro lado da onda P invertida revela que ela está no mesmo nível da linha de base e não elevada. Portanto, a ausência de desvio do segmento PR não confirma nem elimina nenhum dos diagnósticos. O desvio do segmento PR não é um sinal muito confiável ou específico, visto que existem outras causas bastante comuns para esse achado. Nenhuma decisão ainda. Vamos continuar...

Há algum segmento TP descendente (Sinal de Spodick)?

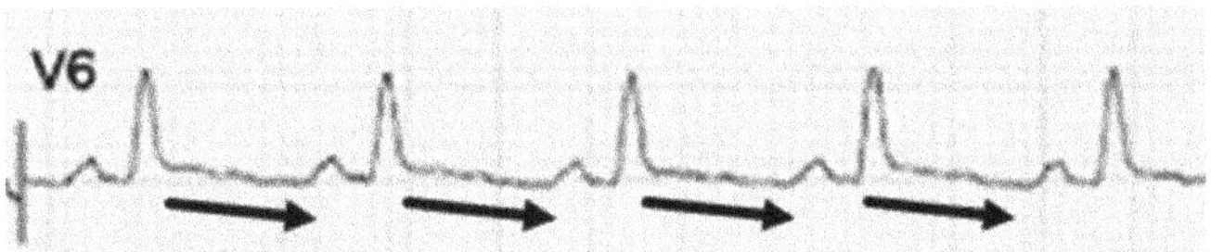

Figura 26-21A

Sim! A derivação V6 apresenta o sinal de Spodick clássico, e é muito evidente. Isso não confirma pericardite aguda? Na verdade, não! Pode aparecer em casos de miocardite aguda e, ocasionalmente, em casos de isquemia/infarto agudo (Não acredita? Vou provar em um instante!). No entanto, isso é um ponto negativo para a variante normal. O sinal de Spodick não é sensível nem específico. Também é afetado pela frequência cardíaca. À medida que a frequência aumenta, o segmento T-P fica cada vez menor. Inicialmente, foi relatado que ocorria em 80% dos casos de pericardite aguda, mas pesquisas mais recentes sugerem que a incidência se aproxima de 30%. Além disso, não se limita à pericardite, o que o torna muito menos útil para o diagnóstico.

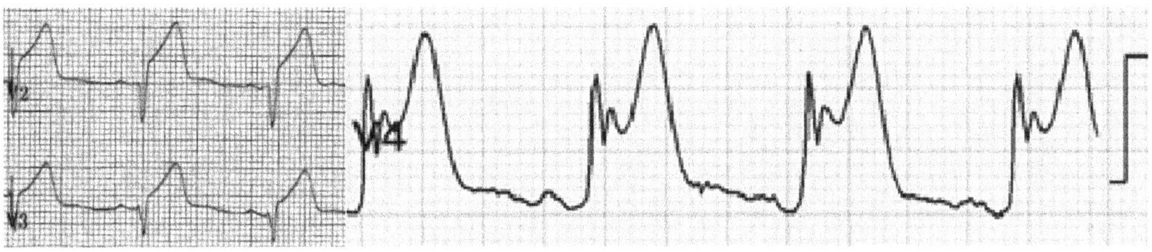

Figura 26-21B

Há alguma alteração recíproca na elevação do segmento ST em alguma derivação além da derivação aVR?

Há uma leve inversão da onda T na derivação aVL, mas não há depressão do ponto J; portanto, eu diria que não foram observadas alterações recíprocas. Isso elimina a isquemia? Não, não elimina a isquemia nem nenhuma das outras três condições.

As elevações do segmento ST apresentam concavidade para cima?

Sim! As elevações do segmento ST nas derivações V1 e V2 apresentam concavidades para cima. Vamos ampliar essas derivações para uma análise mais detalhada (Figura 26-22)...

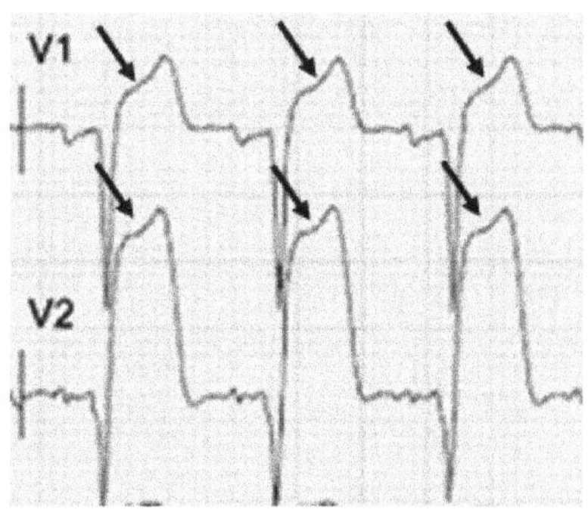

Figura 26-22

As setas indicam as sutis concavidades para cima nos segmentos ST elevados. Então, como isso nos ajuda? Primeiro, a pericardite aguda e a variante normal são conhecidas por apresentarem segmentos ST côncavos para cima. Mas você sabia que mais de 40% dos infartos do miocárdio anteriores apresentam segmentos ST elevados e côncavos para cima? E não há nenhuma regra que impeça a miocardite aguda de se apresentar da mesma forma. Portanto, esse achado não é muito útil para eliminar nenhum dos diagnósticos.

As ondas T manifestam uma amplitude maior do que a esperada?

Sim, mas apenas nas derivações com as maiores elevações do segmento ST. Observe as derivações I, III, aVL e V6. Essas são essencialmente ondas T normais. Dos quatro diagnósticos em nossa lista de diagnósticos diferenciais, apenas a variante normal é conhecida por suas ondas T elevadas (excluindo as ondas T hiperagudas de uma isquemia aguda). Ao calcular a relação ST/T, as ondas T mais altas em uma variante normal aumentam o denominador, levando a uma relação ou fração menor. Portanto, uma variante normal terá uma relação ST/T < 0,25. (Essa relação é para variante normal versus pericardite aguda – NÃO para infarto agudo do miocárdio!)

Há elevação do nível de troponina?

Sim! A primeira troponina foi de 14,7, seguida por uma segunda troponina quatro horas depois de 88,2. Infelizmente, os níveis de troponina na miocardite aguda podem ocasionalmente ser bastante altos, e não há estudos que forneçam um nível de corte discriminatório entre miocardite aguda e infarto agudo do miocárdio. Isso, no entanto, ainda torna a isquemia/infarto agudo mais provável.

O diagnóstico aqui é isquemia/infarto agudo do miocárdio. Como chegamos ao diagnóstico?

1. Primeiro e mais obviamente, você não verá "lápides" como aquelas nas derivações precordiais em nenhum dos diagnósticos que não seja isquemia/infarto agudo. Diz-se (embora não comprovado) que uma variante normal não apresentará elevação do segmento ST superior a 5 mm em nenhuma derivação. Esse grau de elevação do segmento ST não é observado em pericardite ou miocardite aguda.

2. As informações sobre o paciente e seu histórico, o ECG e os biomarcadores seriam suficientes para encaminhar este paciente ao laboratório de cateterismo. Se as artérias coronárias estiverem limpas (o que não acontecerá), então trata-se de miocardite aguda. Mas as evidências de um infarto agudo do miocárdio são realmente esmagadoras.

Por que discutir os níveis de troponina em um livro sobre interpretação de ECG? Porque o paradigma OMI não se baseia apenas em critérios fixos de elevação do segmento ST. Todas as fontes de informação diagnóstica são consideradas, pois os critérios baseados em desvios do segmento ST foram alterados.

Este foi um excelente exemplo porque ensinou que:

1. Infartos do miocárdio podem ocorrer sem alterações recíprocas aparentes.

2. A elevação do segmento ST nas derivações precordiais pode manifestar uma concavidade ascendente durante um infarto agudo do miocárdio.

3. O sinal de Spodick pode estar presente durante a isquemia aguda. E não, isso não indica pericardite concomitante.

Leitura recomendada

Pericardite aguda

Alhammouri AT, Omar BA. Regional Pericarditis Mimicking Inferior Myocardial Infarction following Abdominal Surgery. Case Rep Med. 2014.

Bischof JE, Worrall C, Thompson P, Marti D, Smith SW. ST depression in lead aVL differentiates inferior ST-elevation myocardial infarction from pericarditis. Am J Emerg Med. 2016 Feb;34(2):149-54.

Ginzton, LE and Laks, MM. The differential diagnosis of acute pericarditis from the normal variant: new electrocardiographic criteria. Circulation, Volume 65, Issue 5, May 1982.

Imazio M., Gaita F., & LeWinter M. Evaluation and treatment of pericarditis: a systematic review. JAMA, 2015 Oct 13. 314 (14): 1498-506.

Miocardite aguda

Ammann P, Naegeli B, Schuiki E, et al. Long-term outcome of acute myocarditis is independent of cardiac enzyme release. Int J Cardiol 2003;89:217-22.

Aquaro, G, Perfetti, M, Camastra, G. et al. Cardiac MR With Late Gadolinium Enhancement in Acute Myocarditis With Preserved Systolic Function: ITAMY Study. JACC. 2017 Oct, 70 (16) 1977–1987.

Assomull RG, Lyne JC, Keenan N, et al. The role of cardiovascular magnetic resonance in patients presenting with chest pain, raised troponin, and unobstructed coronary arteries. Eur Heart J 2007;28:1242-9.

Fan Y, Chen M, Liu M, et al. Myocarditis with chest pain, normal heart function and extreme increased troponin. Int J Cardiol 2016;209:307-9.

Feldman AM, McNamara D. Myocarditis. N Engl J Med 2000;343:1388-98.

Massin M, Crochelet AS, Jacquemart C. Acute Myocarditis With Very High Troponin but No Ventricular Dysfunction. Clin Pediatr (Phila) 2016.

Riaz IB, Singh A, Janardhanan R. Chest pain and elevated troponins in a patient with prior coronary artery disease: a diagnostic dilemma. Am J Med 2014;127:e5-6.

Sinagra G, Anzini M, Pereira NL, et al. Myocarditis in Clinical Practice. Mayo Clin Proc 2016;91:1256-66.

Smith SC, Ladenson JH, Mason JW, et al. Elevations of cardiac troponin I associated with myocarditis. Experimental and clinical correlates. Circulation 1997;95:163-8.

Variante normal (repolarização precoce)

Haïssaguerre M, Derval N, Sacher F, Jesel L, et al. Sudden cardiac arrest associated with early repolarization. N Engl J Med. 2008 May 8;358(19):2016-23.

Heng SJ, Clark EN, Macfarlane PW. End QRS Notching or Slurring in the Electrocardiogram - Influence on the Definition of "Early Repolarization." Journal of the American College of Cardiology Vol. 60, No. 10, 2012.

Lopez, JL, Arcay, L, Acosta, J, et al. Peri-infarction Pericarditis: A Fading Complication of Myocardial Infarction. Annals of Internal Medicine: Clinical Cases. August, 2022.

Patton, KK et al. Electrocardiographic Early Repolarization. Circulation, 2016. 133:15, 1520-1529.

Rogers E, Maddrey A, Stamoolis CE, Kesselman MM. Early Repolarization vs. Acute Pericarditis Morphology: A Case Report of Electrocardiographic Mimicry. Cureus. 2019 Apr 16;11(4)

Sarda, L, Colin, P, Boccara, F. et al. Myocarditis in patients with clinical presentation of myocardial infarction and normal coronary angiograms. J Am Coll Cardiol. 2001 Mar, 37 (3) 786–792.

Reproduzido do blog de ECG do Dr. Smith

Os eletrocardiogramas a seguir foram reproduzidos com a gentil permissão do Dr. Stephen W. Smith. Você pode encontrar estes e outros casos muito interessantes e educativos em seu blog (Blog de ECG do Dr. Smith) em: https://hqmeded-ecg.blogspot.com/

Figura 26-13
De: Domingo, 2 de novembro de 2014
"A Young Woman with Chest Pressure and Subtle, Focal ST Elevation/Depression"

Figura 26-14
De: terça-feira, 26 de maio de 2020
"A middle-aged male with chest pain"

Figura 26-16
De: sexta-feira, 2 de março de 2018
"Scary ST Elevation. What is it?"

Leituras Adicionais
Sexta-feira, 13 de dezembro de 2019
"Pericarditis strikes again."

27

Diagnóstico diferencial quando o paciente é jovem!

O eletrocardiograma (ECG) a seguir foi registrado de uma jovem de 16 anos que desmaiou enquanto jogava basquete.

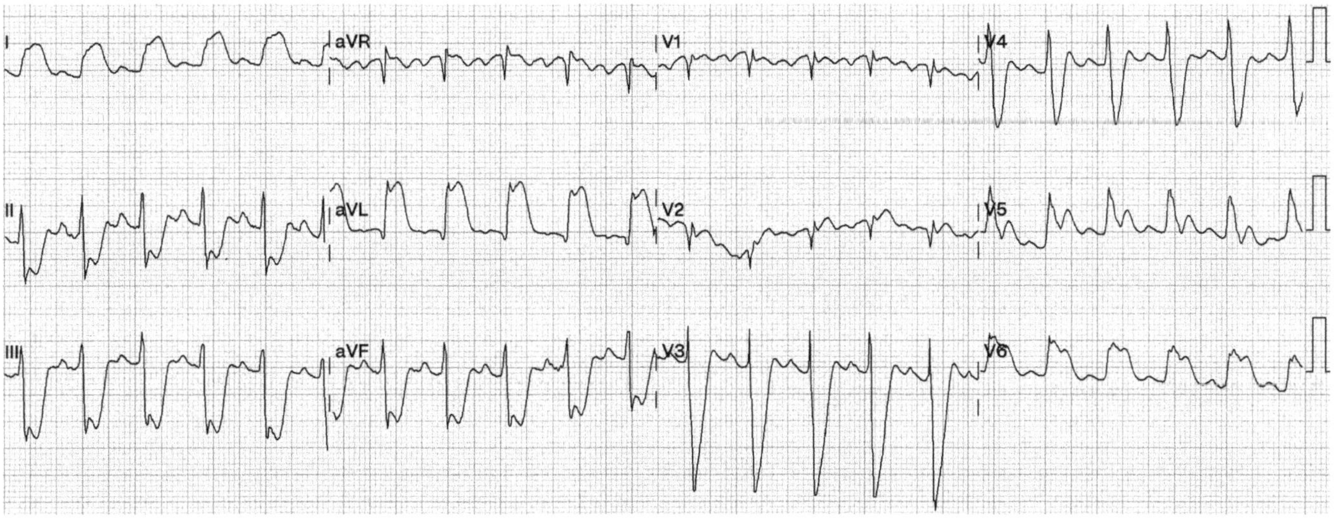

Figura 27-1

Ela foi levada para o laboratório de cateterismo cardíaco, onde sofreu duas paradas cardíacas e foi constatada uma oclusão envolvendo uma artéria coronária anômala. Este capítulo foi escrito como um lembrete de que crianças e adultos muito jovens podem sofrer oclusões miocárdicas. Felizmente, a paciente teve uma boa recuperação.

Quando o paciente é de meia-idade ou mais velho, é permitido presumir que ocorreu uma oclusão coronária quando o paciente apresenta dor torácica clássica e outros sinais de IAM (Infarto Agudo do Miocárdio). Embora outras informações da história clínica e do exame físico possam eventualmente indicar o contrário, a oclusão coronária aguda continua sendo a principal causa de infartos agudos do miocárdio nessa faixa etária.

Os jovens certamente têm um viés diagnóstico contra eles – quem acreditaria que uma pessoa tão jovem e aparentemente com excelente saúde pudesse ter um IAM? Bem... eles PODEM, e TÊM! E você não quer ser o médico que perdeu o diagnóstico porque não considerou seriamente essa possibilidade! Aliás, o ECG da Figura 27-1 foi inicialmente analisado por um médico de emergência pediátrica que não identificou nada de errado e o deixou de lado. Outro médico, por acaso, viu o ECG e imediatamente acionou o laboratório de cateterismo.

Existe um preconceito inerente contra crianças e jovens adultos em relação à dor no peito, isquemia aguda e infarto agudo do miocárdio. Como é extremamente improvável que uma placa ateromatosa rompida com trombose seja um problema para eles, tendemos a esquecer que existem muitas outras causas de oclusão da artéria coronária e isquemia/infarto agudo. No entanto, jovens adultos e crianças desenvolvem isquemia miocárdica aguda, infarto e arritmias letais. A menos que o paciente tenha desenvolvido sinais de isquemia aguda no ECG, o que – reconhecidamente – é muito infrequente, você terá que usar todos os seus recursos e habilidades para chegar ao diagnóstico correto ou para se convencer a solicitar ajuda de especialistas com urgência. Incluí este capítulo sobre isquemia e infarto em adultos jovens e crianças porque o primeiro exame a ser realizado é um ECG. Você precisa entender o que esperar e o que não esperar, e principalmente como usar o conhecimento adquirido com o ECG em conjunto com a anamnese, o exame físico e outros exames (ECO, angiotomografia coronária, ressonância magnética cardíaca) – tudo dentro do paradigma do IAM (Infarto Agudo do Miocárdio). É fundamental que o diagnóstico seja obtido rapidamente, pois houve muitos avanços no tratamento desses problemas, com resultados muito bem-sucedidos e gratificantes. Você pode salvar uma vida... mas o tempo está correndo!

Artéria Coronária Anômala

Para os nossos propósitos, existem três tipos de artérias coronárias anômalas que você deve conhecer (sim, existem mais, mas você só precisa se preocupar com três):

1. artérias coronárias originárias do seio de Valsalva errado
   a. uma artéria coronária direita (ACD) que se origina no seio de Valsalva ESQUERDO
   b. Uma artéria descendente anterior esquerda (DAE) que se origina no seio coronário direito de Valsalva.

2. Uma artéria coronária que se origina no seio de Valsalva correto, mas percorre um trajeto intramural na parede da aorta antes de sair.

3. Uma artéria descendente anterior esquerda (DAE) que se origina na artéria pulmonar.

Outras anomalias incluem uma artéria coronária que se origina como um ramo de outra artéria coronária. Houve um caso famoso em que um homem teve uma oclusão completa e súbita de sua artéria coronária principal esquerda, mas sobreviveu para ser submetido a uma cirurgia porque sua artéria circunflexa esquerda (ACx) se originava da artéria coronária direita (ACD), e ambas forneciam colaterais para a DAE. Mas vamos discutir os outros tipos de artérias coronárias anômalas e como elas podem afetar o eletrocardiograma de 12 derivações.

Artéria Coronária Interarterial

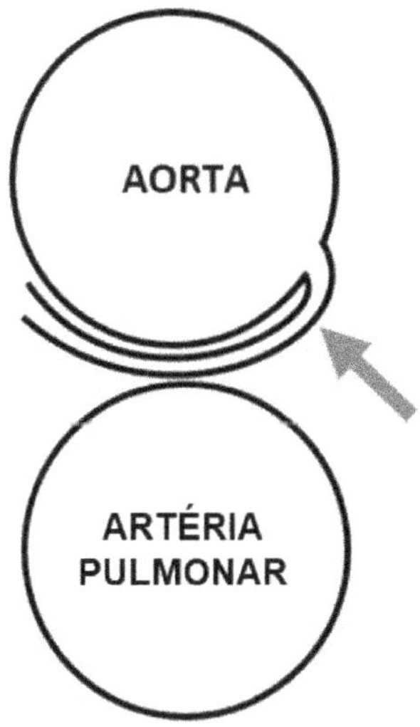

Figura 27-2

Quando uma das artérias coronárias se origina do seio de Valsalva oposto ao da aorta, ela pode percorrer diversos trajetos até atingir sua área vascular adequada. Pode passar livremente à frente ou atrás de ambos os grandes vasos. Geralmente, isso é considerado uma anomalia benigna que não requer tratamento, pois a área do miocárdio irrigada pela artéria continua recebendo sangue oxigenado sem interferências significativas. Não se observam alterações no ECG; sua presença costuma ser descoberta incidentalmente durante a angiografia. Uma exceção seria se a origem da artéria anômala na aorta formasse um ângulo agudo, propenso a torções e obstruções durante a sístole.

Um problema surge, no entanto, quando a artéria coronária passa entre a aorta e a artéria pulmonar (figura 27-2). Durante a sístole, os grandes vasos podem comprimir e impedir o fluxo sanguíneo para a área do miocárdio irrigada pela artéria, resultando em isquemia.

Você não vai diagnosticar uma anomalia da artéria coronária com um ECG de 12 derivações. Na melhor das hipóteses, encontrará um indício ou sugestão que poderá confirmar sua impressão, considerando o histórico do paciente e o exame físico. E o histórico do paciente geralmente será muito mais esclarecedor para o diagnóstico do que o ECG ou o exame físico. No entanto, você precisa saber o que esperar do ECG, pois esse será o primeiro exame solicitado e realizado no paciente. Existem dois outros tipos de anomalias da artéria coronária que você deve conhecer.

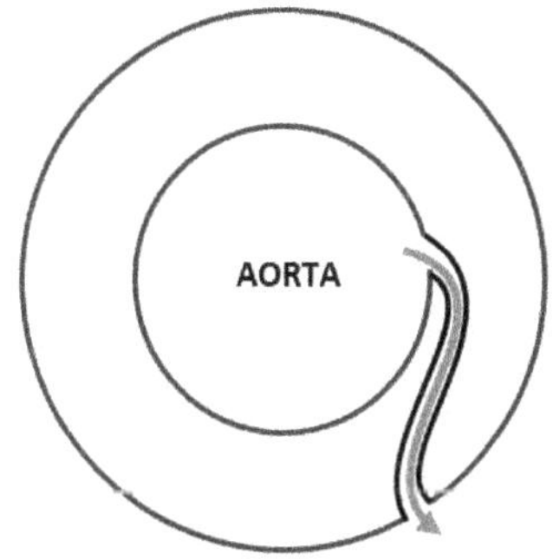

Figura 27-3

Artéria Coronária Intramural

O próximo tipo é a artéria coronária intramural (Figura 27-3). Em vez de a artéria coronária sair diretamente da parede da aorta para seguir um trajeto epicárdico, ela se estende pela parede da aorta por distâncias variáveis. Isso terá o mesmo efeito na artéria coronária que a anomalia interarterial: a sístole resultará na constrição da artéria e na perda de circulação para a área do miocárdio que ela irriga. Síncope e/ou isquemia serão as consequências.

PÉROLA | Esteja sempre atento a síncope ou pré-síncope durante ou logo após esforço físico em crianças e jovens adultos. Embora a maioria dos casos seja benigna, alguns não são! As causas perigosas são decorrentes de cardiopatias estruturais (cardiomiopatia hipertrófica, anomalia da artéria coronária, estenose aórtica) e arritmias (taquicardia ventricular polimórfica catecolaminérgica, taquicardia ventricular monofásica). Síncope durante exercício físico é sempre um sinal de alerta para um possível problema grave!

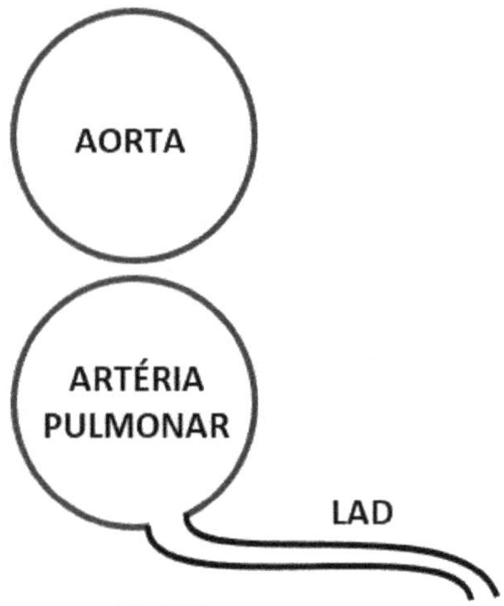

ALCAPA

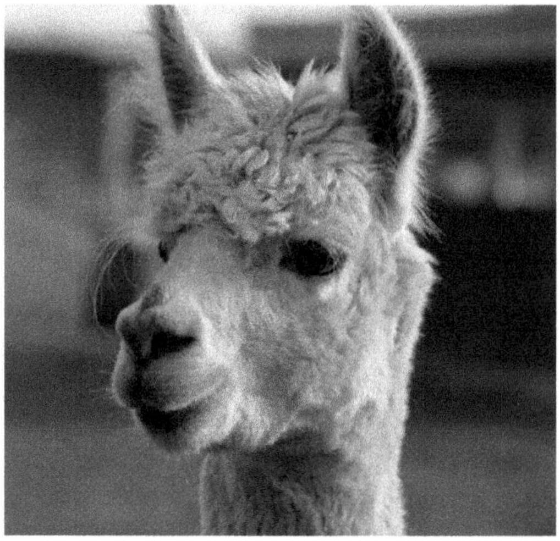

ALPACA

Figura 27-4

Artéria Coronária Esquerda Anômala Originada da Artéria Pulmonar (ALCAPA)

O terceiro tipo de artéria coronária anômala é a artéria coronária esquerda anômala originada da artéria pulmonar (ALCAPA). Não se confunda: a artéria coronária anômala originada da artéria pulmonar é a ALCAPA; o pequeno animal fofo à direita é uma ALPACA. (Não ria! Certa vez, assisti a uma palestra de um cardiologista sobre o quão perigosas e letais as "ALPACAs" eram.)

Deve ficar imediatamente evidente que a artéria descendente anterior esquerda (DAE) agora irriga o ventrículo esquerdo e parte do ventrículo direito com sangue venoso. Mas esse ainda não é o pior problema: o sangue venoso contém oxigênio. Ao nascimento, a resistência vascular pulmonar é alta e a perfusão do miocárdio continua. Embora o sangue que perfunde a área não seja o ideal, geralmente é suficiente para prevenir os sintomas inicialmente, de modo que ninguém suspeita do que está prestes a acontecer. No entanto, a resistência vascular pulmonar diminui significativamente por volta dos dois meses de idade, e muito menos pressão impulsiona o sangue da artéria pulmonar através da artéria descendente anterior esquerda (ADA). O sangue que fluía pela ADA é literalmente sugado de volta para a artéria pulmonar, e há muito menos sangue perfundindo a área normalmente irrigada pela ADA. Isso é chamado de roubo coronário. O roubo coronário leva à isquemia miocárdica – isquemia miocárdica em um bebê de dois meses! No útero, um ducto arterioso amplamente patente equilibra a pressão nos dois ventrículos e permite a perfusão miocárdica normal, apesar da anomalia. Portanto, não há estímulo no útero para o desenvolvimento de uma vasculatura colateral adequada.

Embora a saturação de O_2 do sangue diminua após o nascimento, a redução do volume devido ao roubo coronário é responsável pela maior parte da isquemia e dos sintomas.

Então, como a isquemia miocárdica aguda se manifesta clinicamente em uma criança de dois meses? Inicialmente, será intermitente, tornando-se aparente apenas quando a criança apresentar uma demanda aumentada de O_2. Para um bebê, isso significa durante a alimentação e o choro. Mas a isquemia – se não reconhecida e não tratada – continua implacavelmente. Pode ocorrer infarto e, quando isso acontecer, provavelmente envolverá a parede anterolateral do ventrículo esquerdo.

PÉROLA | ALCAPA, uma artéria descendente anterior esquerda (ADA) com trajeto intramural e uma ADA originada na cúspide coronária direita (seio de Valsalva direito), que então segue um trajeto interarterial para a esquerda, manifestarão isquemia da área anterolateral – se manifestarem alguma isquemia. Os pacientes com ALCAPA geralmente manifestam sintomas na primeira infância, mas as outras duas anomalias podem não se tornar sintomáticas até o final da adolescência ou início da idade adulta. Lembre-se: quando ocorre um infarto, será um infarto anterolateral: as derivações I, aVL, V5, V6 e, ocasionalmente, as derivações precordiais anteriores (derivações V1 a V4) também podem apresentar elevação do segmento ST.

Juntamente com a isquemia da parede ventricular, o músculo papilar anterolateral também se torna isquêmico. Isso geralmente se manifesta com regurgitação mitral. A combinação de disfunção ventricular devido à isquemia e insuficiência mitral resulta em insuficiência cardíaca congestiva. A insuficiência cardíaca congestiva pode se manifestar clinicamente em um lactente como taquipneia (dispneia), dificuldade para se alimentar (incapacidade de respirar e se alimentar ao mesmo tempo), irritabilidade (choro muito mais intenso que o normal) e diaforese (é muito difícil para um bebê tentar respirar, se alimentar e chorar ao mesmo tempo!).

PÉROLA | O que geralmente se encontra em um ECG de 12 derivações de um paciente que começou a apresentar sintomas causados por uma anomalia da artéria coronária é taquicardia sinusal (a arritmia mais comum) e, possivelmente, isquemia aguda. Tipicamente, se a artéria anômala for a artéria descendente anterior esquerda (DAE), a isquemia será anterolateral. Se a artéria anômala for a artéria coronária direita (ACD), a isquemia será inferior, mas pode ser acompanhada por isquemia inferobasal ou do ventrículo direito. Frequentemente, observa-se uma "má progressão da onda R através do precórdio", e o eixo médio do complexo

QRS no plano frontal é normal. Não existem sinais patognomônicos; é preciso estar atento à história clínica, aos sintomas e aos achados no ECG.

Sem tratamento, a mortalidade durante o primeiro ano de vida é de aproximadamente 90%. A revascularização cirúrgica é muito bem-sucedida, com a maioria dos pacientes não necessitando de outros procedimentos cirúrgicos. Após a cirurgia, é comum que as alterações no ECG retornem ao normal. O diagnóstico precoce é fundamental para a sobrevivência da criança. Como a investigação sempre começa com um ECG, você deve entender o que o diagnóstico diferencial deve incluir e o que procurar no ECG. Seguindo o paradigma OMI, você deve utilizar todos os seus recursos para chegar ao diagnóstico correto. Este é um diagnóstico que ninguém pode se dar ao luxo de perder. A suspeita e o conhecimento de que essas anomalias existem devem direcioná-lo para a escolha adequada de exames.

Dê uma olhada novamente no ECG da Figura 27-1. Sabemos que este paciente tinha uma artéria coronária anômala. Não temos informações sobre qual anomalia vascular foi encontrada. Qual você acha mais provável? Como as artérias coronárias anômalas estão presentes ao nascimento – e não houve reconhecimento ou tratamento prévio neste caso – teria que ser um tipo que poderia permanecer latente por anos antes de se manifestar.

O paciente tem 16 anos, o que torna a ALCAPA menos provável. Embora não seja impossível, seria muito menos provável, pois há uma mortalidade de 90% já no primeiro ano de vida se não tratada. As alterações isquêmicas agudas envolvem elevação do segmento ST nas derivações I, aVL, V5 e V6. Isso é característico de uma oclusão da artéria descendente anterior esquerda (DAE). A artéria circunflexa esquerda (ACx) não é uma fonte significativa de anomalias coronárias com risco de vida. Portanto, existem duas possibilidades:

1. a DAE se originou no lado correto da aorta, mas penetrou intramuralmente na parede aórtica antes de sair. A sístole resultaria na obstrução do fluxo sanguíneo no momento mais inoportuno; ou

2. a DAE se originou no seio de Valsalva direito, cruzou entre a aorta e a artéria pulmonar em seu trajeto para irrigar o lado esquerdo do coração, apresentando os mesmos problemas durante a sístole que a DAE intramural.

Dissecção Espontânea da Artéria Coronária (DEAC)

A dissecção espontânea da artéria coronária (DEAC) é uma causa muito subnotificada e subdiagnosticada de isquemia e infarto agudo do miocárdio. Representa aproximadamente 3-4% de todos os pacientes que apresentam síndrome coronariana aguda. A prevalência é maior em mulheres. Um estudo constatou que a prevalência era de aproximadamente 24% em mulheres com menos de 50 anos de idade que apresentavam infarto agudo do miocárdio.

Vamos manter a perspectiva: estamos falando de mulheres com menos de 50 anos, que não se esperaria que fossem suscetíveis a um infarto agudo do miocárdio devido à idade e à ausência de fatores de risco.

PÉROLA | Infartos agudos ocorrem em pessoas de todas as idades. A diferença é que, quanto mais jovem a pessoa, menor a probabilidade de serem causados por doença cardiovascular aterosclerótica com ruptura de placa e trombose. Em vez disso, serão causados por uma miríade de outras causas possíveis! E é sobre isso que este capítulo trata.

Há uma maior incidência de dissecção espontânea da artéria coronária (DEAC) em mulheres no período periparto e em multíparas. Acreditava-se que uma grande proporção dos casos de DEAC em mulheres se devia ao período periparto, mas hoje sabemos que essa proporção é muito menor (cerca de 2,4%). A idade média das pacientes com DEAC é de 52,1 anos. Cinquenta e oito por cento tinham mais de 50 anos e 62,3% eram pós-menopáusicas. Portanto, embora seja uma condição que acomete predominantemente mulheres, sabe-se agora que não se limita a mulheres em idade fértil.

A DAC espontânea pode afetar qualquer artéria coronária, mas a artéria descendente anterior esquerda (ADA) é a mais comum. O que você encontrará em um ECG de 12 derivações? Você verá evidências de isquemia aguda ou infarto em qualquer uma das distribuições das artérias coronárias. Não há características patognomônicas ou distintivas da DAC espontânea em um ECG!

Sua suspeita de DAC espontânea dependerá da história clínica e do exame físico – não apenas da história da doença atual (HDA), mas também da história social e do histórico médico pregressos (HMP).

Independentemente do sexo do paciente, ele geralmente será mais jovem do que o esperado para isquemia miocárdica aguda. Provavelmente terá menos de 50 anos e provavelmente muito menos. ("Por que alguém tão jovem está tendo uma SCA?")

Haverá ausência dos fatores de risco usuais para doenças cardiovasculares. ("Por que um não fumante, com boa saúde e sem histórico médico pregressos, está tendo uma SCA?")

Gravidez em curso (ou relativamente recente) e início súbito de dor no peito devem fazer você pensar imediatamente em DAC espontânea. Imediatamente!

PÉROLA | Nenhum profissional de saúde – médico, enfermeiro, enfermeiro de prática avançada, assistente médico ou paramédico – deve procurar razões para provar que alguém tem ou não um problema específico. Isso se chama viés! Analise os fatos do caso. Use os fatos para chegar ao seu diagnóstico. Às vezes, os fatos eliminarão automaticamente um diagnóstico. Mas nunca aborde um paciente com a ideia de que você vai provar algo!

Complicações da Doença de Kawasaki (DK)

Pacientes do final da adolescência até o final dos 30 anos podem apresentar dor no peito e, posteriormente, serem diagnosticados com elevação do segmento ST em uma ou mais áreas vasculares no ECG. Entre as causas de infarto agudo do miocárdio (IAM) em jovens estão os aneurismas da artéria coronária resultantes da DK na infância. Alguns desses pacientes podem se lembrar da doença, mas provavelmente a maioria não. Ela ocorre em crianças desde a primeira infância (por volta dos seis meses) até os cinco anos de idade; portanto, o paciente pode não ter nenhuma lembrança da doença. O paciente típico será de etnia asiática ou africana, embora a doença apareça em todas as etnias e nacionalidades. É encontrado predominantemente em homens (aproximadamente 75%).

A doença de Kawasaki (KD) é uma vasculite de etiologia desconhecida que aparece em pessoas com predisposição genética à doença. Frequentemente resulta em aneurismas e estenoses pós-aneurismáticas das artérias coronárias. Esses aneurismas se desenvolvem durante a fase aguda da doença. Como a oclusão causada por essas anormalidades normalmente ocorre lentamente, muitos pacientes desenvolvem excelente circulação colateral, proporcionando resistência à isquemia miocárdica 20 a 30 anos após a fase aguda da doença. Devido à extensa circulação colateral, os sintomas podem, às vezes, ser atípicos.

PÉROLA | Ouvimos muito sobre dor torácica atípica e sintomas atípicos, mas acho que muitas pessoas têm uma ideia errada. Já ouvi o termo "dor torácica (ou sintomas) atípicos" ser usado com muita frequência em um sentido pejorativo, sugerindo que o paciente é exageradamente dramático ou histriônico (ou seja, um relator não confiável com ideação psicossomática). Atípico implica que os sintomas do paciente não são a clássica dor subesternal, em forma de pressão, irradiando para o braço, pescoço ou mandíbula, acompanhada de náuseas e sudorese. Sintomas atípicos podem incluir, por exemplo, apenas náuseas e sudorese sem dor torácica, fraqueza súbita ou falta de ar, dor em um braço ou dor limitada à região dorsal média ou epigástrica. Existem razões pelas quais os sintomas isquêmicos de um paciente podem ser atípicos: diabetes, idade avançada, presença de circulação colateral e até mesmo o sexo do paciente. Dor torácica atípica pode indicar um problema diferente de isquemia – dor torácica com localização mais excêntrica, dor contínua por horas ou que dura apenas alguns segundos. Se você reconhecer os sintomas clássicos em um paciente com dor torácica... ótimo! No entanto, o próximo paciente pode exigir que você dependa mais do seu conhecimento, habilidade e experiência.

OUTRA PÉROLA | Sua paciente com os sintomas atípicos disse que se sentia fraca, ou disse que se sentia cansada ou fatigada? Há uma diferença importante, e talvez você precise ajudá-los a serem mais específicos! Digamos que você esteja em casa lendo um livro e se sinta perfeitamente bem. De repente, você deixa o livro cair sem aviso prévio porque seu braço direito fica fraco demais para segurá-lo. Isso é fraqueza, um problema neurológico (ou neurovascular) até que se prove o contrário. Considere um ataque isquêmico transitório (AIT) ou um acidente vascular cerebral (AVC). Novamente, você está em casa lendo seu livro e se sentindo bem quando, de repente, sente como se tivesse acabado de correr uma maratona. Você se sente profundamente cansado e fatigado – talvez até com falta de ar. Isso é fadiga, e é um problema cardiovascular até que se prove o contrário. Considere uma insuficiência cardíaca esquerda súbita e pense também no que poderia causá-la tão repentinamente (dica: qual é o tema deste livro?).

Seu paciente adulto pós-doença de Kawasaki provavelmente apresentará sintomas clássicos de síndrome coronariana aguda, embora possam ser um pouco atípicos. Você deverá solicitar um eletrocardiograma (ECG) de 12 derivações imediatamente. Se ocorrer uma oclusão, a elevação do segmento ST pode indicar QUALQUER uma das isquemias miocárdicas agudas/infartos do miocárdio (IM) sobre as quais você leu neste livro, incluindo IM do ventrículo direito, IM inferolateral ou IM tipo 3 "envolvente" da artéria descendente anterior esquerda (ADA). A oclusão ocorre em um dos aneurismas que se desenvolveram durante a doença original na infância. Os aneurismas podem aparecer em qualquer uma ou em todas as artérias coronárias. A artéria mais comum em uma série foi a ADA e os aneurismas apareceram com mais frequência no vaso proximal – portanto, espere uma área muito grande em risco. Essas oclusões na artéria coronária direita (ACD) podem envolver a porção proximal da ACD, resultando em um infarto do ventrículo direito com uma área muito grande em risco. Mesmo que esses sejam pacientes muito jovens, seus IMs podem ser devastadores se não forem reconhecidos imediatamente.

Não há sinais eletrocardiográficos que indiquem ou mesmo sugiram a doença de Kawasaki. É um diagnóstico *clínico*. Não há exames de sangue diagnósticos nos quais se possa confiar. Portanto, quando seu paciente é jovem, mas apresenta um infarto do miocárdio (IM), você precisa saber as perguntas corretas a fazer sobre um histórico prévio de doença de Kawasaki. Primeiro, pergunte ao paciente se ele já teve doença de Kawasaki (não presuma que ele não saiba). Se a resposta for "Não" ou "Não sei", pergunte se o paciente – quando criança – já teve alguma doença com quatro ou cinco dias de febre alta, erupção cutânea vermelha difusa, língua vermelha, garganta vermelha e dolorida, olhos vermelhos sem secreção ou dedos das mãos e dos pés inchados com descamação da pele posteriormente. Se o paciente recebeu todas as vacinas infantis recomendadas, mas afirma ter contraído "sarampo" mesmo assim, você pode suspeitar justificadamente de doença de Kawasaki, já que os sintomas são muito semelhantes aos do sarampo. (Aliás, a doença de Kawasaki não é uma infecção, portanto não é contagiosa.)

Complicações que ocorrem na idade adulta – além de isquemia aguda/infarto do miocárdio – incluem insuficiência cardíaca e arritmias ventriculares letais. A ruptura ou o vazamento de um aneurisma podem resultar em morte súbita ou mortalidade menos súbita por hemopericárdio com tamponamento cardíaco.

PÉROLA | Percebo que muitos de vocês nunca viram um caso de sarampo nesta era de vacinação infantil (e isso é bom!). Quando eu era jovem (nos tempos "pré-imunização"), era tão comum que a maioria dos pais não precisava de aconselhamento médico. Eles estavam tão familiarizados com as doenças infantis que conseguiam diagnosticá-las e tratá-las sozinhos (adequadamente).

Um Subgrupo Infeliz de Pacientes com Doença de Kawasaki

Aneurismas coronários se desenvolvem durante doenças agudas, geralmente entre a infância e os cinco anos de idade. Embora a maioria das complicações ocorra de vinte a trinta anos após a doença aguda, a oclusão de um aneurisma pode acontecer muito antes, mesmo quando o paciente ainda é criança. A doença de Kawasaki é a causa mais comum de isquemia/infarto do miocárdio em crianças. Mas como uma criança com infarto do miocárdio se queixa de dor? Primeiro, embora possam se queixar de dor no peito, as crianças são mais propensas a referir a dor para outra área – geralmente o abdômen. Elas podem chorar, vomitar, ficar muito inquietas ou suar profusamente. Qualquer tentativa de atividade ou, no caso de bebês, até mesmo a alimentação pode exacerbar os sintomas.

PÉROLA | NÃO se sinta tolo ao solicitar um ECG em um bebê ou criança pequena! Você QUER ver um traçado normal – mesmo que ele precise ser repetido 20 a 30 minutos depois. Esteja preparado para uma taquicardia sinusal muito rápida!

O objetivo deste capítulo é enfatizar que jovens podem ter e têm infartos do miocárdio. Não se trata de achados específicos no ECG, porque nenhum dos ECGs associados a essas patologias (exceto a miocardiopatia hipertrófica) produz alterações características ou patognomônicas no eletrocardiograma. O fato de menos casos serem causados por doença cardiovascular aterosclerótica não diminui a importância de ainda serem infartos do miocárdio, com todas as complicações que ocorrem em faixas etárias mais avançadas. As causas restantes não precisam de discussões extensas, mas é importante lembrá-las para que você possa fazer as perguntas necessárias e pertinentes durante a anamnese:

1. Cardiomiopatia Hipertrófica (CMH)
   Embora você provavelmente esteja familiarizado com o risco de taquicardia/fibrilação ventricular nessa doença, esses corações podem sofrer infarto – e nem sempre devido à ruptura de placas ateromatosas. Às vezes, a angiografia revela artérias coronárias normais, mas os níveis muito elevados de troponina indicam um infarto.

2. Cocaína e Metanfetaminas

3. Doenças Autoimunes (LES, AR)

4. Síndrome Antifosfolipídica

5. Fator V de Leiden

6. Estados Hiperlipidêmicos

Leitura recomendada

Bhagwat, A, Mukhedkar S, Ekbote S. Missed Kawasaki disease in childhood presenting as myocardial infarction in adults. Indian Heart Journal. 67 (2015)385-388.

Gentile F, Castiglioni V, De Caterina R. Coronary Artery Anomalies. Circulation, 2021;144:983-996.

Gräni C, Kaufmann PA, Windecker S, Buechel RR, Diagnosis and Management of Anomalous Coronary Arteries with a Malignant Course, Interventional Cardiology Review 2019;14(2):83–8.

Greet B, et al. Anomalous Right Coronary Artery and Sudden Cardiac Death. Circ Arrhythm Electrophysiol. 2012;5:e111-e112.

Lee J, et al. ST-segment elevation myocardial infarction in Kawasaki disease: A case report and review of literature. World J Clin Cases. September 16, 2022; 10(26): 9368-9377.

Sheikh AS, Hailan A, Kinnaird T, Choudhury A, Smith D. Coronary Artery Aneurysm: Evaluation, Prognosis, and Proposed Treatment Strategies. Heart Views. 2019 Jul-Sep;20(3):101-108.

Stainback RF. Apical Hypertrophic Cardiomyopathy. Texas Heart Institute Journal. Volume 39, Number 5, 2012.

Tiongson, M. et al. "Too Young to Have a Broken Heart": Spontaneous Coronary Artery Dissection Causing ST-Elevation Myocardial Infarction in a Young Adult – A Case Report. J Med Cases. 2018;9(6):164-169.

Wasfy MM, Hutter AM, Weiner RB. Sudden Cardiac Death in Athletes. Methodist Debakey Cardiovasc J. 2016 Apr-Jun;12(2):76-80. doi: 10.14797/mdcj-12-2-76. PMID: 27486488; PMCID: PMC4969030.

Yan L, Wang Z, Xu Z, Li Y, Tao Y, Fan C. Two hundred eight patients with apical hypertrophic cardiomyopathy in China: clinical feature, prognosis, and comparison of pure and mixed forms. Clin Cardiol 2012;35(2):101-6.

Reproduzido do blog de ECG do Dr. Smith

Os eletrocardiogramas a seguir foram reproduzidos com a gentil permissão do Dr. Stephen W. Smith. Você pode encontrar estes e outros casos muito interessantes e educativos em seu blog (Blog de ECG do Dr. Smith) em: https://hqmeded-ecg.blogspot.com/

Figura 27-1
De: terça-feira, 6 de maio de 2014
"A 16 year old girl has syncope while playing basketball....."

28

É aqui que os erros acontecem...

Nos meus anos de prática clínica e ensino de eletrocardiografia, notei que erros são frequentemente cometidos nessas circunstâncias:

Desconsiderar elevações do segmento ST que "não atendem aos critérios de IAMCSST".

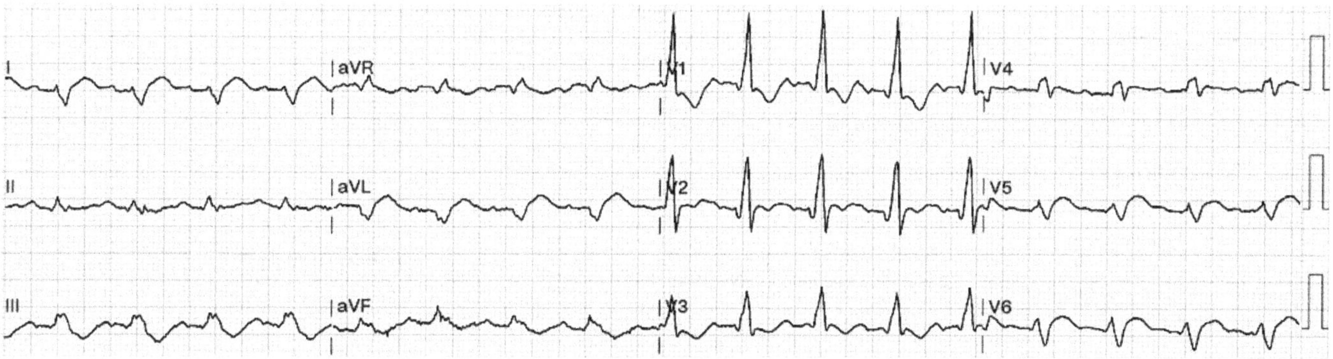

Figura 28-1

O paciente cujo ECG na Figura 28-1 foi registrado estava internado em um hospital quando, repentinamente, começou a se queixar de dor torácica de intensidade 7/10. As enfermeiras o encontraram pálido e diaforético, com pressão arterial sistólica na faixa dos 70 mmHg. Elas imediatamente instituíram um protocolo para dor torácica e notificaram a cardiologia. O cardiologista estava relutante em levar o paciente imediatamente para o laboratório de cateterismo até que um ecocardiograma à beira do leito revelou uma anormalidade distinta na movimentação da parede anterior. Constatou-se que o paciente apresentava oclusão de 100% da artéria descendente anterior proximal!

Nada neste ECG atendia aos critérios do protocolo para IAMCSST (Infarto Agudo do Miocárdio com Supradesnivelamento do Segmento ST). Há uma sutil elevação do segmento ST nas derivações I, aVL, V5 e V6, e provavelmente ondas T hiperagudas precoces em todas essas derivações. O paciente teve início súbito de dor torácica central, tornou-se pálido e diaforético, e foi constatada hipotensão grave. Mas nada disso teve qualquer significado para os médicos assistentes, uma vez que o segmento ST não atingiu 1,0 mm!

Uma das principais razões pelas quais tantas oclusões coronárias agudas passam despercebidas é a adesão dogmática ao paradigma do IAMCSST (Infarto Agudo do Miocárdio com

Supradesnivelamento do Segmento ST). Quem segue o paradigma do IAMCSST não se preocupa com a presença ou não de uma artéria coronária ocluída – sua única preocupação é o grau de elevação do segmento ST no ECG. Ora, se tivesse sido determinado por meio de múltiplos estudos – e com base em comprovação angiográfica – que 98% de todas as oclusões coronárias ocorrem com elevação do segmento ST de 1,0 mm e que 2% ou menos das oclusões ocorrem com elevações do segmento ST inferiores a 1,0 mm, então eu entenderia o uso de 1,0 mm de elevação do segmento ST como ponto de corte. Mas NÃO foi assim que se chegou a essa conclusão. O critério de 1,0 mm de elevação do segmento ST foi determinado usando os níveis de CK-MB como "prova" de oclusão (isso mesmo – SEM evidência angiográfica!) em apenas UM estudo! Quando foi a última vez que você solicitou um exame de CK-MB em um paciente? Você sabe por que não usamos mais esse biomarcador? É muito pouco confiável em comparação com a troponina ou a troponina de alta sensibilidade! No entanto, ainda hoje utilizamos o paradigma do IAMCSST (Infarto Agudo do Miocárdio com Supradesnivelamento do Segmento ST), que foi determinado por UM estudo que utilizou os níveis de CK-MB como PROVA de oclusão (ou não oclusão).

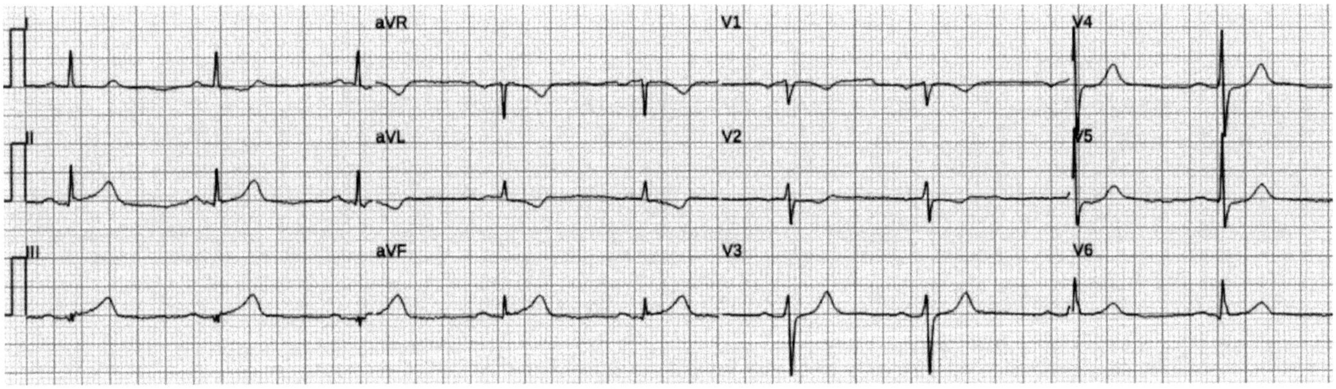

Figura 28-2

A Figura 28-2 é outro exemplo de infarto agudo do miocárdio oclusivo (IAM). Nenhuma alteração do segmento ST atende aos critérios de IAMCSST; portanto, de acordo com o paradigma do IAMCSST, o paciente não apresenta oclusão coronariana aguda. Há ondas T hiperagudas nas derivações II, III e aVF, e infradesnivelamento do segmento ST com inversão da onda T nas derivações I e aVL. Há também infradesnivelamento do segmento ST na derivação V2. A onda P na derivação V1 está completamente invertida e não há ondas P visíveis na derivação V2. Isso indica posicionamento incorreto dos eletrodos nessas duas derivações, o que poderia afetar a alteração do segmento ST na derivação V1.

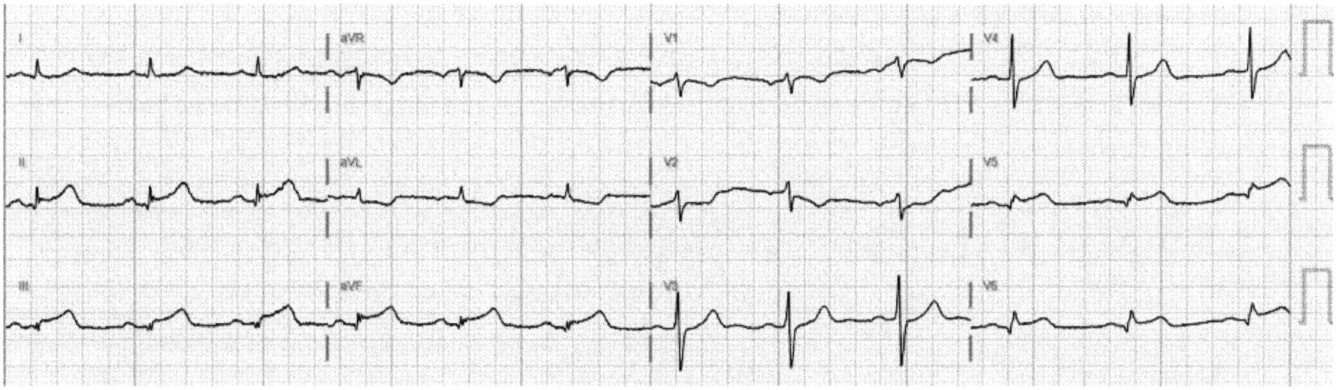

Figura 28-3

O ECG na Figura 28-3 é do mesmo paciente da Figura 28-2, mas foi registrado 50 minutos depois. Como você pode ver, o IAM progrediu e agora atende aos critérios de STEMI. No entanto, ao aderir dogmaticamente aos critérios de STEMI, muitos teriam parado no primeiro ECG e nunca registrado a progressão.

Falta de atenção adequada à derivação aVL

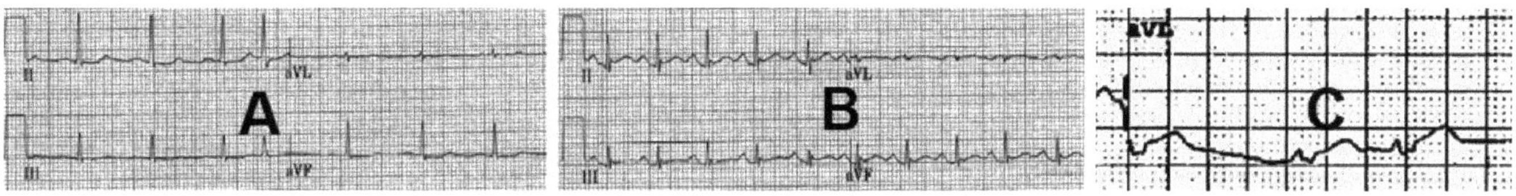

Figura 28-4

É provável que, se você não conseguir identificar um infarto agudo do miocárdio (IAM) em um ECG de 12 derivações, isso provavelmente envolverá a derivação aVL. O problema com a derivação aVL se deve à derivação II. A maioria dos vetores do complexo QRS ("eixos") no plano frontal está orientada a cerca de +60°, que é o mesmo que o eixo da derivação II. A derivação aVL – sendo perpendicular à derivação II – será muito pequena e, consequentemente, difícil de interpretar. No entanto, devemos manter tudo em perspectiva, porque uma elevação do segmento ST com a altura total daquela pequena onda R pode ser quase imperceptível – mas pode representar isquemia do tipo 3!

Na Figura 28-4, o trecho A demonstra o tamanho do complexo QRS na derivação aVL com o qual você frequentemente terá que lidar. O trecho B também manifesta um complexo QRS muito pequeno na derivação aVL. O trecho C mostra como a isquemia aguda pode se apresentar na derivação aVL quando o complexo QRS é muito pequeno. Lembre-se: o trecho C foi ampliado muitas e muitas vezes! Sempre observe a derivação aVL com muita atenção. Frequentemente, o único indício de isquemia na região basolateral é a alteração recíproca nas derivações inferiores. O primeiro corolário da Regra de Jones afirma que alterações recíprocas podem aparecer antes da alteração primária de elevação do segmento ST.

REGRA DE JONES | Qualquer depressão do segmento ST no ECG de um paciente com dor torácica compatível com síndrome coronariana aguda deve ser considerada uma alteração recíproca de isquemia transmural até que se prove o contrário.

COROLÁRIO Nº 1 | A depressão do segmento ST de uma alteração recíproca pode aparecer antes que a elevação do segmento ST se torne evidente.

COROLÁRIO Nº 2 | Mesmo quando tanto a elevação quanto a depressão do segmento ST estão presentes, a depressão do segmento ST pode parecer mais acentuada. Esse NÃO é o problema; a elevação do segmento ST é o problema!

Não reconhecer as alterações recíprocas pelo que elas são

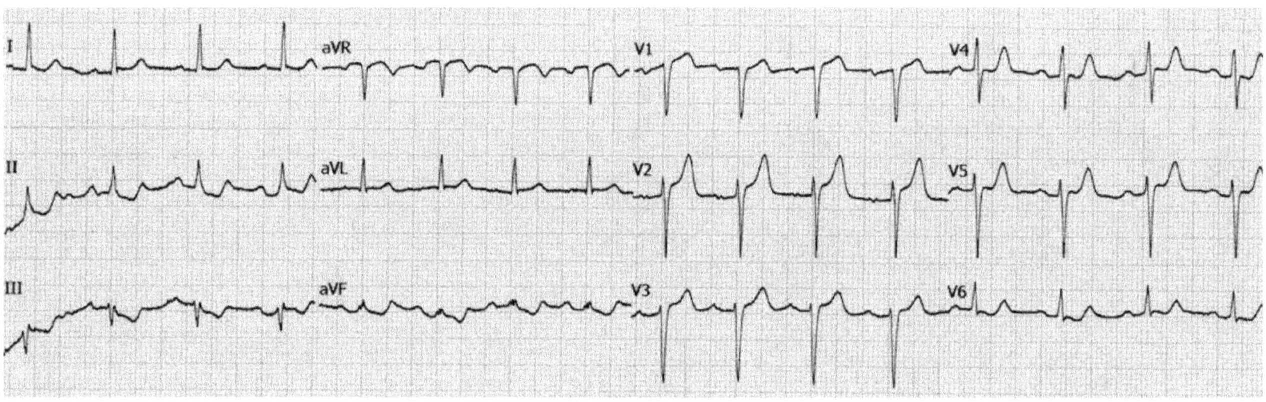

Figura 28-5

Este ECG (Figura 28-5) é de um homem de 50 anos com um longo histórico de diabetes mellitus tipo II. Ele se apresenta após 20 minutos de dor no peito. Há elevação do segmento ST nas derivações V1 e V2 com sutil depressão do segmento ST nas derivações V4 a V6. Há também uma depressão do segmento ST muito evidente nas derivações inferiores (derivações II, III e aVF). Deixe-me assegurar-lhe: isso NÃO é "isquemia subendocárdica inferior". As derivações II, III e aVF compreendem uma área vascular conhecida. A isquemia subendocárdica não é localizada. Deixe-me reformular isso de outra maneira: "A depressão do segmento ST limitada a uma área vascular é uma alteração recíproca de uma isquemia transmural aguda que ocorre nas derivações opostas". Isso é – essencialmente – a Regra de Jones! O primeiro corolário da Regra de Jones é: "alterações recíprocas podem aparecer antes da elevação do segmento ST da isquemia transmural".

Não importa que as interpretações do ECG ainda incluam "isquemia subendocárdica inferior", "isquemia subendocárdica anterior" ou "isquemia subendocárdica anterolateral". Isso está ERRADO!

Por muitos anos, quando os alunos eram apresentados à interpretação do ECG, ensinavam-lhes uniformemente que a elevação do segmento ST significava um infarto agudo do miocárdio (IAM) e a depressão do segmento ST significava isquemia subendocárdica. Sempre tenha muito cuidado se um aparelho ou uma pessoa se referir a uma "isquemia subendocárdica anterior"! É muito mais provável que estejam ignorando uma isquemia transmural aguda da parede inferolateral do ventrículo esquerdo – em outras palavras, um IAM! Tenha cuidado quando alguém mencionar "isquemia subendocárdica inferior", pois estão ignorando um IAM envolvendo a área basolateral! (Revise o Capítulo 2 – Isquemia e o Segmento ST)

Como você já deve ter entendido, a isquemia subendocárdica NÃO é localizada. Na verdade, o infradesnivelamento do segmento ST geralmente aparece em oito ou mais derivações de um ECG de 12 derivações. Se o infradesnivelamento do segmento ST parecer estar localizado em uma área vascular – especialmente no ECG de um paciente com dor no peito – é mais provável que você esteja vendo uma alteração recíproca – e NÃO isquemia subendocárdica.

Diagnosticando o IAM ERRADO

Às vezes, sua impressão de que há uma oclusão coronária aguda está correta... mas você diagnosticou a oclusão errada! Algumas oclusões podem parecer muito semelhantes, mas exigem um tratamento muito diferente. Vejamos a figura 28-6...

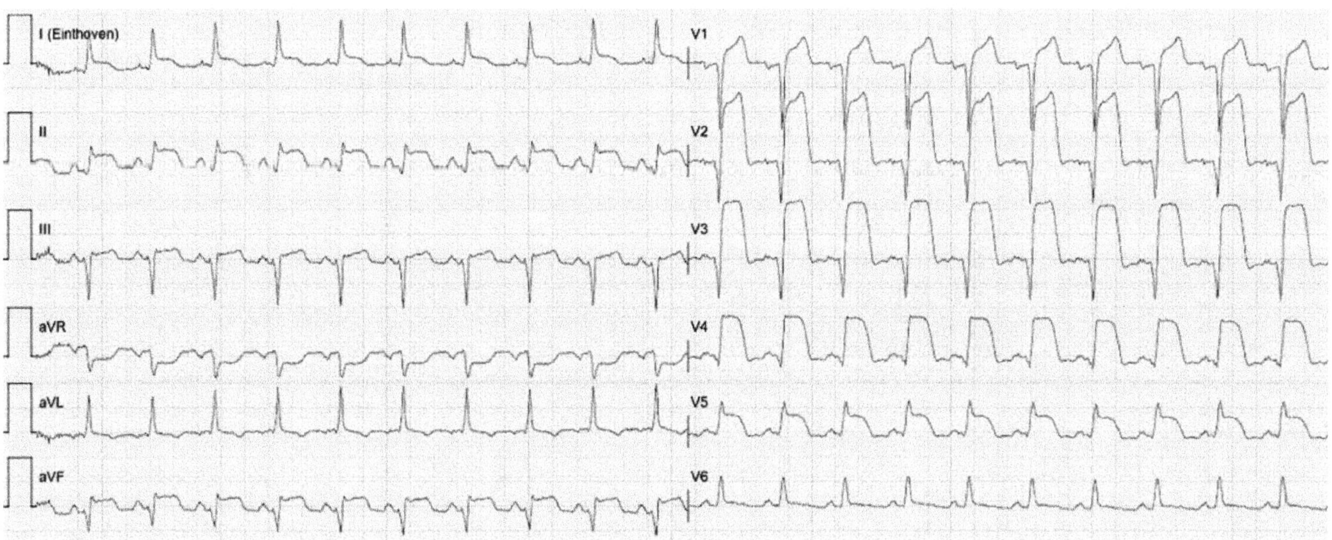

Figura 28-6

Esta (Figura 28-6) é uma oclusão maciça e devastadora. Há uma elevação acentuada do segmento ST da derivação V1 à derivação V5, com uma elevação sutil do segmento ST na derivação V6 no plano horizontal. Há também uma elevação evidente do segmento ST no plano frontal, envolvendo as derivações I, II, III e aVF. Surpreendentemente, há uma elevação mínima do segmento ST na derivação aVL. Por quê? (Continue lendo para descobrir a resposta!)

Há isquemia aguda da parede anterior, incluindo as áreas anteroapical (anteriormente anterosseptal) e apicolateral (anteriormente lateral inferior). E quanto à parede basolateral (anteriormente lateral superior)? A isquemia da parede basolateral do ventrículo esquerdo se manifesta no plano frontal (derivações dos membros) – não no plano horizontal (derivações precordiais). É diagnosticada pela elevação do segmento ST nas derivações I e aVL. Há uma elevação evidente do segmento ST na derivação I, mas uma elevação mínima e sutil do segmento ST na derivação aVL. OK... aqui está a resposta para a pergunta que fiz no parágrafo anterior:

Há dois exemplos de cancelamento de forças neste ECG. Este ECG indica uma oclusão de uma artéria descendente anterior esquerda (ADA) do tipo 3 ("envolvente") proximal a D1. Como o ramo D1 fornece circulação para a área basolateral, uma oclusão proximal à sua saída da ADA (ou localizada proximalmente dentro do próprio ramo D1) resultará em isquemia dessa área. Se a isquemia se tornar transmural – como ocorreu neste ECG – haverá elevação do segmento ST nas derivações I e aVL. Mas há uma elevação mínima do segmento ST na derivação aVL em comparação com a derivação I.

Lembre-se de que a derivação aVL é recíproca à derivação III. Quando a isquemia aguda (elevação do segmento ST) envolve apenas UMA dessas derivações (derivações I e aVL), a outra derivação atuará reciprocamente (depressão do segmento ST). Mas o que acontece quando AMBAS as derivações manifestam isquemia aguda (elevação do segmento ST)? As correntes de lesão apontarão em direções opostas e se cancelarão mutuamente... ou seja, haverá um cancelamento de forças! Você notou que as elevações do segmento ST nas derivações II e aVF foram maiores do que na derivação III? A elevação do segmento ST na derivação III foi alta o suficiente para neutralizar quase completamente a elevação do segmento ST na derivação aVL, reduzindo-a a uma linha de base próxima à isoelétrica. No entanto, ainda era alta o suficiente na derivação III para deixar alguma "elevação residual do segmento ST". Portanto, a elevação do segmento ST na derivação III teve que ser maior do que na derivação aVL.

> **DICA** | O cancelamento de forças é um fenômeno que ocorre dentro do eletrocardiógrafo e somente entre derivações recíprocas. As forças são matematicamente canceladas no computador do eletrocardiógrafo – nada é cancelado ou alterado no coração em si.

Outro exemplo de cancelamento de forças provavelmente envolve as derivações V1 e V6. Elas estão suficientemente distantes no plano horizontal para serem recíprocas entre si. Da mesma forma, se AMBAS as derivações apresentarem elevação do segmento ST, haverá um cancelamento de forças. É preciso ter cuidado ao assumir reciprocidade entre essas duas derivações, pois – devido a outros fatores – elas nem sempre agem reciprocamente. Nesse caso, a diferença drástica na elevação do segmento ST entre cada uma das duas derivações e a derivação adjacente torna muito provável o cancelamento das forças.

Vejamos outro ECG com achados semelhantes...

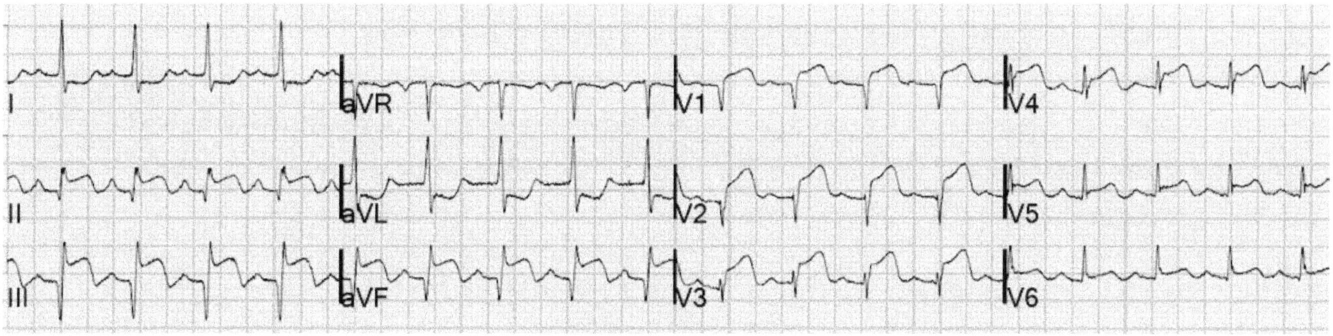

Figura 28-7

O ECG na Figura 28-7 é muito semelhante. Há elevação do segmento ST na parede anterior e na parede inferior. No entanto, neste caso, as derivações basolaterais (Derivações I e aVL) podem reagir reciprocamente. Duas coisas me chamaram a atenção imediatamente: primeiro, a magnitude da elevação do segmento ST nas derivações inferiores seria bastante notável para uma oclusão de uma artéria descendente anterior esquerda (ADA) do tipo 3 com padrão de "envoltório".

> **PÉROLA** | Uma ADA do tipo 3 cobre apenas cerca de um quarto da parede inferior do ventrículo esquerdo; portanto, as elevações do segmento ST nas derivações inferiores são tipicamente leves a moderadas, no máximo. É claro que a anulação das forças também pode atenuar a elevação do segmento ST nas derivações inferiores.

Segundo, a elevação máxima do segmento ST nas derivações precordiais ocorre na derivação V2... e é maior do que a elevação do segmento ST na derivação V4. Em outras palavras, a elevação do segmento ST diminui à medida que nos movemos para a esquerda nas derivações precordiais – típico de uma isquemia/infarto do ventrículo direito. Agora, compare a Derivação V2 com a Derivação V4 na Figura 28-6. A elevação do segmento ST na Derivação V2 também é visivelmente maior do que na Derivação V4. A Figura 28-7 demonstra como a elevação do segmento ST diminui à medida que nos movemos para a esquerda. Mas a Figura 28-6 NÃO é uma isquemia/infarto do ventrículo direito – é uma oclusão de uma artéria descendente anterior esquerda (ADA) do tipo 3 com padrão "envolvente"!

Ambas são oclusões muito perigosas, com alta morbidade e mortalidade. Elas também sofrem as mesmas complicações compartilhadas por praticamente todas as oclusões coronárias agudas – mas possuem algumas características únicas. O colapso cardiovascular súbito pode ocorrer em ambos os casos, mas se houver uma oclusão proximal da ADA, provavelmente será devido à falência da bomba causada pela isquemia generalizada do ventrículo esquerdo. Se a oclusão envolver a artéria coronária direita proximal, o colapso cardiovascular súbito será devido à pré-carga acentuadamente reduzida do ventrículo direito e, em última instância, do ventrículo esquerdo.

"Mas Dr. Jones", você exclama animadamente. "Você nos disse que, com oclusões da artéria descendente anterior esquerda (DAE), a elevação do segmento ST aumenta à medida que nos movemos para a esquerda nas derivações precordiais, e com oclusões proximais da artéria coronária direita (ACD), a elevação do segmento ST diminui ao nos movermos para a esquerda! Qual é a diferença aqui?"

A diferença está entre uma DAE do tipo 1 ou tipo 2 que não cruza o ápice e uma DAE do tipo 3 "envolvente" que inclui parte da parede inferior em seu território. Ao longo dos anos, observei que a elevação do segmento ST nas derivações precordiais progride de forma diferente com DAEs envolventes. A Figura 28-6 mostra uma DAE do tipo 3 envolvente devido às elevações do segmento ST nas derivações I e aVL (muito sutis na derivação aVL). Nenhuma oclusão da ACD produz elevação do segmento ST nessas derivações! Nenhuma oclusão da artéria circunflexa esquerda (ACx) causa elevação do segmento ST nas derivações V1 a V3! Portanto, esta deve ser uma oclusão da DAE – outro exemplo do Método Diagnóstico de Eliminação de Jones!

PÉROLA | Esta PÉROLA vem de quase quarenta anos de experiência em medicina de emergência e medicina interna. Ao registrar um ECG em um paciente com dor torácica, se houver elevação do segmento ST ou mesmo ondas T hiperagudas nas derivações inferiores, registre imediatamente um ECG do lado direito para verificar a presença de infarto do ventrículo direito. Se houver elevação do segmento ST nas derivações direitas (especialmente na derivação V4), suspenda qualquer medicação vasodilatadora e obtenha imediatamente dois acessos venosos periféricos de grosso calibre (cateteres de pelo menos 18 gauge). NÃO dê ouvidos a quem disser: "Ah, não vamos fazer isso agora. Vamos inserir os acessos venosos se necessário." Quando a necessidade surgir, o paciente provavelmente terá pressão arterial mínima; estará extremamente pálido, diaforético e com vasoconstrição periférica. Agora tente inserir um acesso venoso periférico! É claro que um cateter venoso central e um acesso arterial serão necessários, mas o médico assistente não se sentiria mais no controle com dois acessos venosos periféricos de grosso calibre já instalados? NÃO tente adivinhar o diagnóstico de um infarto agudo do ventrículo direito! A mortalidade hospitalar chega a 30%!

Descartar um infarto do miocárdio com base em UM ECG "normal"

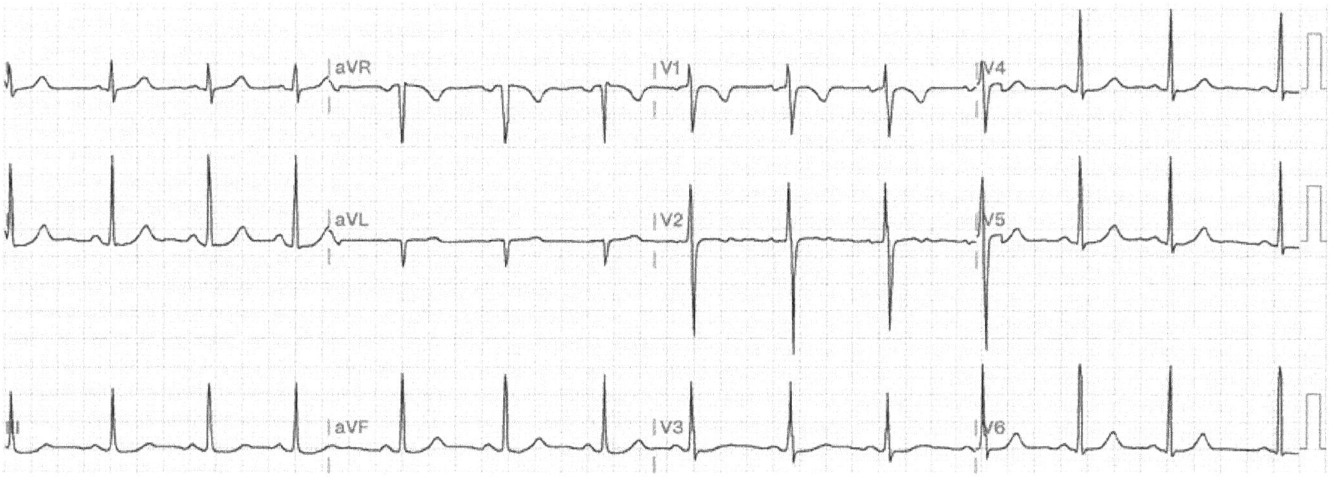

Figura 28-8

Este ECG (Figura 28-8) é de um homem de 71 anos com histórico de hipertensão, diabetes mellitus tipo 1 e hipertrigliceridemia. Sua dor no peito é 8/10, em forma de pressão, e irradia para ambos os braços. Ele está diaforético. Este ECG é completamente normal. Você pode me dizer como ele estará em 30 minutos? Em uma hora? Você deveria se preocupar menos se a dor dele fosse apenas 4/10 e não houvesse diaforese?

Certa manhã, cheguei ao pronto-socorro às 8h e o médico que estava saindo tinha apenas um paciente para me deixar – um senhor de 55 anos que havia chegado ao pronto-socorro reclamando de dor central no peito, que irradiava para ambos os braços. "Não se preocupe", me disseram. "Ele foi internado no Centro de Dor Torácica (nossa unidade de observação cardíaca de 12 horas para descartar infartos do miocárdio). Está um pouco lotado, então ele pode ficar aqui por mais tempo. A dor dele passou depois de tomar nitroglicerina, e a troponina e o ECG estavam normais." "A que horas ele chegou?" perguntei. "Por volta das 2h da manhã." Agora eram 8h15. "Quantos ECGs você registrou?" perguntei. "Apenas um. Estava normal." Registrei outro ECG e liguei para o cardiologista.

Muitas vezes durante minha carreira, vi pacientes com infarto agudo do miocárdio apresentarem ECGs perfeitamente NORMAIS – para qualquer padrão. Não é frequente, mas acontece. O que é menos frequente, no entanto, é o ECG permanecer normal durante a isquemia miocárdica aguda. Aqui vai um conselho importante...

CONSELHO IMPORTANTE | Nunca descarte um infarto agudo do miocárdio com base em apenas UM eletrocardiograma, apenas DOZE derivações ou apenas UM biomarcador coletado menos de 4 a 6 horas após o início dos sintomas do paciente.

E NUNCA dê ouvidos a quem disser que é "desperdício" ou "desnecessário" registrar derivações extras (derivações direitas ou posteriores)!

Diagnóstico de "isquemia subendocárdica" durante uma taquicardia

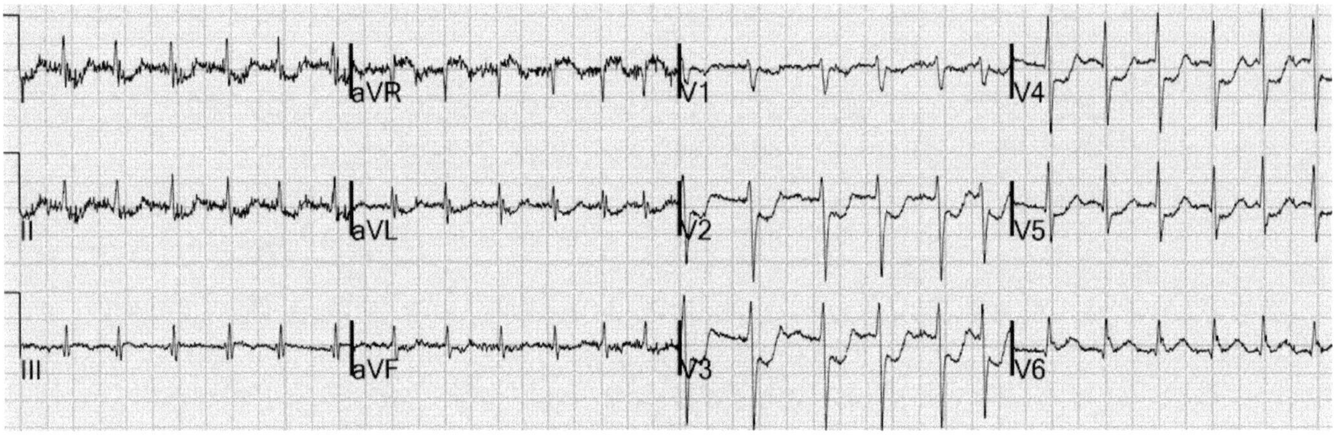

Figura 28-9

Este ECG (Figura 28-9) é de uma mulher (idade não informada) que compareceu ao pronto-socorro queixando-se de dor torácica leve a moderada e palpitações.

Há dois pontos que quero enfatizar antes de começarmos:

1. O ritmo parece bastante regular à primeira vista, não é? Bem, NÃO É! É fibrilação atrial! Frequências rápidas podem parecer regulares sem uma inspeção mais detalhada. Aliás, frequências lentas também podem parecer regulares. Tenha muito cuidado nos extremos da frequência cardíaca normal.

2. Há depressão do segmento ST evidente nas derivações V1 a V5 e nas derivações I, II, aVL e aVF. É bastante difusa. E se eu lhe dissesse que esta paciente estava com dor no peito? Qual seria o seu diagnóstico? Tenha muito cuidado aqui, porque lhe fiz uma pergunta capciosa! A depressão do segmento ST pode aparecer durante uma taquicardia devido à própria taquicardia. A depressão do segmento ST em uma taquicardia pode ter mais de uma causa. Às vezes, trata-se da depressão do segmento ST benigna esperada que acompanha algumas taquicardias supraventriculares (TSVs), mas, em outros casos, pode ser causada por isquemia subendocárdica real, decorrente do aumento da demanda de oxigênio em um coração com estenose significativa da artéria coronária.

Então, como diferenciar a depressão benigna do segmento ST da taquicardia da isquemia verdadeira? Primeiro, nunca conclua que a depressão do segmento ST observada durante uma taquicardia seja isquêmica até que o paciente retorne a um ritmo e frequência cardíaca normais. Sempre reavalie a situação após a correção da taquicardia e o paciente apresentar uma frequência cardíaca normal. Se a depressão do segmento ST for a forma benigna causada pela frequência cardíaca elevada, ela desaparecerá em um ou dois batimentos após a reversão para ritmo sinusal com frequência cardíaca normal. Mas se a depressão do segmento ST persistir após o paciente retornar a uma frequência cardíaca normal, é quase certo que sua origem seja isquêmica. Aqui está o ECG desta paciente após a reversão para ritmo sinusal com frequência cardíaca normal:

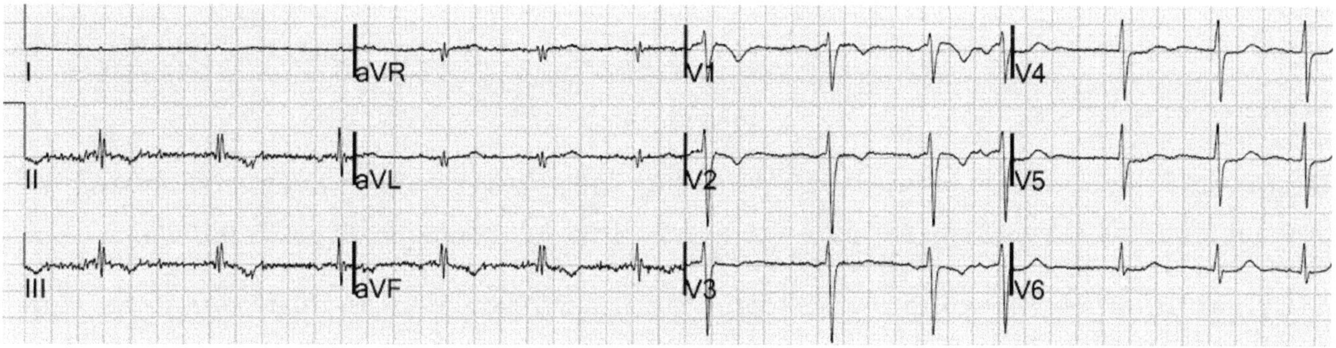

Figura 28-10

Como você pode ver, após a cardioversão, o ECG (Figura 28-10) não apresenta mais depressão do segmento ST. Uma pergunta que você pode fazer é: "Como a paciente estava com dor no peito durante a taquicardia (que se resolveu rapidamente após a restauração do ritmo sinusal), a depressão do segmento ST poderia ter sido uma isquemia subendocárdica relacionada à frequência cardíaca?" Minha resposta é: "Sim, é possível. Mas o desconforto no peito – geralmente leve – é uma queixa ocasional durante taquicardias rápidas, mesmo em pacientes jovens e saudáveis, sem histórico de doença cardíaca. Mais exames teriam que ser feitos na paciente."

Mas alguns dias depois, essa mesma paciente retornou ao pronto-socorro reclamando, desta vez de dor torácica intensa e opressiva, e foi constatado, mais uma vez, que estava em fibrilação atrial com frequência ventricular rápida. Este é o ECG dela na chegada ao pronto-socorro (Figura 28-11):

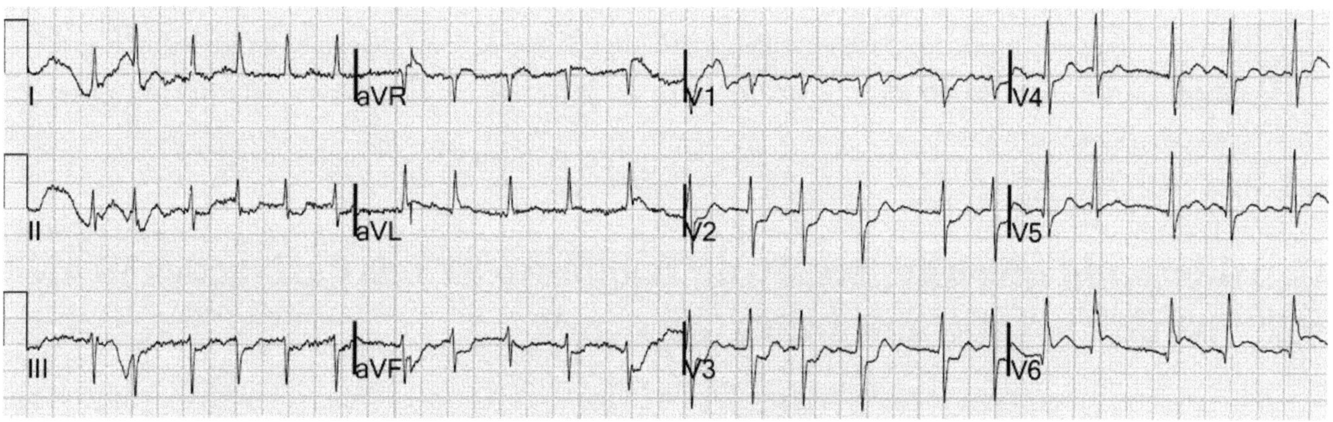

Figura 28-11

Mais uma vez, ela foi submetida a cardioversão – mas desta vez, os médicos ficariam surpresos (Figura 28-12):

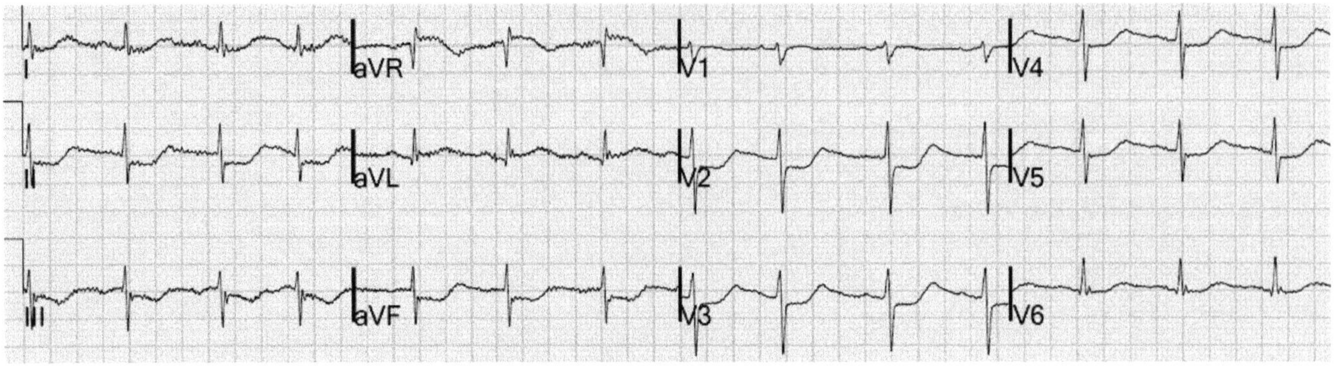

Figura 28-12

Desta vez, a depressão do segmento ST persistiu! Não se resolveu com a conversão para ritmo sinusal e frequência cardíaca normal. Tratava-se de isquemia subendocárdica real!

Observe que eu NÃO disse isquemia subendocárdica inferior, anterior ou anterolateral – apenas isquemia subendocárdica!

Qual lesão (ou lesões) pode estar causando a isquemia subendocárdica?

Como chamamos esse tipo de isquemia subendocárdica?

PÉROLAS | Pacientes com taquicardia por reentrada nodal atrioventricular (TRNAV) ou taquicardia por reentrada atrioventricular (TRAV) rápidas frequentemente relatam dor ou desconforto no peito entre seus sintomas. A depressão do segmento ST é tipicamente muito leve e ascendente. Tanto a dor no peito quanto a leve depressão do segmento ST desaparecem quando o paciente retorna ao ritmo sinusal com frequência cardíaca normal.

DICA | Se a depressão do segmento ST durante uma taquicardia parecer significativa e a queixa de dor no peito for mais intensa, deve-se considerar a possibilidade de que a depressão do segmento ST seja decorrente de isquemia relacionada à frequência cardíaca.

Considerando que a depressão do segmento ST nas derivações V1 a V3 seja "isquemia subendocárdica anterior".

[ECG na página seguinte]

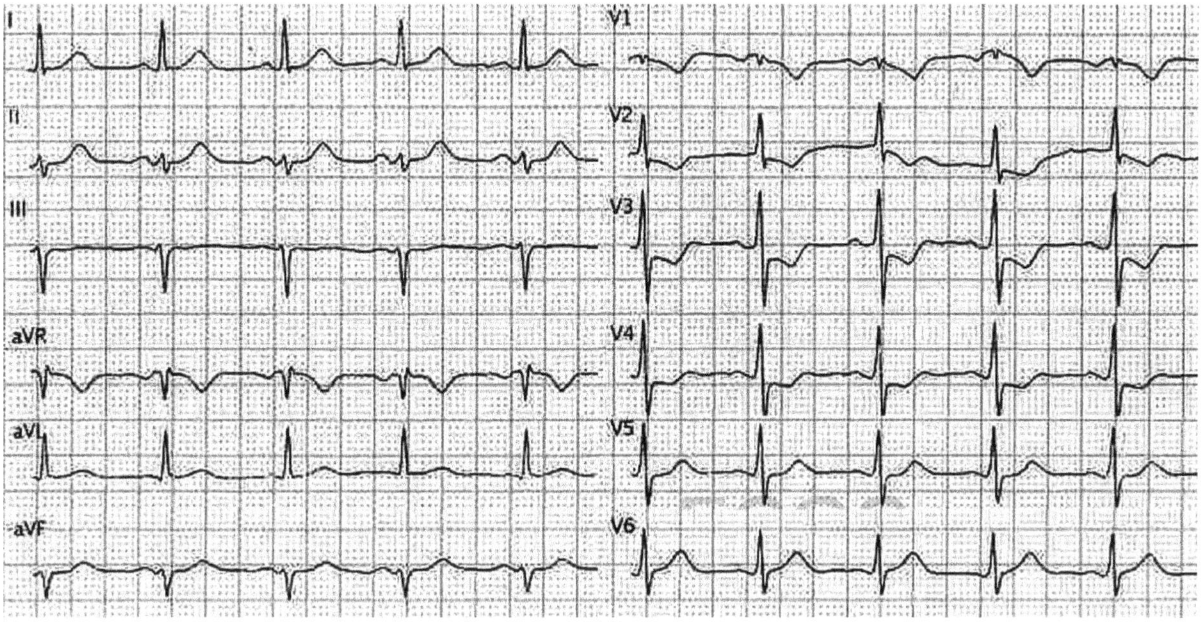

Figura 28-13 | ECG cedido por ECGGURU.COM

Como você pode ver neste ECG (Figura 28-13), há um infradesnivelamento do segmento ST evidente nas derivações V1 a V4, com um infradesnivelamento sutil na derivação V5. Ainda existem muitos entre nós que, ao verem isso, diriam: "isquemia subendocárdica anterior". Bem... digamos que o paciente seja um homem de 58 anos que se apresenta com queixa de dor torácica subesternal irradiando para o braço esquerdo e mandíbula esquerda. Sua troponina I está quatro vezes acima do limite superior da normalidade. O médico orientado pelo paradigma do IAMCSST diria: "Como não há supradesnivelamento do segmento ST que atenda aos critérios do IAMCSST, não há IAMCSST (ou seja, não há oclusão completa), mas a troponina I está elevada. Este é um IAMSSST. Vamos interná-lo e tratá-lo clinicamente. Faremos um cateterismo cardíaco em alguns dias, após a resolução dos sintomas." Ele é cateterizado dois dias depois, e uma oclusão completa da artéria circunflexa esquerda (ACx) é encontrada e tratada com stent. Se você adere ao paradigma STEMI, não está buscando identificar oclusões coronárias que necessitam de revascularização – está simplesmente procurando por alterações no ECG que certamente deixarão passar 25% ou mais das oclusões completas reais! Foi isso que aconteceu com este paciente que foi examinado de forma inadequada e tratado de maneira inapropriada! Se tivessem sido registradas, as derivações posteriores provavelmente teriam revelado elevação do segmento ST nas derivações V7 a V9! Mas, como você pode ver, a questão nunca foi determinar se o paciente realmente tinha uma oclusão coronária aguda – sempre foi "Ele tem elevação do segmento ST que atende aos critérios de STEMI?"

Qualquer pessoa que interprete ECGs desde 1964 (ou seja, nos últimos 60 anos) deve reconhecer que a depressão do segmento ST nas derivações V1 a V3 no ECG de um paciente com dor torácica tem muito mais probabilidade de ser causada por uma isquemia transmural inferolateral (anteriormente posterior) do que por "isquemia subendocárdica anterior". Qualquer pessoa que interprete ECGs desde 1982 (ou seja, nos últimos 42 anos) já deve entender que a depressão do segmento ST na isquemia subendocárdica não especifica uma área particular do miocárdio no ECG... em outras palavras, não localiza!

Confundir anormalidades secundárias da repolarização com isquemia

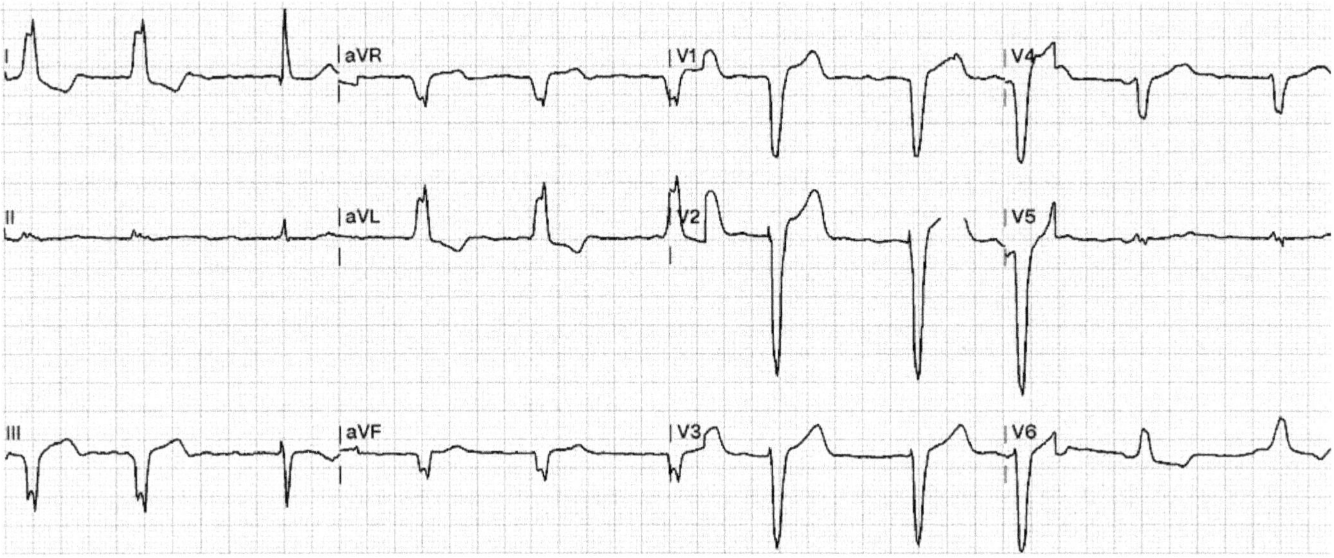

Figura 28-14

Provavelmente não existe um cardiologista vivo que não tenha sido chamado em algum momento por causa de uma isquemia aguda ou infarto agudo do miocárdio que acabou sendo nada mais do que um bloqueio de ramo esquerdo ou uma hipertrofia ventricular esquerda.

Existem dois tipos de repolarizações anormais:

1. Anormalidades de repolarização PRIMÁRIAS devido a doenças dentro dos próprios miócitos (hipóxia, isquemia, acidose, toxicidade medicamentosa, distúrbios eletrolíticos, etc.) e

2. Anormalidades de repolarização SECUNDÁRIAS que ocorrem devido a problemas fora da célula, causando atrasos e/ou redirecionamento da transmissão do impulso (tecido infartado, hipertrofia, fibrose, bloqueios nos tecidos condutores, nódulos, tumor, etc.)

A Figura 28-14 é um ECG demonstrando um bloqueio de ramo esquerdo (BRE). É um BRE dependente da aceleração (ou seja, relacionado à frequência cardíaca) porque, como você pode ver, o intervalo R-R mais longo termina com um QRS normal e estreito. TODOS os bloqueios de ramo completos – direito ou esquerdo – manifestam uma anormalidade de repolarização secundária... TODOS eles! Se não houver anormalidade de repolarização secundária, NÃO se trata de um bloqueio de ramo. O mesmo se aplica aos complexos ventriculares prematuros (CVP). Todos os CVPs apresentam um "bloqueio de ramo obrigatório" porque, em todos os casos, um ventrículo é ativado antes do outro. Portanto, TODOS os CVPs apresentarão anormalidades de repolarização secundária. Quando avançada, a hipertrofia ventricular – direita ou esquerda – geralmente apresenta uma anormalidade de repolarização secundária (também chamada de padrão de sobrecarga). A hipertrofia ventricular inicial não manifesta uma anormalidade de repolarização.

O importante é lembrar que essas alterações NÃO indicam isquemia miocárdica! Você NÃO precisa ligar para o cardiologista no meio da noite por causa de uma anormalidade de repolarização secundária. Além disso, você também não precisa ligar para o cardiologista no meio do dia por causa disso!

PÉROLA | Uma anormalidade de repolarização secundária sempre ocorrerá após uma despolarização anormal (QRS).

Leitura recomendada

Danshi Li, Chuan Yong Li, Ah Chot Yong and David Kilpatrick. Source of Electrocardiographic ST Changes in Subendocardial Ischemia. Circulation Research. 1998;82:957-970. doi: 10.1161/01.RES.82.9.957

Fuchs RM, Achuff SC, Grunwald L, Yin FC, Griffith LS. Electrocardiographic localization of coronary artery narrowings: studies during myocardial ischemia and infarction in patients with one-vessel disease. Circulation. 1982 Dec;66(6):1168-76

Habash F, Albashaireh A, Madmani, ME, Paydak, H. ST Segment Elevation and Depressions In Supraventricular Tachycardia without Coronary Artery Disease. Case Reports in Cardiology. Volume 2018.

Kharel H, Pokhrel NB, Pokhrel B, Chapagain P, Poudel CM. Implications of Localized ST Depression in a Vascular Territory and Altered Precordial T-Wave Balance in Ischemic Heart Disease. Cureus. 2020 Jun 12;12(6):e8580.

Perloff JK. The recognition of strictly posterior myocardial infarction by conventional scalar electrocardiography. Circulation. 1964;30:706-18.

Reproduzido do blog de ECG do Dr. Smith

Os eletrocardiogramas a seguir foram reproduzidos com a gentil permissão do Dr. Stephen W. Smith. Você pode encontrar estes e outros casos muito interessantes e educativos em seu blog (Blog de ECG do Dr. Smith) em: https://hqmeded-ecg.blogspot.com/

Figura 28-1
A partir de: terça-feira, 16 de abril de 2024
"The current STEMI paradigm: Because STEMI criteria are not met, let's wait until the myocardium is dead!!"

Figuras 28-2a e 28-2b
A partir de: sábado, 27 de abril de 2024
"Two prehospital ECGs of patients with chest pain."

Figura 28-4
A partir de: sábado, 6 de junho de 2020
"50-something with STEMI and hypotension: What is the infarct artery?"

Figuras 28-6a a 28-6d
A partir de: terça-feira, 25 de maio de 2021
"Atrial Fibrillation w Rapid Ventricular Response and ST Depression Maximal V1-V4: Not always subendocardial."

29

Desvios problemáticos ("O que é ISTO?")

"Os olhos não podem ver o que a mente não conhece."

Ocasionalmente, deflexões no ECG nos fazem parar e nos perguntar: "O que é ISSO?" Neste capítulo, discuto especificamente as deflexões que costumam causar essa sensação. Espero que você se sinta mais confiante em suas interpretações ao saber o que está vendo.

A onda T no final de uma depressão do segmento ST plana.

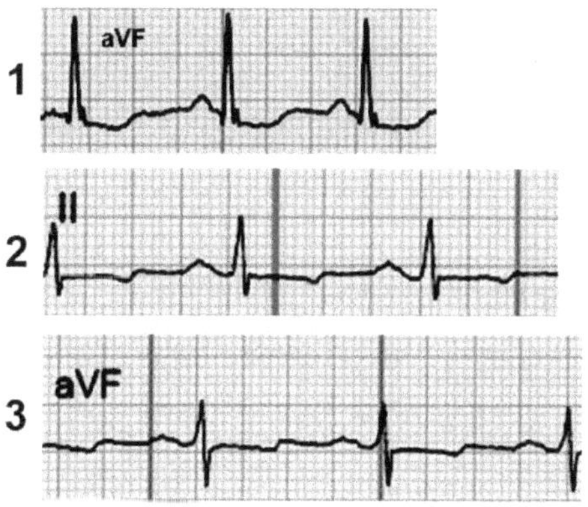

Figura 29-1

Quando há um segmento ST plano e deprimido, frequentemente nos perguntamos: "Essa onda T é positiva, invertida ou isoelétrica?" Vejamos três exemplos (Figura 29-1):

Tira nº 1 – Há um segmento ST plano, talvez com uma leve inclinação descendente. Ao retornar à linha de base, a onda T é positiva, invertida ou isoelétrica? Se as ondas T nas derivações acima ou abaixo estiverem bem formadas, você pode traçar linhas retas do início ao fim da onda T e medir onde a onda T está na derivação questionável. Caso contrário, você deve observar a onda T mais atentamente. Não podemos determinar definitivamente onde a onda T começa nem onde termina – mas não ver onde ela termina indica que o "fim" da onda T é isoelétrico com a linha de base. Isso torna mais provável que a onda T seja essencialmente isoelétrica.

Tiras nº 2 e nº 3 – As extremidades dos segmentos ST nessas tiras sugerem uma curvatura descendente antes de retornar à linha de base. Após atingir a linha de base, observa-se uma elevação sutil antes de retornar à linha de base. Isso sugere que essas duas tiras manifestam ondas T negativas/positivas bifásicas sutis. No entanto, é mais provável que representem uma depressão do segmento ST seguida por uma onda T positiva. Se uma onda T é bifásica, a designamos pela orientação da porção terminal: uma onda T bifásica descendente/ascendente seria designada como positiva ou positiva. Uma onda T ascendente/descendente seria designada como negativa ou invertida.

PÉROLA | Quando uma onda T é bifásica, ela é designada pela segunda metade da deflexão. Embora negativas/positivas, as ondas T nas tiras nº 2 e nº 3 seriam designadas como "positivas" ou "positivas".

Essa elevação do segmento ST é normal ou anormal? Devo me preocupar?

A regra geralmente aceita para a elevação máxima do segmento ST nas derivações **V2** e **V3** é a seguinte:

Homens (≥ 40 anos): ≥ 2,0 mm

Homens (< 40 anos): ≥ 2,5 mm

Mulheres (todas as idades): ≥ 1,5 mm

A derivação V1 **é tratada como qualquer outra derivação:** ≥ 1,0 mm.

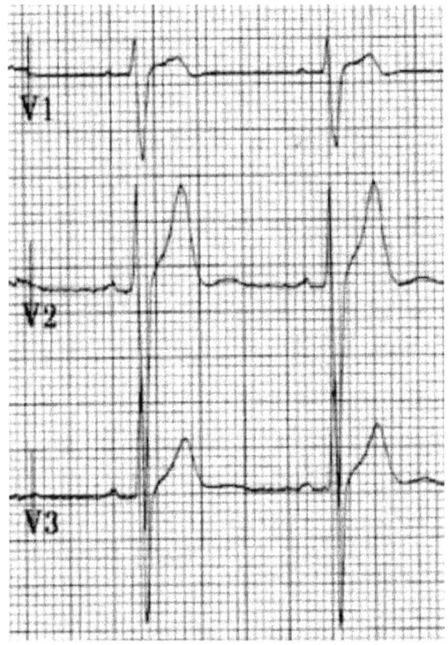

Figura 29-2

Mas há muito mais a considerar do que apenas a elevação do segmento ST nessas derivações. Digamos que o paciente apresente dor torácica subesternal clássica com fatores de risco, mas as elevações do segmento ST nas derivações V1 a V3 estejam dentro dos limites normais. Nesse caso, a elevação do segmento ST em si NÃO SIGNIFICA NADA! Ser "normal" não ajuda.

Além disso, lembre-se de que, embora os limites de elevação do segmento ST listados acima sejam considerados dentro da faixa "normal", a maioria das pessoas não apresentará nenhuma elevação significativa do segmento ST nessas derivações. Portanto, seu paciente do sexo masculino, de 38 anos, apresenta uma elevação do segmento ST de 2,0 mm nas derivações V2 e V3. Isso ajuda? Você pode me dizer como estavam os segmentos ST dele ontem? Não, você não pode (a menos que tenha acesso a um ECG gravado anteriormente)! Portanto, você ainda não sabe se há alguma elevação aguda do segmento ST! A presença de dor no peito muda tudo. Esses valores "normais" foram elaborados para ECGs gravados rotineiramente em pacientes assintomáticos ou por razões não relacionadas à doença cardíaca isquêmica.

PÉROLA | Em pacientes com dor torácica aguda, os segmentos ST nas derivações V2 e V3 que estão elevados, mas ainda dentro da "faixa normal", não têm significado sem comparação com um ECG anterior gravado enquanto o paciente não apresentava dor ou desconforto, ou com ECGs seriados repetidos em intervalos de 20 a 30 minutos.

DICA | Ao avaliar a elevação do segmento ST em pacientes que você não suspeita terem doença cardíaca isquêmica ou síndrome coronariana aguda, sempre considere a amplitude do complexo QRS – incluindo as ondas R e S. Quanto maior o QRS, maior a elevação "normal" ou basal do segmento ST. Se o paciente apresentar hipertrofia ventricular esquerda, existe uma fórmula que pode ser usada para determinar se há isquemia aguda envolvida (veja o Capítulo 24). Que eu saiba, não existe nenhuma fórmula para avaliar a elevação do segmento ST em pacientes sem queixas cardiovasculares e sem hipertrofia ventricular esquerda. Todas as outras fórmulas são projetadas para diferenciar um infarto agudo do miocárdio oclusivo (IAM) de um processo mais benigno.

Complexos QRS pequenos com elevação do segmento ST

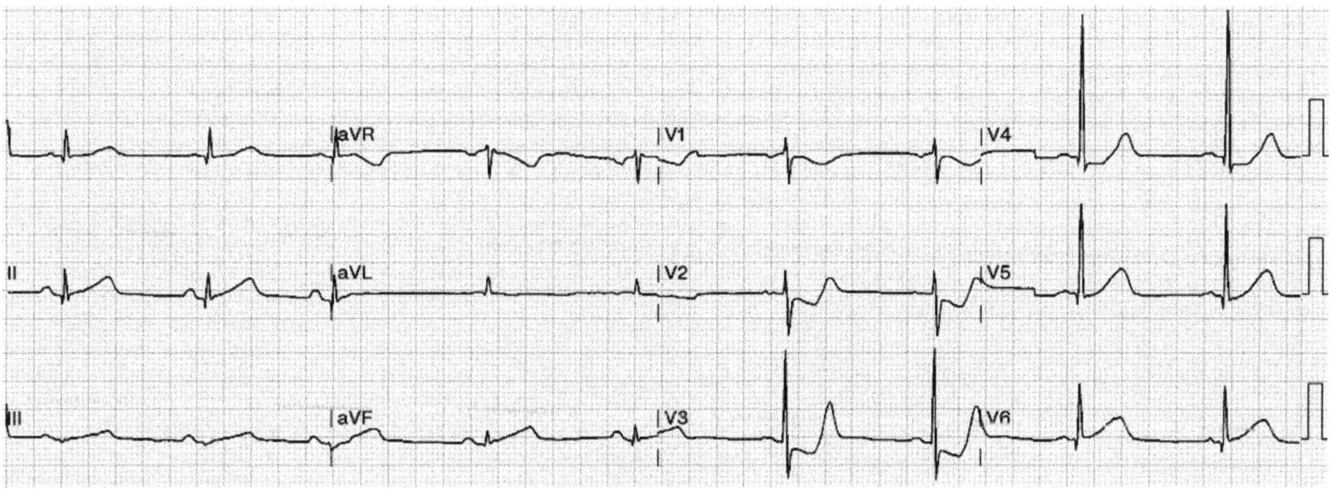

Figura 29-3

Ao observar o ECG na Figura 29-3, sua atenção provavelmente será imediatamente atraída para as depressões do segmento ST nas derivações V1 a V3, mas especialmente nas derivações V2 e V3. A essa altura, a primeira coisa que você deve pensar é em um infarto do miocárdio inferolateral (anteriormente "posterior"). Eu certamente concordo com você. Além disso, a essa altura, você já deve ter entendido que um infarto do miocárdio inferolateral NÃO precisa ser acompanhado por um infarto do miocárdio da parede inferior. Exceto em raras ocasiões, a oclusão da artéria coronária direita não produz um infarto do miocárdio inferolateral sem produzir um infarto do miocárdio da parede inferior. Uma artéria circunflexa esquerda não dominante (e a maioria não é dominante) pode facilmente produzir um infarto do miocárdio inferolateral sem um infarto do miocárdio da parede inferior concomitante. (Se você não tem certeza de como isso pode acontecer, revise o Capítulo 9.)

Mas há isquemia da parede inferior neste ECG? É aqui que você praticará sua habilidade em reconhecer mudanças muito sutis no ECG. Ao observar as derivações inferiores, o que você vê? Na derivação II, você vê um complexo QRS pequeno, mas bem formado, que leva a um segmento ST reto e ascendente, terminando no pico da onda T. Na derivação III, há um complexo QRS isoelétrico (acredite em mim – você não vê isso com muita frequência!) com um segmento ST perfeitamente reto que leva ao pico da onda T. Na derivação aVF, vemos um complexo QRS muito pequeno (mas não isoelétrico) com um segmento ST perfeitamente reto que leva ao pico da onda T. Novamente, você deve ter reconhecido o sinal de Jones nas três derivações. O sinal de Jones indica um segmento ST em transição de um segmento ST normal, côncavo para cima, para um segmento ST convexo para cima – característico de um infarto agudo do miocárdio.

DICA | Embora a elevação do segmento ST após um complexo QRS muito pequeno possa ser de 1,0 mm ou menos – possivelmente desqualificando-o como um infarto do miocárdio de acordo com os critérios de STEMI –, ela ainda pode representar metade da magnitude do complexo QRS. Essas magnitudes podem ser reduzidas artificialmente porque essa derivação específica é perpendicular a uma derivação com uma amplitude de QRS muito maior. A amplitude é alterada dentro do aparelho de ECG – isso não representa necessariamente menos isquemia do miocárdio!

Bloqueio de ramo com anormalidades de repolarização primária e secundária

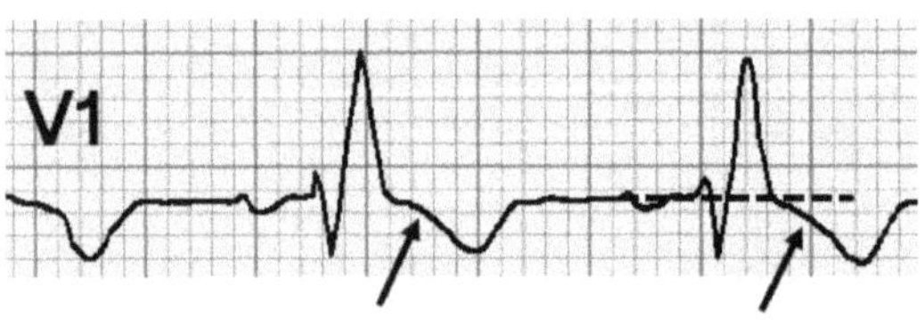

Figura 29-4

Há uma área de má interpretação/desinformação que vejo com frequência... principalmente na internet. Trata-se da falta de compreensão de que devemos aderir às definições corretas referentes a deflexões, intervalos e outras entidades no eletrocardiograma. É inaceitável redefinir esses fatos conhecidos para adequá-los às suas descobertas de pesquisa ou justificar um diagnóstico questionável. O conceito de repolarização após bloqueios completos de ramo é uma dessas áreas.

Existem dois tipos de anormalidades de repolarização: primárias e secundárias. Uma anormalidade de repolarização primária ocorre devido a uma alteração patológica dentro do miócito. É um problema em nível celular, como isquemia, hipóxia, acidose, toxicidade ou envenenamento por medicamentos, desequilíbrios eletrolíticos, etc. Uma anormalidade de repolarização primária pode seguir um QRS normal ou um QRS anormal.

Uma anormalidade de repolarização secundária segue um QRS anormal. É uma anormalidade – mas uma que esperamos! Uma anormalidade de despolarização será seguida – invariavelmente – por uma anormalidade de repolarização. Embora as anormalidades primárias da repolarização possam assumir muitas formas diferentes, as anormalidades secundárias da repolarização são definidas de forma bastante rigorosa. A Figura 29-4 apresenta um bloqueio de ramo direito completo clássico registrado na derivação V1 (sempre analisamos a derivação V1 para determinar qual bloqueio de ramo está presente). Vamos examinar atentamente o primeiro intervalo QRS-T. Observação:

1. A repolarização começa NO ponto J – não DEPOIS do ponto J.

2. O ponto J geralmente está na linha de base – mas não precisa estar na linha de base. Pode estar acima ou abaixo dela. Independentemente de o ponto J estar na linha de base, acima ou abaixo dela, a repolarização ainda começa no ponto J! Para uma anormalidade secundária da repolarização, o ponto J normalmente deve estar na linha de base. Podemos tolerar até 1,0 mm de depressão do ponto J – mas não mais do que isso! Qualquer depressão maior caracteriza uma alteração primária da repolarização.

3. A partir do ponto J, a linha de base começa imediatamente a inclinar-se para baixo, transformando-se em uma onda T invertida – NÃO uma onda T bifásica – uma onda T invertida.

4. Observe atentamente o segmento ST em sua inclinação descendente. Você consegue ver a sutil convexidade ascendente aproximadamente no ponto médio entre o ponto J e o ponto mais baixo da onda T (setas)? Essa é uma característica importante de uma anomalia secundária da repolarização. Ela não é visível em 100% dos casos, mas estimo que esteja presente em cerca de 95% das vezes. E é sutil – sempre sutil.

Essa é uma verdadeira anomalia secundária da repolarização. Você a verá em casos de bloqueio de ramo direito (BRD) na derivação V1 (frequentemente na derivação aVR e raramente na derivação III). Em bloqueio de ramo esquerdo (BRE), estará presente nas derivações I, aVL, V5 e V6 – mas NÃO na derivação V1. No BRE, a derivação V1 manifestará um inverso muito exagerado dessa anomalia secundária da repolarização, como observado nas derivações V5 e V6, e incluirá um ponto J elevado.

Ocasionalmente, um bloqueio de ramo pode ser seguido por uma anomalia primária da repolarização. Isso pode ser óbvio – algo completamente diferente da anormalidade de repolarização secundária esperada – ou muito sutil, exigindo um olhar atento. Vejamos um bloqueio de ramo direito com uma anormalidade de repolarização primária óbvia:

Uau! Veja essa onda T! Ela está apontando na direção errada! E onde está aquele elegante segmento ST descendente com a sutil convexidade? Este é de fato um verdadeiro bloqueio de ramo direito completo – mas essa não é a anormalidade de repolarização secundária que esperávamos! Esta é uma anormalidade de repolarização primária muito óbvia. Muitas coisas podem causar isso, mas com base no tema deste livro, qual você diria? Correto! – isso se deve à isquemia.

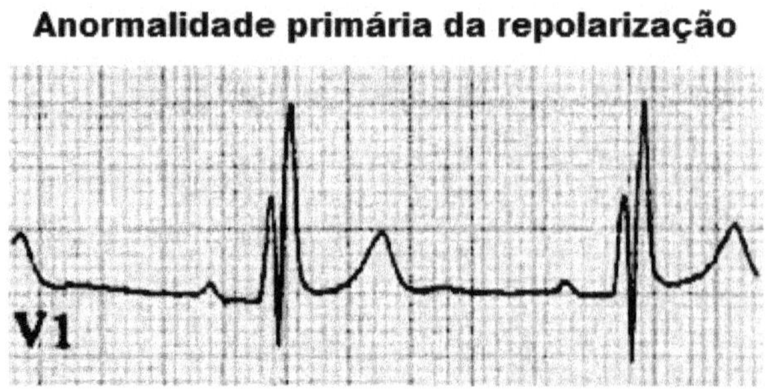

Figura 29-5

PÉROLA | Anormalidades de repolarização primária podem ter muitas formas, mas anormalidades de repolarização secundária têm apenas UMA!

Agora vamos observar uma anormalidade de repolarização primária muito sutil que ainda se parece muito com uma anormalidade de repolarização secundária (como um lobo em pele de cordeiro):

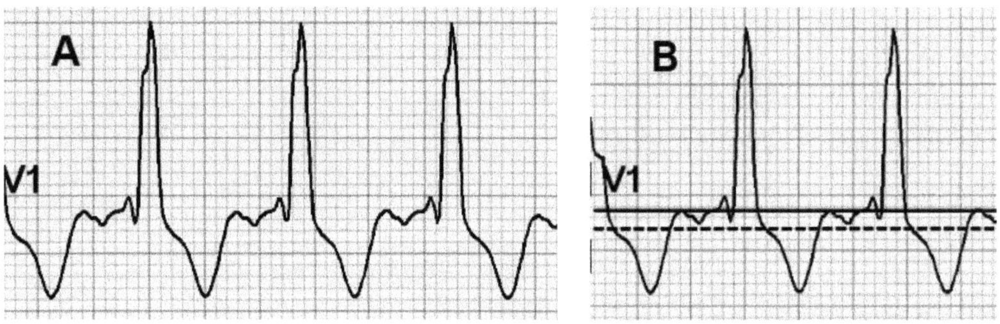

Figura 29-6

Esta imagem (Figura 29-6) parece exatamente uma anormalidade de repolarização secundária normal. O segmento ST inicia sua inclinação descendente no ponto J; a sutil convexidade ascendente está presente e termina em uma onda T invertida. Há apenas um problema: o ponto J está mais de 1,0 mm abaixo da linha de base. Em circunstâncias normais, o ponto J deve estar na linha de base e certamente não mais do que 1,0 mm de depressão. No caso de bloqueios de ramo, podemos tolerar 1,0 mm de depressão, mas não mais do que isso! Esta é a forma sutil de uma anormalidade de repolarização primária. Em uma situação como esta, deve-se suspeitar fortemente de isquemia, pelo menos até que se prove o contrário.

Mais uma alteração sutil de anormalidade de repolarização primária:

Esta (Figura 29-7) é outra forma sutil de anormalidade da repolarização primária: na derivação V1, parece uma anormalidade normal da repolarização secundária, mas algo não parece estar certo? Há um platô um pouco excessivo entre o ponto J e o ponto onde o segmento ST começa a descer em direção à onda T invertida. É muito sutil, mas observe a derivação V2 – lá não é tão sutil. Na derivação V3, havia uma elevação convexa do segmento ST evidente. Isso não era apenas uma anormalidade da repolarização secundária. Aqui estão mais algumas anormalidades sutis da repolarização primária disfarçadas de anormalidades da repolarização secundária (Figura 29-8):

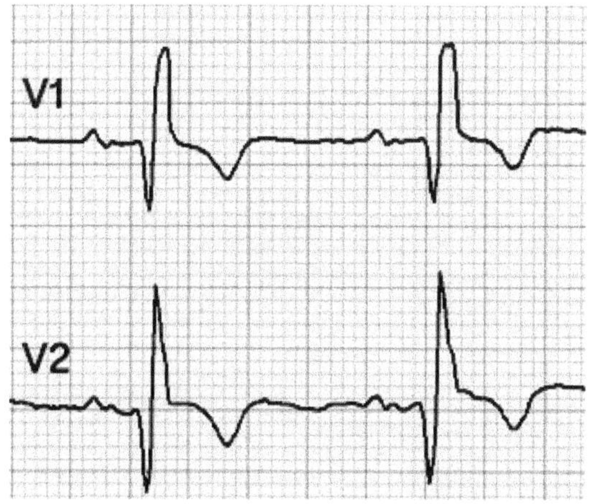

Figura 29-7

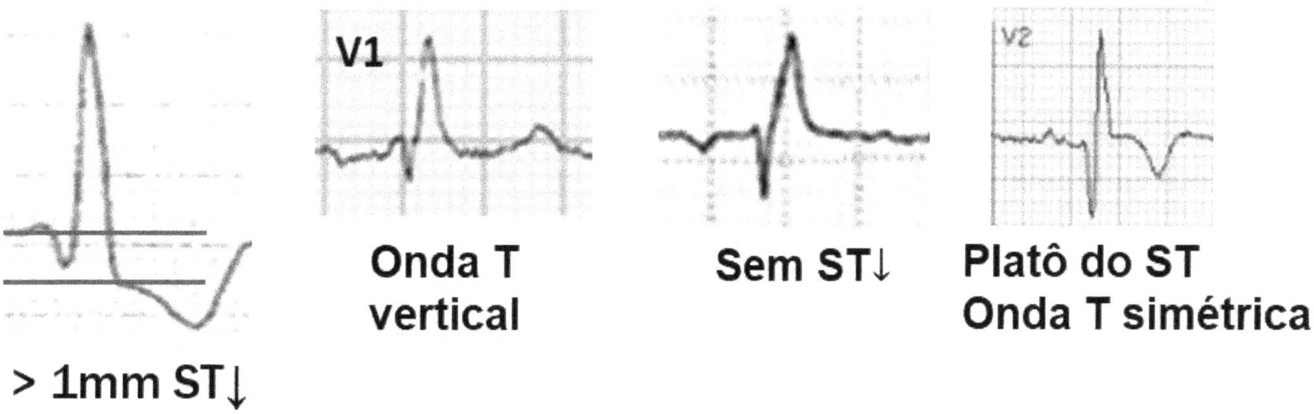

Figura 29-8

Essa onda T é hiperaguda... ou não?

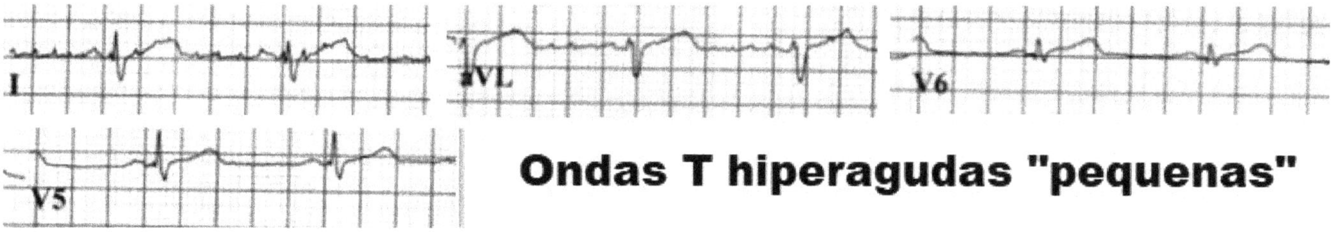

Figura 29-9A

As ondas T hiperagudas na Figura 29-9a não são realmente pequenas quando comparadas ao complexo QRS precedente. Observe a largura em relação à altura!

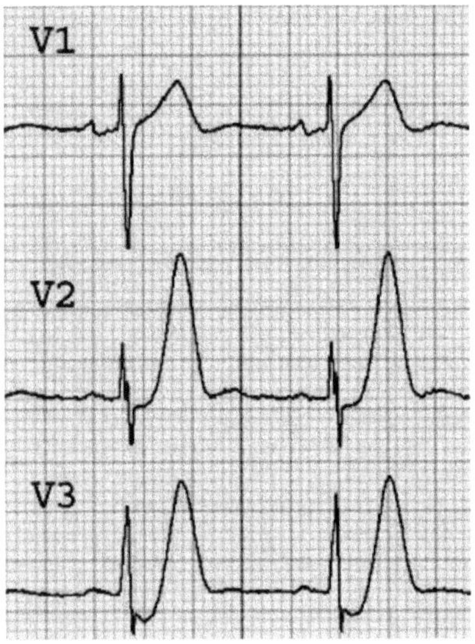

Figura 29-9B

Assim como muitos outros, você pode ter aprendido que as ondas T hiperagudas são ondas T grandes e altas, presentes pouco antes do desenvolvimento da elevação do segmento ST. Quero desmistificar essa noção – ou pelo menos metade dela. As ondas T hiperagudas são maiores do que as ondas T que se esperaria em uma determinada derivação com base na magnitude do intervalo QRS. Lembre-se: a repolarização é sempre proporcional à despol arização... em circunstâncias normais. Um QRS grande produzirá uma onda T grande; um QRS pequeno terá uma onda T pequena.

Com as ondas T hiperagudas, no entanto, há uma desproporção óbvia entre o QRS e a onda T. As ondas T se tornam muito maiores do que o normal. Observe que eu especificamente NÃO disse "mais altas do que o normal". As ondas T hiperagudas podem ser altas... ou curtas – mas, em ambos os casos, elas sempre serão largas!

Na Figura 29-9b, as derivações V2 e V3 manifestam as clássicas ondas T hiperagudas altas e largas (sim, eu sei que são ondas T de Winter, mas ainda são hiperagudas). Observe como elas são muito maiores do que os complexos QRS que as precedem. São enormes! Elas se destacam muito acima dos intervalos QRS. Agora, observe a onda T na derivação V1. Ela nem é tão alta quanto a onda r septal nessa derivação – mas veja como ela é larga!

PÉROLA | Quando você vir uma onda T maior do que o esperado que parece ter início no ponto J – considere seriamente a possibilidade de estar vendo uma onda T hiperaguda.

Vamos analisar mais alguns exemplos de ondas T hiperagudas:

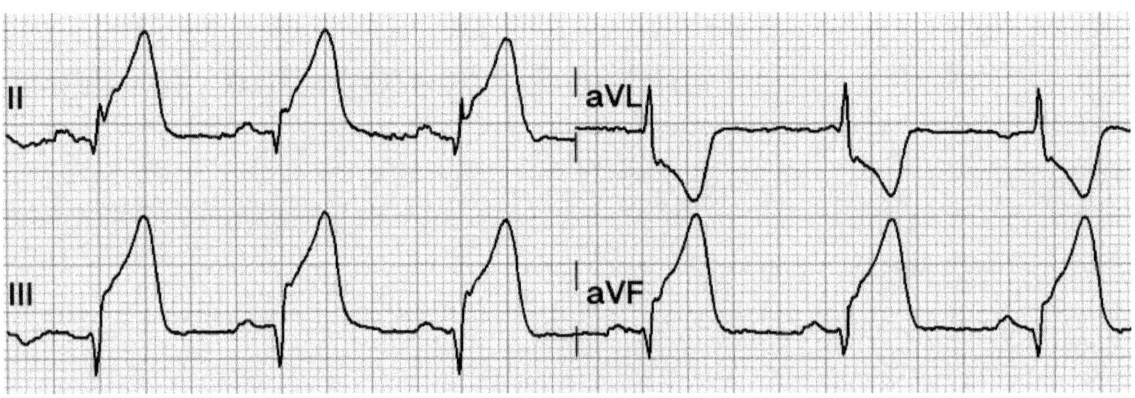

Figura 29-10

OK... estamos vendo ondas T hiperagudas ou elevação do segmento ST? Você vê ambas: as ondas T hiperagudas não duram muito tempo – muitas vezes já desapareceram quando o paciente chega ao pronto-socorro. A onda T eventualmente se alarga a ponto de seu ramo proximal ascendente atingir o ponto J e então parece "subir" pela onda R. Esta é a onda T hiperaguda saindo por meio da transição para elevação do segmento ST. Ela não desaparece repentinamente como fumaça, com a elevação do segmento ST aparecendo em seu lugar.

Você notou o inverso das ondas T hiperagudas na derivação aVL? As ondas T hiperagudas invertidas c recíprocas são bastante notáveise às vezes podem levar a um diagnóstico que você talvez não suspeitasse. Observe o ECG completo do qual a Figura 29-10 foi extraída (Figura 29-11):

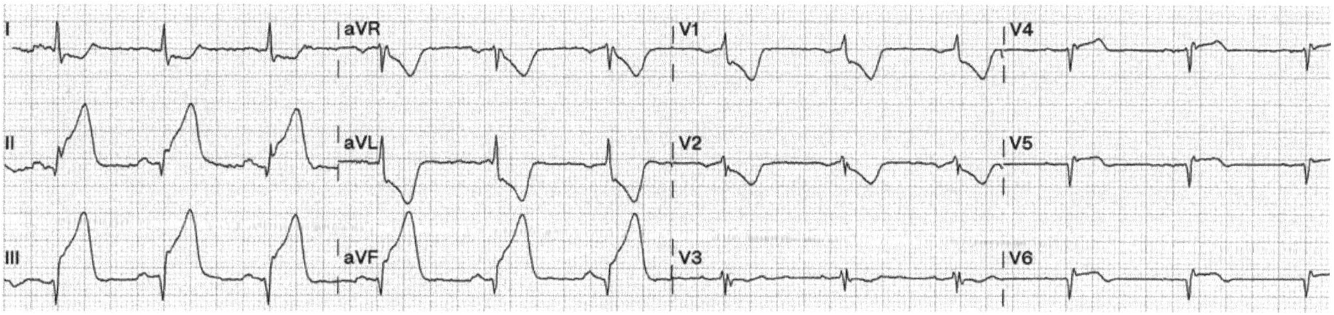

Figura 29-11

Observe as ondas T hiperagudas invertidas nas derivações V1 e V2. Qual é a razão para sua atividade recíproca? Deve haver ondas T hiperagudas positivas opostas a elas – nas derivações V7 a V9! Você também pode supor que essas ondas T hiperagudas nas derivações V7 a V9 estão em transição para elevação do segmento ST devido à depressão evidente dos pontos J nas derivações V1 e V2.

PÉROLA | Na presença de um IAM inferolateral, as ondas T invertidas nas derivações V1 a V3 indicam que a reperfusão ainda não ocorreu nas derivações V7 a V9. Com um IAM inferolateral, as deflexões são invertidas nas derivações precordiais direitas. Uma onda T positiva nessas derivações (como originalmente descrito pelo Dr. Perloff) indicaria que a reperfusão já ocorreu. No entanto, você frequentemente verá depressão do segmento ST com uma onda T positiva nas derivações V1 a V3, enquanto nenhuma das outras derivações (inferior, apicolateral) que manifestam elevação do segmento ST mostra quaisquer sinais de reperfusão. Ainda não determinei a razão para isso...

Ao observar ondas T profundas nas derivações precordiais direitas, não conclua automaticamente que o paciente tem embolia pulmonar aguda, cardiomiopatia arritmogênica ou síndrome de Takotsubo. Ele pode estar manifestando um infarto do miocárdio oblíquo inferolateral (anteriormente posterior).

Na Figura 29-12, as ondas T nas derivações V4 e V5 são obviamente hiperagudas – altas e largas! Mas quando observamos a derivação V6, surge a pergunta: "Esta também é uma onda T hiperaguda – ou é apenas uma onda T normal? Certamente não é tão alta quanto a onda R." Com a experiência, você reconhecerá essa onda T em qualquer derivação como uma onda T hiperaguda. Mas até lá, lembre-se: sempre considere as outras derivações com as quais ela está associada. Se as outras duas derivações manifestam ondas T hiperagudas, esta também é uma onda T hiperaguda!

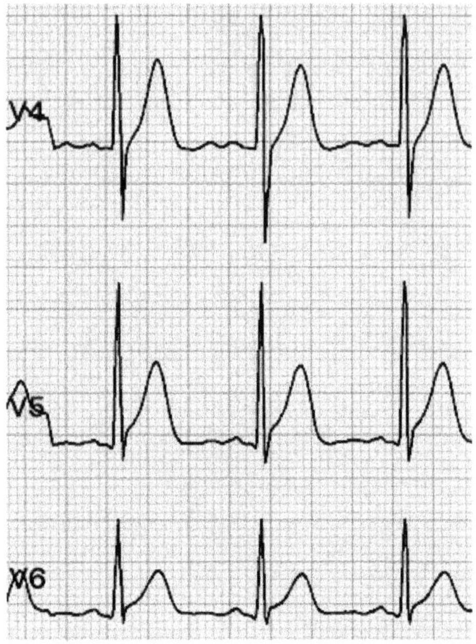

Figura 29-12

Três coisas que você deve sempre lembrar sobre ondas T hiperagudas:

1. Elas aparecem antes que a isquemia se torne transmural.

2. Elas podem começar na linha de base, acima dela ou abaixo dela. Uma origem abaixo da linha de base sugere fortemente que a causa seja uma oclusão da artéria descendente anterior proximal.

3. Elas podem ter qualquer altura... mas todas devem ser largas!

Esta é uma onda T de Winter... ou não?

Em sua agora clássica Carta ao Editor no New England Journal of Medicine, o Dr. Robbert de Winter e outros (sim, Robbert está escrito corretamente) descreveram em detalhes o que agora chamamos de ondas T de Winter ou padrão de Winter. Nessa famosa carta havia uma tabela de complexos QRS únicos de oito ECGs diferentes. Na Figura 29-13 estão exemplos de duas derivações (da minha coleção) que exibem o padrão clássico de onda T de Winter. A onda T se estende a partir do segmento ST deprimido, virando-se para cima em uma onda T hiperaguda.

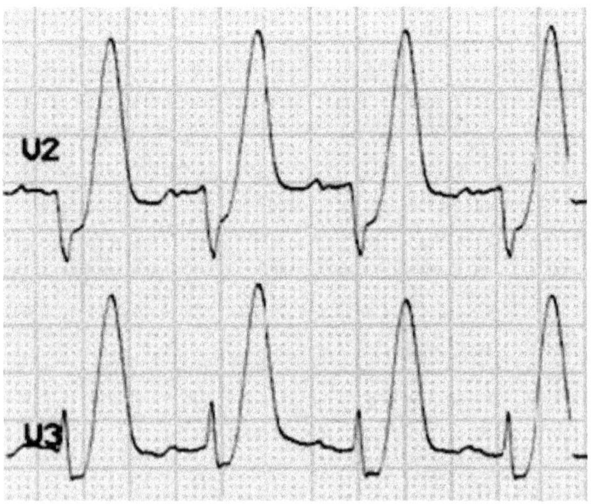

Figura 29-13

Infelizmente, para muitas pessoas, qualquer onda T que segue um segmento ST deprimido agora se tornou uma onda T de Winter. A próxima ilustração foi relatada como ondas T de Winter:

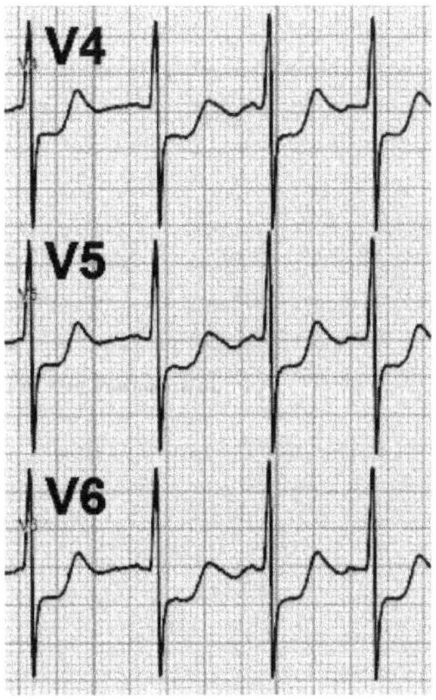

Figura 29-14

O padrão de onda T de Winter indica uma oclusão proximal da artéria descendente anterior esquerda (ADA). Agora... deixe-me contar um segredinho: oclusões proximais da ADA ocorrem com muito mais frequência sem ondas T de Winter do que com elas! Só porque há depressão do segmento ST seguida de uma onda T positiva no ECG de um paciente com oclusão proximal da ADA NÃO significa – repito – NÃO significa que essa onda T seja uma onda T de Winter!

PÉROLA | Uma onda T de Winter será hiperaguda. Não será uma onda T positiva de tamanho normal após uma depressão do segmento ST. E, aliás, o sobrenome do médico é "de Winter" – não "De Winter" ou "DeWinter" ou "deWinter". É "de Winter".

DICA | Para relembrar, existem dois tipos de isquemia subendocárdica: isquemia subendocárdica circunferencial e isquemia subendocárdica regional. O tipo circunferencial é caracterizado por infradesnivelamento do segmento ST com ondas T invertidas e geralmente é causado por estenose ou suboclusão da artéria coronária principal esquerda (LMCA), suboclusão proximal da artéria descendente anterior esquerda (LAD) ou doença de três vasos. O tipo regional é caracterizado por infradesnivelamento do segmento ST seguido por uma onda T positiva porém, as ondas T geralmente têm amplitude normal, não sendo hiperagudas.

Cuidado com o TUBARÃO!

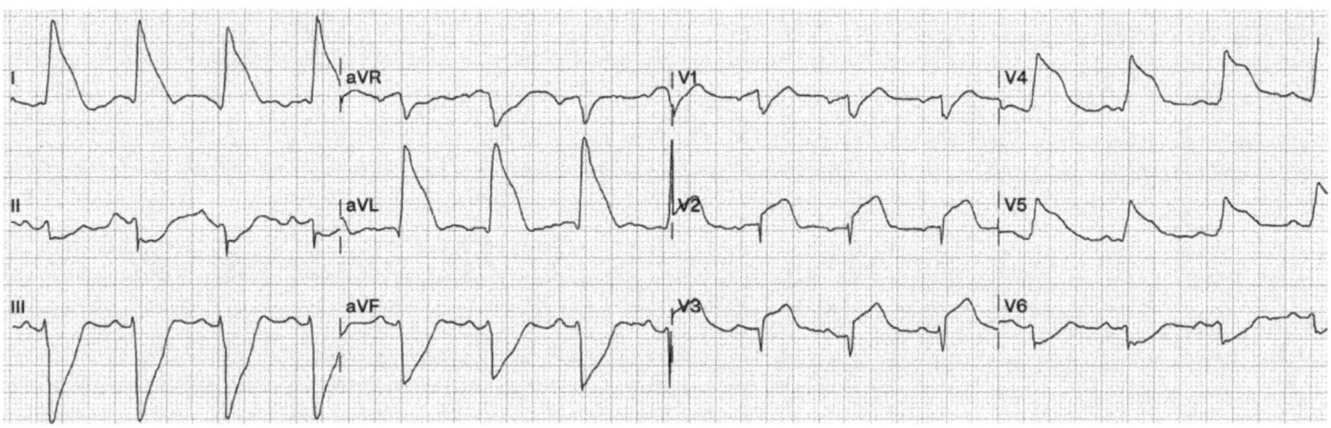

Figura 29-15

A Figura 29-15 demonstra a morfologia em "barbatana de tubarão" do intervalo QRS-T. Essa deflexão consiste no complexo QRS, no segmento ST e na onda T colapsados em uma única deflexão. NÃO se trata de um QRS alargado. Observe atentamente as derivações com as "barbatanas de tubarão". Você consegue ver alguma onda T separada da barbatana de tubarão?

Neste ECG, as barbatanas de tubarão (caso seja necessário mostrá-las) estão nas derivações I, aVL, V4 e V5. As barbatanas de tubarão invertidas nas derivações III e aVF são recíprocas às alterações nas derivações I e aVL. Esse padrão também é chamado de padrão lambda, em referência à letra grega (▯). Sua causa não é certa, mas parece que a Fase 2 do potencial de ação é encurtada, o que diminui o período refratário de maneira muito heterogênea em todas as paredes ventriculares. Isso leva à reentrada na Fase 2 e a uma propensão à fibrilação ventricular. Esses pacientes não apresentam um bom prognóstico e a mortalidade é muito alta. O choque cardiogênico é comum. O prognóstico é bastante sombrio.

Não confunda esse padrão com a transição da onda T hiperaguda para a elevação do segmento ST, como na Figura 29-10. Nesses casos, a barbatana de tubarão está virada para o lado errado! O tubarão deve sempre nadar da esquerda para a direita.

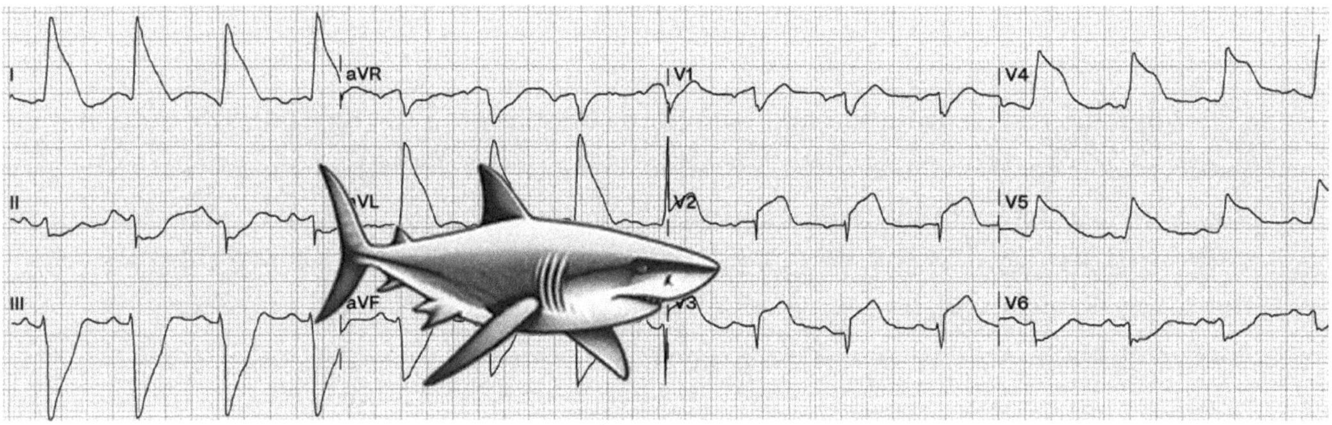

Figura 29-16

Placa do Capacete com Espinhos (Pickelhaube)

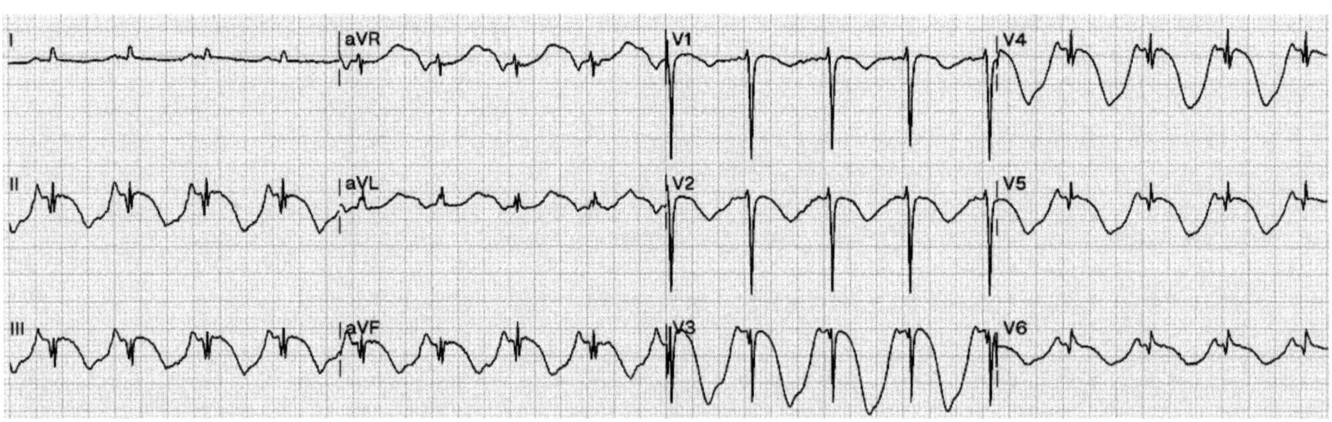

Figura 29-17

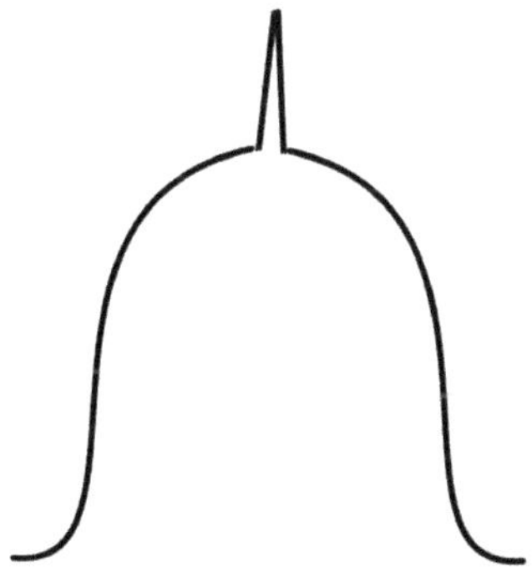

Figura 29-18

O sinal do capacete com ponta recebeu esse nome em homenagem ao pickelhaube, o capacete militar alemão com ponta usado no final do século XIX e início do século XX. O contorno do capacete era semelhante a este (Figura 29-18):

As deflexões com o sinal do capacete com ponta podem ser facilmente confundidas com um "artefato de detecção de pulso" causado pela colocação de eletrodos nos membros sobre uma artéria pulsátil – geralmente a artéria radial. Aqui está um exemplo de um artefato de detecção de pulso (Figura 29-19):

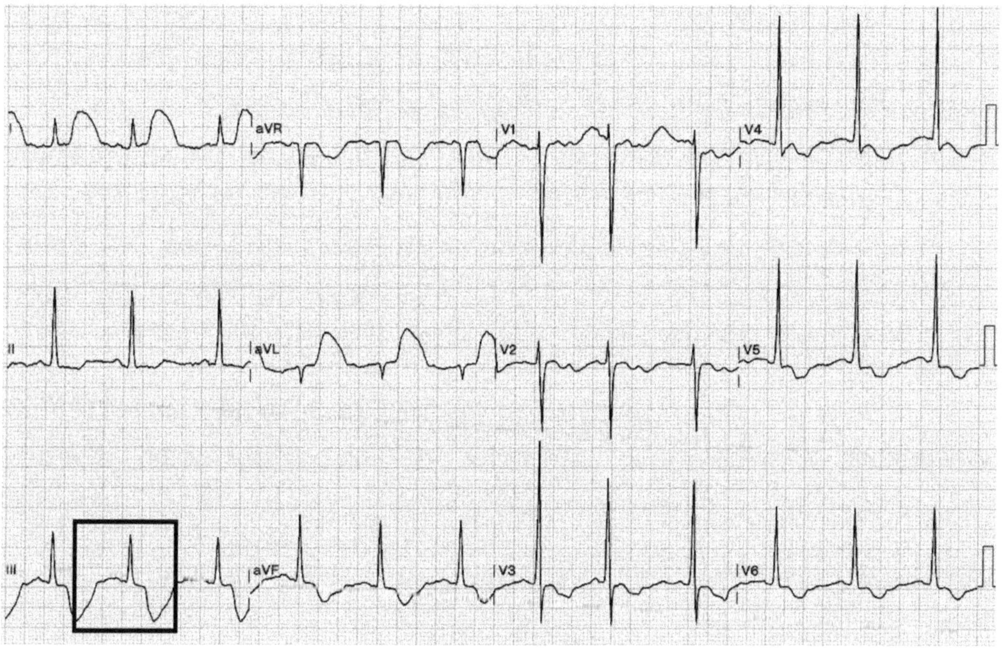

Figura 29-19

É possível observar uma semelhança impressionante ao comparar o sinal do capacete com pontas (Figura 29-17, Derivações II, III, aVF, V4 e V5) com o artefato de batida de pulso (Figura 29-19, Derivação III). A confusão é facilmente resolvida afastando os eletrodos de pulsos fortes (incluindo a área apical do precórdio). Esse artefato aparece principalmente nas derivações frontais dos membros, as únicas que provavelmente são colocadas sobre um pulso periférico. Teoricamente, um eletrodo precordial colocado diretamente sobre uma pulsação apical muito dinâmica em uma pessoa magra poderia ter o mesmo efeito.

O sinal do capacete com pontas não é, na verdade, diagnóstico de patologia cardíaca; em vez disso, deve-se ao eletrocardiógrafo detectar sinais de outras áreas do corpo que apresentam patologia grave. Foi originalmente descrito em associação com patologia intra-abdominal e intratorácica. No caso em questão, o sinal do capacete com pontas apareceu apenas nas derivações inferiores, levando à especulação de que o movimento do diafragma estivesse de alguma forma envolvido. Nos anos que se seguiram, foi documentado o envolvimento com hemorragia intracraniana, sepse e distúrbios metabólicos, refutando o movimento diafragmático como fonte do sinal.

Hoje, sabemos que a porção ascendente que ocorre antes da despolarização (QRS) é a repolarização tardia da batida anterior. A onda R fica no topo, no pico, seguida por um segmento ST descendente. Deve ficar evidente que o intervalo QT está significativamente prolongado, levando a episódios de torsades de pointes – uma consequência da patologia subjacente e deste sinal.

Observando a Figura 29-17, você pode ver que o sinal do capacete pontiagudo sempre termina com uma onda T profundamente invertida. Isso deve permitir que você distinga facilmente este sinal da elevação do segmento ST de um infarto agudo do miocárdio. A inversão da onda T ocorre somente após a reperfusão ou resolução do desequilíbrio entre oferta e demanda e NÃO ocorre enquanto o segmento ST estiver elevado a tal ponto. Distinguir a aparência do artefato de contato por eletrodo no ECG do sinal do capacete pontiagudo é mais problemático, já que eles podem ser exatamente iguais. No entanto, repetindo: "Em eletrocardiografia, o contexto é tudo!" O paciente que apresenta o sinal do capacete pontiagudo no ECG estará em estado crítico, com problemas não relacionados ao coração – frequentemente em suporte de vida. É improvável que o paciente com um artefato de contato por eletrodo esteja em tal estado.

A presença do sinal do capacete pontiagudo representa um prognóstico extremamente grave. No artigo sobre a série de casos índice, composta por oito pacientes, seis dos oito morreram, em média, cerca de 5,5 dias após o primeiro ECG ser registrado.

Leitura recomendada

Crinion D, et al. An Ominous ECG Sign in Critical Care. Circulation. 2020;141:2106–2109.

Duque-González L, et al. The U wave: an ignored wave filled with information. Cardiovascular and Metabolic Science. Vol. 32 No. 4; October-December 2021.

Xuexun L, et al. Lambda-like waveform: A new risk predictor of impending malignant arrhythmias in patients with coronary artery disease. Interv. Cardiol. (2020) 12(7), 190-196.

Reproduzido do blog de ECG do Dr. Smith

Os eletrocardiogramas a seguir foram reproduzidos com a gentil permissão do Dr. Stephen W. Smith. Você pode encontrar estes e outros casos muito interessantes e educativos em seu blog (Blog de ECG do Dr. Smith) em: https://hqmeded-ecg.blogspot.com/

Figura 29-15
A partir de: segunda-feira, 11 de junho de 2018
"Shark Fin": A Deadly ECG Sign that you Must Know!

Figura 29-17
A partir de: sexta-feira, 25 de setembro de 2015
"Spiked Helmet Sign"

Figura 29-19
A partir de: segunda-feira, 5 de dezembro de 2022
"Are these Hyperacute T-waves?"

30

Colocando suas habilidades em prática!

OK... você aprendeu muito. Vamos colocar em prática seu conhecimento recém-adquirido e suas habilidades de interpretação de ECG. Estude cada ECG com atenção. Responda às perguntas da melhor maneira possível, mas não se preocupe se não souber todas as respostas. Alguns cenários não resultam em um diagnóstico específico. O que você está aprendendo é como usar o ECG como uma ferramenta para construir um diagnóstico. Mas, às vezes, é preciso mais do que apenas o ECG. Reserve um tempo, reflita sobre as coisas... e aprenda!

ECG 1

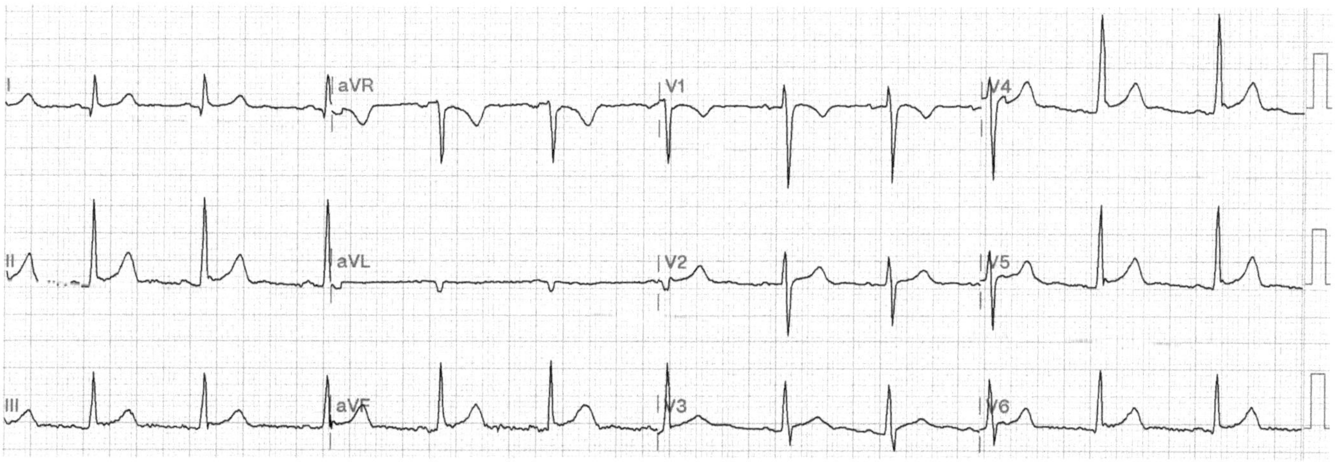

Figura 30-1

1. O ritmo é sinusal? Há condução 1:1 em todo o ECG? Há algum bloqueio?

2. Há alguma alteração do segmento ST? Se sim, qual é a sua suspeita?

3. Há alguma depressão do segmento ST? Se sim, por que ela está presente?

4. Se houver alguma elevação do segmento ST, há alguma alteração recíproca concomitante?

5. Qual é o seu diagnóstico para este ECG?

ECG 1 – Discussão

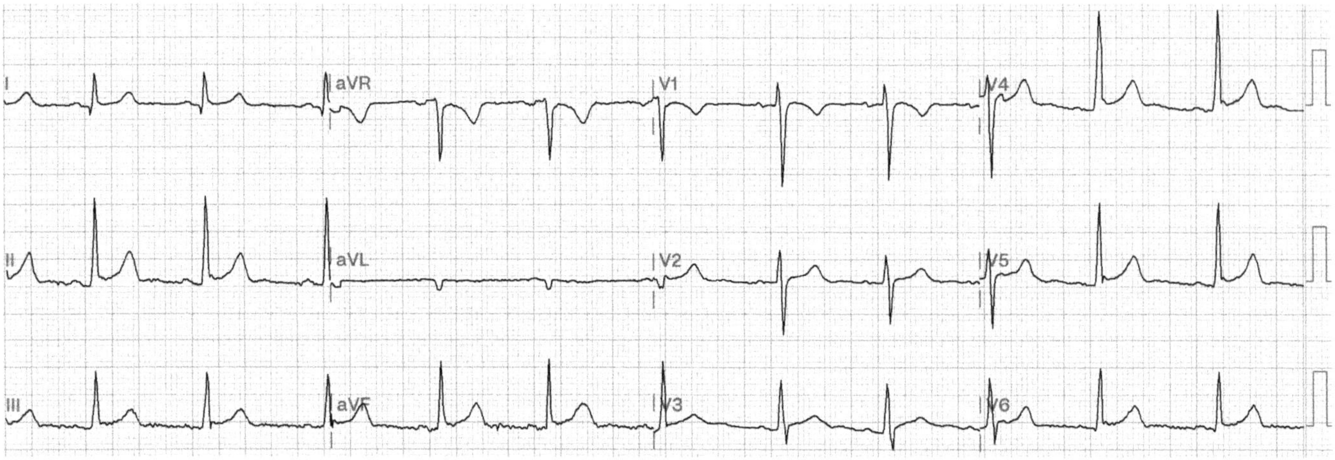

Figura 30-1

1. **O ritmo é sinusal? Há condução 1:1 em todo o ECG? Há algum bloqueio?**
O ritmo é sinusal, a condução é 1:1 em todo o ECG e não há bloqueios (SA, AV ou de ramo).

2. **Há alguma elevação do segmento ST?**
Sim, há elevação do segmento ST nas derivações II, III, aVF e V3 a V6.

3. **Há alguma depressão do segmento ST? Se sim, por que está presente?**
Há depressão do segmento ST na derivação aVR. É provável que seja recíproca à elevação do segmento ST nas derivações inferiores, particularmente na derivação II. A derivação aVR é igualmente recíproca às derivações I e II. Normalmente não pensamos na derivação aVR em termos de reciprocidade devido à sua localização. Ela pode reagir reciprocamente a todas as derivações, exceto à derivação III, porque é perpendicular a ela.

4. **Se houver alguma elevação do segmento ST, há alguma alteração recíproca que a acompanhe?**
Embora haja elevação do segmento ST na derivação III, não há alteração recíproca na derivação aVL, o que seria esperado. Isso é importante observar e lembrar!

5. **Qual é o seu diagnóstico para este ECG?**
Este paciente apresenta os achados clássicos de repolarização precoce ou variante normal. Há entalhe no ponto J nas derivações V4 a V6. Isso é fortemente sugestivo de repolarização precoce, embora não seja diagnóstico. Além disso, a ausência de alteração recíproca na derivação aVL também é altamente sugestiva.

ECG 2

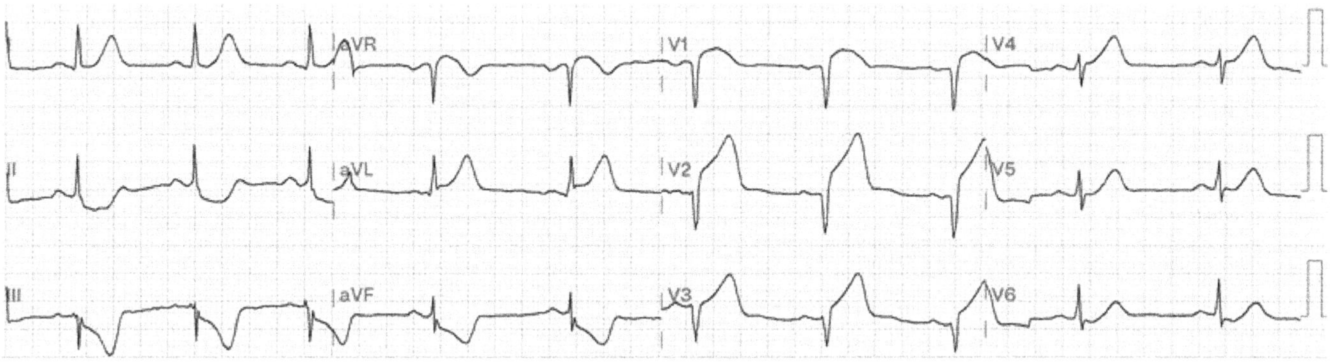

Figura 30-2

1. Se observarmos elevação do segmento ST nas derivações II, III e aVF, que tipo de bloqueios provavelmente veremos como complicações? Quais artérias podem causar esses bloqueios?

2. Se observarmos novos bloqueios de ramo durante isquemia miocárdica aguda com elevação do segmento ST, qual artéria provavelmente é a causa?

3. Qual vaso está ocluído?

4. Em que parte da artéria está localizada a oclusão?

ECG 2 – Discussão

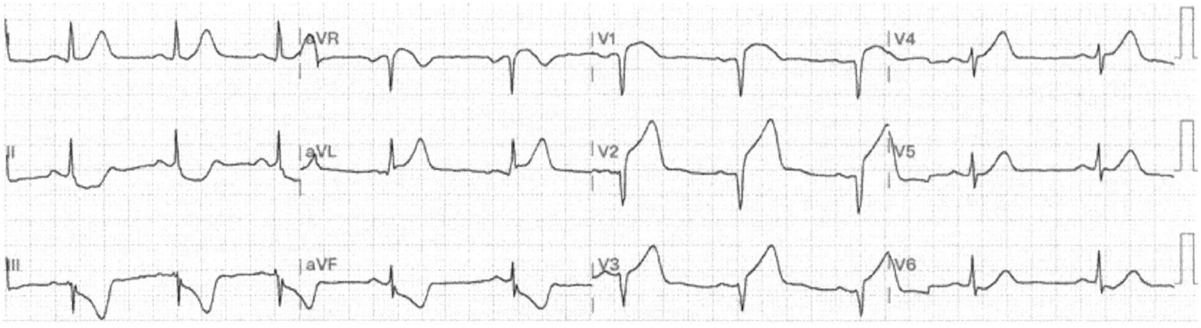

Figura 30-2

1. **Se observarmos elevação do segmento ST nas derivações II, III e aVF, que tipo de bloqueios provavelmente veremos como complicações? Quais artérias podem causar esses bloqueios?**
   Apenas duas artérias coronárias fornecem circulação para a artéria do nó SA e para a artéria do nó AV: a artéria coronária direita (ACD) ou a artéria circunflexa esquerda (ACx). Embora a artéria descendente anterior esquerda (ADA) frequentemente forneça circulação para a região inferoapical, ela não irriga nenhum dos nós.

2. **Se observarmos novos bloqueios de ramo durante isquemia miocárdica aguda com elevação do segmento ST, a oclusão de qual artéria é a causa provável?**
   Um novo bloqueio de ramo direito (BRD) pode ser causado por uma oclusão da ADA proximal a S1. Bloqueios de ramo esquerdo não são mais considerados evidência de oclusão aguda da ADA.

3. **Qual vaso está ocluído neste caso?**
   Há elevação do segmento ST na derivação aVL, então sabemos que a ACD não pode causá-la. Há elevação do segmento ST nas derivações V1 e V2, então sabemos que a ACx não pode causá-la. Isso deixa a ADA como causa. Esta é uma oclusão proximal clássica de uma artéria descendente anterior esquerda (DAE) que provavelmente NÃO é uma artéria "envolvente" do tipo 3.

4. **Em que parte da artéria está localizada a oclusão?**
   A elevação do segmento ST na derivação aVL, juntamente com a elevação do segmento ST em qualquer uma das derivações V1 a V3, indica que a oclusão é proximal ao primeiro ramo diagonal (D1). (Consulte o ECG 5 - Discussão para uma explicação mais detalhada.) Mas também é proximal ao primeiro ramo septal perfurante (S1)? A elevação do segmento ST na derivação aVR (mesmo que mínima) combinada com a depressão do segmento ST na derivação V5 ou V6 indica uma oclusão proximal a S1 - e esse é o caso aqui (embora Lead V5 seja mais específico).

ECG 3

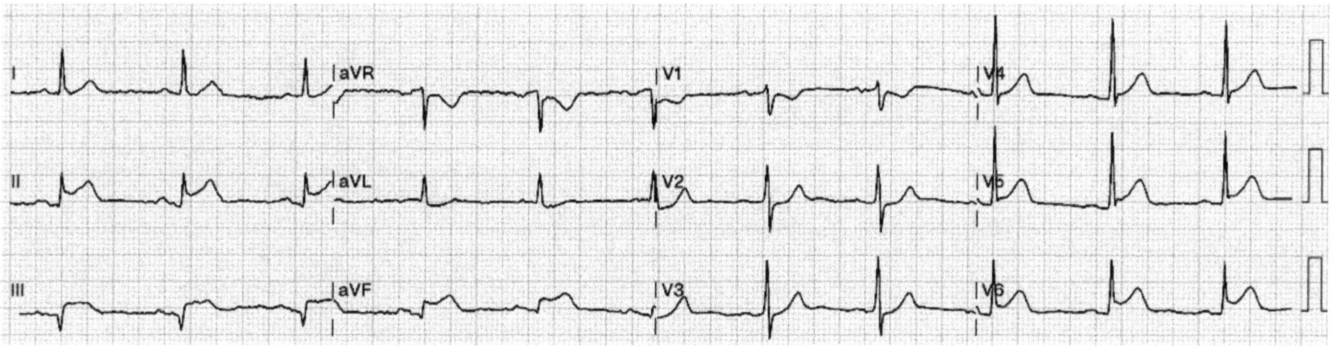

Figura 30-3

A paciente é uma mulher de 54 anos com dor torácica subesternal há duas horas. Ela é fumante e tem histórico de diabetes tipo 2 e hipertensão.

1. Qual artéria coronária é a culpada?
2. Quais áreas do ventrículo esquerdo estão envolvidas?
3. O que indica a elevação do segmento ST nas derivações V4 a V6?
4. O que indicam a depressão do segmento ST e a inversão da onda T na derivação V1?

ECG 3 – Discussão

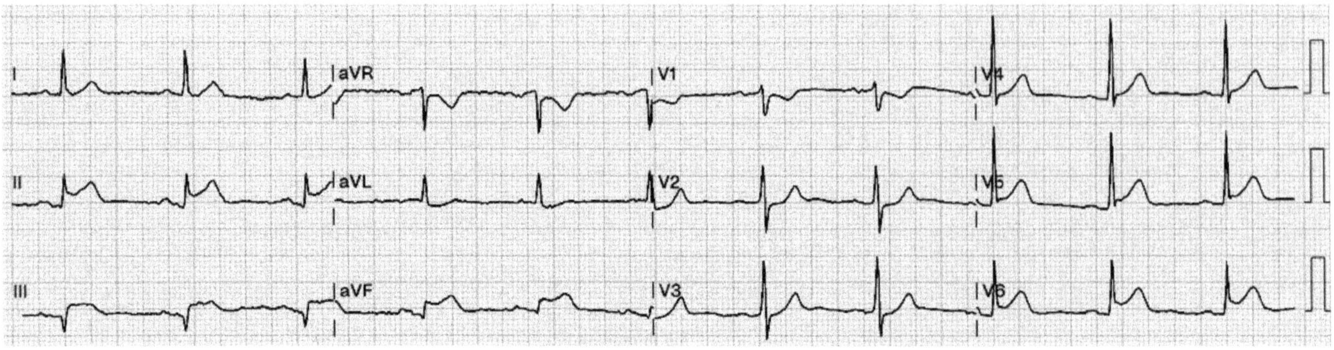

Figura 30-3

1. **Qual artéria coronária é a culpada?**
   A artéria coronária direita (ACD) é a artéria ocluída.

2. **Quais áreas do ventrículo esquerdo estão envolvidas?**
   A parede inferior, a parede inferolateral (anteriormente denominada "posterior") e a parede apicolateral estão envolvidas.

3. **O que indica a elevação do segmento ST nas derivações V4 a V6?**
   A elevação do segmento ST nas derivações V4 a V6 indica a presença de uma extensa distribuição da ACD ("ACD superdominante"), na qual os ramos posterolaterais são os principais responsáveis pela irrigação da parede apicolateral. Isso sugere pouca ou nenhuma contribuição da artéria descendente anterior esquerda (ADA), da artéria circunflexa esquerda (ACx) ou do ramo intermediário para essa área. Isso pode ser devido a uma ADA curta, à presença mínima da ACx nessa área e à ausência de um ramo intermediário. Ou pode ser indicativo de doença nesses vasos. A elevação do segmento ST nessas derivações NÃO se deve a "alterações recíprocas", como ocasionalmente defendido por alguns autores de ECG. Não pode haver uma "alteração recíproca a uma alteração recíproca".

4. **O que indicam a depressão do segmento ST e a inversão da onda T na derivação V1?**
   As alterações do segmento ST-T na derivação V1 indicam uma isquemia/infarto agudo da parede inferolateral do ventrículo esquerdo. Quando o Dr. Perloff descreveu pela primeira vez o infarto "posterior verdadeiro" na década de 1960, ele descreveu uma onda R alta com depressão plana do segmento ST e uma onda T positiva na derivação V1. O que ele estava descrevendo era um infarto completo. A onda "R" era, na verdade, uma onda Q, e a "onda T positiva" era uma onda T invertida pós-reperfusão (como seria visto nas derivações posteriores). As alterações de repolarização na derivação V1 indicam uma isquemia em curso.

ECG 4

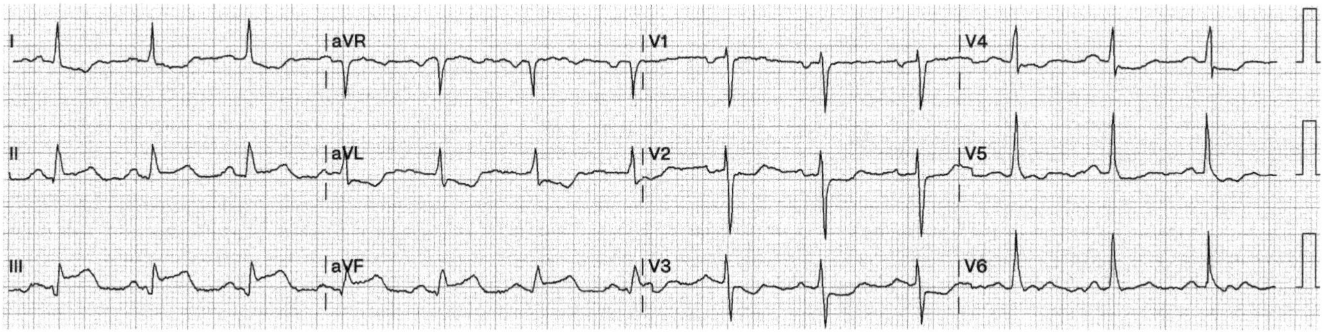

Figura 30-4

1. Qual vaso sanguíneo está ocluído?

2. Onde está a oclusão?

3. Quais áreas do coração estão isquêmicas (ou em processo de infarto)?

4. Quais precauções você deve tomar com este paciente?

ECG 4 – Discussão

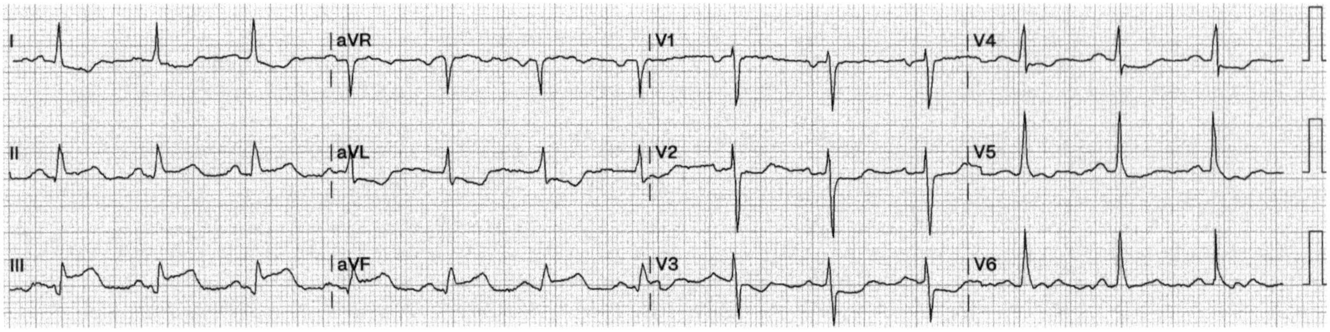

Figura 30-4

1. **Qual vaso está ocluído?**
   A artéria coronária direita (ACD) está ocluída.

2. **Onde está a oclusão?**
   A oclusão ocorre proximalmente à artéria marginal. Trata-se de uma oclusão proximal da ACD.

3. **Quais áreas do coração estão isquêmicas (ou infartadas)?**
   A parede inferior do ventrículo esquerdo, a região inferolateral e partes do ventrículo direito estão isquêmicas agudas. A presença de isquemia na parede inferior com infradesnivelamento do segmento ST nas derivações V2 a V4 indica que há isquemia inferolateral (anteriormente denominada "posterior"). O fato de não haver infradesnivelamento do segmento ST na derivação V1 indica que a elevação do segmento ST de um infarto agudo do miocárdio (IAM) do ventrículo direito está sendo cancelada ou contrabalançada pela elevação do segmento ST que observaríamos nas derivações V7 a V9, caso tivessem sido registradas.

4. **Quais precauções você deve tomar com este paciente?**
   Esses pacientes são propensos a colapso cardiovascular devido à diminuição do débito cardíaco causada pela insuficiência do ventrículo direito. Eles são tratados com bolus de fluidos e dois cateteres intravenosos de grosso calibre devem ser instalados.

ECG 5

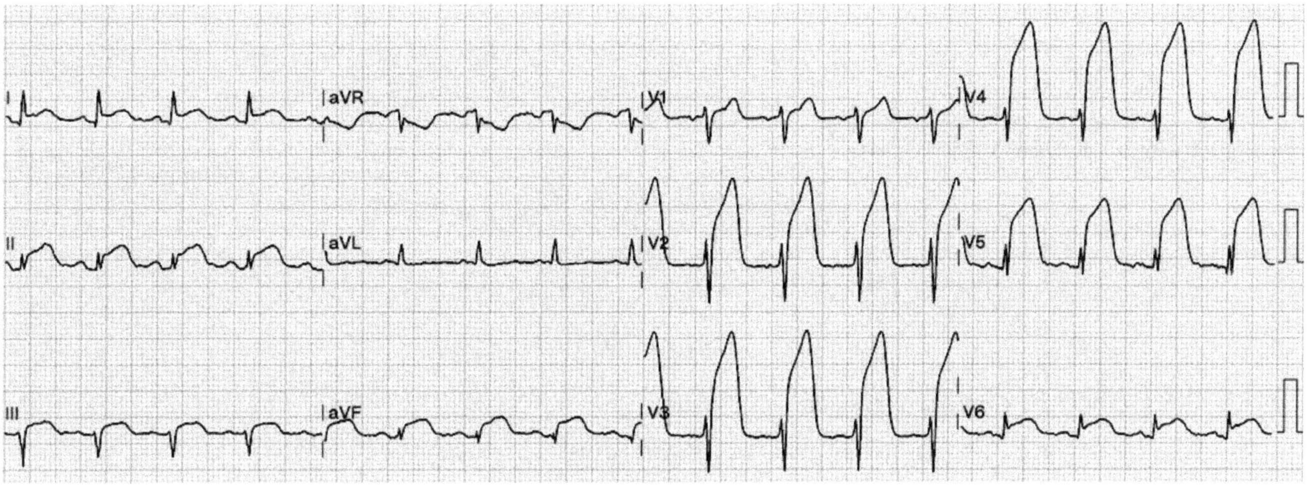

Figura 30-5

1. Qual artéria coronária está ocluída?

2. Em que parte da artéria está localizada a oclusão? Como você sabe onde a artéria está ocluída?

3. Por que não há desvio do segmento ST na derivação aVL?

4. As ondas ST-T nas derivações V2 a V5 são enormes ("em forma de lápide")! Por que elas são tão pequenas nas derivações V1 e V6?

ECG 5 – Discussão

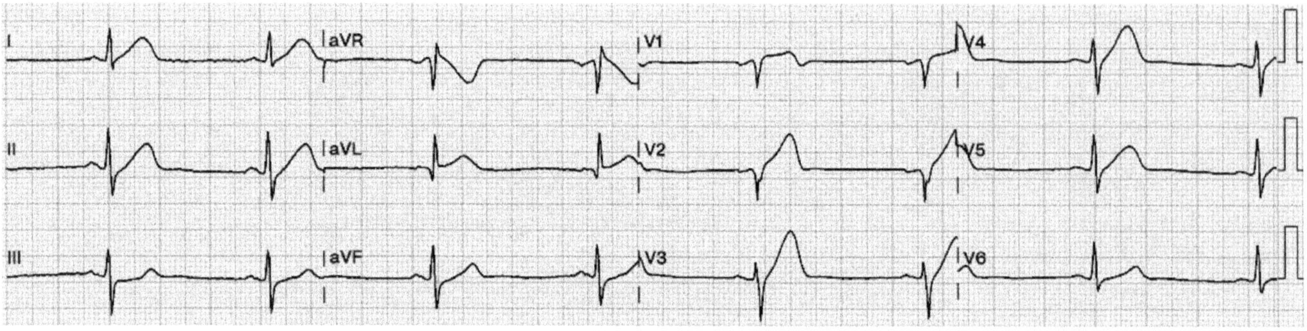

Figura 30-5

1. **Qual artéria coronária está ocluída?**
   A artéria culpada é a DAE (artéria descendente anterior esquerda).

2. **Em que parte da artéria está localizada a oclusão? Como saber onde a artéria está ocluída?**
   Esta é uma discussão complexa, então acompanhe com atenção. Primeiro, determinamos se a DA está ocluída proximal ou distalmente ao primeiro ramo diagonal (D1). Embora possam existir três ou quatro (ocasionalmente mais) ramos diagonais, vamos considerar apenas o D1. Na realidade, o D1 pode ser muito pequeno e contribuir muito pouco para a circulação das paredes ventriculares, enquanto um segundo ramo diagonal é a principal fonte de suprimento sanguíneo – mas isso não importa. Pensar em termos do primeiro ramo diagonal nos dará a informação que precisamos.

   Para determinar se a oclusão é proximal ao D1, procuramos o envolvimento da derivação aVL. Especificamente, procuramos a elevação do segmento ST nessa derivação que abrange a área basolateral (anteriormente "lateral alta") da parede ventricular. Isso é um começo, mas não é suficiente. A oclusão proximal da artéria circunflexa esquerda (LCx) também pode causar elevação do segmento ST na derivação aVL – não é frequente, mas pode ocorrer ocasionalmente. Portanto, para distinguir a elevação do segmento ST na derivação aVL entre a oclusão da artéria descendente anterior esquerda (DAE) ou da LCx, adicionamos mais um requisito: elevação do segmento ST em qualquer derivação de V1 a V3. Lembre-se: de acordo com o Método de Eliminação Diagnóstica de Jones, a oclusão da LCx NÃO causa elevação do segmento ST nessas derivações. Portanto, se houver elevação do segmento ST na derivação aVL e em qualquer derivação de V1 a V3, a oclusão está na DAE, proximal ao primeiro ramo diagonal, ou D1.

   "Mas Dr. Jones", você exclama. "Uma oclusão proximal da artéria coronária direita (ACD) também pode causar elevação do segmento ST nas derivações precordiais direitas!" E você estaria correto – mas, novamente, de acordo com o Método de Eliminação Diagnóstica de Jones, a ACD não causa elevação do segmento ST na derivação aVL. Ok... isso foi fácil. Agora, preste muita atenção à próxima parte...

Ao procurarmos por elevação do segmento ST na derivação aVL, constatamos que a linha de base é absolutamente isoelétrica – não há desvio do segmento ST em nenhuma direção. No entanto, ainda podemos determinar se a oclusão é proximal a D1. Observe a derivação I. Há uma elevação evidente do segmento ST ali. A derivação I compartilha a mesma área da parede basolateral que a derivação aVL. Se houver elevação do segmento ST na derivação I, também deverá haver elevação do segmento ST na derivação aVL. Agora, vamos voltar nossa atenção brevemente para as derivações inferiores. Há elevação do segmento ST em todas as derivações inferiores, mas menos elevação na derivação III. Isso levanta alguma suspeita – ausência de elevação do segmento ST na derivação aVL quando deveria haver e menor elevação na derivação III do que o esperado?

Houve um cancelamento de forças entre as derivações III e aVL. Elas não conseguem reagir reciprocamente porque ambas as áreas estão isquêmicas. Portanto, suas forças se cancelam mutuamente. Ao que tudo indica, a elevação do segmento ST na derivação III foi maior do que na derivação aVL porque o cancelamento das forças trouxe a derivação aVL de volta à linha de base, preservando ainda alguma elevação do segmento ST na derivação III. Portanto, HÁ elevação do segmento ST na derivação aVL – simplesmente não conseguimos vê-la devido ao cancelamento das forças. Embora a elevação do segmento ST em aVL tenha sido apagada pelo eletrocardiógrafo, a isquemia miocárdica abaixo da derivação aVL ainda está presente e inalterada! Portanto, a artéria descendente anterior esquerda (DAE) está ocluída PROXIMALMENTE a D1.

Determinamos se a DAE está ocluída proximalmente ao primeiro ramo septal perfurante (S1) se houver elevação do segmento ST na derivação aVR e/ou infradesnivelamento do segmento ST na derivação V5. Se não estiver em V5, então em V6. Um novo padrão de bloqueio de ramo direito completo (BRD) na derivação V1 também indica oclusão proximal a S1. Nenhum desses sinais está presente neste ECG.

3. **Por que não há desvio do segmento ST na derivação aVL?**
   Cancelamento das forças com a derivação III.

4. **As ondas ST-T nas derivações V2 a V5 são enormes ("lápides")! Por que são tão pequenas nas derivações V1 e V6?**
   As derivações V1 e V6 podem agir reciprocamente como as derivações III e aVL, ou

podem sofrer um cancelamento de forças – também como as derivações III e aVL. Nesse caso, provavelmente sofreram seu próprio cancelamento de forças.

ECG 6

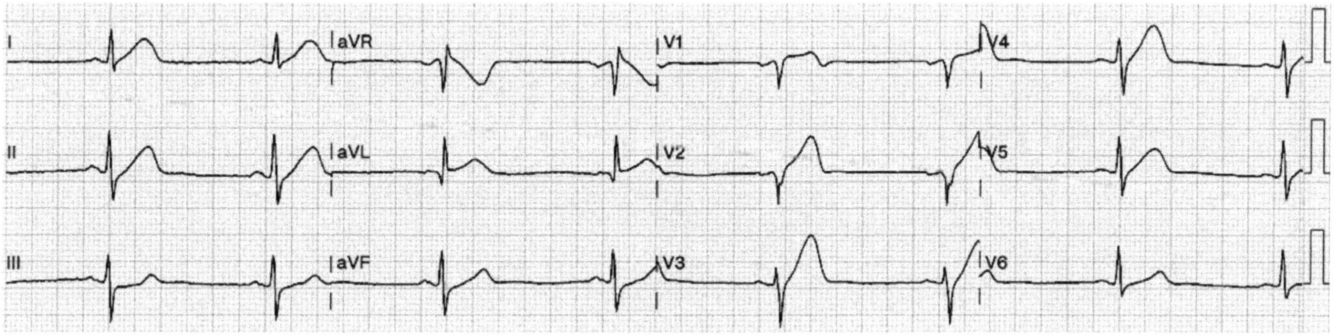

Figura 30-6

1. Qual vaso está ocluído e onde se localiza a oclusão?

2. Quais derivações apresentam ondas T hiperagudas?

3. Por que há uma onda T hiperaguda na derivação II quando as derivações III e aVF apresentam infradesnivelamento do segmento ST?

4. Além do tamanho (magnitude), o que mais você observa sobre as ondas T hiperagudas?

5. As derivações V1 e V2 apresentam complexos QS. Essa área já sofreu infarto? E qual área essas derivações não detectam?

ECG 6 – Discussão

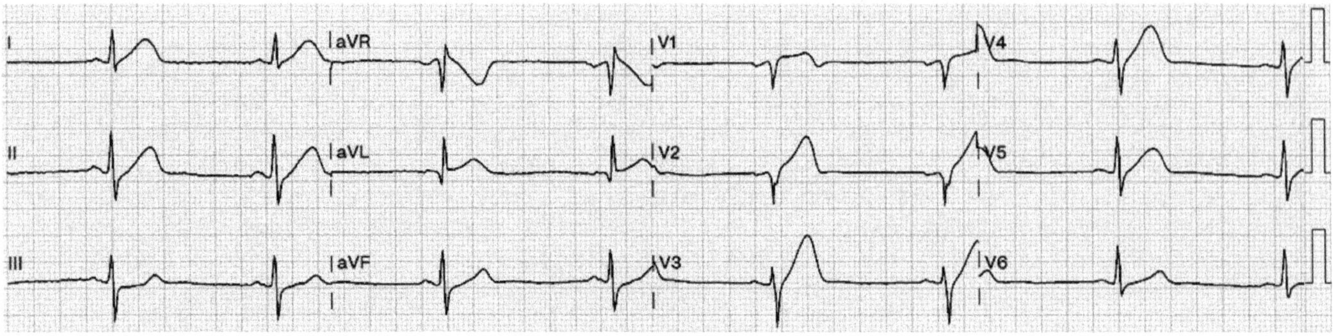

Figura 30-6

1. **Qual vaso está ocluído e onde se localiza a oclusão?**
   Há uma oclusão da artéria descendente anterior esquerda (DAE) proximal a D1, mas distal a S1.

2. **Quais derivações apresentam ondas T hiperagudas?**
   Derivações I, II, aVR (lembre-se: ondas T hiperagudas também podem ser invertidas), V2 a V5.

3. **Por que há uma onda T hiperaguda na derivação II quando as derivações III e aVF apresentam infradesnivelamento do segmento ST?**
   A derivação II também é uma derivação do lado esquerdo, assim como as derivações I, aVL, V5 e V6.

4. **Além do tamanho (magnitude), o que mais você observa sobre as ondas T hiperagudas?**
   Todas começam no ponto J. Essencialmente, não há segmento ST.

5. **As derivações V1 e V2 apresentam complexos QS. Essa área já sofreu infarto? E qual área essas derivações não detectam?**
   Ondas Q patológicas não se desenvolvem enquanto a isquemia ainda está na fase hiperaguda. Ondas Q podem se desenvolver muito precocemente, mas não são ondas Q de infarto. São devidas à condução lenta através do miocárdio isquêmico. Suspeito que os eletrodos das derivações V1 e V2 tenham sido colocados muito acima, pois ambas as ondas P são totalmente negativas. Poderia ter havido um infarto do miocárdio septal prévio? Um infarto do miocárdio septal seria muito improvável. Os complexos QS nas derivações V1 e V2 foram estudados em 2004 no Centro Médico da UCLA e constatou-se que o infarto do miocárdio raramente estava envolvido e, nos poucos casos em que estava, apresentava-se como um infarto anterior ou apical – não septal. Como o impulso de despolarização começa no septo inferior, as alterações nas

derivações V1 e V2 refletirão a parede anterior e a área apical mais do que o septo. O septo superior não é registrado no ECG porque é ativado mais de 40 ms após o início do complexo QRS. Um infarto do septo não se apresentaria como ondas Q nas derivações V1 e V2. As derivações V1 e V2 não visualizam o ventrículo direito.

ECG 7

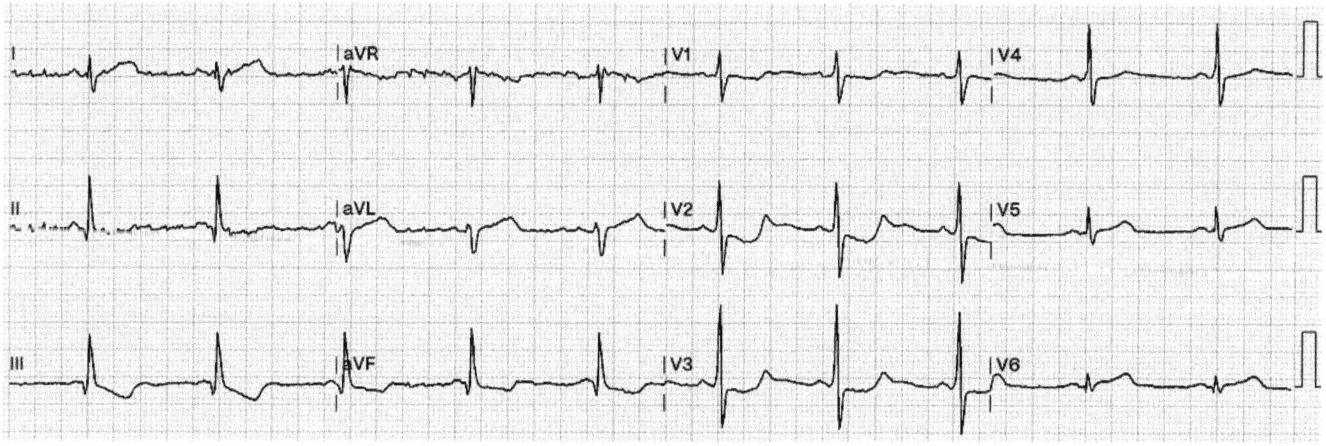

Figura 30-7

1. Qual artéria coronária é a culpada?

2. Em que parte da artéria está localizada a oclusão?

3. Essa artéria é dominante ou não dominante? Como você sabe?

4. Uma oclusão dessa artéria poderia causar um problema no nó sinusal e/ou no nó AV? Se sim, qual deles?

ECG 7 – Discussão

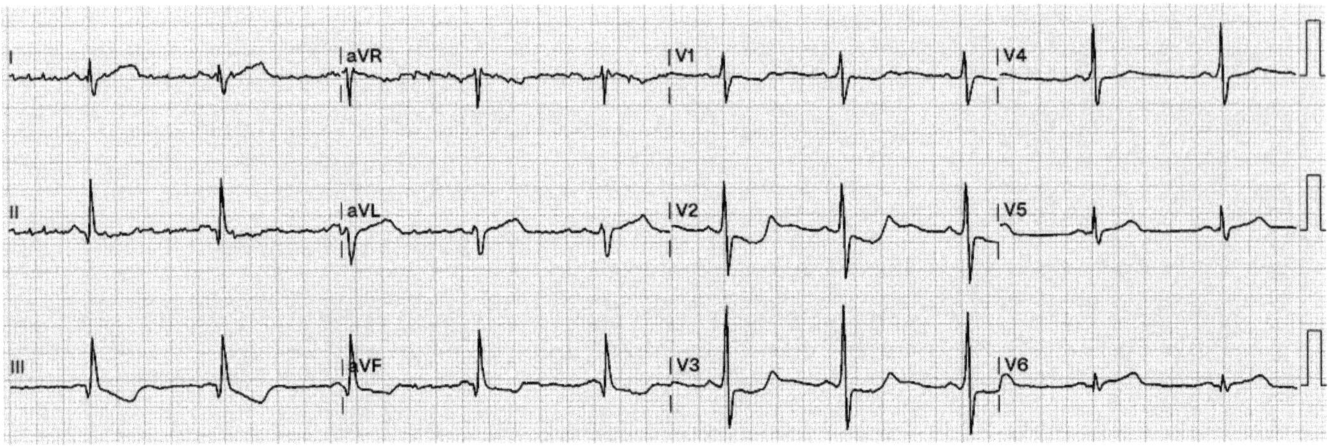

Figura 30-7

1. **Qual artéria coronária é a culpada?**
   A artéria circunflexa esquerda (ACx) é a culpada.

2. **Onde na artéria está localizada a oclusão?**
   A oclusão está proximal à artéria marginal obtusa (ou ramo). Como o ramo marginal obtuso cobre aproximadamente o mesmo território que a primeira diagonal (D1) da artéria descendente anterior esquerda (ADA), sua oclusão (ou uma oclusão proximal à sua origem na ACx) resultará em isquemia da área basolateral com elevação do segmento ST nas derivações I e aVL.

3. **Esta artéria é dominante ou não dominante? Como você sabe?**
   Esta é uma ACx não dominante porque uma oclusão proximal resultou em isquemia em uma área coberta por seu ramo posterolateral sem causar elevação do segmento ST nas derivações II, III ou aVF. Como o ramo posterolateral sai da ACx antes de sua terminação como artéria descendente posterior (ADP), a perda da ADP em sua forma não dominante não afeta o ramo posterolateral. Assim, a oclusão de uma artéria circunflexa esquerda (LCx) não dominante pode produzir isquemia da área inferolateral sem causar isquemia nos campos não visualizados pelas derivações II, III e aVF.

4. **Uma oclusão dessa artéria poderia causar um problema com o nó sinoatrial e/ou o nó AV? Se sim, qual deles?**
   Quando não dominante, a LCx não fornece circulação para o nó AV; no entanto, ela fornece circulação para o nó sinoatrial e o átrio direito em 45% dos casos, o que não tem relação com a dominância.

ECG 8

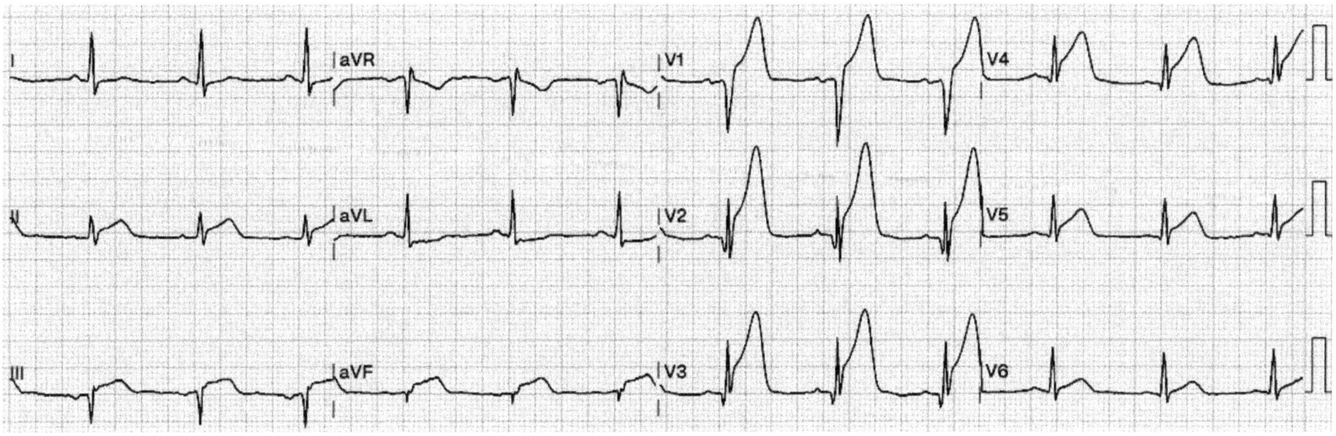

Figura 30-8

1. Qual artéria coronária é a culpada?

2. Onde está localizada a oclusão nessa artéria? Como você sabe?

3. Há elevação significativa do segmento ST e uma grande onda T hiperaguda na derivação V1. Isso indica uma oclusão proximal à primeira artéria septal perfurante (S1)?

4. Qual é o grau de isquemia e o que isso indica sobre esse evento cardíaco?

ECG 8 – Discussão

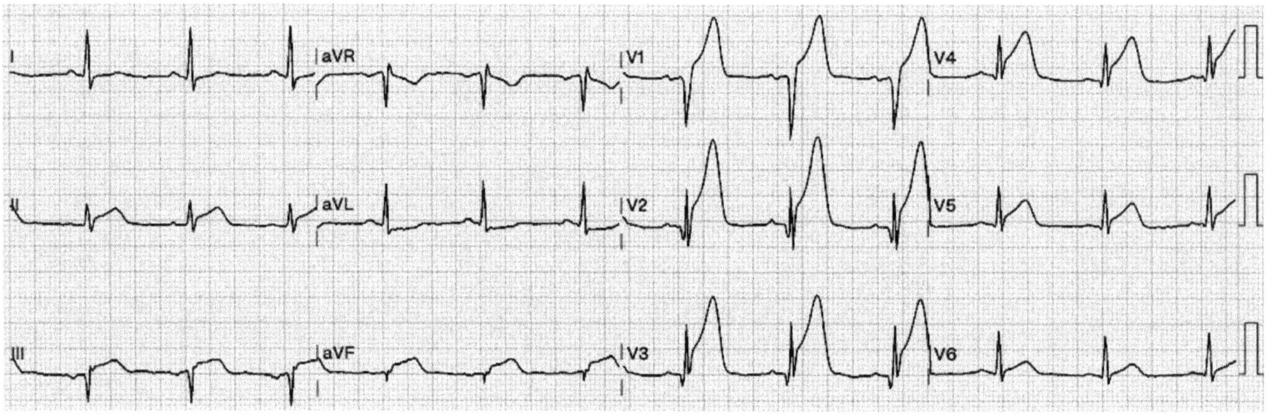

Figura 30-8

1. **Qual artéria coronária é a culpada?**
A artéria culpada é a DA (artéria descendente anterior esquerda). Essa DA é uma DA do tipo III ("envolvente") que irriga pelo menos 25% da parede inferior do ventrículo esquerdo. Cerca de 75% a 80% das pessoas têm uma DA do tipo III (eu tenho uma!).

2. **Onde está localizada a oclusão nessa artéria? Como você sabe?**
A oclusão é distal a D1 porque não há elevação do segmento ST na derivação aVL. A derivação aVL é capaz de reagir reciprocamente às alterações nas derivações inferiores – especialmente na derivação III. Uma área vascular precisa estar não isquêmica para reagir reciprocamente em um ECG de 12 derivações.

3. **Há elevação do segmento ST e uma grande onda T hiperaguda na derivação V1. Isso indica uma oclusão proximal ao primeiro ramo septal perfurante (S1)?**
As alterações na derivação V1 refletem o que está acontecendo no septo interventricular aproximadamente no ponto médio entre a base e o ápice. A primeira despolarização ventricular ocorre ali, e isso é tudo que a derivação V1 pode registrar. O septo mais proximal não pode ser visualizado diretamente em um ECG, exceto como uma pequena depressão no complexo QRS das derivações V3 ou V4. Isso ocorre porque a onda de despolarização não atinge o septo basilar (proximal) até depois dos primeiros 0,04 segundos de ativação.

4. **Qual é o grau de isquemia e o que isso indica sobre esse evento cardíaco?**
Observando as derivações V2, V3 e provavelmente V4, é possível ver uma perda muito evidente da onda S nas derivações onde se esperaria uma onda S significativa. Isso se qualifica como isquemia de grau III na escala de Birnbaum-Sclarovsky. É o pior grau! Este coração não teve absolutamente nenhuma proteção – nenhuma circulação colateral e nenhum pré-condicionamento isquêmico. Haverá uma perda significativa de miocárdio.

ECG 9

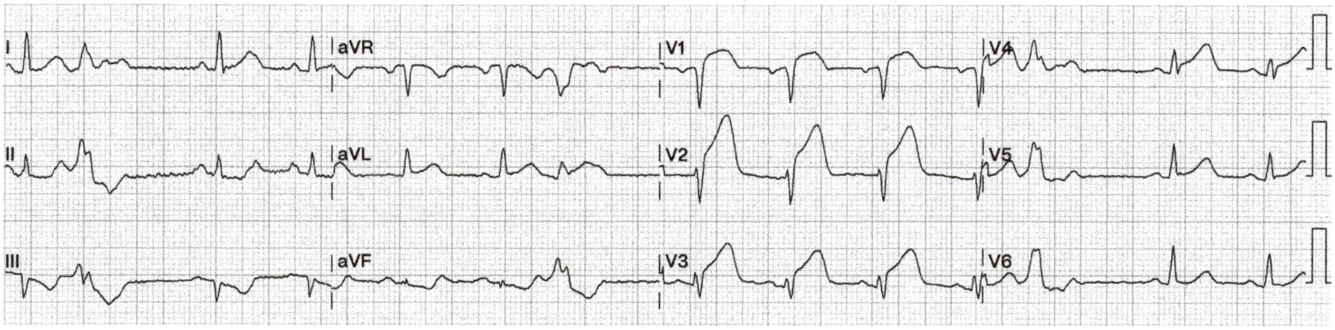

Figura 30-9

1. Qual artéria coronária é a culpada?
2. Onde está localizada a oclusão na artéria culpada? O que, neste ECG, indica a localização da oclusão?
3. Dois achados neste ECG eliminariam imediatamente duas das três artérias coronárias como culpadas. Quais são eles?
4. Há pausas presentes no ritmo. O infarto do miocárdio está causando um bloqueio no nó AV?

ECG 9 – Discussão

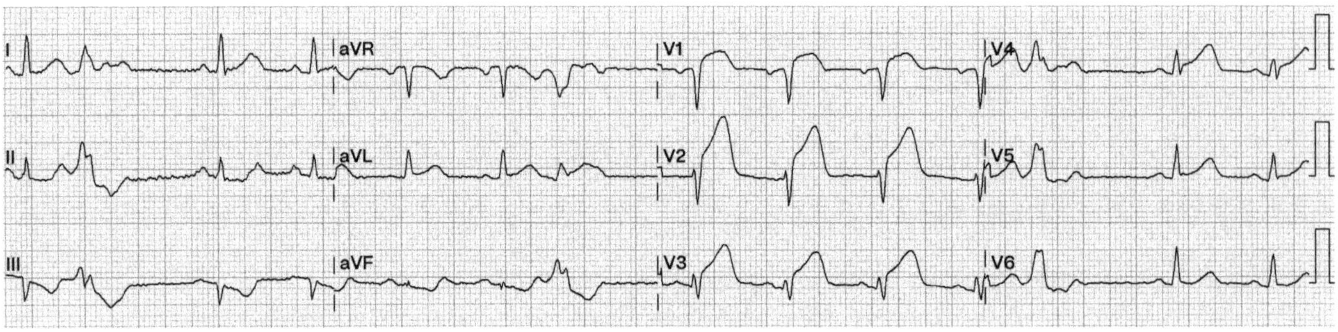

Figura 30-9

1. **Qual artéria coronária é a culpada?**
   A artéria descendente anterior esquerda (DAE) é a artéria culpada.

2. **Onde está localizada a oclusão na artéria culpada? O que, neste ECG, indica a localização da oclusão?**
   A oclusão é proximal a D1, mas distal a S1. A combinação de elevação do segmento ST na derivação aVL com elevação do segmento ST em qualquer derivação precordial direita (V1 a V3) indica uma oclusão proximal a D1. A oclusão proximal a S1 é indicada por elevação do segmento ST (mesmo que pequena) na derivação aVR e/ou depressão do segmento ST na derivação V5. Se não estiver presente na derivação V5, então na derivação V6. Também pode se manifestar por um novo bloqueio de ramo direito completo. Nada disso está presente neste ECG. Portanto, a oclusão é proximal apenas a D1.

3. **Dois achados neste ECG eliminariam imediatamente duas das três artérias coronárias como culpadas. Quais são eles?**
   A elevação do segmento ST na derivação aVL descarta a artéria coronária direita (ACD) como a causa, enquanto a elevação do segmento ST em qualquer uma das derivações V1 a V3 descarta a artéria circunflexa esquerda (ACx) como a causa.

4. **Há pausas presentes no ritmo. O infarto do miocárdio está causando um bloqueio no nó AV?**
   Oclusões da artéria descendente anterior esquerda (ADA) não causam bloqueios nos nós SA ou AV. Essas pausas provavelmente são compensatórias (e não não compensatórias) após as extrassístoles ventriculares.

ECG 10

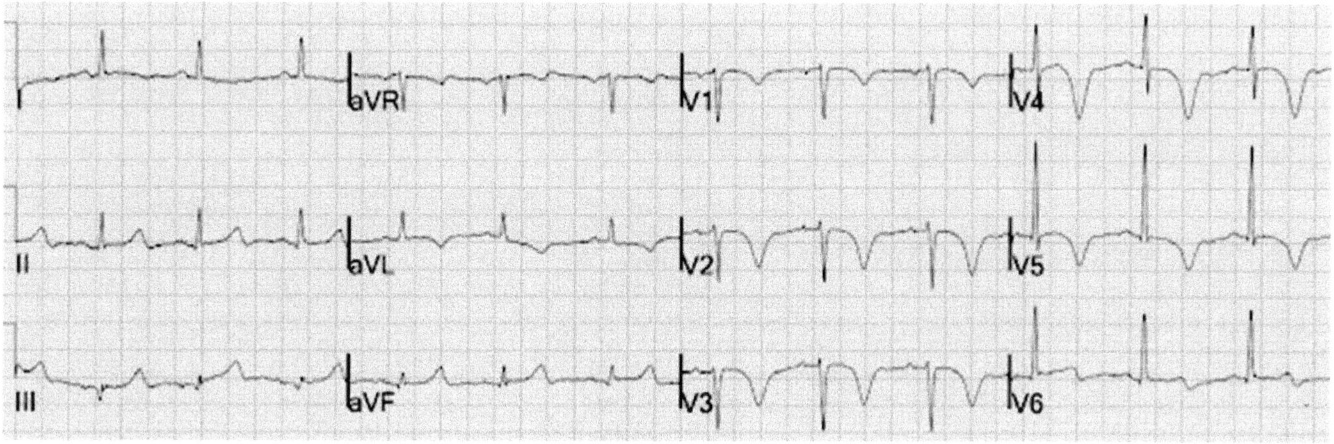

Figura 30-10

Este ECG foi registrado em um homem de 48 anos que chegou ao pronto-socorro após sentir dor no peito enquanto corria. Os paramédicos administraram nitroglicerina (NTG) e ele agora está completamente sem dor. Ele solicitou alta.

1. Qual é o seu diagnóstico?
2. O que exatamente aconteceu?
3. Este paciente ainda corre algum risco?
4. Como você descreveria as ondas T neste ECG? Elas são tranquilizadoras?

ECG 10 – Discussão

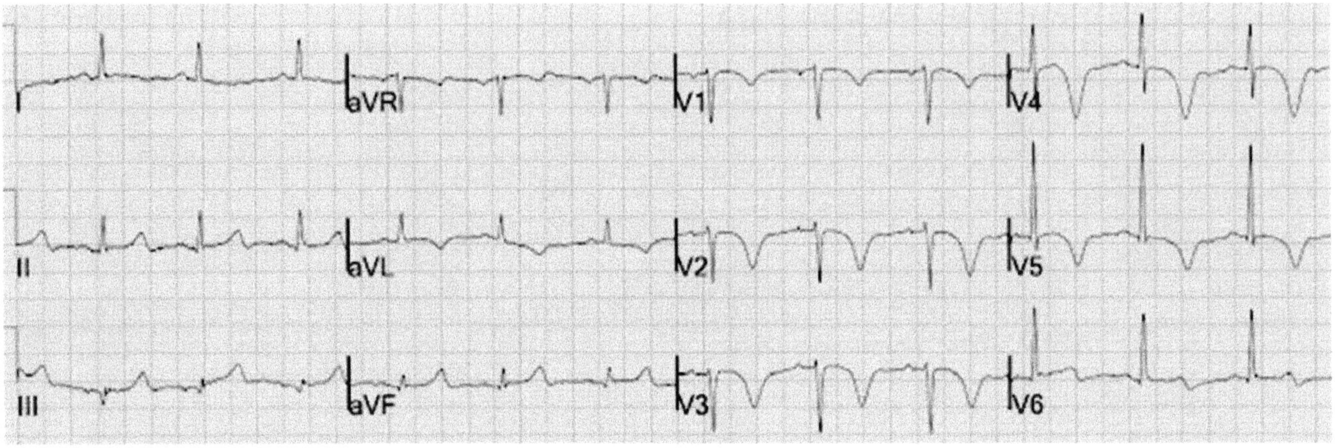

Figura 30-10

Este ECG foi registrado em um homem de 48 anos que chegou ao pronto-socorro após sentir dor no peito enquanto corria. Os paramédicos administraram nitroglicerina (NTG) e ele está completamente sem dor agora. Ele solicitou alta.

1. **Qual é o seu diagnóstico?**
   Síndrome de Wellens.

2. **O que exatamente aconteceu?**
   O paciente apresentou uma oclusão momentânea da artéria descendente anterior proximal (DAP) que se reperfundiu espontaneamente.

3. **Este paciente ainda corre algum risco?**
   Com certeza! A placa rompida que resultou na oclusão coronária proximal inicial ainda está presente e pode ocluir novamente a qualquer momento.

4. **Como você descreveria as ondas T neste ECG? Elas são tranquilizadoras?**
   Essas são ondas T de reperfusão e são tranquilizadoras apenas por enquanto. O fato é que este paciente pode sofrer uma nova oclusão a qualquer momento.

ECG 11

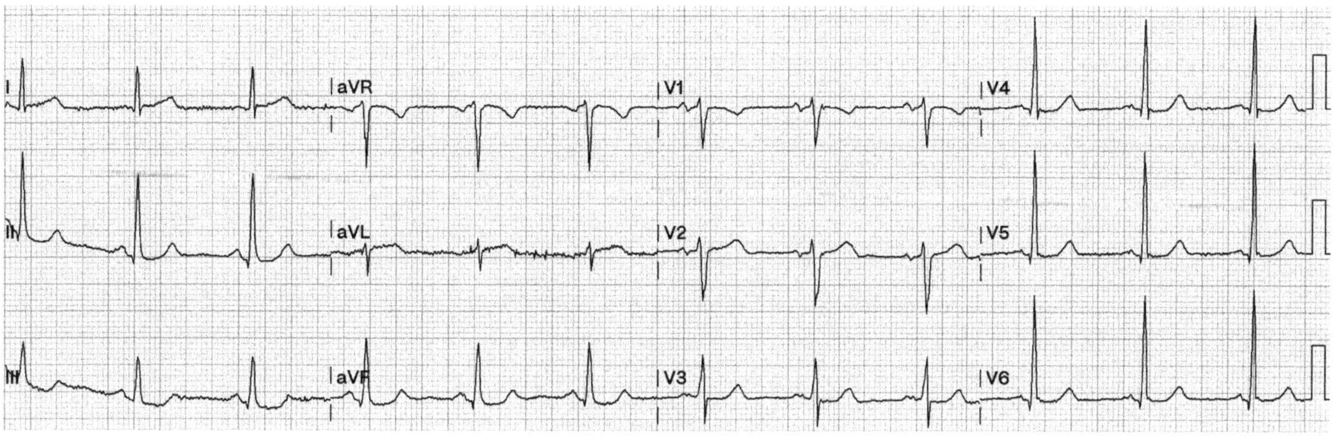

Figura 30-11

Este ECG é de uma mulher de 61 anos que foi caminhar no parque quando desenvolveu aperto no peito e leve dispneia.

1. Trata-se de um a) IAMCSST (Infarto Agudo do Miocárdio com Supradesnivelamento do Segmento ST), b) isquemia subendocárdica generalizada, c) um ECG normal ou d) um IAM (Infarto Agudo do Miocárdio)?

2. Explique e justifique sua escolha.

3. Derivações adicionais, além das 12 mostradas, teriam ajudado no diagnóstico?

4. Há algum sinal sugestivo de isquemia epicárdica aguda presente?

ECG 11 – Discussão

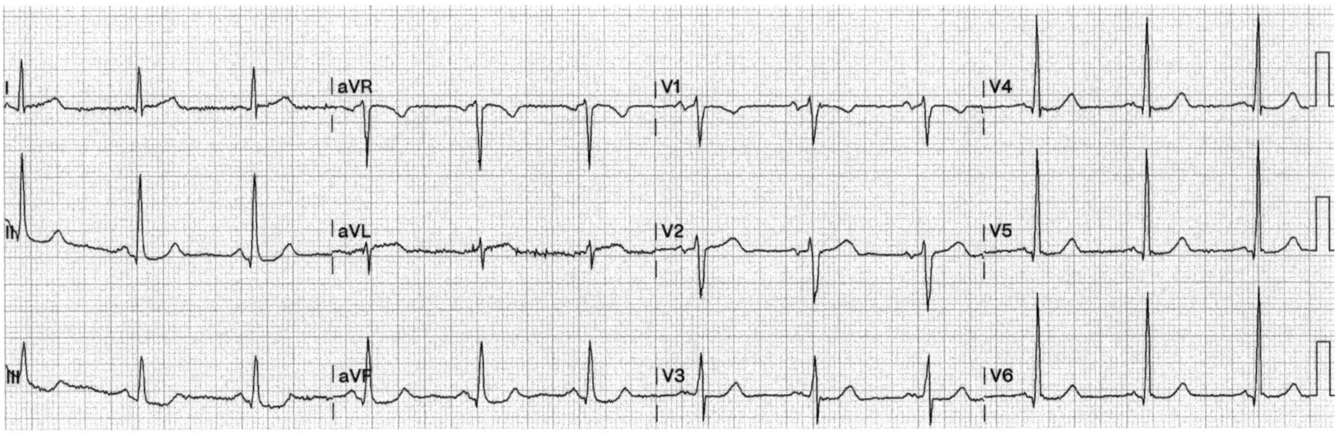

Figura 30-11

Este ECG é de uma mulher de 61 anos que foi caminhar no parque quando desenvolveu aperto no peito e leve dispneia.

1. **Isso é a) um IAMCSST, b) isquemia subendocárdica generalizada, c) um ECG normal ou d) um IAM?**
   Isso não atende aos critérios de "IAMCSST", portanto, não podemos chamá-lo de "IAMCSST". Não há isquemia subendocárdica generalizada. Definitivamente NÃO é um ECG normal. Há evidências no ECG de um infarto agudo do miocárdio oclusivo (IAM). No manejo dessa paciente, também dependeríamos de ECGs seriados, troponinas seriadas e um ecocardiograma.

2. **Explique e justifique sua escolha.**
   Há uma sutil elevação do segmento ST nas derivações I e aVL com depressão recíproca do segmento ST mais evidente nas derivações inferiores. Lembre-se da Regra de Jones: Qualquer depressão do segmento ST no ECG de um paciente com dor torácica plausível é uma alteração recíproca até que se prove o contrário.

3. **Derivações adicionais, além das 12 mostradas, teriam ajudado no diagnóstico?**
   Provavelmente não. Não há problema em registrar derivações adicionais (ECG do lado direito ou derivações posteriores), mas não creio que teriam ajudado neste caso.

4. **Há algum sinal sugestivo de isquemia epicárdica aguda?**
   A derivação aVL exibe um sinal de Jones clássico, com um segmento ST que começa no ponto J e segue em linha reta até o pico da onda T. Isso sugere fortemente um segmento ST em movimento para uma elevação convexa do segmento ST. O sinal de Jones é usado apenas no contexto de um paciente com sintomas compatíveis com síndrome coronariana aguda.

ECG 12

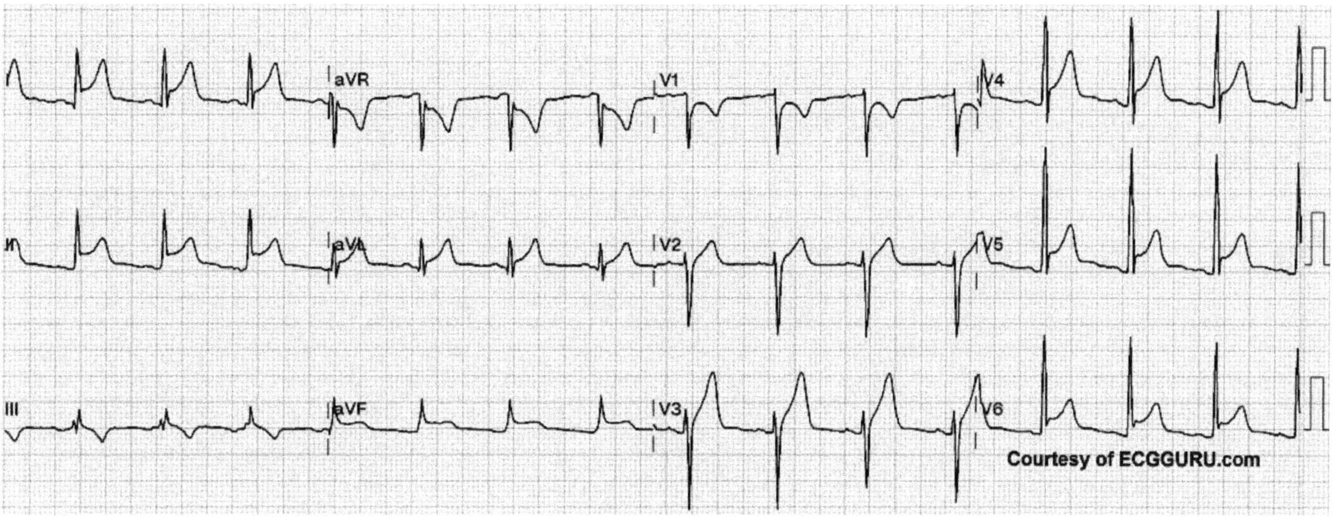

Figura 30-12

O paciente é um homem de 33 anos que desenvolveu dores agudas no peito, na região subesternal, que pioram com a tosse ou ao deitar. Ele apresentou vômitos e diarreia que duraram de 2 a 3 dias, cerca de uma semana e meia antes do início da dor no peito.

1. Qual é o seu diagnóstico?
2. A quais achados neste ECG você atribui o seu diagnóstico?
3. Que sinal é evidente nas derivações I, II, aVF, V4 a V6?
4. Esse sinal é patognomônico para essa condição?

ECG 12 – Discussão

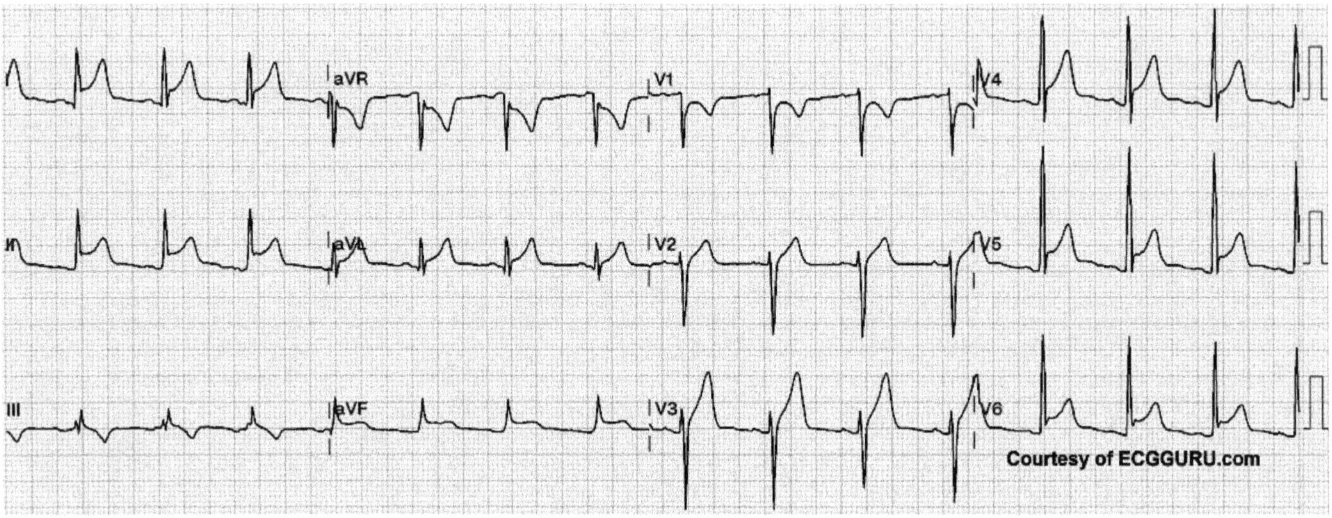

Figura 30-12

O paciente é um homem de 33 anos que desenvolveu dores torácicas agudas e subesternais, que pioram com a tosse ou ao deitar. Ele apresentou vômitos e diarreia que duraram de 2 a 3 dias, cerca de uma semana e meia antes do início da dor torácica.

1. **Qual é o seu diagnóstico?**
   Pericardite aguda.

2. **A quais achados neste ECG você atribui seu diagnóstico**?
   1) Elevação generalizada do segmento ST cruzando os limites vasculares, 2) Depressão do segmento PR (elevação na derivação aVR), 3) Concavidade superior dos segmentos ST, 4) Segmentos T-P com inclinação descendente (Sinal de Spodick) e 5) Ondas T proeminentes. E... auscultei o tórax e ouvi um atrito pericárdico!

3. **Qual sinal é evidente nas derivações I, II, aVF, V4 a V6?**
   Sinal de Spodick.

4. **Esse sinal é patognomônico para essa condição?**
   Nenhum dos achados mencionados para pericardite aguda é patognomônico para essa condição, exceto o atrito pericárdico. A elevação do segmento ST em múltiplas áreas vasculares pode ocorrer com oclusões proximais de qualquer uma das três artérias coronárias. O infradesnivelamento e a elevação do segmento PR podem ocorrer na isquemia/infarto atrial. A concavidade ascendente de um segmento ST elevado pode ocorrer na repolarização precoce e no infarto agudo do miocárdio. O sinal de Spodick pode ocorrer em um infarto agudo do miocárdio (você já viu um exemplo disso). Ondas T proeminentes ocorrem em muitas condições e até mesmo em pessoas saudáveis. Como diz o Dr. Stephen Smith: "Diagnosticar pericardite é um erro grave!"

Não é um diagnóstico para ser feito por profissionais inexperientes. As consequências de um diagnóstico incorreto e do manejo inadequado resultante podem ser devastadoras!

ECG 13

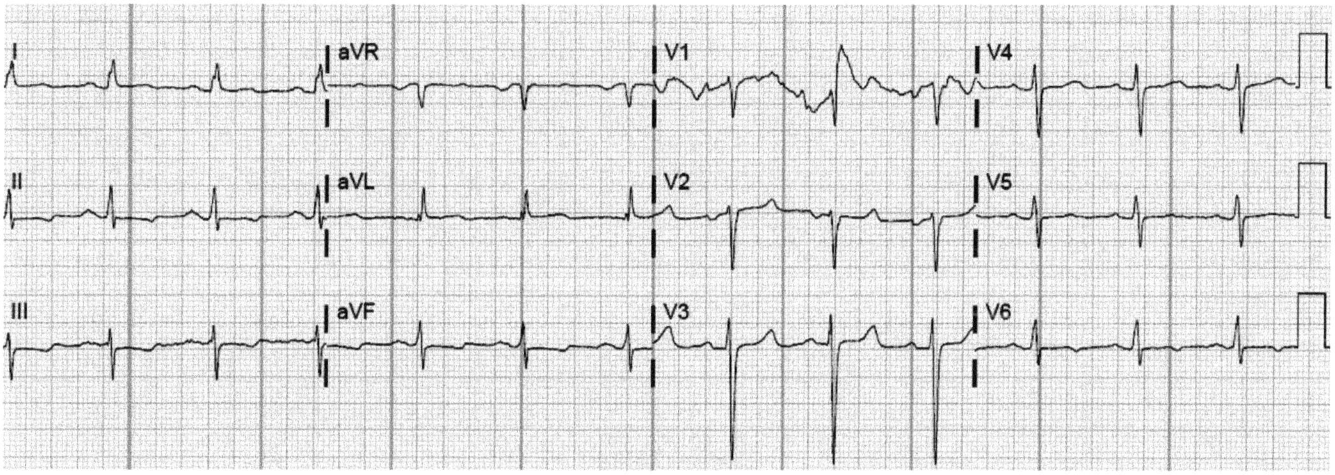

Figura 30-13

Este ECG é de uma mulher de 62 anos que se queixa de aperto no peito. Esta é a sua quarta consulta em duas semanas. Nas consultas anteriores, a dor desapareceu antes da consulta, mas desta vez, persiste.

1. Você observa algo preocupante neste ECG?
2. Há algo que explique os sintomas dela?
3. Algum achado atende aos critérios para IAMCSST (Infarto Agudo do Miocárdio com Supradesnivelamento do Segmento ST)?
4. Algum achado é compatível com o paradigma de IAM?

ECG 13 – Discussão

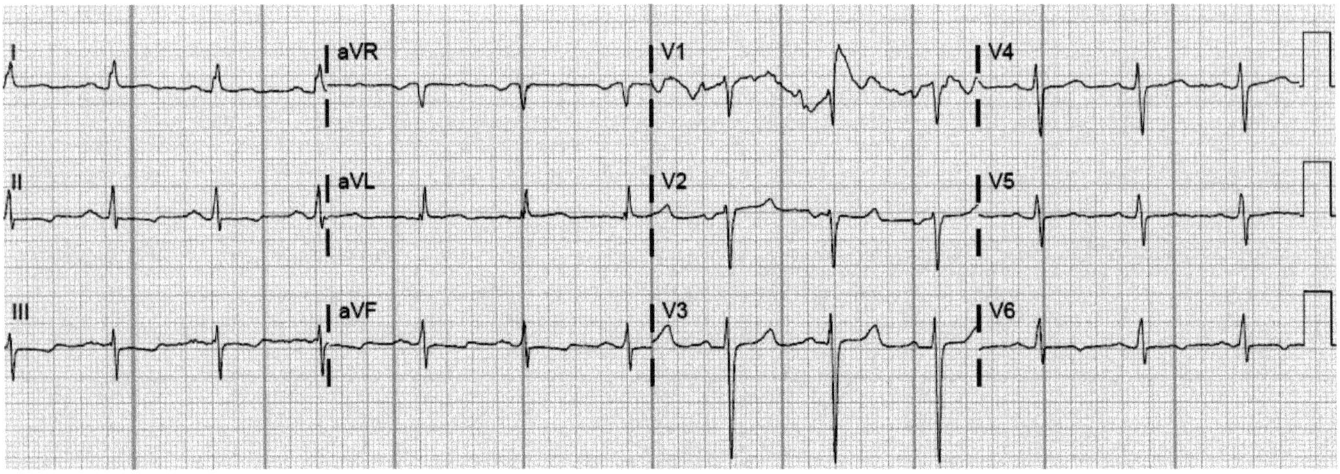

Figura 30-13

Este ECG é de uma mulher de 62 anos que se queixa de aperto no peito. É a quarta vez que ela consulta em duas semanas. Nas consultas anteriores, a dor desapareceu antes da consulta, mas desta vez persiste.

1. **Você vê algo que lhe preocupe neste ECG?**
   Há um infradesnivelamento do segmento ST muito sutil nas derivações II, III e aVF. Além disso, há segmentos ST geralmente planos, com a possibilidade de uma elevação muito sutil do segmento ST na derivação aVL. Geralmente, esses achados seriam chamados de alterações inespecíficas do segmento ST-T. No entanto, eles têm significado no paradigma do IAM com supradesnivelamento do segmento ST (IAMCSST).

2. **Há algo que explique os sintomas dela?**
   Mesmo que você não veja a elevação sutil do segmento ST na derivação aVL, lembre-se da Regra de Jones: Qualquer infradesnivelamento do segmento ST no ECG de um paciente com dor torácica plausível é uma alteração recíproca até que se prove o contrário. Lembre-se também do primeiro corolário: A alteração recíproca pode aparecer antes da alteração primária de elevação do segmento ST.

3. **Algum achado atende aos critérios para IAMCSST?**
   Não. Mas você não deve se preocupar com isso.

4. **Há algum achado compatível com o paradigma OMI?**
   O histórico do paciente e o infradesnivelamento do segmento ST nas derivações inferiores. No entanto, o paradigma OMI não depende apenas do ECG – o histórico do paciente, o exame físico, ECGs seriados, dosagens seriadas de troponina e ecocardiograma à beira do leito também desempenham papéis importantes. O conceito do paradigma OMI é determinar se ocorreu ou não uma oclusão de uma artéria coronária

– não gastar tempo medindo segmentos ST e tomando decisões com base em dados, testes e métodos considerados inaceitáveis para uso contínuo.

ECG 14

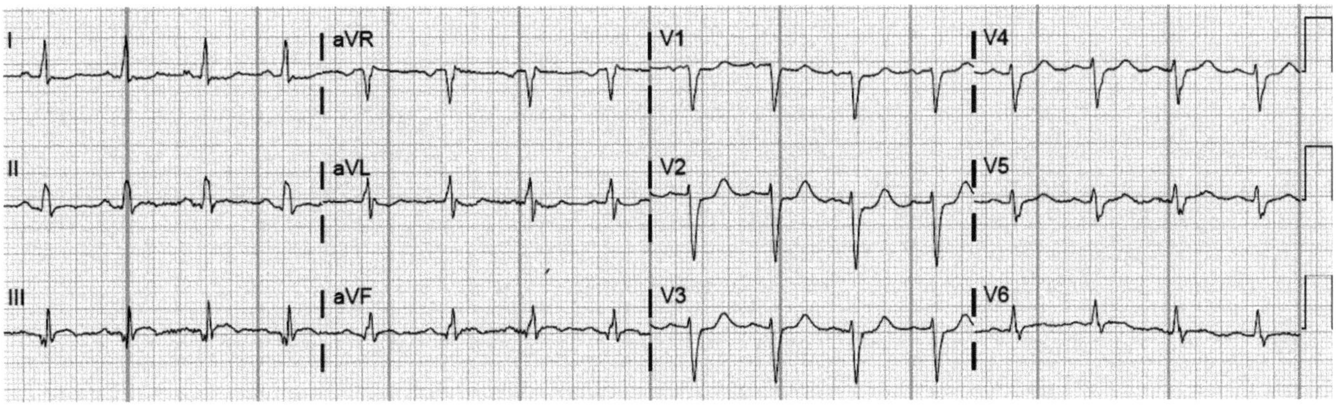

Figura 30-14

Este ECG é de um homem de 48 anos com histórico de diabetes tipo 1, hipertensão e tabagismo intenso. Ele começou a apresentar queimação epigástrica, náuseas e sudorese. Sua esposa relatou que ele estava muito pálido inicialmente. Este (Figura 30-14) é o seu primeiro ECG ao chegar ao pronto-socorro.

1. Qual vaso é o responsável?

2. Onde, no vaso, está localizada a oclusão?

3. Quantas áreas vasculares estão envolvidas?

4. Este ECG se qualifica como um IAMCSST (Infarto Agudo do Miocárdio com Supradesnivelamento do Segmento ST)? Quais são as implicações disso?

ECG 14 – Discussão

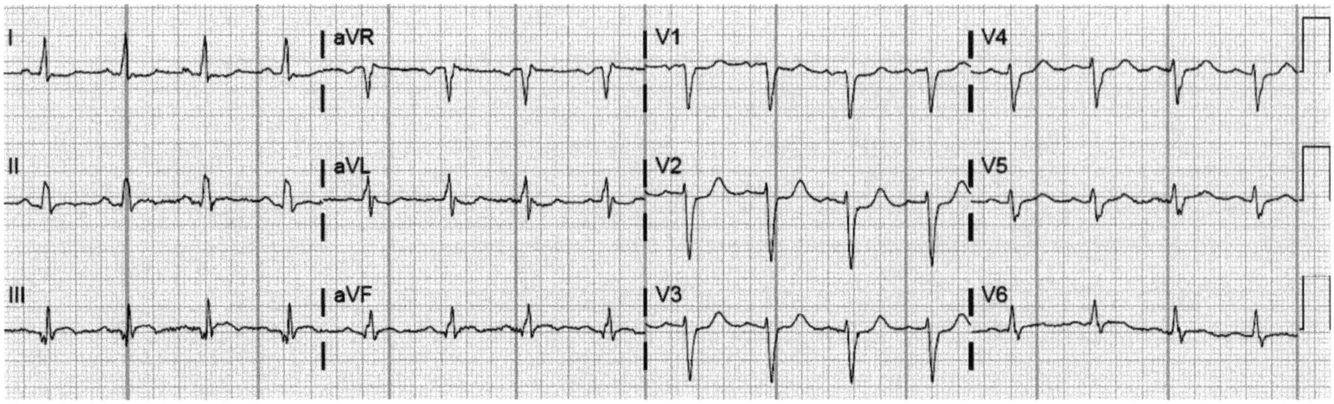

Figura 30-14

Este ECG é de um homem de 48 anos com histórico de diabetes tipo 1, hipertensão e tabagismo intenso. Ele começou a apresentar queimação epigástrica com náuseas e sudorese. Sua esposa relatou que ele inicialmente parecia muito pálido. Este (Figura 30-14) é o seu primeiro ECG na chegada ao pronto-socorro.

1. **Qual vaso é o culpado?**
   A artéria coronária direita (ACD) – não a artéria circunflexa esquerda (ACx)! A elevação do segmento ST na derivação III é maior do que a elevação do segmento ST na derivação II.

2. **Onde, no vaso, está localizada a oclusão?**
   A oclusão está distal à artéria marginal direita (ramo) da ACD. Não há evidência de infarto do ventrículo direito (há infradesnivelamento do segmento ST na derivação V1), portanto, a oclusão está distal à artéria marginal.

3. **Quantas áreas vasculares estão envolvidas aqui?**
   A parede inferior e a parede inferolateral (anteriormente denominada "posterior").

4. **Este ECG se qualifica como um IAMCSST (Infarto Agudo do Miocárdio com Supradesnivelamento do Segmento ST)?**
   De acordo com minhas medições, há pelo menos 1 mm de elevação do segmento ST nas derivações II e III. Os critérios para STEMI exigem elevação do segmento ST em duas derivações adjacentes, e as derivações II e III certamente NÃO são adjacentes – elas são separadas pela derivação aVF. Mas elas pertencem ao mesmo grupo vascular, o que geralmente é aceitável. As derivações V1 a V3 parecem apresentar pelo menos 1 mm de depressão do segmento ST. A resposta é "Sim. Este ECG se qualifica como um STEMI com base nas derivações II e III."

ECG 15

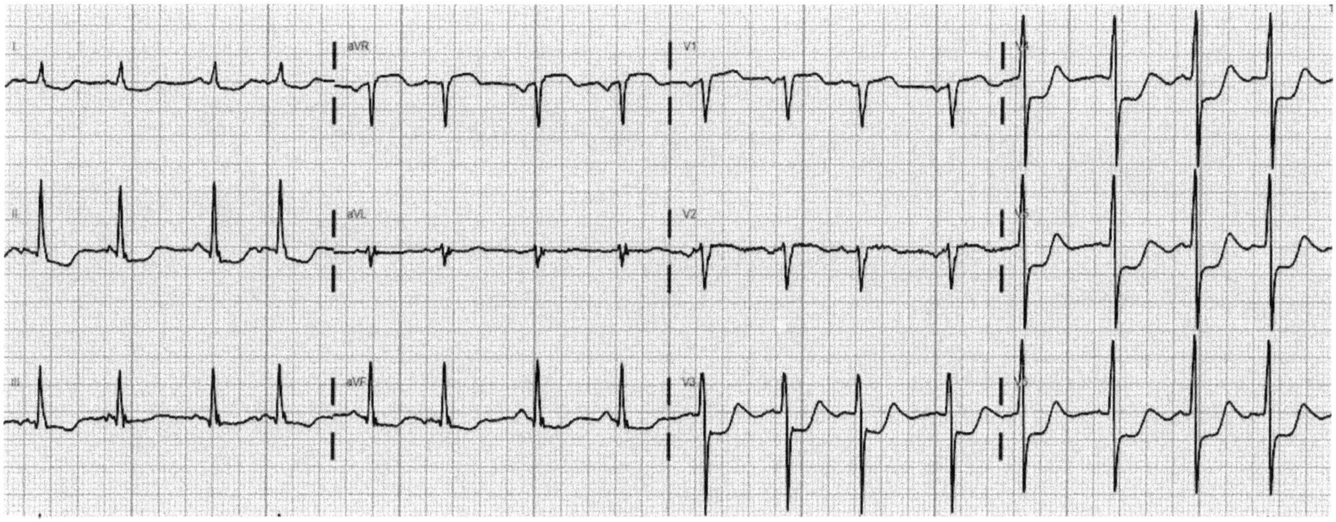

Figura 30-15

1. O que está acontecendo aqui? Que tipo de isquemia é essa?

2. Qual(is) vaso(s) pode(m) estar causando este ECG?

3. Essas ondas T de De Winter estão nas derivações V4 a V6? Justifique sua resposta.

4. Quais são alguns cenários possíveis que poderiam resultar em um ECG como este, ou seja, que evento produz um ECG como este?

ECG 15 – Discussão

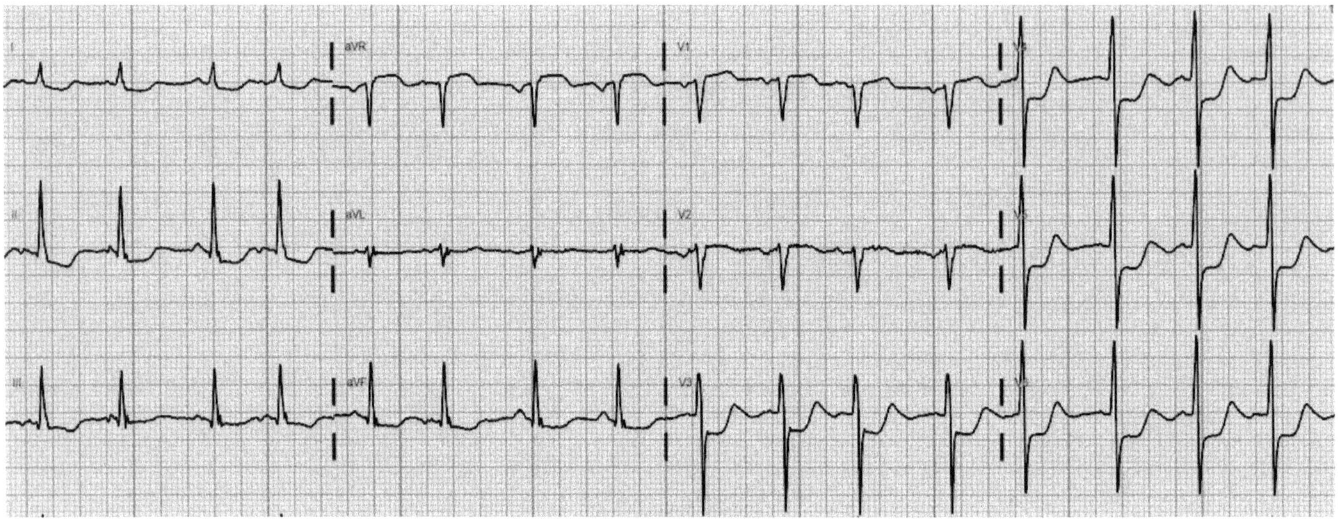

Figura 30-15

1. **O que está acontecendo aqui? Que tipo de isquemia é essa?**
   Trata-se de uma combinação de isquemia subendocárdica regional e isquemia subendocárdica circunferencial. Não é incomum observar ambos os tipos de isquemia no mesmo ECG.

2. **Qual(is) vaso(s) pode(m) estar causando este ECG?**
   Provavelmente, tudo isso se deve a uma oclusão parcial da artéria coronária principal esquerda (LMCA) ou a uma doença triarterial proximal. Não parece ser uma oclusão completa aguda. Há infradesnivelamento do segmento ST em oito, possivelmente nove, derivações.

3. **Essas são ondas T de De Winter nas derivações V4 a V6? Justifique sua resposta.**
   Não. Em cada caso, há um platô do segmento ST infradesnivelado antes de retornar à linha de base. As ondas T de De Winter também são ondas T hiperagudas. Não há ondas T hiperagudas neste ECG. A isquemia não está se aproximando da superfície epicárdica.

4. **Quais são alguns cenários prospectivos que poderiam resultar em um ECG como este, ou seja, que evento produz um ECG como este?**
   É provável que haja uma obstrução fixa ao fluxo em um ou mais vasos que, embora não estejam completamente ocluídos, não consigam suprir o coração com sangue suficiente quando há demanda. Esse tipo de situação pode causar um infarto do miocárdio tipo II – um infarto devido ao suprimento insuficiente de sangue oxigenado para uma demanda maior, sem que ocorra uma oclusão aguda de uma artéria coronária. Perda sanguínea aguda, anemia, hipóxia devido à sedação excessiva (drogas,

medicamentos, álcool) ou esforço físico podem precipitar uma situação que resulta em um ECG como este.

ECG 16

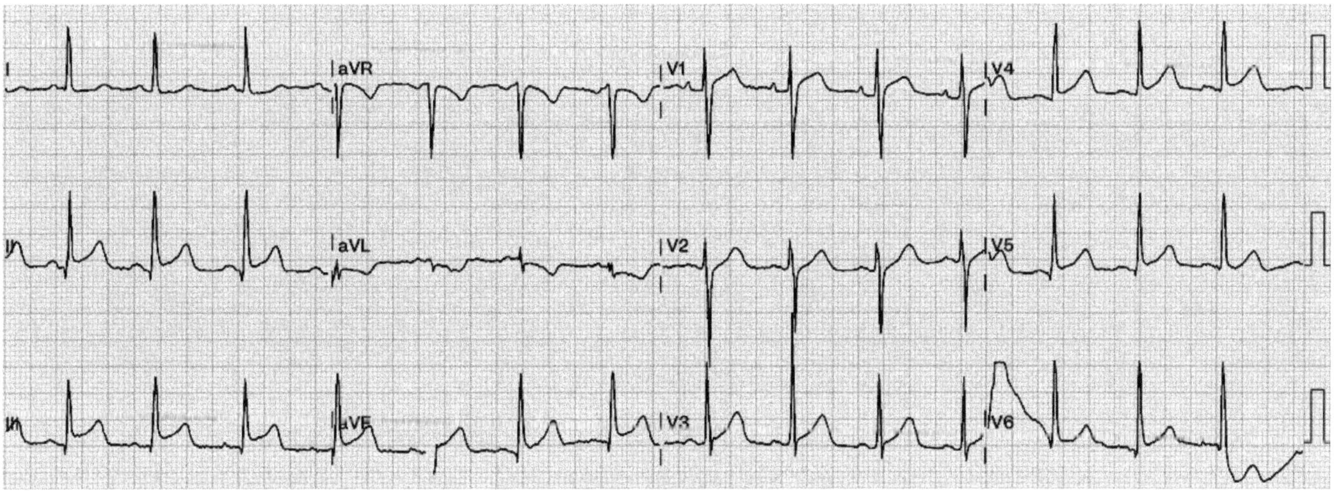

Figura 30-16

Este ECG foi registrado em uma mulher de 24 anos que se queixou de dor no peito após uma noite de consumo excessivo de álcool. Ela não apresentava outros fatores de risco.

1. Considerando o histórico, o ECG e a idade da paciente, qual é o diagnóstico mais provável?

2. Justifique seu diagnóstico.

ECG 16 – Discussão

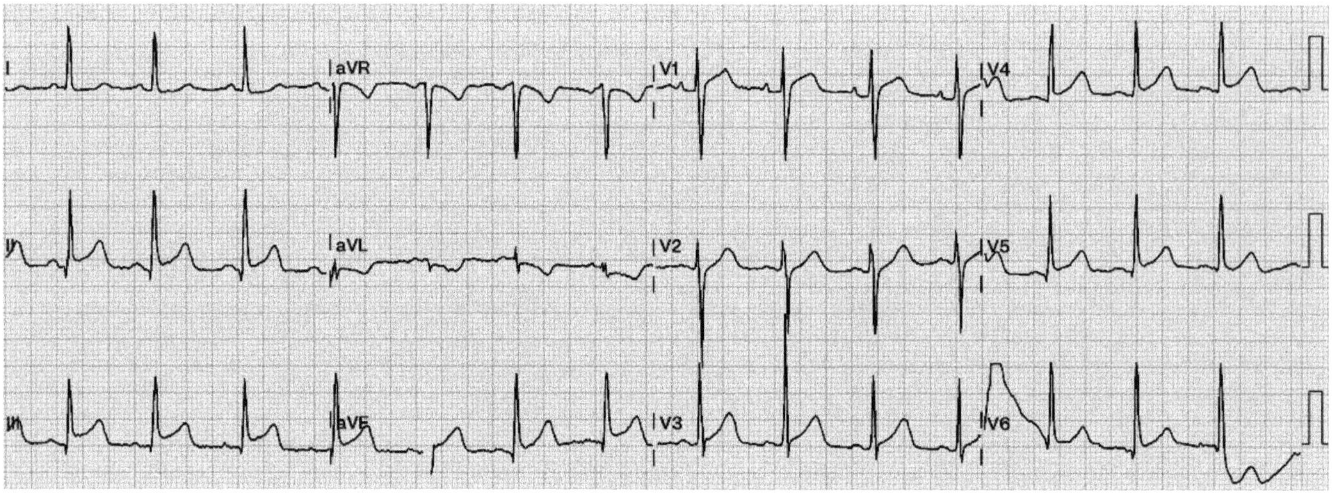

Figura 30-16

Este ECG foi registrado em uma mulher de 24 anos que se queixou de dor no peito após uma noite de consumo excessivo de álcool. Ela não apresentava outros fatores de risco.

Considerando o histórico, o ECG e a idade da paciente, qual é o diagnóstico mais provável?
O diagnóstico mais provável é infarto agudo do miocárdio, com base no fato de ela se queixar de dor no peito com elevação do segmento ST nas derivações inferiores e uma alteração recíproca na derivação aVL. Esses não são achados sutis!

Justifique seu diagnóstico.
Eu acabei de justificar!

O objetivo deste ECG é lembrá-lo do seguinte:

1. Jovens podem ter infartos agudos do miocárdio sem terem usado cocaína ou outras drogas e sem terem sofrido trauma.

2. Jovens embriagados podem ter infartos agudos do miocárdio.

3. Mulheres jovens podem ter infartos agudos do miocárdio que não estão associados à dissecção espontânea da artéria coronária ou gravidez.

4. Deixe o diagnóstico de pericardite aguda para aqueles com mais experiência (se esse não for o seu caso). Qualquer pessoa com experiência e conhecimento razoáveis - tratará ESSE diagnóstico como um diagnóstico de exclusão. No entanto, já vi muitos casos em que a primeira palavra que saiu da boca de um jovem médico foi "PERICARDITE!"

ECG 17

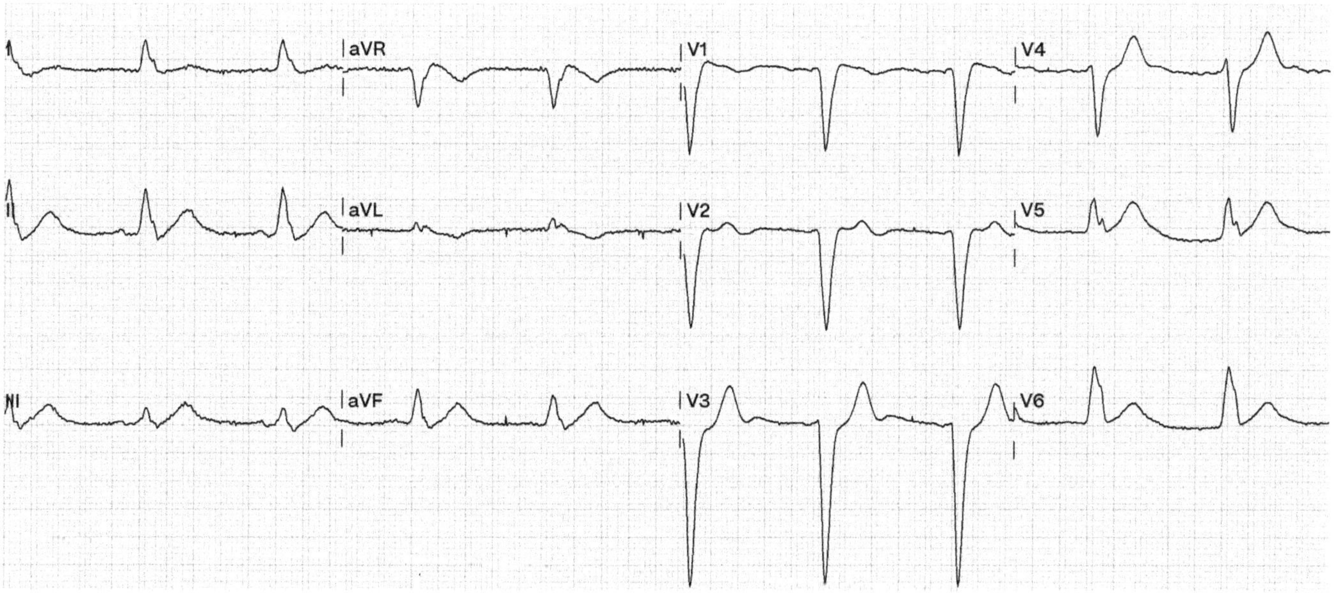

Figura 30-17

1. O que está acontecendo aqui? (Os achados são muito sutis. Esqueça os critérios de STEMI e use um olhar crítico e seu conhecimento adquirido.)

2. Há alguma oclusão manifestada neste ECG?

3. Justifique sua resposta.

4. Como posso evitar perder esses achados?

ECG 17 – Discussão

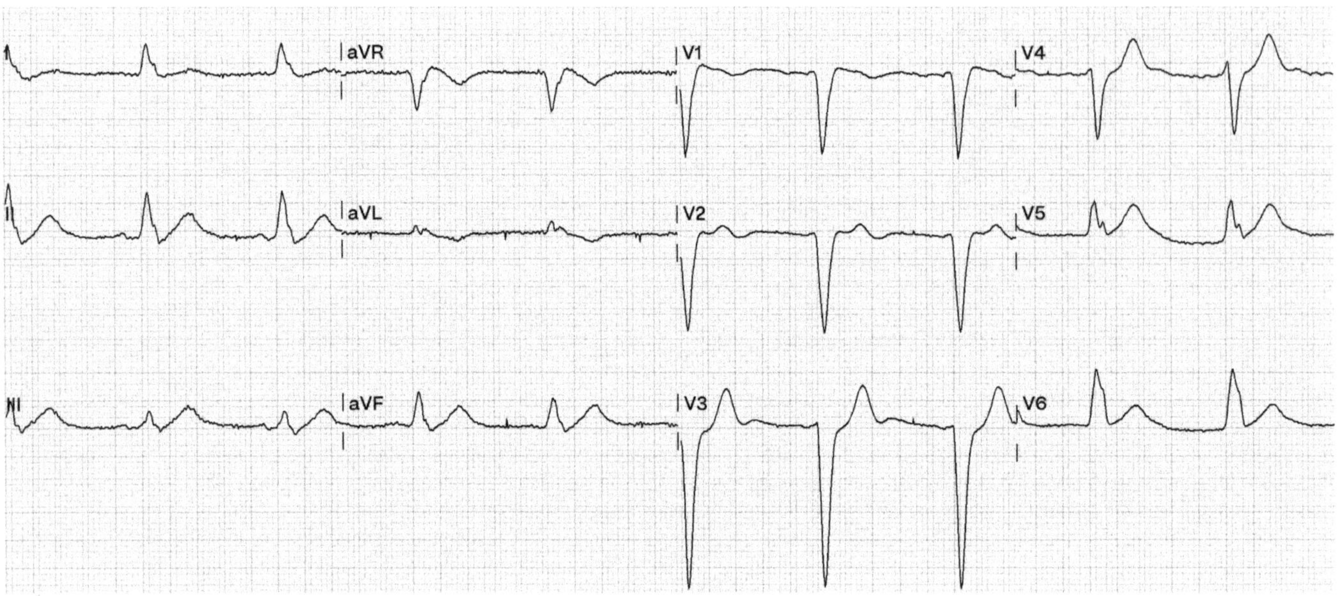

Figura 30-17

1. **O que está acontecendo aqui? (Os achados são muito sutis. Esqueça os critérios de STEMI e use um olhar crítico e seu conhecimento adquirido.)**
   Há um bloqueio de ramo esquerdo presente (QS profundo na derivação V1 e ondas R monofásicas largas com empastamento nas derivações I, V5 e V6).

2. **Há uma oclusão manifestada neste ECG?**
   Sim, embora não atenda ao protocolo STEMI. O reconhecimento se baseia na sua capacidade de notar a sutil depressão do segmento ST na derivação V3 e as sutis ondas T hiperagudas nas derivações II, III, aVF, V5, V6 e (possivelmente) V4.

3. **Justifique sua resposta.**
   A depressão do segmento ST na derivação V3 é de 1,0 mm e é concordante com a polaridade do intervalo QRS. Isso é diagnóstico de um infarto agudo do miocárdio na presença de BRE, de acordo com os critérios de Sgarbossa/modificação de Smith. Como as ondas T nas derivações inferiores começam abaixo da linha de base, um autor considera que elas se qualificam como ondas T de De Winter. Embora as ondas T de Winter tenham sido originalmente relatadas como evidência de oclusão da artéria descendente anterior proximal, elas também foram relatadas nas derivações inferiores.

4. **Como posso evitar perder esses achados?**
   Aprimore sua acuidade visual para reconhecer desvios do segmento ST tão pequenos quanto 0,5 mm. Tais desvios (elevação ou depressão do segmento ST) são muito significativos no paradigma do infarto agudo do miocárdio com supradesnivelamento do segmento ST (IAMCSST). Esqueça o paradigma do IAMCSST! Perceba que, se você

sempre procurou por ondas T altas representando ondas T hiperagudas, você tem perdido muitas ondas T hiperagudas. Cinco derivações apresentam ondas T hiperagudas e NENHUMA delas é alta!

ECG 18

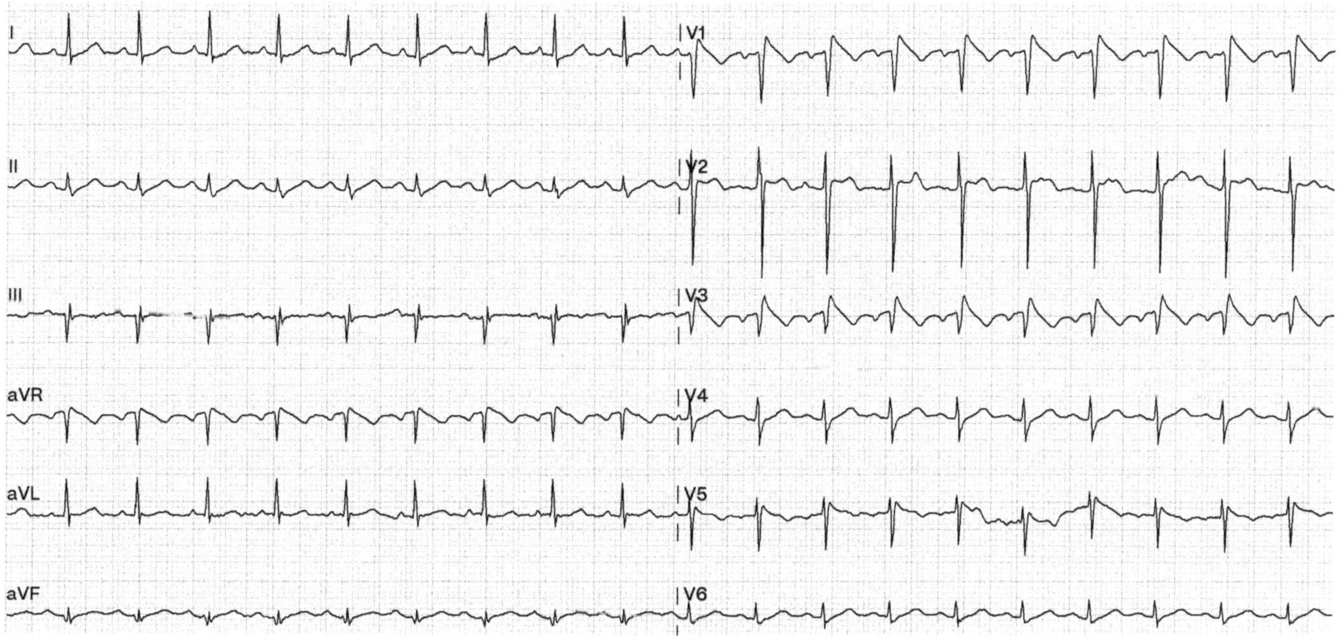

Figura 30-18

O paciente é um homem branco de 32 anos sem fatores de risco cardíacos significativos.

1. O que está acontecendo aqui?
2. O que há de um pouco incomum neste achado?
3. Qual foi provavelmente a queixa do paciente?
4. Se você atendesse este paciente no pronto-socorro, você o liberaria para ir para casa?

ECG 18 – Discussão

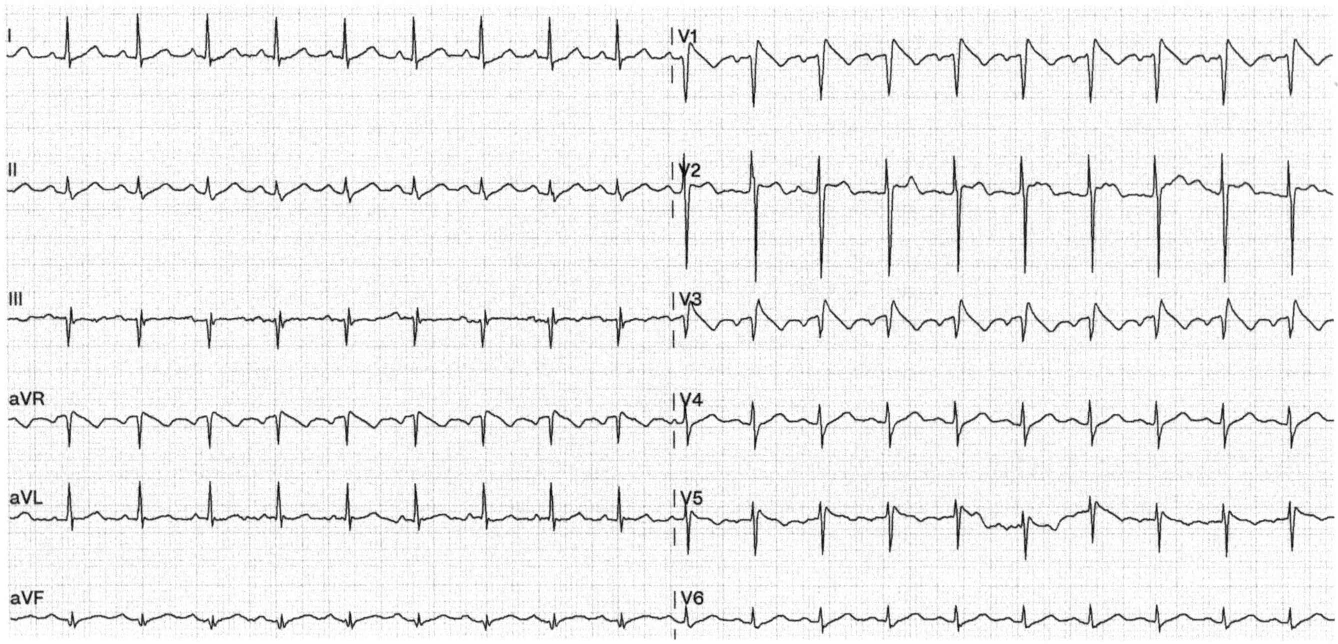

Figura 30-18

O paciente é um homem branco de 32 anos sem fatores de risco cardíacos significativos.

1. **O que está acontecendo aqui?**
   Este paciente apresenta um padrão de síndrome de Brugada tipo 1. Isso NÃO é a elevação do segmento ST da isquemia aguda ou hipercalemia.

2. **O que há de incomum neste achado?**
   Há um padrão tipo 1 (diagnóstico da síndrome) na derivação V1, um padrão tipo 2 (sugestivo, mas não diagnóstico) na derivação V2 e outro padrão tipo 1 nas derivações V3 e aVR.

3. **Qual foi a queixa provável do paciente?**
   Tontura ou síncope. Dor torácica seria improvável devido à sua idade e à ausência de fatores de risco. A síndrome de Brugada não se manifesta com dor torácica.

4. **Se você atendesse este paciente no pronto-socorro, você o liberaria para ir para casa?**
   Eu solicitaria uma consulta com um cardiologista antes da alta. O paciente tem síndrome de Brugada comprovada e muito provavelmente acabou de sofrer um evento cardíaco adverso. Ele não deve receber alta sem uma consulta com um cardiologista.

ECG 19

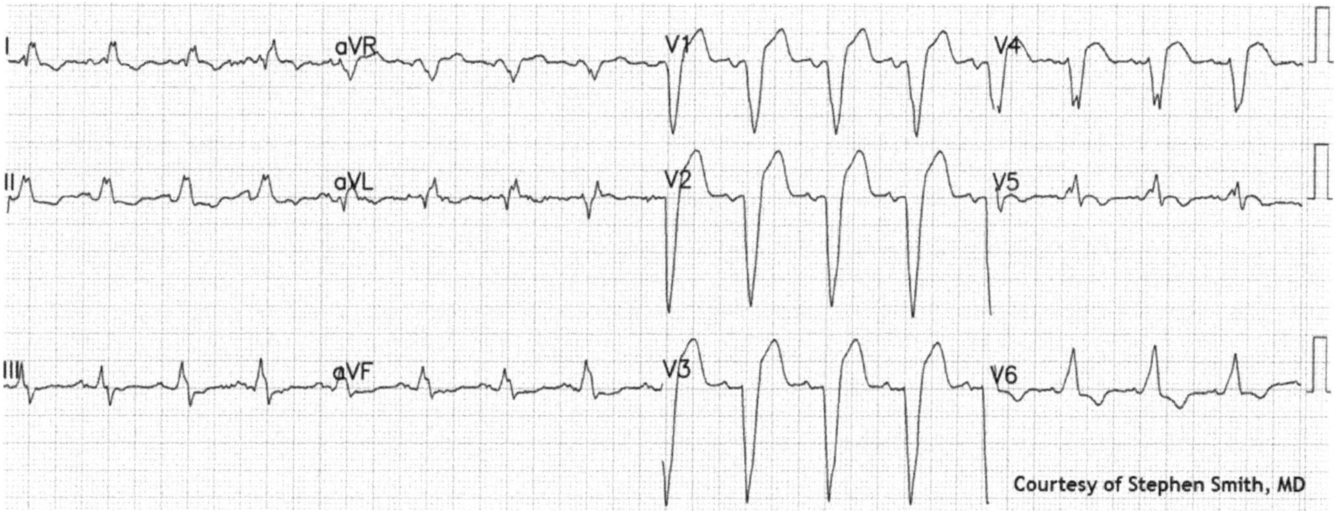

Figura 30-19

Este é o ECG registrado de um homem de 67 anos com histórico de hipertensão e angina. Ele apresenta dor torácica subesternal.

1. O que está causando os complexos QRS alargados? Isso indica alguma acuidade visual?

2. Há elevação do segmento ST nas derivações V1 a V4. Essa elevação é aceitável considerando o bloqueio de ramo esquerdo?

3. É possível determinar se há um infarto do miocárdio anteroapical (anteriormente "anterosseptal")?

4. Quais informações foram necessárias para chegar a essa conclusão?

ECG 19 – Discussão

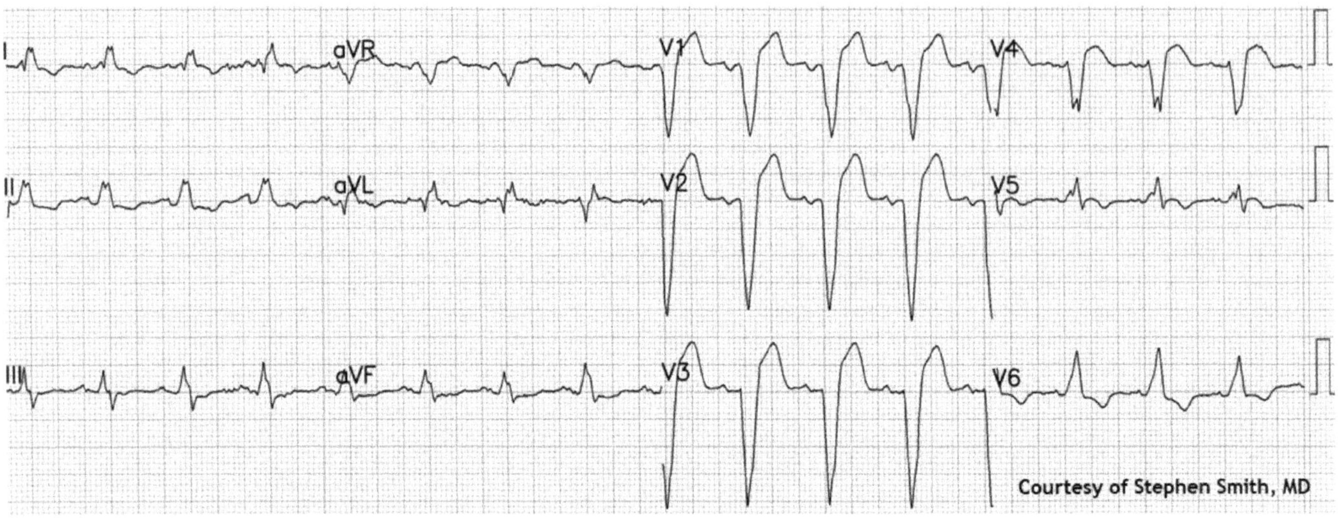

Figura 30-19

Este é o ECG registrado de um homem de 67 anos com histórico de hipertensão e angina. Ele apresenta dor torácica subesternal.

1. **O que está causando os complexos QRS alargados? Isso indica alguma gravidade do quadro?**
   Bloqueio completo do ramo esquerdo (BCR ou BCRc). Não indica nenhuma gravidade do quadro.

2. **Há elevação do segmento ST nas derivações V1 a V4. Essa elevação é aceitável considerando o BCR?**
   Há pelo menos 5 mm de elevação do segmento ST nas derivações V2 e V3, mas as ondas S são muito profundas, proporcionando grande amplitude aos complexos QRS. A magnitude da elevação do segmento ST no BCRc é proporcional à amplitude do QRS, mas essa elevação pode ser um pouco excessiva.

3. **É possível determinar se há um infarto agudo do miocárdio anteroapical (anteriormente "anterosseptal")?**
   Sim! A questão é se estamos observando um infarto agudo do miocárdio oculto em um bloqueio de ramo esquerdo ou apenas um BCR completo. O Dr. Stephen Smith aprimorou os famosos critérios de Sgarbossa para o diagnóstico de um IAM agudo na presença de BRE. A modificação de Smith alterou dois aspectos: o terceiro critério (elevação excessiva do segmento ST nas derivações V1 a V3 ≥ 5 mm) foi alterado para uma relação ST/S (derivações V1 a V3) ≥ 0,25, e o sistema baseado em pontos foi omitido – qualquer um dos três critérios qualificaria o ECG como positivo para um IAM na presença de BRE.

4. **Quais informações foram necessárias para chegar a essa conclusão?**
   Precisamos da quantidade de elevação do segmento ST medida a partir da linha de base e da profundidade da onda S medida a partir da linha de base. Vamos começar com a derivação que parece ter a maior quantidade de elevação do segmento ST – a derivação V3, que tem 5,0 mm de elevação do segmento ST. A profundidade da onda S nessa mesma derivação é de 21,0 mm. Calculo que a relação seja de 0,24 (na verdade, 0,238). Não há infarto do miocárdio... mas não estamos limitados a uma única tentativa em apenas uma derivação. Vamos tentar todos os complexos QRS nas derivações V1 a V3...

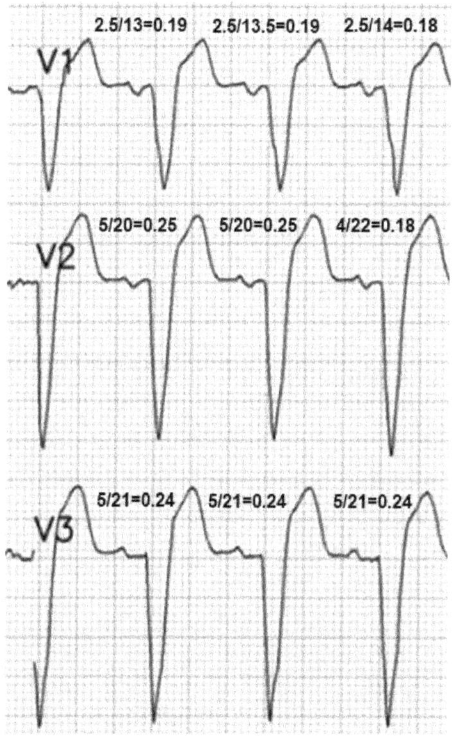

Figura 30-20

Calculei a relação ST/S para nove complexos QRS nas derivações V1 a V3. Precisamos de uma relação ≥ 0,25 para nos qualificarmos como um IAM agudo + BRE. Dois dos nove complexos QRS medidos apresentaram uma relação exatamente igual a 0,25. Você se sente confortável em classificar isso como um IAM agudo? Em teoria, poderíamos... mas eu pessoalmente não me sentiria confortável em acionar a equipe de cateterismo no meio da noite sem evidências melhores do que essa. Devemos solicitar um nível de troponina e um ecocardiograma de urgência. Se o primeiro exame de troponina não apresentar resultado positivo, um segundo será necessário. Qualquer dosagem de troponina realizada menos de quatro horas após o início dos sintomas pode ser um falso negativo. Se houver alguma anormalidade regional na motilidade da parede, eu consultaria o cardiologista.

E lembre-se sempre: duas situações exigem uma ida ao laboratório de cateterismo, apesar dos critérios de IAMCSST:

1. Se o paciente não ficar sem dor apesar do tratamento clínico e

2. se o paciente apresentar instabilidade hemodinâmica ou elétrica.

ECG 20

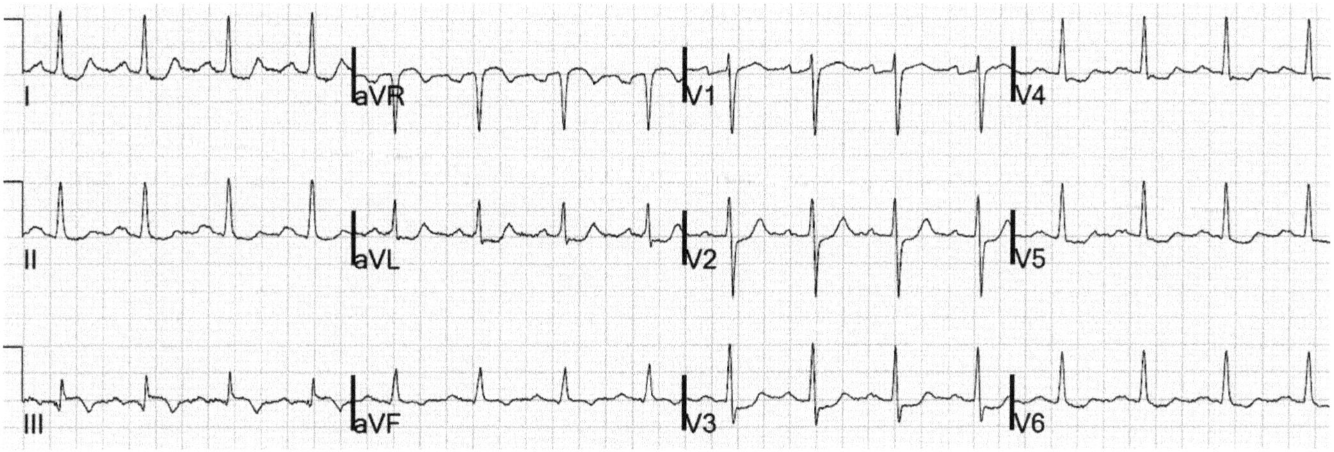

Figura 30-21

1. O que está acontecendo aqui?
2. Há elevação do segmento ST igual ou superior a 1,0 mm em pelo menos duas derivações contíguas?
3. Este ECG se qualifica como infarto do miocárdio de acordo com os critérios de STEMI?
4. Como você explica a elevação isolada do segmento ST na derivação III e o que ela significa?

ECG 20 – Discussão

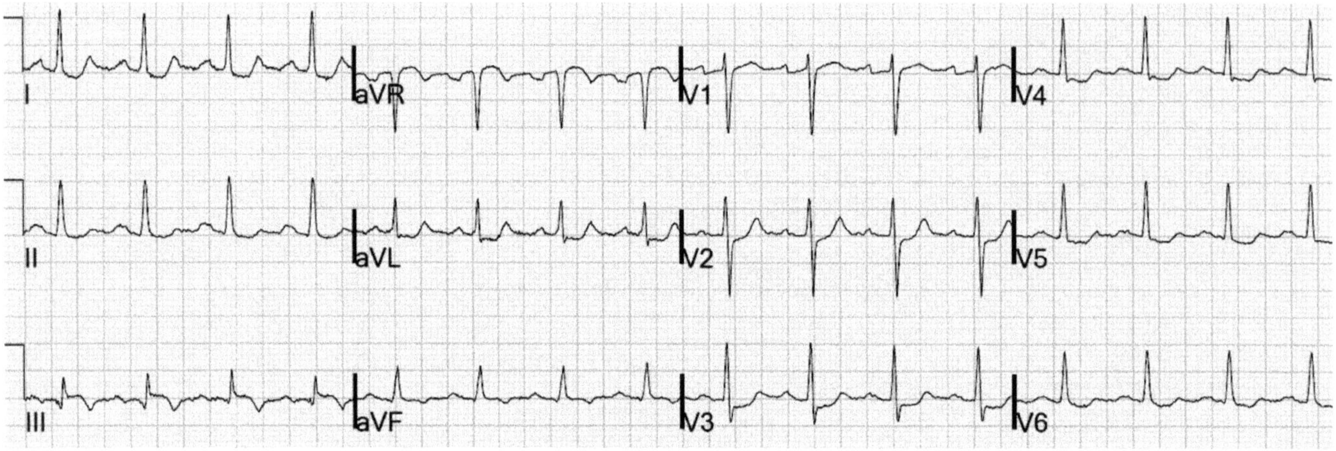

Figura 30-21

1. **O que está acontecendo aqui?**
   Há um infarto agudo do miocárdio muito perigoso, que está exibindo o "padrão de Aslanger".

2. **Há elevação do segmento ST igual ou superior a 1,0 mm em pelo menos duas derivações contíguas?**
   Não... e é por isso que esse padrão é tão facilmente despercebido!

3. **Este ECG se qualifica como um infarto do miocárdio de acordo com os critérios de STEMI?**
   Não.

4. **Como você explica a elevação isolada do segmento ST na derivação III e o que ela significa?**
   A área isquêmica está muito à direita. Neste caso, envolve apenas o suficiente da parede inferior do ventrículo esquerdo para manifestar elevação do segmento ST na derivação III. Mas, se você observar atentamente, há três sinais muito preocupantes: 1) há infradesnivelamento do segmento ST nas derivações I e aVL, 2) há um segmento ST isoelétrico (normal) na derivação V1 seguido por infradesnivelamento do segmento ST nas derivações V2 e V3 – muito indicativo de um infarto do miocárdio inferolateral e um infarto do miocárdio do ventrículo direito, e 3) elevação do segmento ST na derivação aVR. Este é um ECG muito perigoso, com alta morbidade e mortalidade! A adesão ao paradigma do IAMCSST (Infarto Agudo do Miocárdio com Supradesnivelamento do Segmento ST) fará com que ele seja tratado como um "IAMCSST" (Infarto Agudo do Miocárdio sem Supradesnivelamento do Segmento ST), quando este paciente deveria ser encaminhado imediatamente para o laboratório de cateterismo. Em teoria, se o tratamento clínico não controlar a dor torácica do paciente (certamente

uma possibilidade) ou se o paciente se tornar hemodinamicamente ou eletricamente instável (uma possibilidade ainda maior!), ele deveria ser encaminhado diretamente para o laboratório de cateterismo. No entanto, a experiência prática demonstra que isso nem sempre acontece se o paciente não preencher os critérios para IAMCSST. Segue um diagrama ilustrando a localização da área afetada na grade de referência hexaaxial:

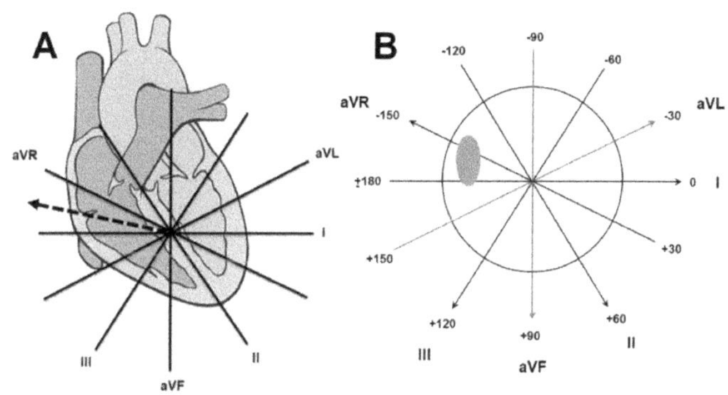

Figura 30-22

A seta pontilhada representa o vetor de lesão (corrente de lesão). Observe que ela aponta quase diretamente para o polo positivo da derivação aVR. Isso deve resultar em elevação do segmento ST na derivação aVR. Observando o ECG novamente, vemos elevação do segmento ST na derivação aVR.

Vamos examinar mais de perto o polo positivo da derivação III. Começando por aí, siga a grade hexaxial no sentido horário até o polo positivo da derivação aVL. Nessa grande extensão da grade de referência hexaxial, a derivação aVR é a única com um polo positivo. Isso inclui 210° de 360°. Não é de se admirar que muitos infartos agudos do miocárdio não apresentem nenhuma anormalidade no ECG?

ECG 21

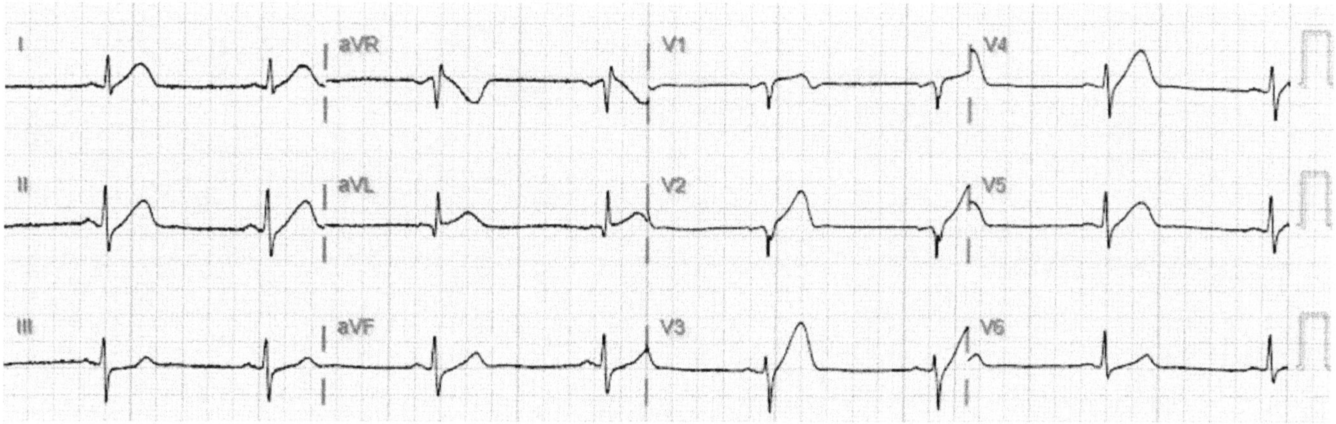

Figura 30-23

ECG de um homem de 58 anos – fumante inveterado, hipertenso, com hipertrigliceridemia, queixando-se de dor torácica subesternal em pressão.

1. Há indícios de infarto agudo do miocárdio oclusivo (IAMO) neste ECG?
2. Como pode ser um IAM sem elevação do segmento ST?
3. Qual artéria coronária está envolvida?
4. Quais outros exames devem ser realizados enquanto você analisa este ECG?

ECG 21 – Discussão

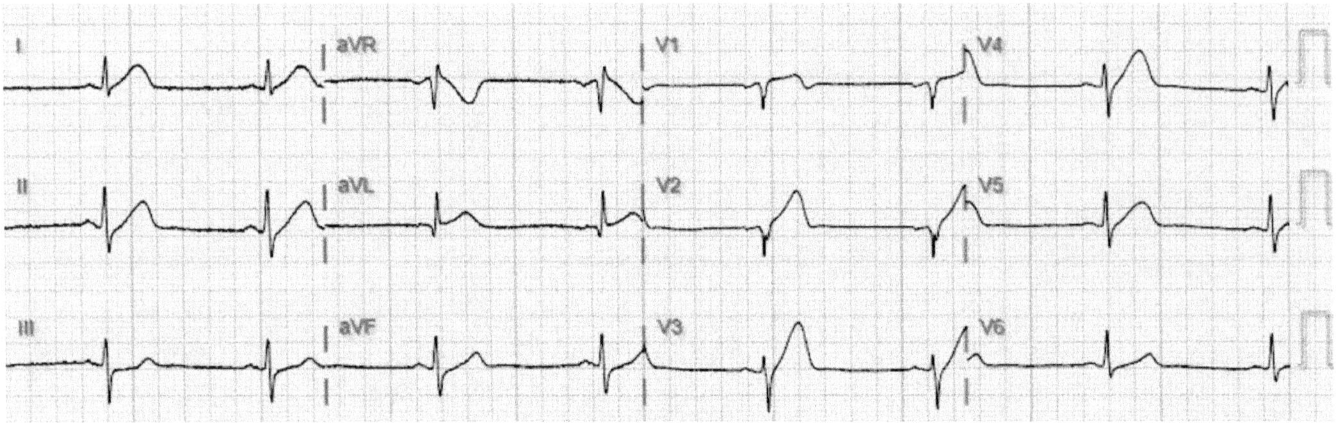

Figura 30-23

ECG de um homem de 58 anos – fumante inveterado, hipertenso e com hipertrigliceridemia, queixando-se de dor torácica subesternal em pressão.

1. **Há infarto agudo do miocárdio oclusivo (IAMO) ocorrendo neste ECG?**
   Sim. Os sintomas do paciente, a idade e os fatores de risco, além da distribuição vascular das ondas T hiperagudas, indicam um IAM.

2. **Como pode ser um IAM sem elevação do segmento ST?**
   O paradigma do IAM é identificar quais pacientes estão apresentando oclusão vascular coronariana. O paradigma do IAMCSST (infarto agudo do miocárdio com supradesnivelamento do segmento ST), por outro lado, busca elevações do segmento ST que se encaixem em um conjunto de critérios. No entanto, esses critérios nunca foram baseados em quais pacientes apresentavam oclusão de uma artéria coronariana, mas sim em uma quantidade específica de elevação da CKMB. Lembre-se de que não usamos mais os níveis de CKMB para determinar a presença de isquemia miocárdica aguda porque eram muito imprecisos.

   O IAM se preocupa principalmente com a presença ou não de oclusão de uma artéria coronariana. Certamente, quaisquer critérios que atendam aos critérios do paradigma STEMI também atenderão aos critérios OMI – mas o paradigma OMI considera muito mais: histórico, exame físico, exames laboratoriais e ecocardiografia, bem como o ECG de 12 derivações. Um paciente com vários fatores de risco, dor torácica clássica, troponinas elevadas e o ECG da Figura 30-23 não seria encaminhado para o laboratório de cateterismo cardíaco sob os critérios STEMI. Mesmo um ecocardiograma demonstrando uma anormalidade regional da motilidade da parede pode não fazer diferença em alguns casos.

Com base nessas informações, é fácil entender por que o uso do paradigma STEMI resulta na não detecção de 25% ou mais de todas as oclusões vasculares coronárias completas que teriam se beneficiado da revascularização emergencial.

3. **Qual artéria coronária está envolvida?**
A artéria descendente anterior esquerda (DAE) é a artéria culpada. Há ondas T hiperagudas nas derivações V2 a V5, I, II e aVL. A derivação aVL apresenta elevação do segmento ST muito sutil, indicando que a onda T hiperaguda está em transição para elevação do segmento ST. Há alterações recíprocas nas derivações III e aVF. A presença dessas alterações recíprocas antes do início da elevação do segmento ST não é incomum e não deve ser interpretada como "isquemia subendocárdica".

Compare a onda T hiperaguda na derivação aVL com as ondas T nas derivações aVF e V6. A diferença é sutil. Não é necessário reconhecê-la imediatamente, mas ela deve sempre levantar suspeitas de hiperagudez.

4. **Quais outros exames devem ser realizados enquanto você analisa este ECG?**
Dosagens de troponina e um ecocardiograma à beira do leito.

ECG 22

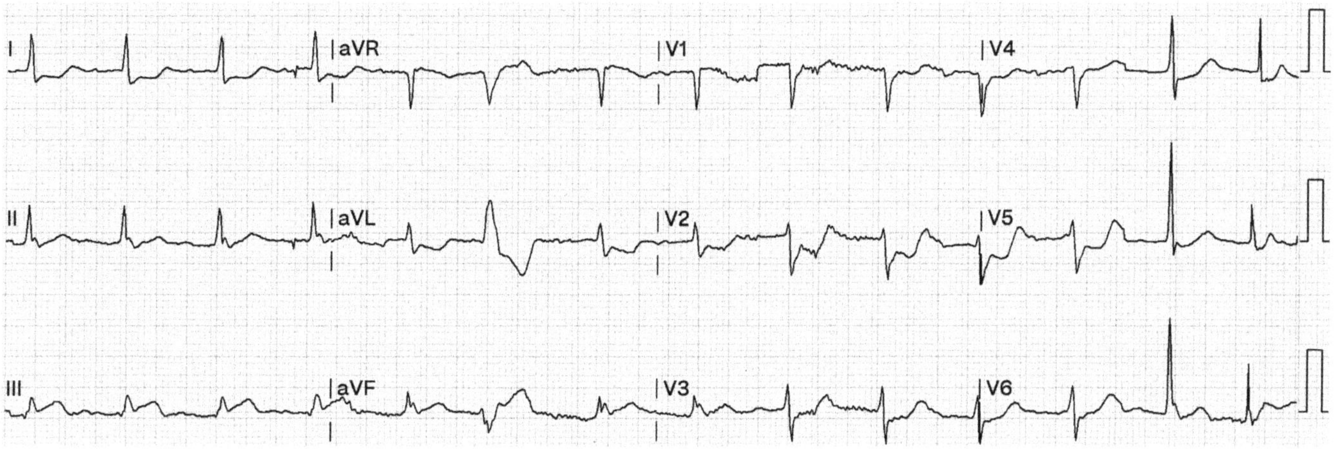

Figura 30-24

ECG de um homem de 61 anos com dor subesternal em pressão, irradiando para o braço esquerdo e mandíbula. Fumante, diabético tipo 1, hipertenso.

1. Há indícios de infarto agudo do miocárdio neste ECG?

2. Qual é a artéria responsável pela oclusão?

3. Onde está localizada a oclusão nessa artéria?

4. Há alguma indicação de possíveis complicações no futuro próximo neste ECG do paciente?

ECG 22 – Discussão

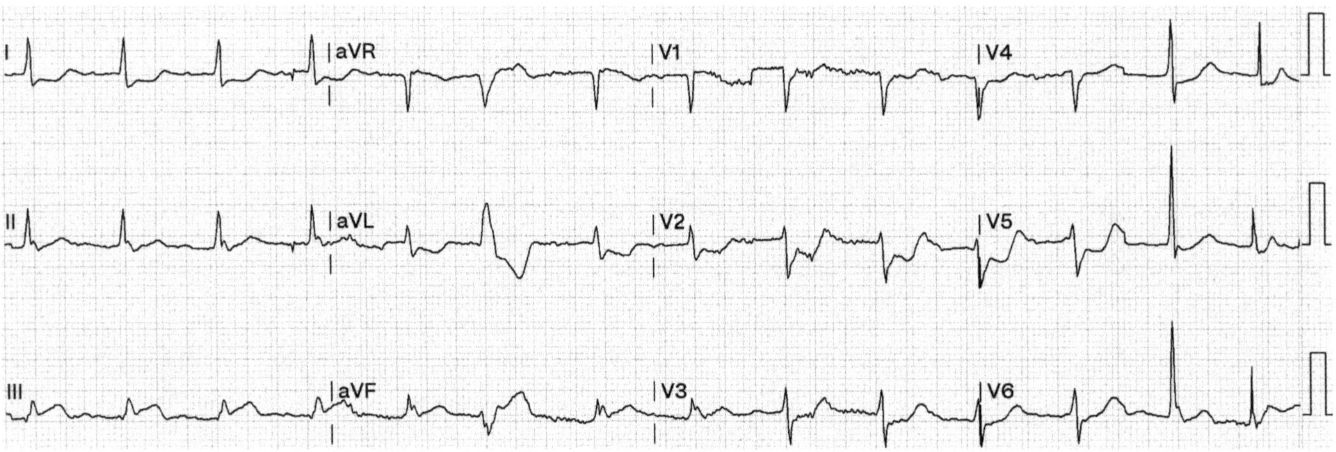

Figura 30-24

ECG de um homem de 61 anos com dor subesternal em pressão, irradiando para o braço esquerdo e mandíbula. Fumante, diabético tipo 1, hipertenso.

1. **Há infarto agudo do miocárdio neste ECG?**
   Sim!

2. **Qual é a artéria culpada?**
   Artéria coronária direita (ACD).

3. **Onde está localizada a oclusão nessa artéria? Quais áreas do miocárdio estão afetadas?**
   Proximalmente à artéria marginal aguda. Há envolvimento da parede inferior, da parede inferolateral e do ventrículo direito. Este é um infarto muito extenso, com alta morbidade e mortalidade. Qualquer instabilidade hemodinâmica ou elétrica neste paciente aumentará a mortalidade hospitalar para perto de 30%.

4. **Há alguma indicação de possíveis complicações no futuro imediato neste ECG do paciente?**
   Em um paciente com este tipo de infarto do miocárdio extenso, a ectopia ventricular deve ser levada muito a sério. O colapso cardiovascular súbito continua sendo uma possibilidade grave. E lembre-se: isso pode ocorrer mesmo sem o paciente ter recebido nitroglicerina ou outros medicamentos que possam expandir a capacitância venosa ou reduzir a resistência periférica.

ECG 23

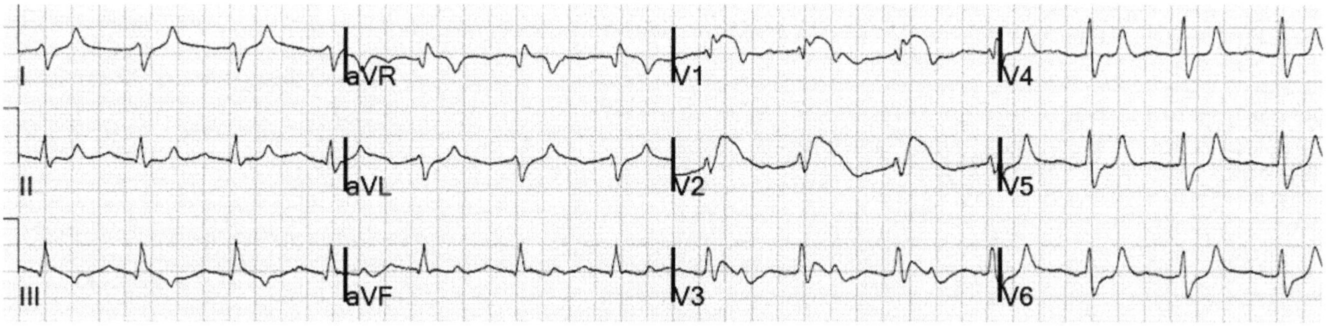

Figura 30-25

1. O que está acontecendo aqui? Trata-se de um infarto agudo do miocárdio (IAM)?

2. A elevação do segmento ST nas derivações aVR e V2 lembra algo?

3. Há algum achado neste ECG de 12 derivações que seja sugestivo ou diagnóstico de alguma coisa?

4. Qual tratamento deve ser iniciado imediatamente neste paciente?

ECG 23 – Discussão

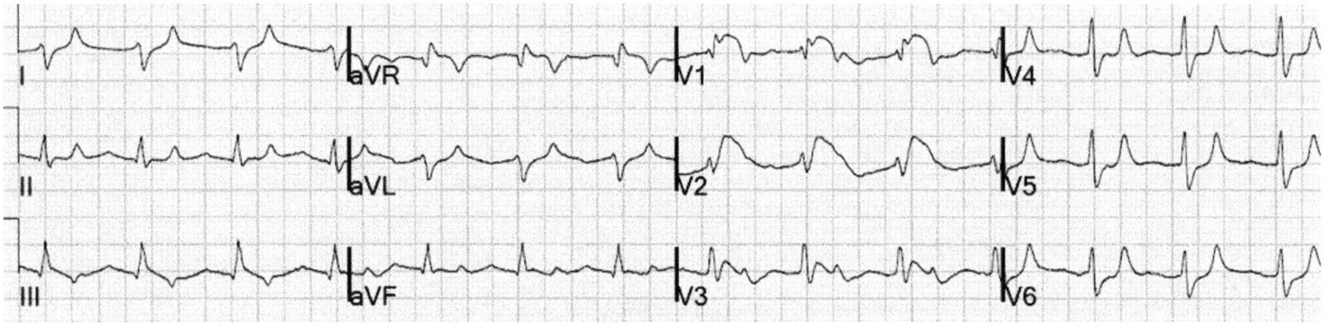

Figura 30-25

1. **O que está acontecendo aqui? É um IAM?**
   Trata-se de hipercalemia – uma das condições semelhantes ao IAMCSST (Infarto Agudo do Miocárdio com Supradesnivelamento do Segmento ST). Não deve ser interpretado como um IAM. Embora seja possível sobreviver a um IAM sem tratamento, NÃO é possível sobreviver à hipercalemia sem tratamento.

2. **A elevação do segmento ST nas derivações aVR e V2 lembra algo?**
   A elevação do segmento ST nas derivações aVR e V2 tem a aparência de uma síndrome de Brugada, sendo, portanto, uma fenocópia da síndrome de Brugada.

3. **Há algum achado neste ECG de 12 derivações que seja sugestivo ou diagnóstico de alguma coisa?**
   Sim! 1) Alargamento do intervalo QRS, 2) alargamento e achatamento das ondas P, 3) aumento do intervalo PR, 4) ondas T simétricas e ligeiramente pontiagudas e 5) a elevação clássica do segmento ST nas derivações V1 e V2, apresentando-se como uma fenocópia da síndrome de Brugada. As ondas T não são tão altas ou pontiagudas quanto as ondas T hipercalêmicas clássicas. As ondas T hipercalêmicas clássicas estão presentes em apenas 22% dos casos de hipercalemia, o que significa que você não as verá como um sinal de aumento do K+ extracelular em 78% das vezes! Eventualmente, as ondas P tornam-se isoelétricas à medida que o miocárdio atrial deixa de responder aos potenciais de ação. No entanto, os impulsos sinusais continuarão a ser conduzidos normalmente, resultando em um ritmo sinusal sem ondas P. Chamamos isso de condução sinoventricular, que ocorre apenas na hipercalemia. Frequentemente, é interpretado como um ritmo juncional se os complexos QRS ainda estiverem estreitos (o que é bastante possível) ou como um ritmo idioventricular se os intervalos QRS estiverem largos. As características que alertam para a hipercalemia são as mencionadas acima (exceto a nº 2).

4. **Qual tratamento deve ser iniciado imediatamente neste paciente?**

Uma ou duas ampolas de cloreto de cálcio devem ser administradas imediatamente por meio de um cateter intravenoso de grosso calibre firmemente inserido em uma veia calibrosa. Isso deve ajudar rapidamente, mas o efeito pode não durar mais do que 30 a 45 minutos.

ECG 24

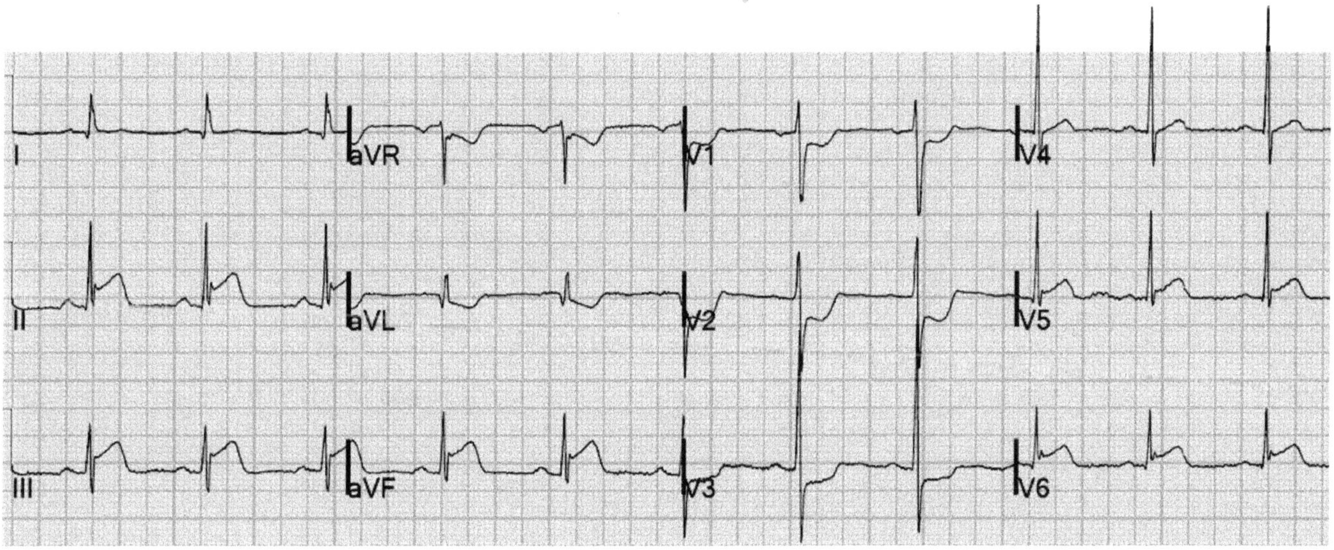

Figura 30-26

1. Há algum infarto agudo do miocárdio (IAM) presente neste ECG?

2. Em caso afirmativo, qual artéria coronária é a culpada? Em que você baseia sua resposta?

3. Onde está localizada a lesão na artéria culpada?

4. A quais outros problemas ou complicações você deve estar atento?

ECG 24 – Discussão

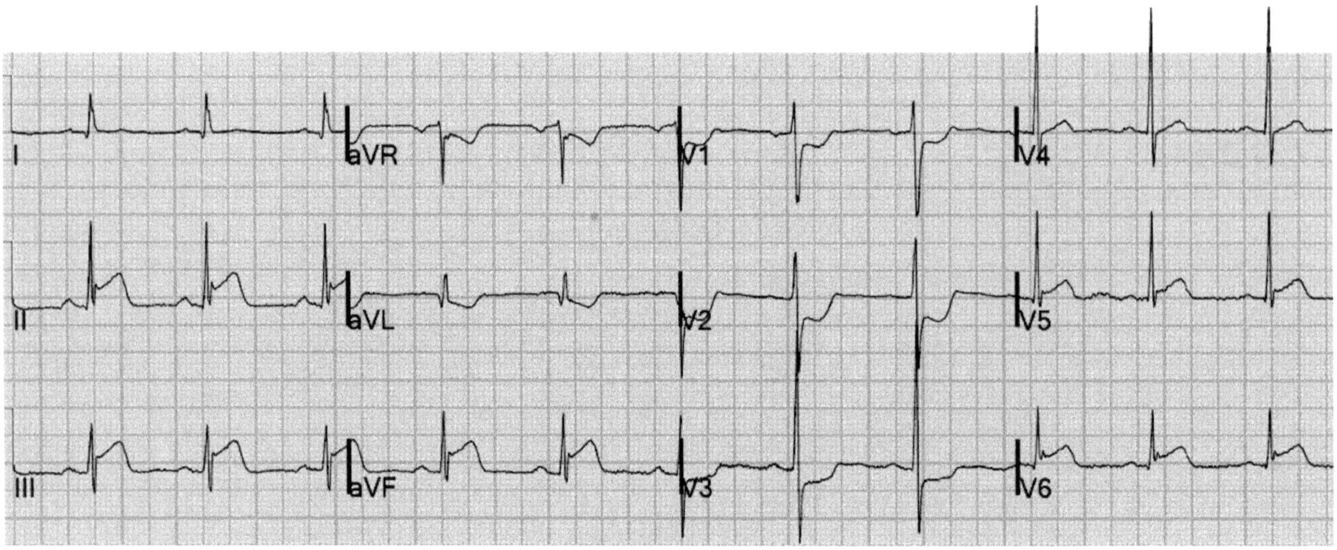

Figura 30-26

1. **Há algum infarto do miocárdio (IM) presente neste ECG?**
   Sim.

2. **Em caso afirmativo, qual artéria coronária é a culpada? Em que você baseia sua resposta?**
   A artéria circunflexa esquerda (ACx) é a artéria culpada. Comparando as elevações do segmento ST nas derivações II e III, constato que ambas são de 3,0 mm. Se a elevação do segmento ST na derivação III for maior, a artéria coronária direita (ACD) provavelmente é a artéria culpada; quando a elevação do segmento ST na derivação II for maior, a ACx provavelmente é a artéria culpada. No entanto, quando as elevações do segmento ST são iguais, a ACx é considerada a artéria culpada.

3. **Onde está localizada a lesão na artéria culpada?**
   O ramo marginal obtuso (MO) da ACx irriga a parede basolateral do ventrículo esquerdo. Se a lesão for proximal ao MO, haverá elevação do segmento ST na derivação aVL quando a ACx não for dominante. Se a artéria circunflexa esquerda (LCx) for dominante, a elevação do segmento ST em aVL cancelará total ou parcialmente a elevação do segmento ST na derivação III. Quando a LCx é dominante, também haverá isquemia nas derivações inferiores. Se a oclusão for distal ao ramo marginal obtuso (OM), a parede basolateral não estará isquêmica, permitindo que a derivação aVL reaja reciprocamente à isquemia nas derivações inferiores, particularmente na derivação III.

   Como a derivação aVL é capaz de reagir reciprocamente à derivação III, a oclusão está localizada distalmente ao ramo marginal obtuso.

4. **A quais outros problemas ou complicações você deve estar atento?**
Quando a LCx está ocluída, várias complicações podem ocorrer: 1) irregularidades do ritmo sinusal, incluindo fibrilação atrial (se a oclusão for muito proximal). A LCx fornece circulação para o nó sinusal e o átrio direito em 45% dos casos – seja dominante ou não dominante. 2) Quando dominante, a LCx é a única fonte de circulação para o músculo papilar posterior. A ruptura do músculo papilar pode resultar em refluxo maciço de sangue para o átrio esquerdo durante a sístole, com o aparecimento súbito de edema pulmonar agudo profundo. Sempre ausculte um novo sopro de regurgitação apical (sopro holossistólico no ápice), que pode prenunciar uma catástrofe iminente. 3) Quando dominante, a artéria circunflexa (LCx) também irriga o nó AV, portanto, esteja atento a bloqueios AV de primeiro grau, Mobitz I e terceiro graus. Os bloqueios AV de Mobitz II são infranodais, portanto, não serão observados durante a oclusão da LCx ou da artéria coronária direita (RCA).

Como a artéria para o nó SA está localizada proximalmente no tronco principal da LCx e a oclusão é distal ao ramo oblíquo superior (OM), não devem haver problemas no nó atrial ou sinusal. Os intervalos PR estão normais e estáveis, portanto, provavelmente não houve envolvimento da artéria para o nó AV.

ECG 25

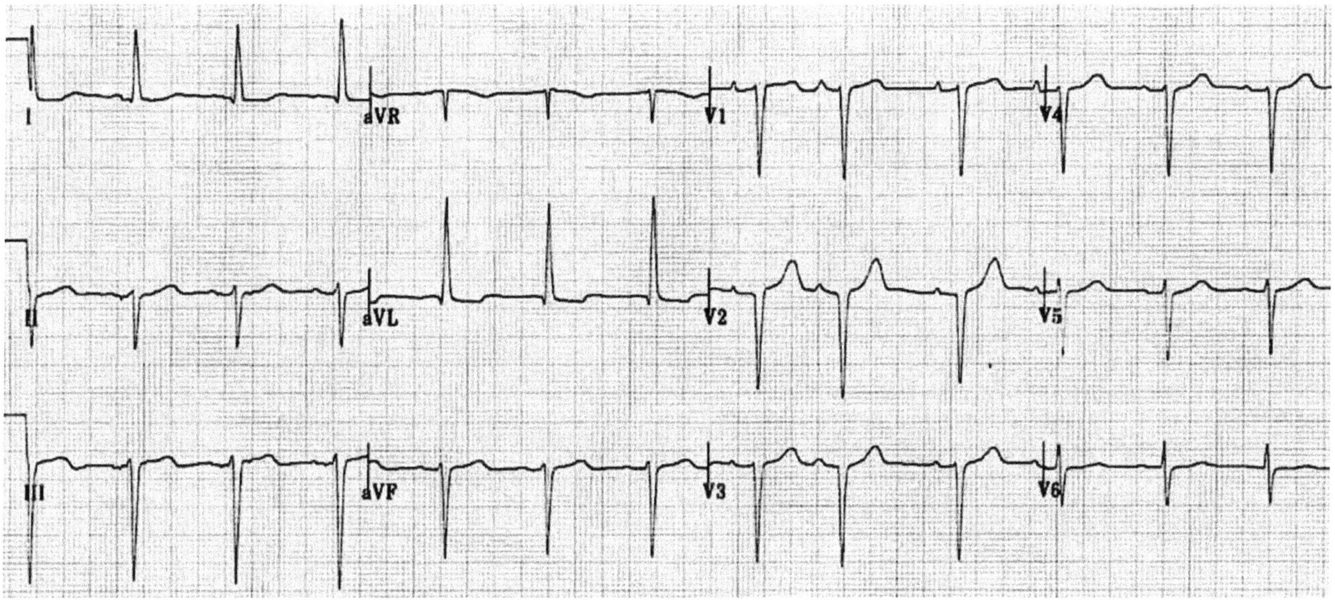

Figura 30-27

Eletrocardiograma (ECG) de uma mulher de 69 anos com histórico de tabagismo, diabetes tipo 2 e hipertensão. Ela queixa-se de dispneia súbita e fadiga intensa há duas horas. Nega dor torácica, mas admite sentir náuseas leves.

1. Há infarto agudo do miocárdio (IAM) neste ECG?

2. A ausência de dor torácica indica algo sobre esta paciente?

3. O que está acontecendo neste ECG?

4. Seu primeiro nível de troponina está abaixo do limite superior da normalidade. Não há elevação do segmento ST neste ECG que se enquadre no protocolo de IAM com supradesnivelamento do segmento ST (IAMCSST). Isso significa que ela não está apresentando uma oclusão coronariana aguda?

ECG 25 – Discussão

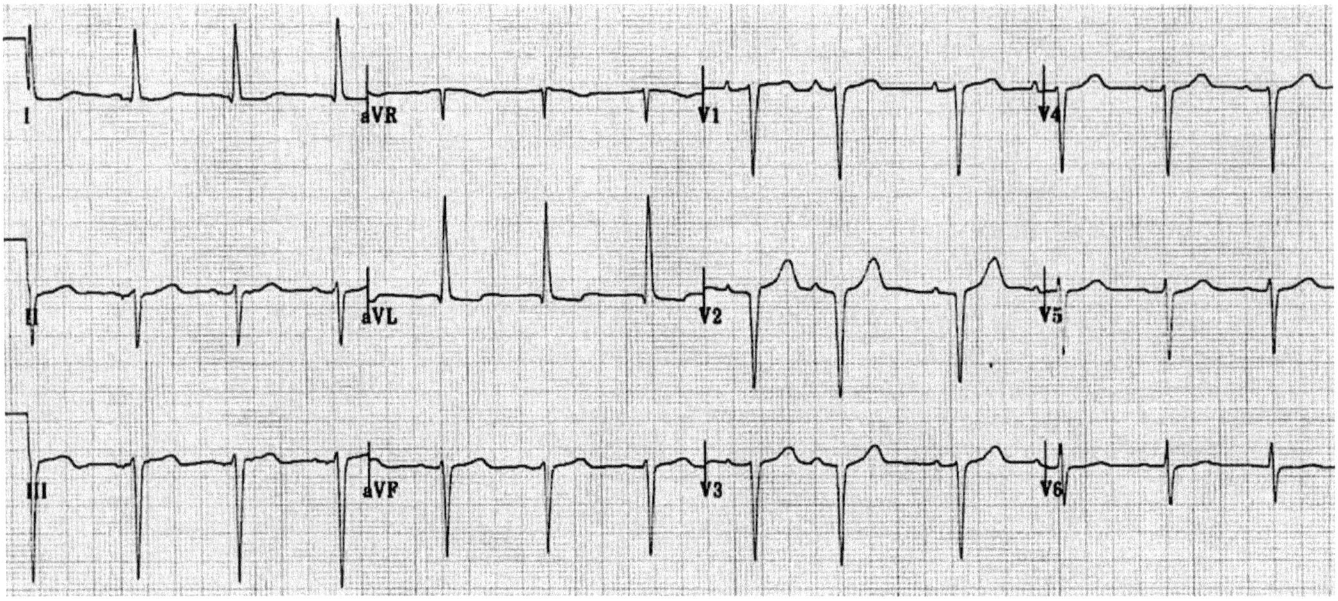

Figura 30-27

ECG de uma mulher de 69 anos com histórico de tabagismo, diabetes tipo 2 e hipertensão. Ela queixa-se de início súbito de dispneia e fadiga profunda há duas horas. Nega dor torácica, mas admite sentir náuseas leves.

1. **Há algum infarto do miocárdio neste ECG?**
   Não no momento.

2. **A ausência de dor torácica indica algo sobre esta paciente?**
   Sim... indica que ela não está sentindo dor no peito. Pacientes idosos, diabéticos e mulheres de qualquer idade ocasionalmente apresentam sintomas atípicos (ou seja, sintomas diferentes de dor torácica que irradiam para o braço, pescoço ou mandíbula).

3. **O que está acontecendo neste ECG?**
   Há hipertrofia ventricular esquerda presente. A onda R na derivação aVL é de até 18 mm e, utilizando o método de Peguero-LoPresti, uma onda S na derivação V4 mais uma onda S na derivação III é maior que 30 mm, o que caracteriza HVE - neste caso, tanto para homens quanto para mulheres. A onda R na derivação I + a onda S na derivação III > 24 mm também se qualificam como HVE (hipertrofia ventricular esquerda). A hipertrofia ventricular esquerda é uma das simulações mais comuns de isquemia/infarto agudo do miocárdio e uma causa ocasional de ativações falsas no laboratório de cateterismo.

4. **Seu primeiro nível de troponina está abaixo do limite superior da normalidade. Não há elevação do segmento ST neste ECG que se qualifique para o protocolo de**

IAMCSST (infarto agudo do miocárdio com supradesnivelamento do segmento ST). Isso significa que ela não está tendo uma oclusão coronariana aguda?
A ausência de critérios neste ECG para um IAM agudo não o descarta! ECGs seriados devem ser registrados, enzimas cardíacas avaliadas e uma radiografia de tórax e um ecocardiograma devem ser solicitados. Se a paciente não melhorar com o tratamento medicamentoso, um cardiologista deve ser consultado. Ela nega dor no peito, mas seu sexo, idade e fatores de risco podem ser causas de seus sintomas serem atípicos. Tenha muito cuidado com este caso.

ECG BÔNUS!

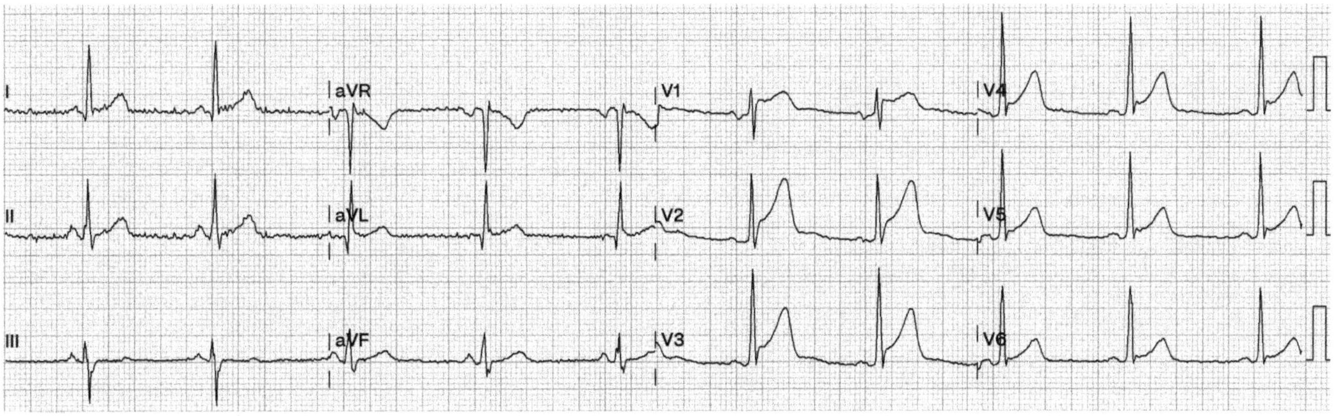

Figura 30-28

Homem de 42 anos com dor torácica subesternal, estimada em 6/10, reduzida de 7/10 após uma única dose de nitroglicerina sublingual. Sem histórico de problemas cardíacos.

Uma pergunta simples...

Há infarto do miocárdio oclusivo neste ECG?

Se sua resposta for "SIM!", justifique-a.
Se sua resposta for "NÃO!", justifique-a.

ECG BÔNUS! – Discussão

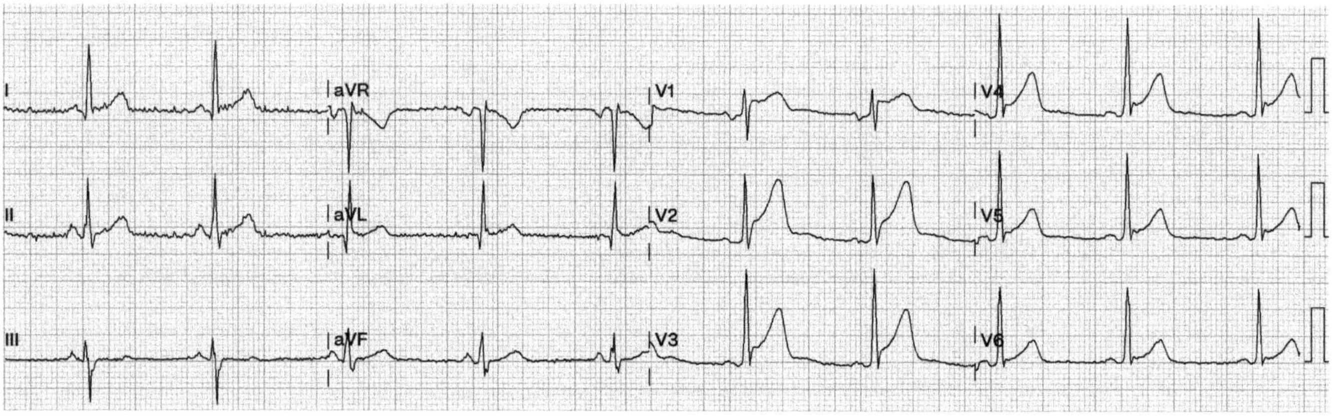

Figura 30-28

Não há infarto do miocárdio neste ECG.

A maioria das pessoas que chegam ao pronto-socorro com dor no peito e alguma anormalidade no ECG de 12 derivações não terá um infarto agudo do miocárdio. No entanto, você deve se lembrar de duas coisas...

1. Seguir o paradigma OMI significa que você não está estritamente vinculado a elevações do segmento ST predefinidas.

2. Nenhum ECG jamais descarta um infarto agudo do miocárdio!

Não baseie seu diagnóstico prematuramente em um único ECG com aparência anormal. Pense bem...

Há elevação do segmento ST nas derivações V1 a V6, que é óbvia nas derivações V1 a V4, mas mais sutil nas derivações V5 e V6. Há também elevação do segmento ST nas derivações I e aVL, mas ambas são muito sutis.

Não há alteração recíproca manifestada nas derivações inferiores. Embora as alterações recíprocas possam aparecer antes da alteração indicativa de elevação do segmento ST, normalmente não acontece o contrário. A elevação do segmento ST não aparece antes da alteração recíproca. Se houvesse isquemia na região basolateral, as derivações inferiores – especialmente a derivação III – a detectariam reciprocamente quase imediatamente. Não pode haver isquemia anterolateral das derivações V1 a V6 sem o envolvimento da região basolateral (derivações I e aVL).

Toda a elevação do segmento ST apresenta uma concavidade para cima, o que torna um infarto agudo do miocárdio menos provável.

A questão aqui é: "Trata-se realmente de uma oclusão da artéria descendente anterior esquerda (DAE)?"

A elevação do segmento ST na derivação aVL elimina a artéria coronária direita (ACD) como hipótese diagnóstica.
A elevação do segmento ST nas derivações V1 a V3 elimina a artéria circunflexa (ACx) como hipótese diagnóstica.

Mas e a DAE? Há problemas com ela também. Se a oclusão fosse proximal a D1, deveria haver depressão recíproca do segmento ST nas derivações inferiores. De fato, a depressão do segmento ST nessas derivações é um sinal de oclusão proximal a D1. Portanto, a elevação do segmento ST na derivação aVL sem alteração recíproca na derivação III é inconsistente com uma oclusão proximal da DAE.

Se esta fosse uma oclusão da artéria descendente anterior (ADA) na porção média a distal, em cerca de 80% dos casos, provavelmente haveria depressão do segmento ST na derivação aVL devido à isquemia inferior causada por uma ADA do tipo 3.

As derivações V2 e V3 parecem apresentar isquemia de grau 3 pela perda da onda S. Mas será que é realmente isquemia de grau 3 – ou apenas uma simulação? Vamos analisar mais de perto a isquemia de grau 3 real...

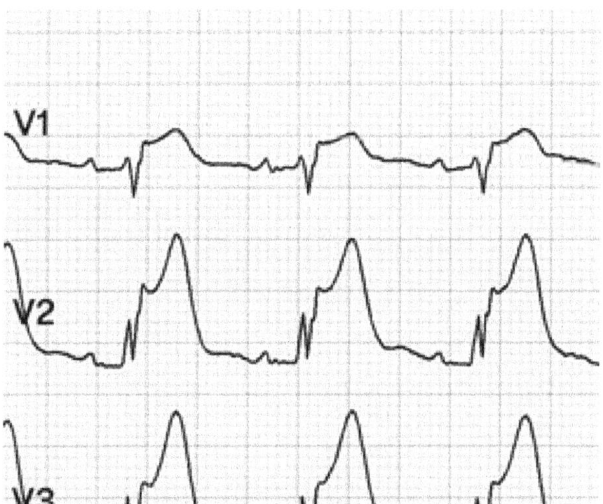

Figura 30-29 | Isquemia de grau 3

Compare este exemplo de isquemia real de Grau 3 (Figura 30-29) com as derivações V2 e V3 na Figura 30-28. Que diferença você nota? Observe a altura das ondas R na Figura 30-28 e compare-as com a Figura 30-29. A altura acentuada das ondas R com ondas S reduzidas na Figura 30-28 deve-se a uma transição precoce – também conhecida como rotação anti-horária. Não há rotação neste trecho de ECG (Figura 30-29).

PÉROLA | No plano frontal, determinamos o eixo médio do QRS (ÂQRS), enquanto no plano horizontal (ou transversal) determinamos a transição, ou rotação.

Antes de concluir que se trata de pericardite aguda, você observa outros sinais de pericardite neste ECG? Você deve questionar o paciente mais detalhadamente sobre a qualidade da dor torácica: o que a piora, o que a alivia? Houve alguma infecção recente do trato respiratório superior ou do trato gastrointestinal?

Você vê um "gancho" no ponto J na derivação V4 ou V5? O que isso indica? Isso descarta uma OMI (Osteomiomatose Intramiocárdica)?

Leitura recomendada

Birnbaum Y, et al. Infarto agudo do miocárdio com elevação do segmento ST na derivação aVL: diferenciação eletrocardiográfica entre oclusão da artéria coronária descendente anterior esquerda, primeira diagonal e primeira marginal obtusa. American Heart Journal. Volume 131, Número 1; Janeiro de 1996: 38-42.

Birnbaum Y, et al. Armadilhas comuns na interpretação de eletrocardiogramas de pacientes com síndromes coronárias agudas com QRS estreito: um relatório de consenso. Journal of Electrocardiology 45 (2012) 463–475.

Birnbaum Y, Solodky A, Herz I, Kusniec J, Rechavia E, Sulkes J, Sclarovsky S: Implicações da depressão do segmento ST no infarto agudo do miocárdio anterior: correlação eletrocardiográfica e angiográfica. Arn Heart J. 1994;127: 1467-1473. Fiol M, et al. Novos critérios baseados em alterações do segmento ST no ECG de superfície de 12 derivações para detectar oclusão proximal versus distal da artéria coronária direita em um caso de infarto agudo do miocárdio inferoposterior. A. N. E. 2004;9(4):383-388.

Garcia-Niebla J, Goldwasser D, de Luna AB. Oclusão proximal da artéria coronária direita com elevação do segmento ST em todas as derivações precordiais. J Electrocardiol. 2009;42(2):11 9.e1-119.e2.

de Agustín, JA, et al. Circulação colateral da artéria coronária do cone para a artéria coronária descendente anterior: avaliação usando tomografia computadorizada coronária multislice. Rev Esp Cardiol. 2010;63(3):347-51.

de Winter, RJ, et al. Um novo sinal eletrocardiográfico de oclusão proximal da artéria descendente anterior esquerda. N Engl J Med. 359:19, nov. 2008.

Engelen, D, Gorgels, A, Cheriex, E. et al. Valor do eletrocardiograma na localização do sítio de oclusão na artéria coronária descendente anterior esquerda no infarto agudo do miocárdio anterior. J Am Coll Cardiol. 1999 ago., 34 (2) 389–395.

MacAlpin RN. Significado clínico dos complexos QS em V1 e V2 sem outras anormalidades eletrocardiográficas. A.N.E. 2004;9(1):39-47.

Nair R, Glancy DL. Discriminação eletrocardiográfica entre oclusão da artéria coronária circunflexa direita e esquerda em pacientes com infarto agudo do miocárdio inferior - valor dos critérios antigos e uso da derivação aVR. CHEST 2002; 122:134–139.

Reproduzido do Blog de ECG do Dr. Smith

Os eletrocardiogramas a seguir foram reproduzidos com a gentil permissão do Dr. Stephen W. Smith. Você pode encontrar estes e outros casos muito interessantes e educativos em seu blog (Blog de ECG do Dr. Smith) em: https://hqmeded-ecg.blogspot.com/

Figura 30-16
De: quinta-feira, 23 de maio de 2013
"24 yo woman with chest pain the morning after binge drinking: Is it Pericarditis?"

Figura 30-17
De: terça-feira, 19 de março de 2024
"An 80 year old woman with Left Bundle Branch Block (LBBB) and pleuritic chest pain"

Figura 30-19
De: domingo, 11 de setembro de 2022
"A man in his 60s with chest pain and LBBB"

Figura 30-22
De: domingo, 19 de janeiro de 2020
"A woman in her 70s with bradycardia and hypotension."

Figura 30-27
De: domingo, 6 de maio de 2018
"Is There a Delayed Activation Wave???"

www.ingramcontent.com/pod-product-compliance
Lightning Source LLC
LaVergne TN
LVHW070530061026
849580LV00018B/2477